VERLAG KARL ALBER

Heilen – mit und als Kunst: Seit einigen Jahren werden Verfahren mit bildnerisch visuellen, tonalen, skulpturalen und performativen Mitteln immer stärker in die therapeutische Praxis einbezogen. Dieses Buch betrachtet den Weg dahin und führt ein in die Geschichte der Arbeit mit Bildern und ihre kulturhistorisch-bedingten Ansätze. Es beginnt da, wo sich das Fach im Rahmen der psychiatrisch verorteten Beschäftigungstherapie um 1800 zum ersten Mal in den Ateliers für psychiatrisch auffällig gewordene Menschen zeigt. Im zweiten Schritt skizziert das Buch verschiedene heilpädagogische und psychiatrische Ansätze im 19. und 20. Jahrhundert – bis zu den Eingliederungsversuchen unserer Tage in den Arbeitsmarkt nach dem Modell Künstlerischer Ateliers und Theaterwerkstätten. Im dritten Schritt wird berichtet, wie in der Kunst- und Gestaltungstherapie Erzählungen (Worte), Träume (Bilder), Zeichnungen oder Bild-Assoziationen zunehmend zur Grundlage der psychotherapeutischen Bild- und Beziehungsarbeit werden.
Das Buch nutzt in vielen Schwerpunktsetzungen und Exkursen die Möglichkeit, speziell in die psychiatrische, inklusionsorientierte, psychosomatische und neurologische Arbeit einzuführen und diese mit vielen Bildern zu illustrieren. Das Buch stellt eine umfassende Zusammenschau der bisherigen Arbeit mit Bildern in erzieherischen, behindertenpädagogischen und klinischen Bereichen dar.

Der Autor:

Karl-Heinz Menzen, Prof. Dr. phil. habil., Dipl.-Theol., Dipl.-Psychol., Klin. Psychologe, Psychol. Psychotherapeut (Zulassung in Deutschland und Österreich), Supervisor BDP, hat u.a. an der TU Berlin, an der Hochschule der Künste Dresden und an der Kath. Hochschule Freiburg gelehrt. Seit 2013 ist er Gastprofessor an der Sigmund Freud Universität Wien und hier beauftragt mit der Leitung des universitären Masterstudiengangs Kunsttherapie. Er ist Mitherausgeber der Zeitschrift »Kunst & Therapie« und Autor des Standardwerkes »Grundlagen der Kunsttherapie« ([4]2016).

Karl-Heinz Menzen

Heil-Kunst

Entwicklungsgeschichte der Kunsttherapie

Kultur Kunst Therapie
Ideengeschichte und Praxis

Herausgegeben von
Karl-Heinz Menzen, Ruth Hampe und
Manfred Schmidbauer

Band 1

Karl-Heinz Menzen

Heil-Kunst

Entwicklungsgeschichte der Kunsttherapie

Verlag Karl Alber Freiburg/München

Dem Andenken
des Psychoanalytikers
Hans Dieckmann (1921–2007) gewidmet

Danksagung
Ich danke dem LIT-Verlag Münster für die Erlaubnis, Abschnitte meines Buches von 2008 wiederverwenden zu dürfen: Menzen, K.-H. (2008): Das Bild in Kunst, Pädagogik und Therapie. LIT: Münster.

MIX
Papier aus verantwortungsvollen Quellen
FSC® C083411
FSC www.fsc.org

Originalausgabe

www.verlag-alber.de

Satz: SatzWeise GmbH, Trier
Druck und Bindung: CPI books GmbH, Leck

Printed in Germany

ISBN 978-3-495-48800-3

Inhalt

1. Ein Gesundheitsberuf entsteht – Kunsttherapie

1.1 Die Wiederentdeckung der Arbeit mit Bildern in den Feldern des Gesundheitswesens

Damals, am Telefon in dieser Beratungsstelle, die Patientin, die gerade dabei war sich umzubringen, zwei Flaschen billigsten Fusels im Blut, dieses rote Zeug, das an ihren aufgeschlitzten Armen herunterlief – da hatte ich zum ersten Mal und ziemlich klar ein Bild vor Augen: einen pulsierenden Ballon, gefüllt mit Luft oder Wasser. Und ich wusste spontan, dass ich weiter atmen müsse, im Takt dieses Pulsierens. Dass Atem, Puls und Blut unmittelbar verbunden waren. So haben wir beinahe drei Stunden lang am Telefon miteinander geatmet. Seit diesem Tag waren mir die Bilder so wichtig, über die und über deren Zusammenhang ich in dieser Zeit nachzudenken begann.

Das war vor über 30 Jahren, und ebenso lang ist es her, dass eine kleine Gruppe von Künstlern und Therapeuten in einer Fortbildungsakademie des Ruhrgebiets zusammensaß, unter ihnen der hier Schreibende, um ihre Erfahrungen in der Arbeit mit bildnerischen Mitteln auszutauschen. Drei Jahrzehnte später erfuhren die dort ehemals Versammelten mit Staunen, dass aus ihrer Zusammenkunft, die letztendlich in der Gründung einer Deutschen Gesellschaft für Künstlerische Therapieformen gipfelte, ein Gesundheitsfach mit inzwischen 17.000 fertig ausgebildeten KunsttherapeutInnen geworden war (Berufsgruppenanalyse von J. Oster, 2015). Aus ihrem Treffen, das noch von vielen Ideen der humanistischen Psychologie inspiriert war, das sich auch in der Tradition einer Lebensbewegung verstand, wie sie auf dem Schweizer Monte Verità praktiziert worden war, war ein Fach des Gesundheitswesens geworden. Ähnliches tätigten und erfuhren ihre KollegInnen im europäischen Umland, in dem überall Institute, Verbände, Gesellschaften entstanden, europäische und internationale Zusammenschlüsse initiiert wurden.

»Was ich an Ihnen gerne habe«, sagte Michel Foucault, »ist dieser Schritt eines freien Menschen, dieser Schritt, der zur Freiheit der anderen führt.« (1990, S. 15) Dieser Satz hätte durchaus über dem Vorhaben stehen können, das die kleine Gruppe von Therapeuten zwischen 1983 und 1986 in mehreren Schritten zu formulieren versuchte – und zu institutionalisieren; ein Vorhaben, das so viele Kolleginnen und Kollegen um sie herum auch umsetzten, z. T. ohne voneinander zu wissen. In diesen Jahren entstanden an vielen internationalen, europäischen und inländischen Orten Zusammenschlüsse mit dem Ziel, in der künstlerischen Freiheit des Blicks die offenbar psychisch kranken Formen des Ausdrucks anzuschauen. Sie fanden diese Ausdrucksformen zunächst dort, wo sie am ausgeprägtesten waren, in den Institutionen der Psychiatrie und Inklusion, in den Einrichtungen sichtbar beeinträchtigter Menschen.

Die Kolleginnen und Kollegen, die sich Anfang der Achtziger in Beversee/Essen zusammenfanden, waren davon überzeugt, dass es in der Kunsttherapie (KT) um einen innerpsychischen und sich sinneshaft wie psychomotorisch auswirkenden Formbildungs- und Gestaltungsvorgang gehe, der sich in der bildnerischen Formdynamik eines ästhetischen Mediums spiegele, der innere wie äußere Lebensverhältnisse abbilde, so dass er neu darstellbar und kommunikativ anders als in der traditionellen Medizin zugänglich war. Sie gingen davon aus, dass Kunsttherapie ein Behandlungsverfahren in den rehabilitativen und den klinisch-psychologischen Sektoren sein könnte, auch ein sogenanntes adjuvantes, d. h. unterstützendes Verfahren im psychotherapeutischen Bereich, das wie die bisherigen Entgeltregelungen leistungsrechtlich behandelt werden müsse.

Für den KollegInnenkreis, der sich zusammenfand, war es schnell ausgemacht, dass ein künstlerisch-therapeutisches Verfahren, das sich die innerpsychischen Prozesse bei der Betrachtung und bei der Herstellung von bildnerischen Ausdrücken zunutze mache, entsprechend den klinischen Anforderungen eben auch klinische Standards benötige; dass es sich nur dann die Handhabung, das Handling in den medialen Prozessen zunutze machen könne, wenn es sich den Anforderungen des Gesundheitswesens anpasse. So entstanden 1984 die sogenannten klinischen Standards, wurden die Anforderungen in klinischer Theorie, einschlägiger Praxis und bildorientierter Supervision, künstlerischer und therapeutischer Vorqualifikation, der einzel- und gruppentherapeutischen Arbeit an sich selbst (Eigenanalyse, analog den lehrtherapeutischen Verfahren) definiert. Die kinder- und jugendpsychoanalytischen Vorgaben der psychoanalytisch orientierten Adlerianer schienen als Folie für die Erstellung der Standards geeignet.

Die ersten Diskussionen ließen keinen Zweifel daran, dass nach den Psychiatrie-Enquêtes Ende der Siebzigerjahre eine Formierung im Gesundheitswesen stattfand, mit der sich viele KünstlerInnen in der Hinsicht schwertun würden, was ihre Anpassung an die berufs-, sozial- und leistungsrechtlichen Erfordernisse der Akut- und Rehabilitationskliniken beträfe. Also formulierte die Gründer-Gruppe die Richtlinien einer dem Gesundheitswesen entsprechenden kunst- wie kunstpsychotherapeutischen Ausbildung.

Anfang des neuen Jahrtausends wurden diese Richtlinien zwingend, standen die leistungsrechtlichen Aspekte der KT im Mittelpunkt. Besonders aber war die Kolportage von der ersten deutschen DRG-Tagung 2003 ernüchternd.[1] Sie verwies auf die Notwendigkeit der Verortung im Gesundheitswesen. Umso erstaunlicher die bundesweite Reaktion der neuen Kunsttherapie-Verantwortlichen, die sich ungewohnt schnell zur BAG-KT, d.h. Bundesarbeitsgemeinschaft Künstlerischer Therapien, in Frankfurt a.M. zusammenfanden.

Angesichts der anfänglich zunehmenden Diversifizierungen der verbandlichen Strukturen (Kunsttherapie als Therapie mit bildnerischen, musikalischen, bewegungshaften, dramatischen, theatralischen, poetischen usw. Mitteln) schien es zwingend notwendig, gegen die Zersplitterung mit der BAG-KT eine übergreifende, gemeinsame Struktur aufzubauen, die ab 2006 eine Vielzahl von Leitlinienzulassungen der Kunsttherapie erreichen konnte, also in dem Katalog der ›Leitlinien der Behandlung‹ als Empfehlung für alle sogenannten Heilmittelerbringer im Gesundheitssystem aufgeführt wurde. Leitlinien-Akzeptanz erhielt die KT beispielsweise bei den psychoonkologischen Behandlungen, den psychosozialen Therapien von Menschen mit schweren psychischen Erkrankungen, bei den depressiven Störungen von Kindern und Jugendlichen, den Essstörungen, der Schizophrenie, den bipolaren Störungen und der Demenz. Die Kunsttherapie wurde zunehmend in das Fallpauschalensystem

[1] DRG (›Diagnosis Related Groups‹) bezeichnet eine systematische Zusammenstellung, den Katalog aller in den Kliniken zu behandelnden Erkrankungen, die in einem weiteren Maßnahmenkatalog (OPS, ›Operating Procedure System‹) als Fallpauschalen aufgeführt werden.

des OPS 2006 (Operating Procedure System; Akutklinik) sowie analog in das Abrechnungssystem des KTL 2007 (Klassifikation Therapeutischer Leistungen; Rehabilitationsklinik) aufgenommen. In den Abrechnungssystemen des OPS oder KTL, die beide 2015 revidiert wurden, erschien sie als ›Künstlerische Therapien‹, speziell als Musik-, Tanz- und Bewegungs-, Kunst- und Gestaltungs- sowie als Theater- und Poesietherapie.

Der Gemeinsame Bundesausschuss (G-BA) stufte 2008 die Kunsttherapie in seinem Qualitätsbericht der Krankenhäuser in die Rubrik der Spezialtherapeuten SP13 ein *(SP13:* Kunsttherapeut und Kunsttherapeutin / Maltherapeut und Maltherapeutin / Gestaltungstherapeut und Gestaltungstherapeutin / Bibliotherapeut und Bibliotherapeutin); weiterhin in die Rubrik der medizinisch-pflegerischen Leistungsangebote MP 23: Hier wurde die Kunsttherapie in einem Beschluss vom 19. März 2009 über die Neufassung der Regelungen zum Qualitätsbericht der Krankenhäuser unter den Kodex MP23 in die Auswahlliste medizinisch-pflegerischer Leistungsangebote (A-9 und B-X.3) aufgenommen.

Aber nicht nur im klinischen, auch im sozialen Feld war die Kunsttherapie des beginnenden Jahrtausends gefragt: in der Frühförderung bei entwicklungsverzögerten Kindern, in der Eingliederungshilfe für seelisch behinderte Kinder und Jugendliche, in der Förderung der Selbsthilfe behinderter Menschen, immer mehr in der Hilfe für alte und dementiell gewordene Menschen. Im Tätigkeitsfeld der Sozialhilfe bot sich den künstlerisch-therapeutisch Tätigen ein neues Feld an.

Begleitend war es erforderlich, dass sich die Kunsttherapie auch wissenschaftlich-theoretisch formulierte (vgl. Menzen, K.-H.: Grundlagen der Kunsttherapie, UTB für Wissenschaft, 2001/2016, 4. Auflage), in der Sozialen Arbeit ihre Tätigkeitsfelder absteckte und theoretisch begründete (ders.: Kunsttherapie in der Sozialen Arbeit, Verlag Modernes Lernen 2013), in der Heilpädagogik den Anschluss an die neuen Forschungsergebnisse der (Neuro-) Biologie suchte (ders.: Therapie mit Bildern. Neurobiologische Grundlagen der Klinischen Heil- und Sonderpädagogik, Universitätsverlag Winter: Heidelberg 2017). Und entsprechend wurde das Fach auch zunehmend hochschulisch-akademisch etabliert. Schon Mitte der Neunzigerjahre verwies eine Tagung in Münster (Organisation: L. Kossolapow) darauf, dass mehrheitlich Abgänger von Hochschulen Anstellungsverhältnisse an Kliniken angeboten bekämen. Das Fach schien vom

Verdacht einer vor- oder außerwissenschaftlichen Praxis und Theorie befreit und bereitete vermittels seiner verbandlichen Organisationen den Weg, sich dem Fallpauschalensystem des Gesundheits- und Sozialwesens zu öffnen.

Die Verwissenschaftlichung des Faches, seine akademisch-hochschulische Etablierung in Deutschland verstärkte im klinischen Feld der Rehabilitation die Forschungsanstrengungen im Hinblick auf eine den evidenz-basiert-medizinischen-Kriterien (EbM) gemäße Ausübung des Faches und enthob das Fach des Beigeschmacks einer bloß alternativen Therapieform. Eine Berufsgruppenanalyse, verantwortet von J. Oster (Ulm/HKT Nürtingen), zeigte, dass inzwischen schon über 50 Prozent der Ausgebildeten ein Hochschul-Zertifikat vorwiesen (vgl. Oster 2015).

Nicht nur die wissenschaftliche, auch die klinische Darstellung der Kunsttherapien fand Beachtung: 30 Jahre nach der Verbandsgründung werden die Verfahrensweisen der künstlerischen Therapien im deutschen Gesundheitssystem malerisch, theatralisch, musikalisch, psychodramatisch, eben mit vielen Medien, wie ein erweiterter Kunstbegriff sie kennt, in den stationären Einrichtungen der Rehabilitation (KTL-Katalog), aber auch in der Akutklinik (OPS-Katalog) angeboten. Circa 60 Prozent aller rehabilitativen Einrichtungen Deutschlands und circa 50 Prozent aller Akut-Kliniken bieten die Verfahrensweisen an, die über das sogenannte Fallpauschalengesetz (DRG/OPS) oder über den Klassifikations-Katalog Therapeutischer Leistungen (KTL) abgerechnet werden (vgl. Blum, Löffert, Offermanns, Steffen, 2011, S. 58). Nach langen Jahren der Implementierung des Faches in den Einrichtungen des Sozial- und Gesundheitswesens stellt sich die Gewissheit ein, dass das Fach Kunsttherapie dabei ist, sich als feste Größe besonders im Gesundheitswesen zu etablieren.

30 Jahre nach der Verbandsgründung zeigt sich aber auch, dass die anfänglich noch stark vertretene Option einer künstlerischen Fundierung des Faches wiederbelebt wird. Es zeigt sich, dass die formalästhetischen, also bildnerischen Elemente des inneren Bildes wieder in den Blick geraten; dass diese mit den jeweilig individuellen neuronalen Regeln der Synchronisation, d. h. des kortikalen Zusammenschlusses von Gestaltmerkmalen, korrespondieren; dass innere Bilder sich gemäß ihrer visuellen (Form, Farbe etc.), ihrer haptischen (Fühl-) und kinästhetischen (Körper-Raum-Lage-Gleichgewichts-) Reize wie eine Grammatik der Sprache strukturieren. Es zeigt sich, dass die inneren Bilder die Empfindens- und Verhaltensmuster einer

sogenannten präsentativen Symbolik in deren leibhaftig sinn- und ordnungsstiftenden phänomenalen Erlebbarkeit nach Maßgabe der Phänomenologie affektiv-schematisch, d.h. auch symptomatisch-symbolisch widerspiegeln und mittels therapeutischer, spezifisch: psychoanalytisch- oder schematherapeutisch-assoziativer Techniken auf ihren individuellen Fokus hinterfragt werden können.

Inzwischen liegen nicht nur im angelsächsischen, sondern auch im deutschsprachigen Raum beachtliche kunst- und gestaltungstherapeutische Beiträge aus 30-jähriger privater Praxis vor,[2] gleichermaßen aus der stationären Versorgung und Begleitung psychisch und psychosomatisch erkrankter Menschen.[3]

Die Kunsttherapie ist dabei, sich ihrer grundlegenden Kompetenzen in deren ganzem Umfang zu erinnern und mithilfe des ästhetisch und künstlerisch angeleiteten, bildnerischen Tuns *Heil-Kunst* zu sein.

1.2 Antike, mittelalterliche und neuzeitliche Vor-Bilder einer sich wandelnden Gesellschaft

Ein Beginn vom therapeutischen Gebrauch der Bilder, so erfahre ich aus der Geschichte, ist in der griechischen theatralischen Ausdrucksform zu finden. Im attischen Theater spiegelt der Schauspieler die Spannungsgeladenheit des Menschen seiner Zeit: Er inszeniert, typisiert die Konflikt- und Problemlagen der ihm zuschauenden Menschen; er ist auf Spannungsausdruck und -ausgleich bedacht, er will

---

[2] vgl. Aissen-Crewett; Barkowsky; Bast; Benedetti; Bertolaso; Chicken; Deuser; Eckart; Egger; Erismann; Feilacher; Franke; Fritsche; M. Fuchs; Ganß; Groddeck; Junker; Haas; Hamberger; P. Knill; Kossolapow; H. Kraft; Kunzmann; Labatzki; Limberg; Mastnak; Mayer-Brennenstuhl; McGlynn; Mechler-Schönach; Neumann; Putz-Plecko; Rech; Reiter; Richter; Richter-Reichenbach; Rohwer; Schanko; Schmeer; Schottenloher; Seifert; Tilmann; Tomalin; Völker; Vogt; Waser; Weilguni; Wichelhaus; Wittkowski, Zierl u.a.

[3] vgl. Bienert; Biniek; Connert; Dannecker; Domma; Flach-Bulwan; G. Franzen; Franzke; Fritschi; Gruber; Hamdorf; Hampe; Heimes; Herborn; K. Hörmann; Jadi; Kächele; Koch; Kollmorgen; Kramer; B. Kraft; Labatzki; Lichtenberg; Liedtke; Lumma; Marten; Martius; Matter; Menzen; Orth; Petersen; Petzold; H. Pütz; Reichelt; Richter; Rubin; Schattmayer-Bolle; Schmidbauer; Schrode; Schulze; Schuster; Schwarz; Sinapius; von Spreti; Titze; Wellendorf; Wendtland-Baumeister; Wigger; Wohler u.a.

dem Zuschauer ermöglichen, sich in seiner sozialen und individuellen Befindlichkeit wieder in den Konsens der Gemeinschaft einzuklinken. Also lebt er theatralisch die angespannte Konfliktlage und deren Lösung vor: Anhand alter, mythisch-überlieferter, archetypischer Konflikte und Regelungen formuliert er Konflikt und Lösung; und im Falle des abweichenden Verhaltens kann der zuschauende, von dem Geschehen auf der Bühne affizierte griechische Bürger sich daran ausrichten, halten. Wir sprechen seitdem über die *Katharsis*, mit welchem Begriff das Geschilderte bezeichnet wird.

Von der Antike bis ins hohe Mittelalter gilt eine ähnlich allumfassende, typisierte Geordnetheit: Verhalten wird vorbildhaft-inszeniert geregelt; wird gleichermaßen als inszeniertes archaisch ausgewiesen und göttlich tradiert legitimiert. Klaus Matthies (1988) hat erarbeitet, wie der Mensch der beginnenden Neuzeit dazu angeleitet wird, nicht mehr nur in antikem Sinne eine bestimmte harmonisch-allgemeine Vorbildhaftigkeit zu verkörpern, zu konstellieren; sondern – sich daraus lösend – solche Vorbilder individuell und differenziell nachzuahmen: In der Zeit der Renaissance sind zwar noch die antiken Götter literarisch, theatralisch wie musikdramatisch gepflegt; in Monteverdis Opern sind es aber die Götter, die augenscheinlich leibhaftig herniedersteigen (vgl. die Bühnentechnik des ›deus ex machina‹). Der Renaissancemensch definiert sich inszenatorisch vorbildlich, ›qua Vernunft, Verstand, Gedächtnis gottgleich‹: ›Der Mensch ist gleich einem Gott‹ – so der Architekt L.-B. Alberti (1404–1472), der sich seiner göttlichen Abstammung bewusst wird.

In der Renaissance erkennen wir eine neue Art, sich zu der vorgeschriebenen Ordnung zu verhalten: Nicht mehr ausschließlich nach Vorschrift, nicht mehr in der Weise einer legitimierten, garantierten Ordnung von Zeichen und Symbolen mag der Künstler die Welt nachahmen, abbilden, imitieren. Die Oper der Renaissance sucht eine Vielfalt der Welt, der Götter und Menschen. Mehr als der Malerei und der Bildhauerei fehlen der Poetik wie der Musik die einsehbaren, vorschriftlichen Vorlagen, werden diese relativiert.

Wie der Renaissance-Künstler innen- und außenarchitektonisch in den Palästen, Kirchen, öffentlichen Bauten alle Formen des menschlichen Lebens wiedergibt – von einer ungeheuren Vielfalt des Lebens, der Gegenstände, der Materialien hier berichtet –, so obliegt es ihm, mittels der Kunst poetisch, d. h. schöpferisch diese seine Welt mit Linien, Farben, Tönen, Rhythmen, Bewegungsformen und Körperfiguren hervorzubringen und zu transformieren.

Zur Erinnerung: Bis ins hohe Mittelalter haben Bilder eine idealisierende, heldenhaft-vorbildliche, mythologische, religiöse Funktion. Mythen sind vorbildhaft, zeiten- und raumübergreifend. Aber schon im 14. Jahrhundert spricht man von einer Neukonzeption, einer Wiedergeburt der Bilder, eben: von einer Renaissance. Der Umbruch ist der neuen Wirtschaftsform geschuldet, der Manufaktur. Die Bilder haben jetzt die Funktion, perspektivisch, räumlich-biografisch Personen- und Lebensansichten zu entwerfen. Die Personen treten selbstredend, wie in den gotischen Plastiken, ehemals reliefverbunden mit den Kirchenwänden, in den Raum.

Künstlerische Originalität ist gefragt (vgl. Agnes Heller 1982, S. 464); und hierbei soll – wie in Leonardo da Vincis Körperstudien zum Beispiel – die eigene Natur zu Hilfe genommen werden. Jetzt heißt es nicht mehr nur zu imitieren, unverändert zu kopieren – neu entworfen will alles sein. Immer noch streng geregelte Zeichenhaftigkeit der Welt soll kombiniert, spielerisch geäußert sein. Eine sich neu verstehende mimetische Kunst produziert – wie in Dürers zeichnerischen Skizzen – eine eigenwillige Mimik, Gestik, Verhaltensausdrücklichkeit; zeigt wie in der florentinischen Malkunst pointierte Subjektivität; unterstreicht aber auch in der operalen Musikdramatik Mantuas den Aspekt der Einheit von innerer und äußerlicher Schönheit – welche immer mehr nach innen verlagert wird. Zunehmend gefragt sind individuell-anschauliche Bilder der Welt, des Menschen.

Das antike Vorbild hat nicht abgedankt: Wie im griechischen Vorbild ist weiterhin der schöne, der erhabene Maßstab definiert. Aber künstlerisch-prothetisch ist der Mensch dabei, den ihm überkommenen Naturzusammenhang selbst zu gestalten: Die alte stabilisierende soziale, aber auch die kategoriale, mitunter grausame Ordnung umzugestalten; die vorfindbare Art des produktiven Zusammenhangs manufakturiell zu verändern – das bedeutet, ein neues Menschen-Bild anzueignen, zu formieren; ein neues Verhaltensrepertoire bildhaft zu erarbeiten.

Im 16. und 17. Jahrhundert wird die Welt noch immer mit renaissancehaftem Blick vermessen. Der Kosmos (Galilei, Kepler), das Zusammenspiel von Makro- und Mikrokosmos (Spinoza, Leibniz), das Verhältnis von Körper und Geist (Descartes), die neuen innerpsychischen Aspekte des Menschlichen in einer Welt des Warentauschs (Rembrandt: Die Geldwechsler), die geometrisierend-vorschriftshaften Aspekte des Miteinanders (des Tanzens-Fechtens-Reitens) – das alles erobert einen Raum, der sich dem Blick öffnet, der nunmehr

›barockisch‹ eine Vielzahl von Aspekten, sozusagen die polyphonen Aspekte des Lebens freisetzen wird, um sie jedoch zunehmend wirtschaftlichen und politischen Standards zu unterwerfen, sie den Anforderungen der Gesellschaft buchstäblich ›einzufügen‹ (vgl. Johann Sebastian Bachs oder Johannes Brahms' Fugen des 18. und 19. Jahrhunderts).

Was bis zu den Zeiten der Renaissance augenscheinlich naturgesetzlich und göttlich schien, das wird jetzt marktgesetzlich, landes- oder stadtstaatlich-merkantilistisch offeriert: Bürgerliche Leistung und Konkurrenz werden wichtige Kriterien der Bewertung; sind allerdings noch nicht arbeitsethisch fundiert; werden aber zu wichtigsten Standards, Kriterien protestantisch-calvinistischer Ethik avancieren, werden in der Folge anthropologisch ausschließend bestimmend sein (vgl. Heller 1982, S. 452).

Die Verhaltensordnung einer bislang allzu starr-feudalen Ständegesellschaft wird zunehmend vom Symboltausch des Marktes diktiert, in dem individualistische Konkurrenzverhältnisse die soziale Ordnung bestimmen, die sich aber immer noch der alten, auch religiöser Referenzen bedienen. Das gilt beispielsweise für ein Unternehmen, das der Antoniterorden in Isenheim bei Colmar ins Leben ruft: Der Isenheimer Altar, gemalt und erstellt von Mathis Nithart-Gothart (Matthias Grünewald) zu Beginn des 16. Jahrhunderts, war für die Kapelle des Spitals erstellt und diente dort der meditativen Erbauung u. a. der Pilger auf ihrem Weg nach Santiago de Compostela. Insbesondere war er aufgestellt für kranke Menschen, besonders für jene, die von einem Pilz des Mutterkorns (verursacht durch den Verzehr von durch Pilzbefall verunreinigtem Roggen) befallen waren. Sie wurden zu Beginn ihrer medizinischen Behandlung vor den Altar gelegt in der Hoffnung, der hl. Antonius, den Grünewald in seinem Tryptichon auf dem letzten Altarbild dargestellt hatte, werde über die Betrachtung, d. h. über die meditative Versenkung in sein Leiden, vergleichbar dem des Leidens Jesu, heilen. In damaliger Auffassung waren Meditationsbilder wie die Grünewalds »quasi medicina«, also im heutigen Sprachgebrauch Heilmittel, von denen Heilung und Gesundung ausgehen konnten, wenn der Betrachter sich in das Leben Jesu oder hier des hl. Antonius versenke, sich mit deren Leiden identifizierend. Der Altar war einerseits angesichts der ihn Besuchenden und vor ihm Verweilenden eine Einnahmequelle für das Kloster; war andererseits aber angesichts seiner tranceartigen, animistisch wirksamen Heilungsimpulse ein durchaus begehrtes Äquivalent.

Im Mittelteil der folgenden Abbildung des mehrgliedrigen Altarbildes verweist der hl. Johannes auf die Leiden Jesu. Der hinweisende Gestus des Johannes auf die Wundmale Jesu führt uns wie die Betrachter des Bildes ein in die geltende Zeichenlehre der Zeit, die von der Auseinandersetzung der Dominikaner und Franziskaner um die universelle Geltung der Zeichen geprägt ist. Die Philosophie der Zeit ist in eher konservativen Gegenden noch immer von dem franziskanischen Theologen Duns Scotus (1266–1308) geprägt, dessen Lehre mit der Erkenntnis der sinnlichen Wahrnehmung der Gegenstände beginnt und in der Folge deren Wesen erfasst. Erst im Intellekt wird die Artnatur (natura communis) als das reale Fundament der Abstraktion durch Reflexion zu Universalien umgewandelt, indem das Allgemeine aus mehreren Akten der Sinneswahrnehmung gebildet wird. Es bedarf eines inneren Bildes, um eine Vorstellung zu entwickeln. Erst durch seine notwendig passive Verinnerlichung wird ein Gegenstand für den Verstand begreifbar und bewusst. Dieser Hinweis macht verstehbar, dass zunächst eine Form der passiven Verinnerlichung, quasi Verleiblichung, dem Begreifen des bildhaft Veräusserten vorausgeht. In der öffentlichen Zurschaustellung des Bildes ist diese Absicht angelegt.

Das Altarbild Grünewalds und sein Gebrauch verweisen auf einen mittelalterlich noch nicht getrennten Zusammenhang von Innen- und Außensphäre und entsprechend von einer getrennten Betrachtung der beiden Sphären, die ab dem 16. Jahrhundert als umstritten getrennter, aber zunehmender Verinnerlichungs- wie Veräußerlichungsgestus die Descartes'sche Wahrnehmungs- und Erkenntnislehre bestimmt.

Wir sind dabei, die Bild-, Vorbild-Geschichte einer zunehmenden Verinnerlichung wie einer gleichzeitigen Veräußerlichung, an welche beide die Aufklärung appelliert, zu skizzieren. Wir tun dies von der Frage bewegt, welche Rolle die Kunst, welche Rolle die sich inszenierende Kunst in anhebender neuerer Zeit spielt. Und wir sehen, wie die Menschen des mechanischen renaissance-opernhaften, des geometrisch barockischen und schließlich automatenhaften romantischen Theaters zeigen, wohin der Mensch gekommen ist: Er ist dabei, sich markt-mechanischen Effektivitäten zu beugen – ohne aber sich seiner magischen, seiner religiösen Mythen zu begeben und sich in deren Bildern ihrer überdauernden Wirkung zu versichern.

Es ist wie im Chor Claudio Monteverdis im Umbruch zum 17. Jahrhundert: Dieser möchte nicht nur eine Widerspiegelung von

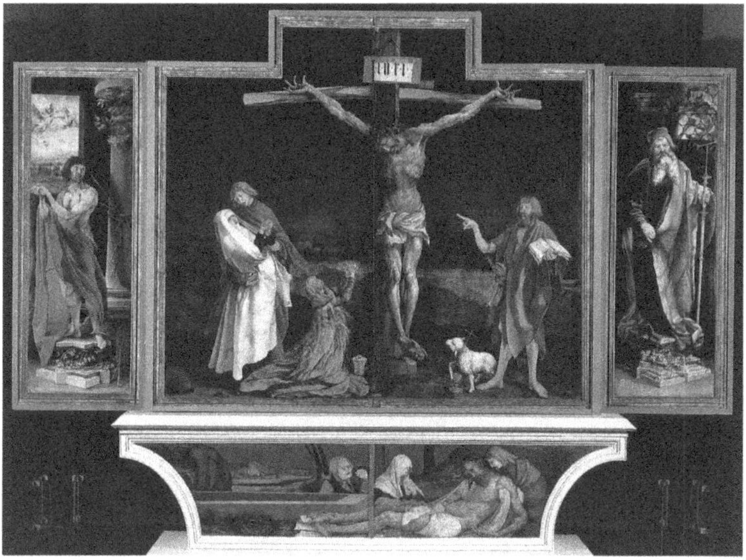

Abb. 1: Der Isenheimer Altar von Matthias Grünewald (um 1514): Die Zeichen des Leids – »quasi medicina«

Sphären und Harmonien sein. Besonders sind es einzelne emotional getönte Stimmlagen, die sich aus dem Chor der konkurrierenden Stimmen herausheben. Auf der Folie der klassischen, der antiken Szene spielen sich dramatisch und ekstatisch Liebes- und Sterbens-Szenen ein. Nicht mehr nur naturhaft und gottgleich erhabene Empfindungen wollen nachempfunden sein: Auf der Folie allgemeiner göttlicher und vernünftiger Bestimmung sind es konkrete Bedürfnisse, Empfindungen, Emotionen, die rezitiert, inszeniert, angezeigt werden. Die Descartes'schen »passions de l'âme« werden Anfang des 17. Jahrhunderts wie ein »*operales Affektregister*« gelesen, das der Musiker Rameau zu einem fein abgestimmten Feuerwerk der Gefühle werden lässt. Er wird zum Inszenator einer künstlerischen Komposition, in der die gottgleichen und erdenschweren Gefühle orgelregisterhaft nebeneinander liegen und noch immer von dem Spieler bedient werden (vgl. Goldstein 2007, S. 309). Der metaphysische Background der Musik, ihre unumstößliche Regelhaftigkeit wird human, d. h. er wird in den Madrigalen des Claudio Monteverdi emotional-effekthaft im Sinne der Descartes'schen Schriften der *Cogitationes* und dessen *Meditationes* von allzu physischen und psychischen Tönen unterbrochen. Es sind die »ideas, quae in me sunt« (Descartes, Meditationes III, AT VII, 37), die sich in der Natur des Menschen abbildenden Ideen, es ist die ganz überraschend empfundene Bilderwelt der Gefühle, die den Menschen neu konstituiert – die aber auch einen beißenden Spott über die alten mythischen und metaphysischen Abhängigkeitsverhältnisse hervorruft.

Einer der so spottet, ist der Karikaturist Grandville (1803–1847), der zunächst als Lithograph und Miniaturenmaler, schließlich als Karikaturist für Tageszeitungen sein Geld damit verdient, ›die Lächerlichkeiten des Alltags‹ zu persiflieren, wie er sagt. Am Ende jedoch landet er selbst zunehmend verwirrt im Irrenhaus. Charles Baudelaire beschreibt ihn als »einen auf krankhafte Weise literarischen Geist, der immer um unzulängliche Mittel bemüht war, mit denen sich seine Gedanken in den Bereich der Bildenden Kunst übertragen ließen« (vgl. Sello 1969, Einleitung). Bei aller Parteinahme für Grandvilles Konkurrenten Daumier trifft Baudelaire den Kern der Arbeit des Karikaturisten: die alltäglichen Bilder um ihn herum mithilfe der Kunst von ihrer kranken Seite her zu skizzieren und den Menschen hierbei vorzuführen, der sich in seinen Träumen aus vormaliger Zeit verliert.

Hierbei scheint es zunächst die Welt der Bilder, die Welt der Kunst, die zu befreien verspricht: Auf dem Hintergrund eines klassischen, scheinbar ewigen, reinen künstlerischen Ausdrucks (solches gilt über die spielerisch-freie Darstellung Orfeos von Monteverdi, zur harmonisch-maßvollen Darstellung Laokoons, bis zur tugendhaft-reinen der Iphigenie) kann der Mensch der Aufklärung seine Konflikte artikulieren, ausleben; in der läuternden Wirkung des Künstlerischen, der Malerei, der Bildhauerei, des Tanzes, der Musik, der Dichtkunst, besonders des Theaters, kommt der neuzeitliche Mensch offenbar zu sich.

Die Aufklärungsschriften Immanuel Kants um 1800 bringen es auf den Punkt: Sie suchen nach den transzendentalen, d.h. grundlegenden, begründenden Bedingungen unserer inneren Hinsichten, der Bilder von der Welt, vornehmlich unserer Vorstellungen. Vermittels der transzendentalen Einbildungskraft als eines tätigen Vermögens der Synthesis kämen diese Hinsichten mithilfe von Schemata der Anschauung zustande, sagt der Philosoph (Kant, KrdrV A 145), hierbei anmerkend, dass dieseswegs der empirische Gebrauch derselben »in der Recognition, Reproduction, Association, Apprehension bis hinunter zu den Erscheinungen« möglich werde (Kant, KrdrV

A125). So werde jedenfalls die »Einheit der Apperception« bewerkstelligt (Kant, KrdrV A 145) – und es sei endlich zu bestätigen, dass »alle äußere Wahrnehmung … unmittelbar etwas Wirkliches im Raume [beweise]« (Krit drV, A 375).

Die Kantische Philosophie setzt den Menschen der Renaissance und des angehenden Barock wieder in Szene; sie begründet eine Welle subjektiver Selbst- und Welt-Ansichten. Und wie diese Philosophie, so kreiert auch die Kunst ab 1800 eine Personen- und Landschaftsbildnerei, wie man sie vorher unter diesen Aspekten der Innensicht nicht gekannt hat (vgl. C. D. Friedrich, Carl Gustav Carus, Ph. O. Runge). Der Mensch – hier scheint er wieder Subjekt seiner Verhältnisse, diesen noch nicht unterworfen. Und er scheint in dieser Gewissheit von den aufkommenden Wissenschaften der subjektiven Befindlichkeiten, Psychologie und Psychiatrie, bestätigt zu werden. Diese profitierten von der neuen Bewegung. Patienten werden in die Lage versetzt, innere Vorstellungen, innerste Selbst- und Weltbilder aufs Papier, auf die Leinwand zu bringen. Ein Bild vom sich selbst behauptenden Menschen im psychischen Gleichgewichtszustand wird maßgebend vorgestellt.

Die Selbst-Behauptung, sich gerade aus der Gleichheit, Vergleichbarkeit in vieler Hinsicht, vor allem naturrechtlicher Hinsicht speisend (vgl. die Erklärungen zu den Menschenrechten), ist aber ein schwieriges Erbe. Der aufgeklärte Mensch trägt in sich eine Hypothek, sowohl Gleichheit (und Gleichschaltung) wie Individualisierung verkörpernd: Er erlebt eine Zeit, in der die Vorbilder marktmechanistisch eingeebnet sind; aber auch eine Zeit, in der kompensatorisch – wie um das neugewonnene Bild von Individualität zu retten – Genies beschworen werden. Im Geniekult skizziert sich eine Sicht der Welt, formuliert sich wie in Goethes ›Werther‹ ihr Erleben: Leben, Alltag wollen in der Sicht des aufgeklärten Menschen definiert, ausgesprochen sein. Und dieser will sich nicht im Opfertakt der Maschine wieder fremder Macht ausgeliefert fühlen. Der hier interessierende künstlerische Ausdruck (vgl. E. T. A. Hoffmanns Automatenmenschen) – dieser steht in aufklärender, kathartischer Funktion; dieser will den Menschen zu sich, zu seinen ›ureigenen‹ Bestimmungen führen und appelliert an dessen ›Ursprünglichkeit‹.

Seit den Zeiten der Aufklärung ist solches ausgemacht: Der Mensch bildet sich künstlerisch als entfremdeter, als zerrissener, als unmittelbar bedrohter, als fragmentierter Mensch ab: Goya radiert die bildnerisch kaum zu flickenden, die äußerlich Verkrüppelten. Seine Bilder, die verletzte, zerstückelte, verstümmelte Körper vorführen, stehen wie viele neuzeitliche Verbildlichungen für ein den Harmoniesphären entrissenes, automatenhaft verfügtes, teilsystemhaft aufgeriebenes Menschenbild: Collagiert, zusammenmontiert, bildfragmentiert, übermalt und in polymorph-pervershafter Pikturalität, – so erscheint der Mensch in seiner geistigen wie körperlichen Verfassung derzeit im Bild, spiegelt sich – nach vergeblichen Zeiten renaissancehafter, barockischer, aufklärerischer, romantischer Verheißung – ohne die Perspektive, aus seiner Zerrissenheit erlöst zu werden.

1.3 Versuch einer Definition und Hinsicht auf die Aspekte des Fachs

Wir haben antike, mittelalterliche und neuzeitliche, im Übergang zur Moderne entstandene Bild-Motive und -Begriffe zitiert. Wir werden uns im Folgenden fragen, welchen Sinn sie seit den Zeiten der Aufklärung vermeintlich vorgeben: möglicherweise immer noch mythologischen, auf jeden Fall erzieherischen, auch therapeutischen Sinn, – das darf angesichts der Zerstörungen des Menschenbildes schon jetzt ersichtlich sein. Wir werden erleben, wie das entsteht, was wir ›pädagogische‹, ›therapeutische Kunst‹, ›Kunstpädagogik‹ und ›-therapie‹ nennen. Wir nehmen im Folgenden die historischen Ansätze, die Ausrichtungen des kunstpädagogischen, des spezifisch kunsttherapeutischen Interesses in den Blick. Und wir werden versuchen, schon zu Beginn eine Art Arbeitsdefinition dessen zu erstellen, was Kunsttherapie heißt.

Hiernach zeigt sich an einem Vorgang, der mich bewegt, und an dem ich meine inneren Bewegungen ausrichte, auf den ich meine inneren Empfindungs- und Gefühlszustände übertrage, eine erste Bestimmung dessen, was das sein könnte, die Arbeit mit den inneren Bildern, die sich zu einem Fach, dem der künstlerischen Therapie, entwickelt hat:

In der Kunsttherapie, so wollen wir formulieren, geht es um einen innerpsychischen und mentalen Formbildungs- und Gestaltungsvorgang, der sich in der bildnerischen Formdynamik eines ästhetischen Mediums spiegelt.

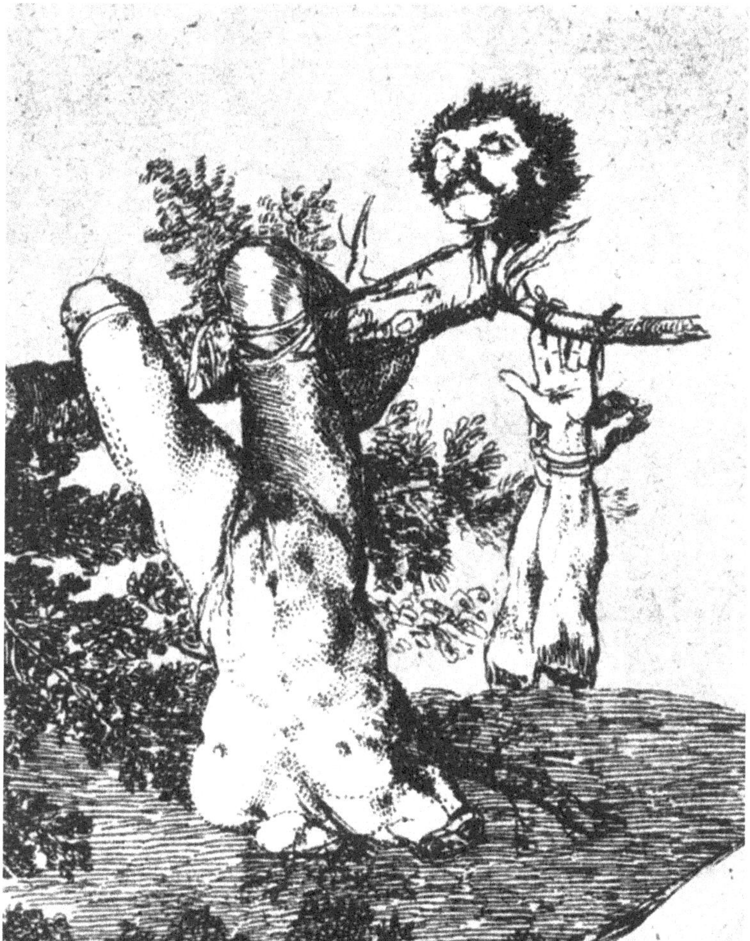

Abb. 2: Francisco de Goya: »Heldentat! Mit Toten!«
1812–15 (Ausschnitt)

Sechs Ansätze kunsttherapeutischer Bemühungen werden wir versuchen zu unterscheiden:

1. eine frühe ästhetisch-theoretische und psychologische,
2. eine kunstpädagogische und -didaktische,
3. eine psychiatrische (d. h. sowohl arbeits- wie beschäftigungstherapeutische), speziell gerontopsychiatrische,
4. eine heilpädagogische und zunehmend neurophysiologische,
5. eine kreativ- und gestaltungspädagogische, psychosomatisch-angewandte,
6. eine spezifisch tiefenpsychologische und psychotherapeutische Art praktizierter Kunsttherapie.

Diese sechs Herangehensweisen von Kunsttherapie finden sich heute in den Einrichtungen der Rehabilitation und Inklusion, der Psychosomatik, Psychiatrie, Neurologie und Psychotherapie; sie finden sich aber auch in den Bereichen der Sozialen und inklusionären Arbeit.

2. Ästhetisch-theoretische und -psychologische Ansätze einer entstehenden Therapie mit Bildern

2.1 Selbstbilder in der Zeit um 1800

»Was ist Aufklärung?«, fragt Immanuel Kant 1783. Die Antwort ist: Aufklärung sei der Ausgang des Menschen aus seiner selbstverschuldeten Unmündigkeit; diese aber sei das Unvermögen, sich seines Verstandes ohne Leitung eines anderen zu bedienen. Im ausgehenden 18. Jahrhundert nehmen die Menschen Europas und Amerikas ihre Welt in den Blick. Die Bewegungen des Erwachens aus der weit verbreiteten Unmündigkeit sind nicht unvorbereitet.

Im Umkreis eines Pietismus, der von Philipp Jakob Spener (1635–1705) und August Hermann Francke (1663–1727) geprägt wird, welcher von den böhmischen und mährischen Brüdergemeinden der Herrnhuter bis heute getragen wird, – in solchem Umkreis entsteht eine schwärmerisch-religiös fundierte Form von Innerlichkeit, die in ihren individuell-selbstbezogenen Verinnerlichungs-Gesten und den kollektiv-sektiererischen Frömmigkeitsriten die Selbstwerdung des Bürgertums begründet, ohne die korporativ-solidarischen, mittelalterlichen Kollektivbindungen aufzugeben. Innerlichkeit soll, so der Pietismus, nicht frei verfügbar sein: Im Umkreis des Franckeschen Pietismus werden sozialpädagogische Einrichtungen, Waisen-Häuser mit Anstaltscharakter eingerichtet. Die Bewegung ist politisch-expansiv orientiert; sie erfasst immer größere Kreise. Sie definiert ein Selbst-Bild, das noch heute zu finden ist.

In Halle, so heißt es bei Gustav Freytag (1987), führen die massenhaften Gebete und geistlichen Übungen zu Überspanntheiten, zu einer exaltierten, hysterisch agierenden Öffentlichkeitsform. Die zügellosen Burschen, so Freytag, schleichen oder hüpfen jetzt durch die Straßen der Stadt, in sich gekehrt, mit heftigen Handbewegungen, mit lauten Ausrufen. Die Gläubigen jubeln über die wundervollen Offenbarungen göttlicher Gnade; ihre Gegner klagen über die zunehmende Melancholie, über Geistesstörungen und Verrücktheiten der schlimmsten Art in der Öffentlichkeitssphäre. Vergebens warnt der gemäßigte Spener, einer der führenden pietistischen Theoretiker der Zeit. Von Halle verbreitet sich der Pietismus über die anderen Universitäten. Auch an den Höfen gewinnt der Glaube an Einfluss; er beeinflusst die Regierungsvertreter, bestimmt nach 1700 auch die Vertreter der Landeskirchen der meisten deutschen Territorien (1987, S. 188 ff.).

Der wachsende Einfluss des Pietismus ruft den Preußenkönig auf den Plan: Ab 1740 geht er gegen die Pietisten vor – ganz im Sinne einer wissenschaftlichen Aufklärungsgeschichte, welche die Natur des Menschen enzyklopädisch vermisst und die Gleichheit der Religionen propagiert: Diderots und d'Alemberts ›Encyclopédie‹ (35 Bände, Paris 1751–1777) – mit Hunderten von Autoren wie Voltaire, Rousseau, Montesquieu, Holbach und Turgot – sucht, alles Wissen über die Welt zu gliedern, zu systematisieren. Und *Johann Caspar Lavater (1741–1801)* ediert die ›Physiognomischen Fragmente‹ (ab 1775). In Zusammenarbeit mit Daniel Chodowiecki, einem berühmten Zeichner und Kupferstecher, möchte er eine Systematik menschlicher Physiognomik ins Bild setzen. In der Arbeit am neuen Menschheitsideal gibt Johann Bernhard Basedow (1724–1790) ein ›Elementarwerk‹ heraus, dessen Untertitel ›Geordneter Vorrath aller nöthigen Erkenntniß‹ ankündigt, was das Interesse der Zeit begründet.

Die natürliche Beschaffenheit der Welt, des Menschen wie der spezifisch menschlichen Verhaltensweisen wollen erkundet sein; und zu diesem Zweck werden Realenzyklopädien, Elementarbücher der menschlichen Ausdrucksweisen geschrieben, werden Bilder in Kupfer gestochen und gemalt.

Karl Philipp Moritz ediert eine Zeitschrift, welche die Intellektuellen der Zeit bewegt: das ›*Magazin der Erfahrungsseelenkunde*‹, das in zehn Bänden zwischen 1783 und 1793 erscheint. In diesem ersten Organ individueller Selbst-Erfahrung berichten die hierzu aufgeforderten Leser von Traumwandlern, von unbegreifbaren, irrationalen Seelenkräften, von wahnhaften Schreckgespenstern, Trancezuständen etc. Der Mensch der Aufklärungszeit sucht in Replik auf das Zeitalter der Renaissance die Vorschriften des Lebens, die Dimensionen der Welt selbst zu entwerfen. Begriffe des alltäglichen Lebens werden anschaulich im Bild inszeniert; dienen u.a. der kindlichen Erziehung. Die innere Schaubühne des Lebens wird eröffnet.

Nach Jahrhunderten der Kasten- und Ständevorschriften des ausgehenden Mittelalters ist um die Mitte des 18. Jahrhunderts im Rückgriff auf Renaissance eine Welle von Nachahmungsmanier angesagt,

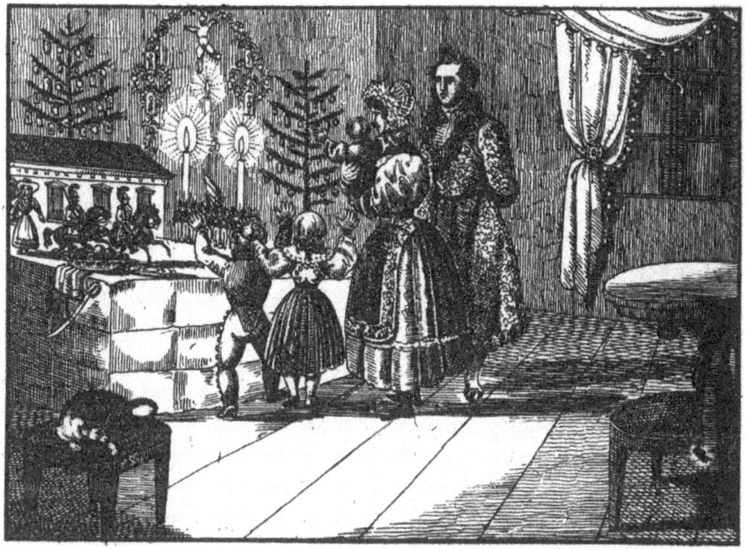

Abb. 3: Weihnachtsfeier, »Neuer Orbis pictus für die Jugend«, von Jacob Eberhard Gailer, Reutlingen/Stuttgart, 1832

um die Willkürlichkeit der alten Vorschriften und Zeichen zu brechen: *»Daß das innere Wesen der Poesie in einer Nachahmung der Natur besteht«*, untertitelt der – künstlerisch die Welt nachzuahmen auffordernde – Dichter Johann Christoph Gottsched (in seinem ›Versuch einer Critischen Dichtkunst vor die Deutschen‹, Leipzig 1730). Der Mensch soll mit seinen natürlichen Begabungen die bestehende Welt in ihrer Linearität, Farblichkeit, Tonalität, Rhythmik, Formhaftigkeit, in ihrer Sprache imitieren – was wohl heißt: sie neu zur Darstellung zu bringen. Ab sofort lernen Kinder in einer sich bildungspolitisch organisierenden Schule, die Natur in all ihren Details abzumalen.

Die pädagogische Bewegung des 18. Jahrhunderts erfindet Bilderbücher, Bilder-Akademien, Lehrbücher moralisch-emblematischer Lebensweisheit, welche, häufig von Chodowiecki kupfergestochen und von Johann Bernhard Basedow, J. S. Stoys oder anderen Autoren ediert, bildhaft-anschaulich in der Kindererziehung eingesetzt werden. Die Natur, speziell die Natur des Menschen, kommt in vielen szenehaften und detailreichen Darstellungen zum Ausdruck (vgl. Abb. 3)

Pietistisch-manieristisch ist in solchen Bild-Büchern eine bestimmte Anschauungsform von Innerlichkeit tradiert: Christian Gotthilf Salzmanns ›Moralisches Elementarbuch‹ von 1785, welches Daniel Chodowiecki illustriert, auch Jacob Eberhard Gailers ›Neuer Orbis pictus für die Jugend‹ von 1832, welches die Werke von Basedow und Salzmann zitiert – beide Bücher können die enzyklopädisch-anschaulichen Bemühungen um bildhafte Vorgaben für die Erziehung zu Händen des Heranwachsenden demonstrieren.

Aber nicht nur in Bilderbüchern für die Kleinen werden die neuen Anschauungen kolportiert; in Schaustellungen wird das Erziehungsprogramm allerorten betrieben. So lautet die Überschrift eines Theaterzettels der fahrenden Truppe Caroline Neubers »Der alte und neue Geschmack« (um 1750): Der neue Geschmack wird in den Theaterstücken der Zeit von einem jungen wohlerzogenen Menschen verkörpert und angewiesen (so die Ankündigung des Handzettels). Was zunächst von wandernden Komödianten um die Mitte des Jahrhunderts auf den Marktplätzen schaubildhaft vorgetragen ist (der spätere Berliner Professor Karl Philipp Moritz ist vorübergehend einer der jungen Schausteller), findet bald seinen Platz vor den Logen, auch in den Galerien der Fürsten. Enzyklopädisch-theatralisch und skizzenhaft werden Diskussionen über die richtigen Verhaltensmuster – wie die des Freiherrn von Knigge Werk ›Über den Umgang mit Menschen‹ (1788) – initiiert.

Wir haben Motive der Aufklärung des 18. Jahrhunderts benannt: In der Tradition pietistischer Innerlichkeit geschieht eine Art Selbstvergewisserung des aus der Unmündigkeitshaltung strebenden Bürgers. In dem Umkreis enzyklopädischer Anschauung geschieht eine Art *Neuvermessung der Welt*. Schließlich ist das erwachende Bürgertum darauf bedacht, das in den Blick genommene Selbst wie das Fremde unverstellt, natur- und elementarhaft den heranwachsenden Generationen zu vermitteln.

Wir haben bis hierhin festgestellt, wie in der Tradition des Auf- und Umbruchs der Renaissance das Bürgertum des 18. Jahrhunderts sich seiner Welt besinnt; der anfallende Stoff der sinnlichen Recherche bedarf aber einer Form, worin er sich vermittelt: Der anhebende Form- und Bildgebungsprozess kommt in zahllosen anschaulichen Schematisierungen zutage; äußert sich in unzähligen, aneinandergereihten Schautafeln geographischer (Alexander v. Humboldt), mythologischer und seelenkundlicher (Karl Philipp Moritz), biologischer (Carl v. Linné), physiognomischer (Johann Caspar Lavater), moralisch-pädagogischer Art (Johann Bernhard Basedow). Die Enzyklopädie von Denis Diderot und Jean LeRond d'Alembert gibt das Modell dafür ab, die Summe des Wissens und Verhaltens einer Epoche umfangreich und systematisch wiederzugeben. Form- und bildhaft findet der Mensch zu sich.

2.2 Selbstbilder und Erfahrungsseelenkunde

Als um 1750 eine neue philosophische Disziplin entsteht mit dem Namen ›*Ästhetik*‹, meinte ihr Begründer, Alexander Gottlieb Baumgarten, mit ihr alles das, was wir sinnlich wahrnehmen und empfinden, psychologisch und begrifflich auf einen Nenner zu bringen. ›Aisthesis‹, dieses griechische Wort, ist hier doppeldeutig genutzt als Wahrnehmen oder Empfinden, als Erkenntnis oder Gefühl, als *perception* oder *sensation*. Ein philosophisch bzw. erkenntnistheoretischer und ein psychologisch-empirischer Aspekt sind mit diesem Begriff von ›Ästhetik‹ gemeint. In der ästhetisch-sinnenhaften Erfahrung soll der Mensch seiner Zeit erkennend und empfindend, fühlend zu sich kommen, zu sich finden – im narrativen-visuellen-tonalen-skulpturalen-performativen Bild.

›Erfahrungsseelenkunde‹ heißt dieses neue Fach, in dem besonders die ästhetischen Aspekte ihren Platz haben. Wenn in Zukunft solch ein ästhetisches Begreifen, Erfahren weniger sinnlich als verstandes- und vernunftmäßig begriffen wird, dann hat dies damit zu tun, dass Kant, der Pietist, alles Sinnliche, Affekt- und Triebhafte versteht als einen »Stoff ..., der zum Gebrauch des gesetzgebenden Verstandes verarbeitet werden könnte« (1798).

In der Kenntnisnahme, dass es eine Sphäre der ästhetischen Erfahrung gebe, welche sowohl sinnlich-triebhaft wie verstandesmäßig und vernünftig zu begreifen ist, eröffnen sich Einflusssphären: Kants ›Kritik der praktischen Vernunft‹ (1788) ist geradezu eine Lehre von der erfolgreichen Vermeidung des Triebes und seiner Einflüsse (vgl. Klaus Heinrich 1986, S. 280); stellt letzten Endes einen Hinauswurf der Triebsphäre im Ganzen dar. Wie gesagt: Kant ist Pietist und wird aus der Trieb- und Gefühlssphäre eine Erlebensform von Erbaulichkeit konstruieren, in der alles, was ästhetisch, also sinnlich-erfahrbar heißt, mit einem gewissen Abstand von Vernunft betrachtet wird.

Ähnlich sagen es schon Baumgarten (1750), Schiller (1794/95),

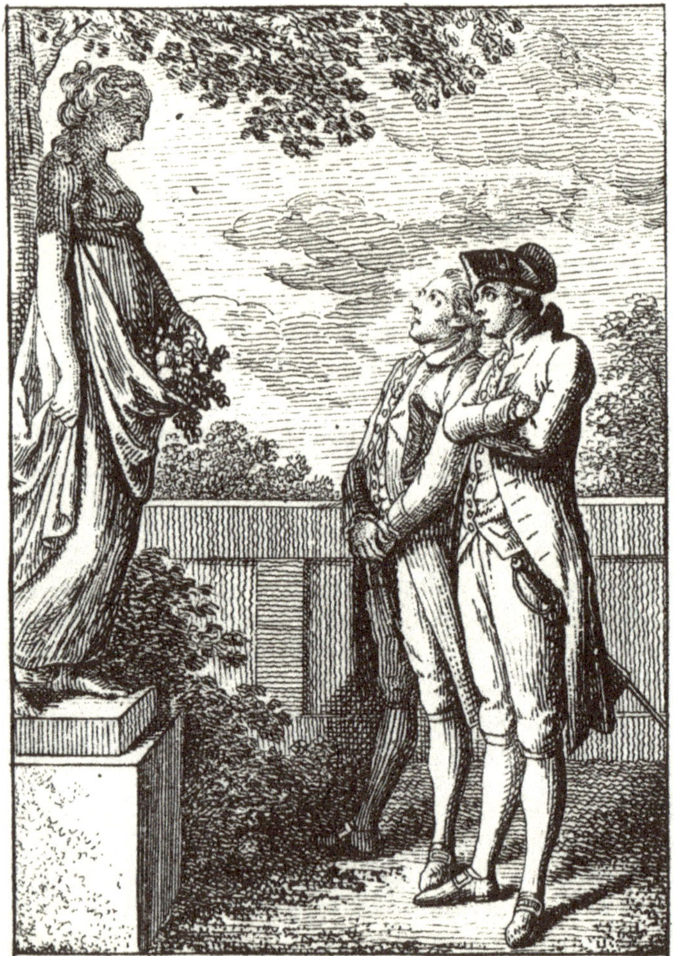

Kunst Kenntnis
Connoissance des Arts

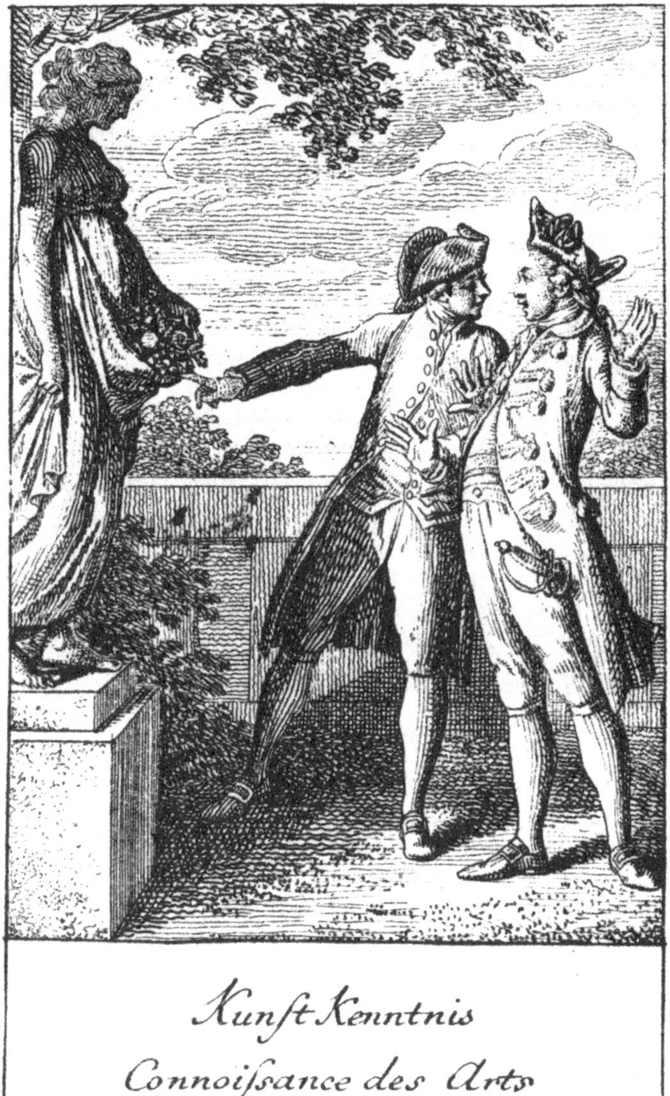

Abb. 4: Daniel Nikolaus Chodowiecki: Natürliche und affektierte Handlungen des Lebens (Zweite Folge): Kunstkenntnis

schließlich Hegel (1797): *Der ästhetische Akt sei der höchste Akt der Vernunft.* Alles künstlerisch Dargestellte, also all das, was vorentworfen oder nachträglich als Äquivalent der Erfahrung konstruiert und dem Betrachter unterbreitet wird, sei in der Regel unter solchen vernünftigen Aspekten zu werten, zu gewichten. Kunst stellt hiernach Welt idealiter vor, blendet jede phantasmagorische Idee aus. Kunst ist in idealistisch-humanistischem Sinne ausgerichtet auf vollkommene, ästhetische Ideale, welche vorbildlich sind: Winckelmanns griechische Figuren beispielsweise wollen in ihrer »edlen Einfalt und stillen Größe« betrachtet werden, ein erhabenes Menschheitsideal vorstellen. Zu diesem Zweck werden in der Öffentlichkeit klassisch-griechische Figuren gezeigt, denen man entweder ›still‹ oder ›affektiert‹ gegenübersteht. Sie sollen in ihrer künstlerisch wohlproportionierten Darstellung einen Kanon der menschlichen Natur vorstellen.

Sie fordern aber auch einen Widerspruch heraus, der an die Abweichungen, die Irrwege dieser nicht immer vernünftigen Natur erinnert: »Der Schlaf der Vernunft gebiert Ungeheuer«, schreibt Francisco de Goya um 1800 unter das Blatt einer Serie, die er »Caprichos« (im Sinne von ›Launen, Einfällen, Schrullen, Eigensinn‹) nennt; er will damit durchaus an die vernünftige Organisation des Menschen erinnern; lässt den Betrachter hinwiederum seinen Gefühlsregungen, Phantasmagorien ausgesetzt sein. Die Obsessionen, die Widersprüche, die Ängste und Hirngespinste, die Wahnvorstellungen des Bürgers der Zeit, wie sie vielfältigen Ausdruck in Kunst, Literatur und Theater erlangen, – diese sind ein Reflex auf den Umbruch der Zeit, auf die Ablösung aus den Ketten des Absolutismus.

Tatsächlich grassieren die unheimlich vorkommenden, englischen Schauerroman-Geschichten; grassieren E. T. A. Hoffmanns Erzählungen, die Angst machen und die nicht mehr von den alten Kontrollmächten gebunden sind. Die Natur des Menschen erweist sich als andersartig, erregend und schrecklich; tiefgründig fordert sie Grenzen, Kategorien für das, was ästhetisch-bildhaft erscheint. Aber immer wieder kommen die Gauner-, Schelmen-, Hexen-, Geister- und Teufelsgeschichten publikumswirksam ans Licht. Die Bildnisse der Seele zeigen unheimliche Facetten.

Die Furcht vor Gespenstern erscheint in den manieriert-düsteren Bildern des Johann Heinrich Füssli: Er malt beispielsweise »Der Alp verläßt das Lager zweier schlafender Mädchen« (1783); auch »Die drei Hexen« (1783). Selbst die zarten, märchenhaften Feenwesen erhalten ein beschwörendes Gesicht: beispielsweise »Undine«, eine

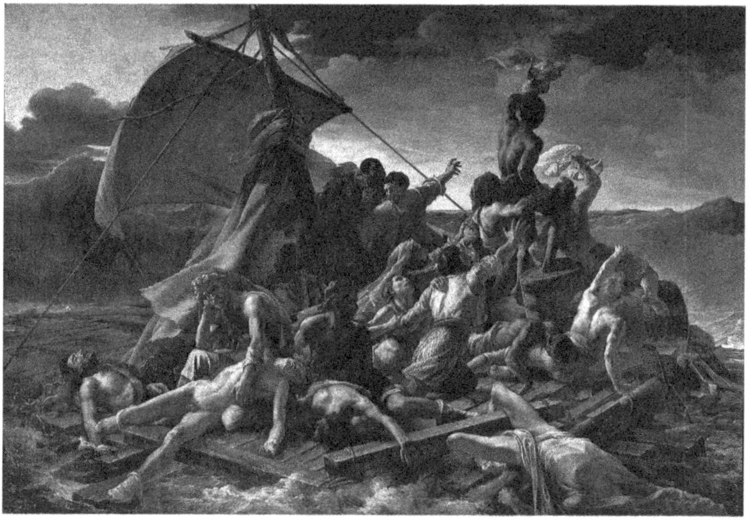

Abb. 5: Théodore Géricault, Floß der Medusa (1818/19)

scheue, unnahbare Frau wird phantasiert, wirkt am Ende phantastisch. Der Alp verlässt das Lager der jungen Mädchen erst am Morgen der Vernunft auf den Bildern Füsslis (vgl. 7.2.2.1).

Die Furcht vor den Ungeistern erscheint auch in den Gemälden von Blake: William Blake malt um 1790 »The Marriage of Heaven and Hell«; auch »Jerusalem« (um 1800): Dieses Werk handelt vom Sündenfall, von der Spaltung der Menschheit; will aber auch die Hoffnung der Zeit spiegeln. 1827 stirbt William Blake. Auch sein Landsmann, Jonathan Martin, genannt »The Mag« (der Verrückte), malt biblische Stätten inmitten englischer Ideallandschaften. Untergangsvisionen wie »Der große Tag seines Zorns« sind in aller Munde; rufen zur Einkehr, appellieren an Vergänglichkeit – ›sintflutartig‹, ›schiff-brüchig‹ thematisieren sie den Sündenfall der Erregung, eigentlich: der Vernunft.

Géricaults (1791–1824) »Floß der Medusa« (1818) spiegelt die gefährdende, keinen Horizont vermittelnde Welt; wogegen sich Caspar David Friedrichs Landschaften mit ihren unendlichen Ausblicken wie beruhigend in dieser aufwühlenden Sphäre ausnehmen: »Der Mönch am Meer« (1809–1810) offenbart Unendliches im endlich gesetzten Betrachter-Standpunkt. Landschaft erscheint als Projektion menschlicher Gestimmtheit, Natur als beseelt, Seele ganz naturnah.

In gestalteter Übergangshaftigkeit kommt dem Betrachter innere Leuchtkraft entgegen: »Du selbst verlierst Dich in unbegrenztem Raume, Dein ganzes Wesen erfährt eine … Läuterung, Dein Ich verschwindet, Du bist nichts, Gott ist alles«. Der Arzt und Maler Carl Gustav Carus sagt, hier werde »die Aufopferung der Individualität gefordert« (Carus 1963, S. 193).

Die neue seh-, gestaltungs-, innerproduktive Vorstellungshaftigkeit sucht nach allen ästhetisch möglichen Formen der Vergewisserung, sucht in der neuen Art zu sehen, erfahrungsseelenkundig, sich selbst zu begreifen.

2.3 Bilder von der Welt und die Erfahrungsseelenkunde

Père André bringt es auf den Punkt: »Die sinnlichen Gegenstände«, sagt er, »[bringen uns] dazu, sie zu lieben: sie wirken zuerst auf die Empfindung und erst dann auf das Erkenntnisvermögen« (André, in: Starobinski 1964, S. 53). Joachim Heinrich Campe, Philosoph und Erzieher, fügt aber sogleich in der Art des erwachenden Pietismus hinzu: »Wilde Gefühle«, die sich an keine »Zeit, Ort und Regel binden …«, wären einzudämmen. Und mit ihm beschwört der, den er erzogen hat, Wilhelm von Humboldt, die Empfindung, die Gefühle als Regulative: Sie sollen »wie ein Gemälde dastehen« (vgl. Menzen 1990, S. 57).

Der Theaterschriftsteller A. W. Iffland zitiert demgemäß »*Gemälde … bürgerlicher Gefühle*« (1784; vgl. Menzen 1983), die vorbildhaft zu präsentieren wären – aus einem Grund: In der Kunst werde alles Niedere, werde alles Triebhafte, werde »das Treiben des Willens« (Schopenhauer, Die Welt als Wille und Vorstellung, I, §54, S. 384f.) aufgehoben, wird später Schopenhauer sagen, wiederholend, was schon Kant in seinem Begriff von ›Vorstellung‹ (›Kritik der reinen Vernunft‹, A 320) unterschied: »Die Kunst weist auf die Möglichkeit eines Daseyns, das nicht im Wollen besteht« (Schopenhauer, Metaphysik des Schönen, Kap. 8, S. 96); ist *eine Art der ›ästhetischen Therapie‹* (Schmidt 2011, S. 65), in der der Mensch seines weltlichen Daseins enthoben, gleichsam in einen Zustand des »Schwebens« versetzt wird (vgl. Schopenhauer, Die Welt als Wille und Vorstellung, II, Kap. 29, S. 470). Engagierte Schausteller wie Karl Philipp Moritz ziehen durch die Dörfer, nicht nur um die Menschen zu erfreuen, son-

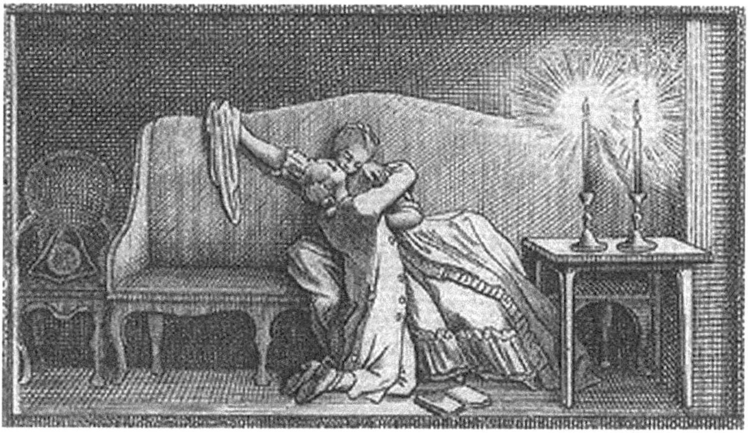

Abb. 6: Daniel Berger (1744–1824) nach D. Chodowoecki: Liebesszene aus Goethes »Die Leiden des jungen Werther«

dern um aufklärerisch auf die kindliche Aneignung der Dinge, mittels der Performance quasi therapeutisch auf die eventuell irrigen Annahmen einzuwirken. Mit kurzen Theatergeschichten, aufgeführt auf kleinen Bühnen, praktizieren sie zu erzieherischen Zwecken das, was Friedrich Schiller in einer Rede vom 26. Juni 1784 über »Die Schaubühne als eine moralische Anstalt« geboten sieht.[1]

Schopenhauer liefert die Begründung: In der Kunst, so Schopenhauer, ist

> die ganze Macht des Geistes auf die Anschauung gerichtet, ist ganz in diese versenkt: das ganze Bewußtsein wird ausgefüllt durch die ruhige Kontemplation des gerade gegenwärtigen natürlichen Gegenstandes, … man verliert sein eigenes Individuum, seinen Willen, aus dem Gesicht: die Stimmung wird rein objektiv: das ganze Bewußtsein ist nur noch der klare Spiegel des dargebotenen Objekts: man weiß von sich nur insofern man von dem Objekt weiß: man bleibt dabei nur noch bestehen als reines Subjekt des Erkennens: man weiß, für den Augenblick, nur noch, daß hier angeschaut wird; aber nicht wer der Anschauende ist: das ganze Bewußtsein ist durch ein einziges Bild gänzlich erfüllt und eingenommen. (Schopenhauer, Metaphysik des Schönen, Kap. 8, S. 96; ders. Die Welt als Wille und Vorstellung. I § 34)

---

[1] Rede Schillers vor der kurpfälzischen ›Deutschen Gesellschaft‹.

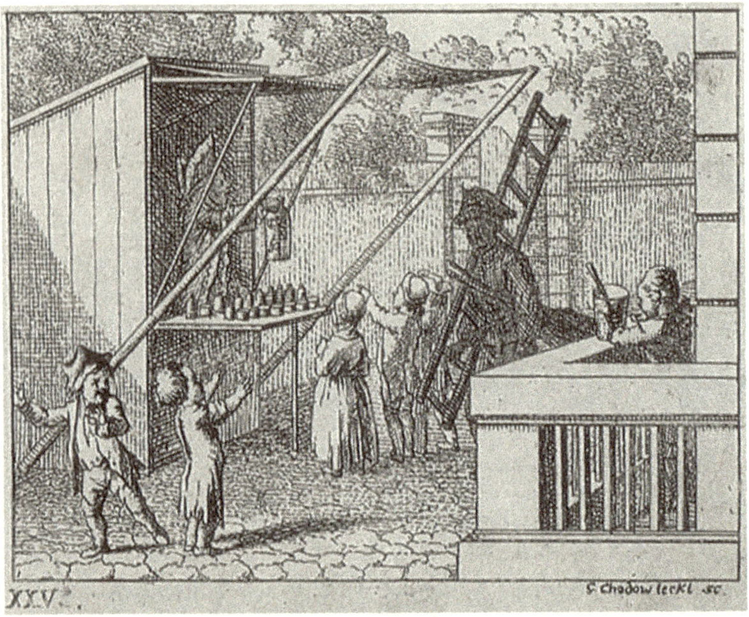

Abb. 7: D. Chodowiecki, Einige Beschaffenheiten der menschlichen Gedanken. Der Irrthum durch falsche Schlüsse aus wahren Beobachtungen, 1774

Die »Seelenzeichen-« bzw. »Erfahrungsseelenkunde« ist dabei, den Blick von sich weg auf die Welt zu lenken.

Hier *Erkenntnis*, welche objektiv sein möchte; da *Empfindung*, welche subjektiv und als Vorstufe alles Gefühlshaften gewertet sei (eher abgewertet ist, müssten wir sagen angesichts einer ›Empfindung‹, eines ›Gefühls‹ als in der Skala der Vorstellungskräfte angesiedeltes sogenanntes ›unteres Vorstellungsvermögen‹), das dem Triebhaften noch verwandt und infolgedessen den Vorstellungen der anhebenden Aufklärung nicht gemäß ist.

Das folgende Bild mag den Zwiespalt zwischen ethisch-rationaler und sinnlich-empfindungshafter, leidenschaftlicher Einstellung demonstrieren. Es zeigt, wie ein neuer Gestus, der der Leidenschaft, die gesellschaftliche Bühne betritt und sich Raum schafft – zuweilen zur Verblüffung der Zuschauer.

Das Bild illustriert das schwer zu begreifende der leidenschaftlichen Geste, die sich vor aller Augen in Szene setzt. Wo Kant und mit

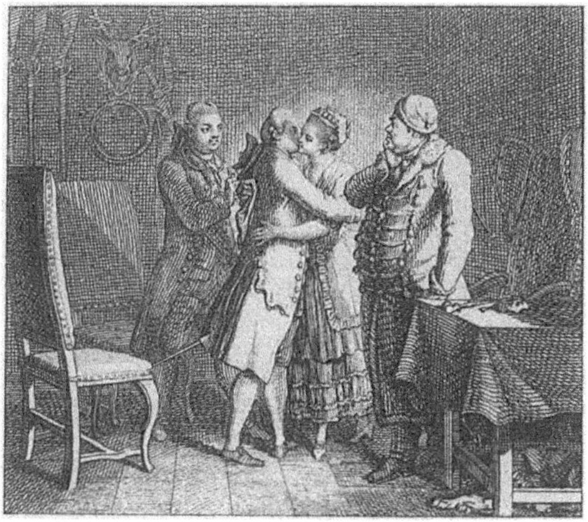

Abb. 8: Vignette von Daniel Chodowiecki, illustrierend »Die Leiden des jungen Werther«

ihm später der Philosoph Johann Gottlieb Fichte eine Vorstellungswelt entwerfen, die sich versuchsweise subjektiv konstituiert, ist es Friedrich Wilhelm Joseph von Schelling, der in Opposition geht: Er vertritt vehement, dass wir das zu Bewusstsein erheben, was der objektive Naturprozess unbewusst produziert. Er vertritt diesbezüglich eine Form von Anschauung, die sich auf das Gegenüber einlässt. Natur ist für Schelling nicht bloß Erkenntnisgegenstand des vorstellenden Subjekts; *Natur* als das *unbewusst tätige Prinzip* und der *Mensch* als das schöpferische und *bewusst tätige Prinzip* durchdringen sich gegenseitig, finden hierin zusammen: *In der ästhetischen Tätigkeit komme der Mensch als Natur zu sich;* erlebe er sich als ursprünglich und natürlich.

Eine zunehmend kopflastige Vorstellung von dem, was der Mensch sei, wie er denke, handle, fühle – auch: wie es in seiner inneren Vorstellungswelt aussehe, und entsprechend: wie man diese beeinflussen könne, wird den affektiven, leidenschaftlichen Bewusstseinsformen entgegengesetzt. Wir wollen die Denkart in einem *Zitat Fichtes* einfangen:

Ich bin in der ersten Anschauung, der producirenden, verloren in ein Object. Ich reflectire zuvörderst auf mich selbst, finde mich und unterscheide an mir das Subject. Aber noch ist in dem Objekt alles verworren und untereinandergemischt, und es ist weiter auch nichts, denn ein Object. Ich reflectire jetzt auf die einzelnen Merkmale desselben, zum Beispiel auf seine Figur, Größe, Farbe und so weiter und setze sie in meinem Bewußtsein. Bei jedem einzelnen Merkmale dieser Art bin ich anfangs zweifelhaft und schwankend, lege meiner Beobachtung ein willkürliches Schema von einer Figur, einer Größe, einer Farbe, die sich denen des Objects nähern, zugrunde, beobachte genauer und bestimme nun erst mein Schema der Figur etwa zu einem Würfel, das der Größe etwa zu dem einer Faust, das der Farbe etwa zu dem einer dunkelgrünen. (Fichte 1845/46, Bd. 1, S. 374)

Das Intellektualistische der menschlichen Anschauung steht überdeutlich in diesem Zitat. Es versucht, die bisher unbestimmbaren, verwirrenden inneren Zustände vernünftig zu bestimmen. Aber da gibt es die unheimlichen Wesen der Zeit, jene Zeiterscheinungen im Verlauf der gleichermaßen unheimlich anmutenden produktiven Entwicklung, jene phantasmatischen Geister und Gespenster, von denen die Romantik spricht (vgl. E. T. A. Hoffmann). Diese werden lange Zeit erhalten bleiben; und sie werden sich in phantasmatischen Einbildungen, Träumen tradieren, harren geradezu der Psychotherapeutik, die in dieser Zeit dabei ist zu entstehen.

2.4. Die programmatischen Themenstellungen der ›ästhetischen Theorie‹ um 1800

Um 1800 formulieren sich quasi zwangsläufig Begrifflichkeiten wie *Subjekt, Vorstellung, Einbildung,* und entsprechend: *Objekt, Darstellung und Bild* – Gegensatzpaare, welche die Auseinandersetzung des bürgerlichen Individuums im Prozess der Aufklärung verdeutlichen: Die sich ausformulierende Gestalt des einmaligen bürgerlichen Genies, des Helden, sieht sich konfrontiert mit den komplexer werdenden Vernetzungen eines Marktes, einer Sphäre des Tausches, der Erfordernis und Freisetzung von Vermögen. Auf dieser Folie entsteht eine Sehnsucht nach einer sogenannten ›Ganzheit‹, nach einer empfindsamen und gefühlshaften Totalität, welche die zunehmend empfundene Vereinzelung aufzuheben verspricht und nicht nur die Vernetztheit des Marktes, der Tauschsphäre widergibt.

Die nachfolgende Geschichte des Bürgertums spiegelt dieses Verhältnis als eines von Gestalt (bürgerlichem Individuum) und

Ganzheit (gesellschaftlicher Bedingtheit): Beispielsweise dokumentiert sich in der sogenannten Epoche der Empfindsamkeit einerseits die gesellschaftliche Anforderung an die zu entwickelnden subjektiven Vermögen (»Empfindungen ..., die er vorher nicht kannte«, sagt einer der Herausgeber des Magazins für Erfahrungsseelenkunde, C. F. Pockels 1787); andererseits aber zeigen die biedermeierlichen, ästhetisch geglätteten, familienidyllartigen Zeichnungen Ludwig Richters, wie politisch bezwungen, restaurativ und unmündig der Bürger geworden ist. Viele der ästhetisch-künstlerisch wie -literarisch projizierten Gestalten des beginnenden 19. Jahrhunderts bilden einen Reflex auf die zunächst scheinbar naturwüchsig und individuell hypostasierte, später, d. h. in dem ersten Drittel des beginnenden Jahrhunderts, den Bedingungen der Politik-, Ökonomie- und Sozialsphäre zunehmend unterworfene Subjektivität. Die in vielen Zeitschriften und Gazetten beschworenen Sphären der Empfindung wie des Gefühls sind dagegen wie eine Kampfansage an eine Zeit, in der die wirtschaftlichen Bedingungen die Äußerungsformen des bürgerlichen Individuums bestimmen werden.

Eine solche, von den Bedingungen der Tauschverhältnisse zunehmend ausgezehrte Subjektivität muss sich schon in Goethes Wahlverwandtschaften mit den Mischverhältnissen einer sogenannten Chemie-Materie vergleichen lassen; wird erst recht hundert Jahre später von Friedrich Nietzsche realmetapherhaft molekular-materiell in ihren Kräftekonstellationen skizziert (Nietzsche nennt dies den ›Kampf der Machtquanten‹); rettet sich über die Wende zum zwanzigsten Jahrhundert nur in einer Art von wert-philosophischer Aufladung: Antiindustrielle Geist-, Lebens- und Wert-Konzepte werden bemüht, um die geisthafte Einzigartigkeit des bürgerlichen Subjekts zu apostrophieren. Hiernach ist ein künstlerisch-erlebnishaftes Privatproduzenten-Verhältnis gegen die allseits sich durchsetzende Markt- und Tauschbezüglichkeit projektiert; hiernach formuliert eine Gestalt-Philosophie und -Psychologie jenen Ganzheits-Kontext, welcher vorgibt, ›mehr als die Summe seiner Teilbestimmungen‹ zu sein und zu bewirken. Die Marktverhältnisse haben aber gegen landläufige Meinung schon längst die Empfindungs- und Gefühlssphäre okkupiert, wie Abb. 8 und 10 zeigen. Gefühls-, genauer: Liebesbeziehungen unterliegen auch den Marktverhältnissen von Angebot und Nachfrage.

Die Geschichte der Kunst-Schöpfungen zeigt, dass der Mensch nicht mehr das Subjekt dieser Geschichte ist: Die materialen, form-

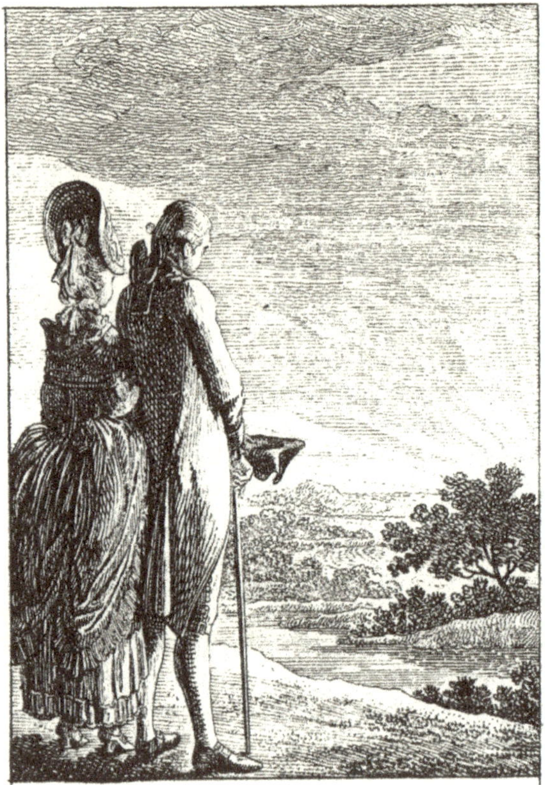

Empfindung
Sentiment

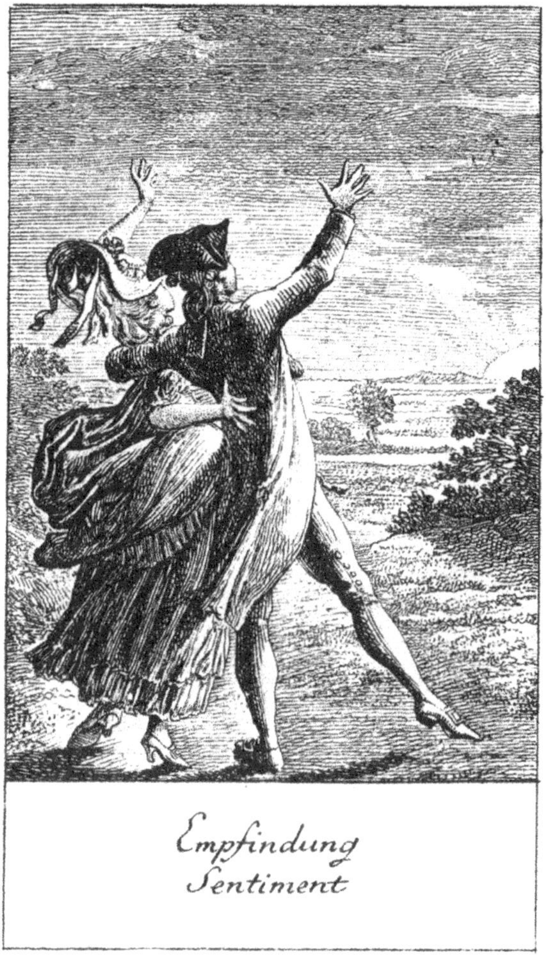

Abb. 9: Daniel Chodowiecki, Empfindung vor der Natur; Zeichnung, 18. Jahrhundert

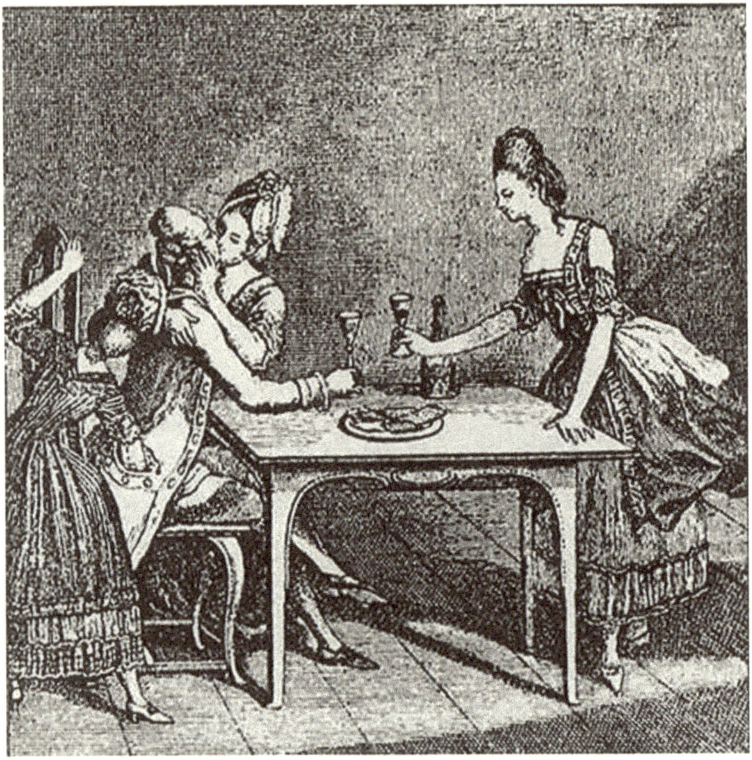

Abb. 10: Daniel Chodowiecki,
Lusthaus-Reglement (Berliner Bordell), Kupferstich

haften und selbst die psychischen Anlässe des Bildes werden ihm zunehmend aus den Händen genommen. Gegen welche Tendenz die gestalthaften Fiktionen einer Wissenschaftlergeneration optieren: Entwicklungspsychologen, Reform- und Erlebnispädagogen berufen sich auf die physikalische ›*Analyse der Empfindungen*‹ Ernst Machs (1885). Und sie verwenden solche letzte Bastion kantischer Transzendentalität gegen die Einsicht, dass Natur nur noch subjekt-unabhängig zu begreifen ist. Die Gestalt- und Ganzheits-Begriffe halten dazu her, dem sensiblen, wahrnehmenden, begreifenden Individuums zu suggerieren, dass es noch gegen all seine Erfahrung Subjekt seiner Verhältnisse ist.

3. Kunstpädagogische und -didaktische Ansätze einer bildnerischen Therapie

3.1 Von der aufklärerischen zur romantischen und zu einer neuen humanistischen Bildästhetik und -didaktik

Die Vorläufer der kunstpädagogischen und -didaktischen Bemühungen melden sich in frühester Zeit zu Wort: »Welchen Zweck des Zeichnens soll man im Allgemeinen ins Auge fassen?«, fragt der Kunstpädagoge Wilhelm Persche (1830); »Und was soll man also als Object des Zeichnens aufstellen?«

Der lehrgangsmäßig aufgebaute Zeichenunterricht des beginnenden 19. Jahrhunderts ist weithin von *Johann Heinrich Pestalozzis* (1746–1827) »stufenmäßigem Elementarunterricht im Zeichnen« geprägt: Das Objekt des Zeichnens, das ist die menschliche Natur. Diese wird didaktisch angeleitet, sich auszudrücken. »Elementarausdrücklich« hatte Pestalozzi dies genannt: Er meinte, die elementaren Grundlagen des kindlichen Zeichnens in ihrer bildhaft-anschaulichen Bedürfnishaftigkeit zu erkennen: Sein »ABC der mathematischen Anschauung für Mütter« (1808) formuliert den kindlichen »außerordentlichen Trieb«, »mit Kreide, mit Farben, mit allem, was eine Gestalt gibt, zu mahlen …«. (1962; Bd. 1, S. 54 f.; zit. in: Kemp 1979, S. 288 f.).

Pestalozzi formuliert ein Erziehungsprogramm: Das Kind soll »Punkte und Linien machen, Winkel, Dreiecke, Figuren bilden und zusammensetzen« (vgl. Krecker 1971, S. 77 f.). Hierüber führt Pestalozzi in den Januar- und Februartagen des Jahres 1774 ein Tagebuch, in dem er die Fortschritte seines Sohnes verzeichnet: »Er ahmte mit unschuldiger Natur, wie es scheint, Gesten und den Ton der Worte anderer Leute nach. Soll ich diesen Hang zur Ausdehnung seiner Erkenntnisse beschränken?«, fragt Pestalozzi. »Es sei der Hang zur Nachahmung Dein Leitfaden. Du hast einen Ofen in der Stube; zeichne ihn ab; wenn Dein Kind im ganzen Jahr kein Viereck herausbringt, so wird es sich zum Sitzen und zur Arbeit gewöhnen. *Die Verglei-*

chung mathematischer Figuren und Größen sind Stoff zum Spielen und zu Lehren der Weisheit.« Und Pestalozzi weist darauf hin, dass die »Kinder … fast allein im Buche der Natur lesen« (zit. in: Krecker 1971, S. 77 f.; Pestalozzi 1962, Bd. 1).

In seiner sogenannten Elementarmethode (1800) macht Johann Heinrich Pestalozzi deutlich: »daß die Kultur das … Meer verwirrter Anschauungen mir zuerst in bestimmten Anschauungen vergegenwärtigt, dann aus bestimmten Anschauungen klare Begriffe und aus diesen deutliche erschafft« (zit. in: Günther 1971, S. 172: Elementarmethode). Also will er *»den Unterricht … psychologisieren«* (1800; zit. in: Günther 1971, S. 171); möchte er *das Kind in den »Stufenfolgen«* anleiten, »durch welche die sinnlichen Eindrücke sich zu deutlichen Begriffen erheben«. Die »Kunst der Natur« nachzuahmen, das ist sein wesentliches Erziehungsziel: »Ahme es nach, dieses Tun der hohen Natur …« (1962, Bd. 1, S. 59).

Und Pestalozzi verdeutlicht das, was er als »Kunstansicht« erzieherisch vermitteln möchte: »In all ihrem Tun setzt die Kunst zum einfachen Gang der Natur wesentlich nur noch dieses hinzu: Sie stellt das, was die Natur zerstreut, … in einem engeren Kreis zusammen und bringt es den fünf Sinnen nach Verhältnissen näher, welche das Erinnerungsvermögen erleichtern; vorzüglich erhöht sie die Empfänglichkeit der Sinne selber und macht immer durch Übung täglich leichter, sich die Gegenstände, die sie umschweben, zahlreicher, richtiger und dauerhafter vorzustellen.« In seinem »Buch der Mütter (Erstes Heft)« heißt es wieder: »So gehe auch hier den Gang der hohen Natur.«

Pestalozzi entwickelt in Hinsicht auf die unterschiedlichen Sinnesorgane eine je spezifische »Anschauungslehre«, welche dem Erzieher gebietet, im Sinne des zu erziehenden Kindes »nichts als dem Pfade zu folgen, den Gottes Natur … anweist«: Der Erzieher soll das Kind nach der Natur anleiten, »was an Farbe, an Glanz, an Form, an Leben und an Bewegung« vor seinen Augen steht. »Kunst der Erziehung« heißt, »auf eine naturgemäße Weise auf die Entfaltung der menschlichen Kräfte ein(zu)wirken« (1962, Bd. 1, S. 56). Zu diesem Zweck verfügen viele Erzieher über sogenannte Naturalien-Kabinette, an deren Wänden Schaubilder mit Naturabbildungen zu Demonstrationszwecken hängen (s. Abb. 11).

Jean-Jacques Rousseau (1702–1778) hatte sekundiert: Im Anfang des Lebens sei es angebracht, dem Kind Hilfestellungen zu geben im Umgang mit den Dingen: »ihre Größe, ihre Gestalt und alle ihre

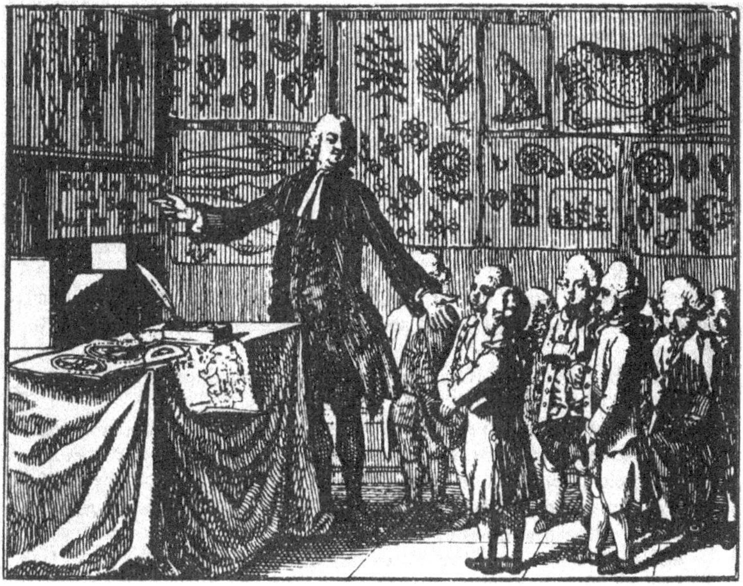

Abb. 11: Daniel Chodowiecki, Unterricht im Naturalien Kabinett, Schüler und Lehrer, Darstellung des 18. Jahrhunderts

sinnlich wahrnehmbaren Eigenschaften«, welche das Kind »betrachtet, berührt, hört und ... mit dem des Gefühls vergleicht«, seien ihm zu vermitteln. »Sobald das Kind anfängt, die Gegenstände zu unterscheiden, muß man auswählen unter denen, die man ihm zeigt« (J. J. Rousseau: Über die Erziehung, 1762).

Die ästhetisch-sinnenhafte und die gefühlshafte Impression, welche sich miteinander vorstellungshaft verbinden, seien anzuleiten, so Rousseau. Das Kind – so in seinem Roman »Die neue Heloise« – brauche eine »hilfreiche Hand«, die es »wider ... Willen« oft sich selbst zurückgebe. (1978, S. 371) Der Erzieher wisse eben, was der Natur des Erziehenden dienlich sei. Deshalb wird die ›Kunstkraft des Kindes‹ (Pestalozzi) zu einem wichtigen Vermögen, das erzieherisch anzuleiten ist: Die Welt soll ästhetisch-gefühlshaft angeeignet werden. Das Kind wird anhand von Bildern angeleitet – immer wieder sind es die Stiche Chodowieckis –, seinem ›natürlichen Gestus‹ zu folgen.

Exkurs: Ästhetische Gefühlserziehung im 19. Jahrhundert

Wir fragen im Sinne einer Erziehungsdidaktik der Zeit, wie ästhetisches und gefühlshaftes kindliches Vermögen zusammenhängen. Die Antwort hat J. J. Rousseau in seinem »Émile oder Über die Erziehung« (1762) getan: Die Kinder brauchen viel Zeit, sagt er, »um sich allmählich Vorstellungen zu bilden«: Zunächst sind »die ersten Eindrücke der Kinder … rein gefühlsmäßig«; mit der Zeit aber bilden sich Vorstellungen, »die ihnen die Gegenstände der äußeren Welt zeigen«. Die Gegenstände aber erweitern, amplifizieren sich, nehmen Form und Gestalt an, auch Gefühlseindrücke stellen sich wieder ein, die sich auf die Gegenstände beziehen (Rousseau; zit. in Krecker 1971, S. 55). Wie ein Zeitgenosse kommentiert, sei »das Seelenorgan einem Klavier … zu vergleichen«, das der Spielkunst bedürfe; jener *Kunst, welche die »oft ausschweifende Einbildungskraft« wieder einfange* (Gruner; Magazin zur Erfahrungsseelenkunde, 1791, Bd. 8/1, S. 23).

Immer häufiger fragen die Intellektuellen der Zeit, welche Rolle die »Affekte … des Menschen« in dem auszubildenden Wahrnehmungsvorgang spielten; so fragt auch Jauffret, der Begründer der »Societé des Observateurs de l'homme« (1800), der in seiner Gesellschaft die leidenschaftlichen Äußerungen des Menschen um 1800 mit Methoden der Beobachtung sammelt, auflistet, analysiert.

Die *»Societé des Observateurs de l'homme« (1799–1804)* möchte alle menschlichen Äußerungsformen zivilisieren. Sie lädt den Erzieher ein, »der die ersten Entwicklungsjahre der Kinder leitet und beschützt, … an ihren Beobachtungen teilzunehmen« (vgl. Gstettner 1981; Sergio Moravia, 1973/1977, S. 65, zitiert hier das »Magasin Encyclopedique«, 1800, Band 1, S. 409). Die Gesellschaft hat zum Ziel, den Menschen in seiner Empfindsamkeit, Gefühlshaftigkeit; konkret dessen Gedanken-, Gefühls-und Seelensphäre zu beobachten; *der Heranwachsende soll »ohne jede Leidenschaft, ohne jedes Vorurteil und vor allem ohne jedes Systemdenken« beobachtet werden.*

Also werden alle nur möglichen gefühlshaften Ein- und Ausdrucksmomente debattiert. Und der zur Erziehung beauftragte wie der zu erziehende Mensch der empfindsamen, selbstbeobachtenden, erfahrungsseelenkundlichen Periode lernen, diese überhaupt wahrzunehmen, zu äußern, zu dokumentieren: »zu sehen, ohne aufgeregt zu werden« – das ist des Schriftstellers Wieland Forderung (1764; vgl. Menzen 1990, S. 58 f.). So soll auch der Erzieher lernen, das Kind anzuleiten, »neue Gegenstände zu sehen, häßliche, ekelhafte, sonder-

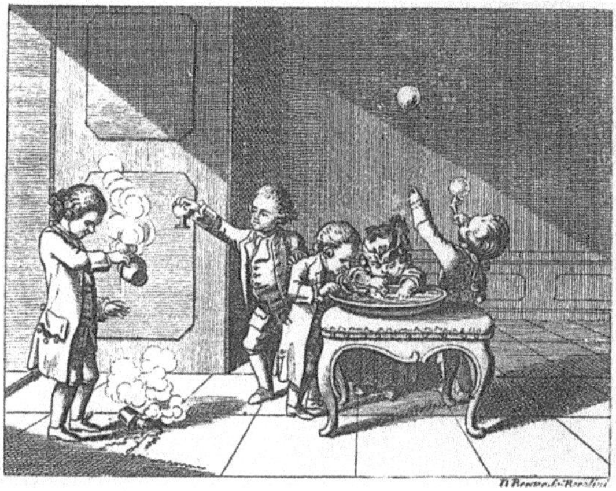

Abb. 12: Daniel Chodowiecki, Vermehrung der Erfahrenheit durch den Trieb, allerlei zu versuchen. Kupferstich.

bare ..., aber nach und nach und von weitem, bis es [das Kind, K.-H. M.] sich daran gewöhnt hat ... sie an(zu)fühlen.« Eine neue Aneignungspraxis, eine kontrollierte bildhafte, ästhetisierte Gefühlserziehung wird exerziert.

Ästhetische und Gefühls-Erziehung gehen zunehmend Hand in Hand einher. Der Erzieher des ausgehenden 18. Jahrhunderts weiß durchaus um die »anziehende Kraft«, welche »die besondere Eigenschaft hat, alle Gedanken, Einbildungen, Erinnerungen oder Entschließungen ... auf einmal in der Seele ... auszuwischen.« (Wieland 1764; zit. in: Menzen 1990; S. 58) Also heißt die Anweisung an den Erzieher: in einer ähnlich kraftvollen Weise »das Kind ... kunstmäßig (zu) erregen« und darüber »Zusammenhänge« zu vermitteln: »durch bewußtes kunstmäßiges Erregen« (Friedrich Fröbel 1816; vgl. Heiland 1982, S. 62).

Der Kunsterzieher des beginnenden 19. Jahrhunderts will einerseits, »daß das Kind ... seinen spontanen Gefühlen freien Lauf läßt ... die Natur auf seine Weise wahrnehmen und empfinden und ... seine Ausdrucksmittel entdecken« lerne (so der Kunsterzieher Lecoq de Boisbaudran in ›L'éducation de la mémoire pittoresque‹, 1847); es geht ihm darum, »echte Empfindungen zu erwecken ..., das heißt die wahre Originalität zu entwickeln«. Andererseits beabsichtigt er, »das Weltliche, das ... die Bewegungen der Seele ausdrückt« (Violet-le-Duc, 1862), solchermaßen anzuleiten, dass die Originalität des Kindes schließlich nicht verstellt, nicht vorbildhaft normiert werde (zit. in: Kemp 1979, S. 312 f.). In dieser Auffassung trennen sich frühere Erziehergenerationen (Pestalozzi, Rousseau, Fröbel) von den späteren (Lecoq, Violet-le-Duc und Grangedor). Der Zeichner und Kupferstecher Chodowiecki vermittelt in vielen seiner Werke, wie die Kinder der höheren Stände angehalten werden zu experimentieren (s. Abb. 12).

Der Kunsterzieher der Mitte des 19. Jahrhunderts wird schließlich darauf insistieren, dass die freie Kinderzeichnung nicht kognitiv-vorbildhaft überlagert wird: »Das Kind fühlt von Anfang an mehr die Form, als daß es sie prüft, und in der unförmigen Skizze die es anfertigt, gibt es stets einen leichten Ausdruck seines Charakters« (Grangedor 1868; vgl. Kemp 1979, S. 313). Diesen Charakterausdruck gilt es nach Auffassung vieler Kunsterzieher zu erhalten.

Seit Pestalozzis Zeiten entwickelt sich eine kunstausdrücklich orientierte Erziehung, die zunehmend auf die innersten Empfindungs-, Gefühls-, Einstellungsweisen ausgeht, die sie in ihrer Natur zum Vorschein zu bringen sucht. Zwischen 1750 und 1850 entsteht ein didaktisches Kunstkonzept, das sich vom mimetisch-nachahmenden Abbildungsprozess hin auf einen kathartisch-gefühlshaften Ausdrucksgebungsprozess verlagert.

Die Anfänge der Mal- und Zeichenpädagogik um 1800 sind schon versuchsweise therapeutischer Natur; wollen allerdings noch eine vernunftorientierte Gefühlserziehung über den ästhetischen Bildausdruck des Kindes vermitteln.

Der Maler Caspar David Friedrich (1774–1840) hat einmal gesagt: »Die Mahler üben sich ... im Componiren wie sie's nennen; heißt das nicht etwa mit andern Worten? Sie üben sich im Stüken und Pflikken. Ein Bild muß nicht erfunden sondern empfunden seyn« (vgl. Eimer 1999, S. 36). Er spricht von Grundtönen der Natur, die sich im Gemüt des heranwachsenden Kindes wie des erwachsenen Menschen widerspiegeln; die kompositorisch zusammenzusetzen sind, die die Facetten der Gemütsempfindungen in der Folge auf die Vorstellung übertragen, wird sein Kollege Carl Gustav Carus in seinem Buch »Zwölf Briefe über das Erdenleben« anmerken (Carus 1926, S. 47). Carus spricht von einem »Rapport der Seele mit dem abgespiegelten Zustande« (Carus 1829, S. 155), auf dass dieser etwas bewirke, nämlich »eine gewisse Wirkung in der Seele (zu) hinterlassen« (Carus 1829, ebd.). Es gilt offenbar, wird der Kunsterzieher Ruskin später zustimmen, ein Gefühl für die Übergänge, ein Gefühl für die Form- und Farbnuancierungen herauszuarbeiten, so dass *Natur in ihrer Eigenschaft als seelische Bühne, als Seelen-Landschaft* angemessen getroffen ist (Ruskin, Broicher 1907).

In der Antwort auf die Frage, was die menschliche Natur sei, fällt dem Bild eine immense Bedeutung zu. Wir schreiben eine Epoche fortschreitender Ökonomisierung, einer nicht aufzuhaltenden Entwicklung von Industrie, eine Bezeichnung, die als ›industriös = tugendhaft, fleißig‹ in die schulischen Vorgaben der Philanthropie eingeht. In dieser Epoche wird die Rückbesinnung auf die Natur als ›Natur-Nachahmung‹ kunsterzieherisch (malerisch, zeichnerisch) und, damit verbunden, gefühlshaft-ästhetisch betrieben. Es ist wie eine zweite Natur, die die alltägliche zu poetischer Phantasie erheben soll, die zu einer neuen Form des Sehens anleiten soll. Rousseau (1712–1778) diktiert in seinem ›Émile‹ (1762): »Ich will seine geistigen Anlagen entwickeln …, indem ich als Mittel dieser Methode das Zeichnen nehme, wie ich es verstehe.« Und betont ausdrücklich: »Mir ist es lieber, daß Émile die Augen in den Fingerspitzen hat« – wobei ihm die Gefühlsunterlegung dieses Aktes sehr angelegen ist (Rousseau 1971, S. 119 f.).

Wenn wenig später Friedrich Fröbel (1782–1852) scheinbar im Einklang mit Rousseau die von ihm betreuten Kinder zeichnerisch in einfache oder allgemeine Formen einführt; wenn Fröbel die Kinder konkret und abstrakt kugelige, würfelige, säulenartige, scheiben- und tafelförmige Gebilde zwei- und dreidimensional erkunden lässt, dann will er, dass die Kinder die elementaren Natur-Phänomene anschaulich und konkret in deren sinnlichen und geistigen Qualitäten entdecken – auch wenn er schließlich nur deren kognitiv abstrakte Form und nicht so sehr deren Gefühlswert entdecken hilft. Er hat die Hoffnung, den Kindern »ein ABC … zu liefern«, und verbindet mit dieser Hoffnung, »die Natur werde lesen und sich so selbst verstehen und erfassen können«: »Ich will Menschen bilden, die mit ihren Füßen in Gottes Erde, in die Natur eingewurzelt stehen, deren Haupt bis in den Himmel ragt, und in dem selben schauend liest …« (Fröbel; vgl. Heiland 1982, S. 19). Er entwirft »autodidaktisches Spielmaterial«, eine »Autodidaktische Anstalt« (1837), in der die Kinder mittels Sinnesmaterial die Zusammenhänge des Lebens begreifen sollen, – welche aber schließlich in der Gefahr sind, allzu geometrisch-abstrakt auszufallen.

Es ist Friedrich Fröbels großartiger Sozial-Entwurf, die für damalige Zeiten revolutionäre Elementarmethode Pestalozzis in die Spielgaben- und Kindergartenphase zu verlängern; am Ende aber läuft er Gefahr – wie im eigenen Vorwurf gegen Pestalozzis Praxis – die Phantasie über die abstrakt formalen Vorgaben seines Spielmaterials (Kugeln, Quader etc.) zu ersticken. Gleichwohl entsteht dieser Erziehungsentwurf aus romantisch-spekulativer Betrachtungsweise der menschlichen Natur: All unser Wissen müsse von der Erfahrung ausgehen, so einer der ersten Sätze Fröbels. Diese aber entstehe durch das Auffinden der äußeren Welt in dem inneren Sein; entsprechend seien beide aufeinander zu beziehen (womit Fröbel in der Tradition Schellings steht). Die ästhetisch-anschauliche Erziehungs- als naturkonforme Selbst-Erziehungsarbeit setzt ein Signal.

Helmut Reinicke (1975) hat von der Romantik gesagt, sie thematisiere »in retrograder Ungleichzeitigkeit das Alogische zur bürgerlichen Logik des Alltags, Herz und Gemüt, … Heimat, … Seele, … Gefühl.« Von daher sei sie darauf aus, an einer unverstellten Natur als Natursubjekt festzuhalten.

Es scheint tatsächlich so zu sein, dass Romantik auf der einen Seite einen positiv-utopischen und durchaus verlebendigend-produktiven Ganzheitsbegriff entwirft (vgl. Faber 1979, S. 67); andererseits aber die Zerrissenheit des bürgerlichen Ideenhimmels mit Hilfe eines Ganzheitsbegriffs überformt, welcher in Absehung von den ökonomischen Zusammenhängen dem Bürger Heil in den vergangenen Novalis'schen Gründen (die blaue Blume) oder den zukünftigen Fröbelschen geometrischen Seelen-Landschaften (die vollkommene Kugelsphäre) noch zu Lebzeiten verspricht (vgl. Klaus Heinrich 1986, S. 261).

Hier die erste Natur, Projekt jenes romantischen Ganzheitstraums: Sie wird gegen die zweite Natur, die sich ereignende, vergesellschaftende, beschworen: »Kein Volk … zerrissener … wie die Deutschen«, konstatiert Friedrich Hölderlin; »ein Schlachtfeld, wo Hände und Arme und alle Glieder zerstückelt untereinander liegen, indessen das vergossene Lebensblut im Sande verrinnt« (Hölderlin 1911, Bd. 1, S. 201 f.). Die Hoffnung, die aus solchem Entsetzen an der Zeit resultiert, »daß man noch manch Wunder aus der alten Zeit da oben fände« (so der Romantiker Tieck), scheint blind gegenüber den sich entwickelnden Produktionsverhältnissen, gegenüber den sich fortschreibenden Verkehrsformen (was sich vielerorts bis heute nicht ändert; was im Rekurs auf ›Ganzheit‹ wie geisterbeschwörend sich immer wieder entbirgt).

Zusammenfassung: Der Mensch – so Denker wie Pestalozzi, Rousseau, aber vor allem Kant, Fichte, auch und gerade Moritz – habe nicht nur die Naturzusammenhänge quasi organologisch nachzubilden, d. h. die naturhaften Prozesse nachzuahmen (z. B., des Einatmens – Ausatmens / Verfließens – Erstarrens / Erregtseins – Gleichgültigseins; so glaubt noch die Romantik, so glaubt der Naturphilosoph Schelling); der Mensch habe als aufgeklärtes Subjekt diese entgegengesetzten Naturäußerungen zu reflektieren, wie es schließlich Schelling und Hegel in ihren dialektischen Erwägungen tun.

In solchem Auftrag sehen sich C. Ph. Moritz und C. F. Pockels (1786–1788), die eine Sammlung zur Recherche psychischer Reaktionen eines breiten Publikums auf alltägliche Erfahrungen in mehreren Bänden edieren und ihr den Titel »Magazin zur Erfahrungsseelenkunde« geben. Moritz und Pockels unternehmen es, »Arzneywissenschaft auf die Erfahrungsseelenkunde anzuwenden … und die Aufsätze in diesem Magazin unter die Rubriken der Seelennaturkunde, Seelenkrankheitskunde, Seelenzeichenkunde … zu ordnen« (Moritz 1783, Bd. 1, 1. Stück, 3). Die Rezensionen der Zeit, wie beispielsweise in der ›Allgemeinen Literatur-Zeitung‹ Nr. 277 (1794) 500 (vgl. La Manna, in: Agazzi 2011, S. 206) sind fasziniert von der »Anatomisierung« der Psyche (vgl. ebd.). Sie feiern geradezu eine *»Seelenzeichenkunde«, die die Psyche ins Bild setzt.*

Sie proklamieren, wozu ein Arzt namens Zimmermann 1763/64 in seinem Buch »Von der Erfahrung der Arztkunst« seine Kollegen aufgefordert hatte: »die Krankheit wie ein Portrait in Relief, Leidensform, Gestik, Haltung, Worten und Klagen widerzugeben« (1763/64, S. 128). Das von Moritz und Pockels herausgegebene »Magazin zur Erfahrungsseelenkunde« möchte genau dies: eine subtile Beschreibung der alltäglichen, konkreten Empfindungen und Gefühle.

3.2 Entwürfe einer neuen Bildästhetik und -didaktik

Die Kompositionsmethode des Malers *Caspar David Friedrich* hatte es gezeigt: Ausgewogenheit, Gewichtetheit der Elemente, deren Harmonie, vereint zu einem Ganzen. Die Sehnsucht hieß: malerisch »reine Darstellung der Verhältnisse«, so Carl Gustav Carus (1789–1869), der Malerfreund (vgl. Carus 1972, S. 155), harmonisch und kompositionell eine ganzheitliche Sicht der seelischen Fähigkeiten (Elemente) zu entwerfen. Johann Heinrich Pestalozzi hatte einen Traum in die Welt der Pädagogen gesetzt: »Das Gleichgewicht der Kräfte«, sagte er, müsse jedes Erziehungsprogramm anleiten (Pestalozzi 1962; Bd. 1, S. 60 Anm.). Die Malerei, nur scheinbar wertkonservativ, verlangt nach neuen Perspektiven – wie viele Bilder von Carus andeuten: Sie eröffnen – kompositionell durch Fenster- oder Türrahmen gehalten – einen Blick in die unverstellte oder aber schon eingemeindete Natur (s. Abb.).

J. H. Pestalozzi, Caspar David Friedrich, Carl Gustav Carus, Immanuel Kant – für sie alle steht die *ästhetische Einbildungskraft* in einem Dienst: Sie hat eine Art einheits- und sinnstiftendes Instrument zu spielen gegen Schwärmerei, Hysterie, Trunkenheit, Triebhaftigkeit; *gegen »die Krankheiten des Kopfes«* – so Kant angesichts der »Schwäche der Urtheilskraft«, einer »verkehrten Vernunft« (Kant 1764, Vorkrit. Schriften II, S. 257; 262). Aber das ist nur eine der Zielrichtungen (wir werden im folgenden Psychiatrie-Kapitel darüber berichten).

Eine andere Bestimmung von Einbildungskraft wird erst klar, wenn wir begreifen, wie *Immanuel Kant* die Bildhaftigkeit aller Verstandestätigkeit unterwirft: Der Verstand hat die Vorherrschaft über das Bilder machende Vermögen zu übernehmen (vgl. KdrV B 153; A 141; B 180). Die »verborgene Kunst in den Tiefen der menschlichen Seele« (KdrV B 180 ff.) darf die Herrschaft der Vernunft nicht gefährden – ist im Gegenteil auf diese angelegt. Andererseits ist eine verlorene Einheitlichkeit des Menschen eingeklagt. Und der Künstler – »als Bürger dieser Welt«, so Carus (1972, S. 164), hat er die Aufgabe, jene verlorene, oft beschworene Einheit neu zu formulieren. Einheitsstiftende Momente der Malerei werden bei den Malerfreunden Caspar David Friedrich, Johann Christian Dahl und Carl Gustav Carus geradezu beschworen. Sie spiegeln das Bild eines sich immer mehr zerreißenden Menschen.

In einem Briefentwurf der ›Wissenschaftslehre‹ Johann Gottlieb Fichtes (1795) fordert der Autor, den Menschen der Zeit »von den Fesseln der Dinge an sich« zu befreien (vgl. Schuffenhauer 1985, S. 47). In der Veröffentlichung des Werkes fordert der Autor aufgrund der vertraglich vereinbarten Rechtsgleichheit gar ein neues Verhältnis des Menschen zu seinen Kräften (er fordert »freie Kraft-

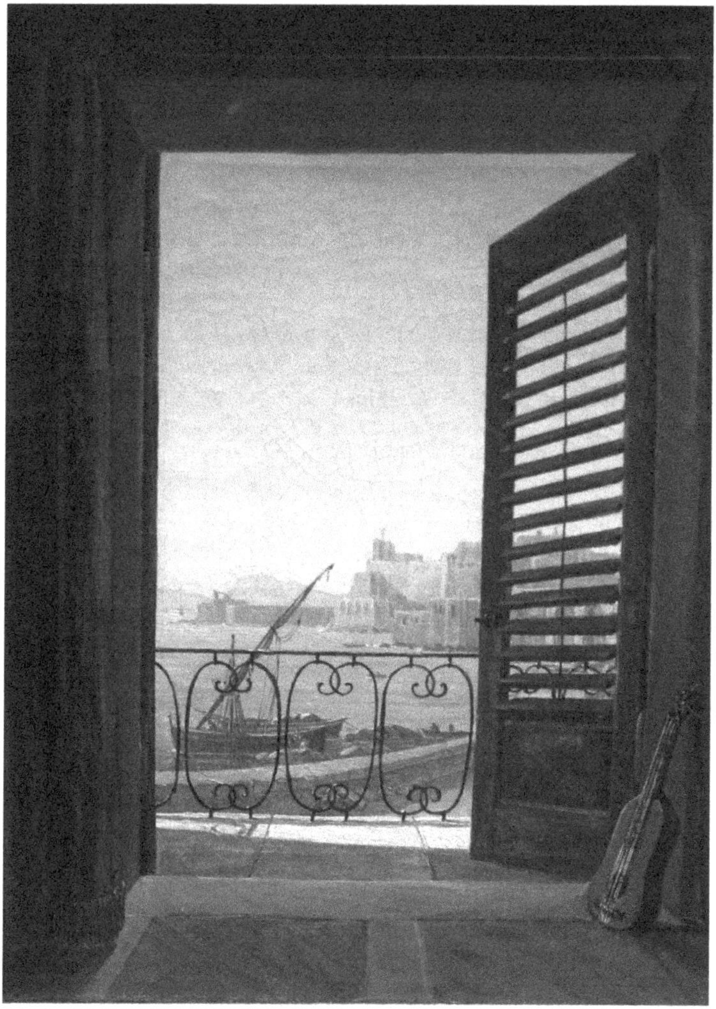

Abb. 13: Carl Gustav Carus, Balkonzimmer mit Ausblick auf den Golf von Neapel, 1829

entfaltung«) wie zu den Produktionsmitteln an sich (»Gleichgewicht des Besitzes«, »Gleichgewicht der unterschiedlichen Seelenkraft«). Der sogenannte ›empirische Mensch‹ wird vor die Aufgabe gestellt, sich aus den Abhängigkeiten der sachlichen Zwänge zu befreien. Welt soll als sein eigenes Produkt selbstbewusst betrachtet sein. Er soll in die Lage versetzt sein, sich seine eigenen Perspektiven zu entwerfen. Die Enttäuschung der Illusion folgt auf dem Fuße.

Zwar ist in der Erklärung der Menschenrechte von 1790 garantiert: die Erarbeitung der gesellschaftlichen Position aus eigener Kraft, die selbstverfügende Entwicklung der individuellen Kräfte. Die französische Verfassung vom 07.09.1791 verbürgt als natürliches und bürgerliches Recht, dass alle Staatsbürger zu den Stellungen und Ämtern zulassbar werden, ohne einen anderen Unterschied als den ihrer Kräfte und Anlagen. Aber Kräfte, Anlagen wollen auch erworben sein; heischen der Bedingungen, welche der breiten Masse nicht gegeben sind: Nur Kinder der oberen Schicht beherrschen Fähigkeiten wie Schreiben und Lesen, Rechnen, vergleichbare Grundqualifikation. Folglich mangelt es an einer Gleichheit der Chancen.

Antoine Marquis de Condorcet (1743–1794) stellt 1792 einen ›Allgemeinen Entwurf über die Organisation des öffentlichen Unterrichts‹ zur Diskussion. Solche Debatte wird von deutschen Landen aus mit leidenschaftlichem Interesse begleitet: Joachim Heinrich Campe, 1775 Hauslehrer Wilhelm und Alexander von Humboldts, leitet in Dessau ein sogenanntes ›Philanthropin‹. Er betreut hier Kinder gehobener Stände, und er entwirft schriftstellerisch pädagogische Perspektiven: »Das Meiste wird die Natur selbst thun, wenn ihr sie und die Kinder nur gewähren laßt«, – lautet noch seine These im Einflussbereich Rousseaus (vgl. Menzen 1990, S. 27). Aber dann heißt es auch im Sinne Rousseaus: »zweckmäßige Aufklärung, gute Sitten, Ordnung, Fleiß, Industrie ... zu befördern«. Also offenbart sich ein Widerspruch: Einerseits »Bürger auszubilden«, andererseits zu gewährleisten, dass »die junge Seele sich ihre Ideen selbst erzeugen läßt« (Campe 1786, S. 18; 23; vgl. Campe 1985, S. 120f.).

Joachim Heinrich Campe verbindet die Förderung der Fähigkeiten, Qualifikationen, mit eben jenem Ziel: einer Industrialisierung, einer Marktordnung, die sich selbst reguliere, die auf gegenseitigen Interessen basiere. Er möchte die »Triebungen, Neigungen, Leidenschaften« der zu erziehenden Kinder in die Interessen des Marktes integrieren, »Urteile nach den wahren Verhältnissen der Dinge« ordnen (vgl. Dreßen 1982, S. 185). Und dies ganz im Sinne Kants, der gegen »die Verkehrtheit der Erfahrungsbegriffe« ansteht, gegen »die in Unordnung gebrachte Urtheilskraft ... des kranken Gehirns« (Vorkrit. Schriften, a.a.O., S. 264), das »Bilder von Dingen, die nicht gegenwärtig sind, zu malen« imstande ist, ein »Blendwerk der Sinne«.

Empirisch-neuhumanistische Erziehung will selbst in der Regu-

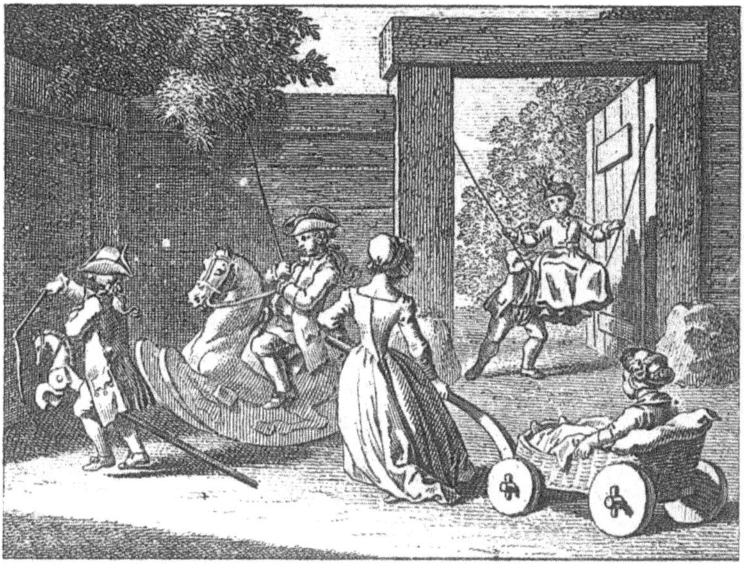

Abb. 14: Daniel Chodowiecki, Vergnügen der Kinder, 1774

lierung der Vergnügungen der Kinder gesellschaftskonform, will gegen die althumanistische Fähigkeitsanbahnung nützlichkeitsorientiert und regulierend sein. In einer »Allgemeinen Revision des gesamten Schul- und Erziehungswesens von einer Gesellschaft praktischer Erzieher« (welche in 16 Teilen zwischen 1785 und 1792 erscheint) ist gegen die »Welt ohne Ordnung, ohne Gesetze und Einschränkungen« optiert. Das Kind soll zur Wirksamkeit seiner Kräfte, Brauchbarkeit, Nützlichkeit, *»zur anderen Natur«* (so der Erzieher Villaume) geführt werden. »Um das Kind zu erforschen, setze es in verschiedene Lagen; um seine Fähigkeiten und Triebe zu prüfen, laß es viele Dinge sehen, vieles versuchen; und beobachte, was den stärksten Eindruck auf dasselbe macht, und wo es sich am besten zu helfen weiß« (Villaume; vgl. Dreßen 1982, S. 167 f.). Wie so oft ist es Chodowiecki, der den Blick auf die kindlichen Tätigkeiten lenkt, die schon früh z. B. – wie im Folgenden gezeigt – auf die soldatischen Künste ausgerichtet werden.

Die erzieherische Fähigkeits-Entwicklung wird »unter Berechnung angestellt« (so Johann Christoph Friedrich GutsMuths, ein berühmter Sportlehrer am Philanthropin Christian Gotthilf Salzmanns

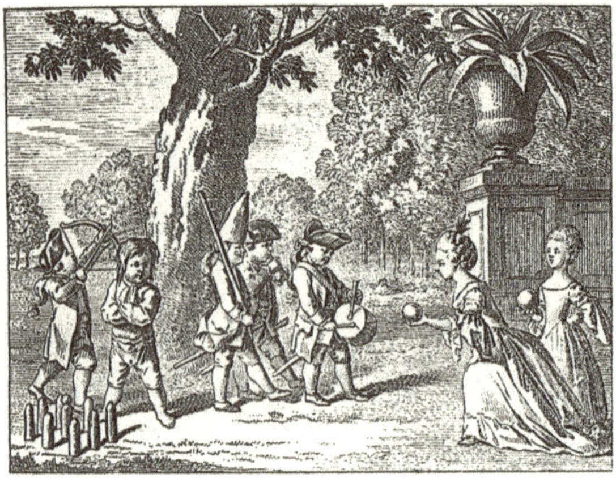

15a: Soldatenspiele. Der Bogenschütze, die Kegelschieberinnen, der Aufsetzer

in Sachsen-Gotha; vgl. Dreßen 1982, S. 156). *Christian Gotthilf Salzmann*, Theoretiker des Philanthropins, bringt es auf den Punkt; er läßt die Kinder folgendes beten: »Herr lehre mich der Stunden Werth, / Die Du mir zugezählt, verstehn; / Laß keine, die mir noch gehört, / Aus Leichtsinn ungenützt vergehn!« Ein Punktesystem, welches belohnt, bestraft, garantiert den Ermessensraum der Schüler, deren Freiheit. Auch Salzmann unterstellt sich dieser Idee: »daß man von ihrer Erziehung Gott und der Welt Rechenschaft geben soll« – das bedeutet ihm die Regulierung der Naturkräfte (Salzmann, in: Dreßen 1982, S. 156).

3.2.1 *Im Blick auf die kindlichen Kompetenzen: Das Gleichgewicht der Seelenkräfte*

In der *neuhumanistischen Didaktik* wird *das »wilde Thier«*, das »reißende Thier« *gegen den »vernünftigen Menschen«* ausgespielt (vgl. Dreßen 1982, S. 159); und spielend soll dieser – formgebend und stoffoptierend – nach den *Vorgaben der ›ästhetischen Erziehung‹ Friedrich Schillers (1794–95)* sich bilden. Der »junge Wilde«, wie ihn J. H. Campe in seinem Buch ›Robinson der Jüngere‹ unmissverständlich apostrophiert (1780), hat sich auf seine zweite Natur hin zu

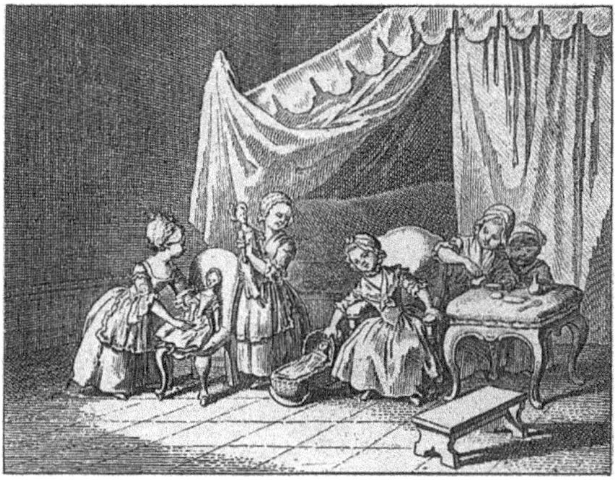

15b: Puppenspiele

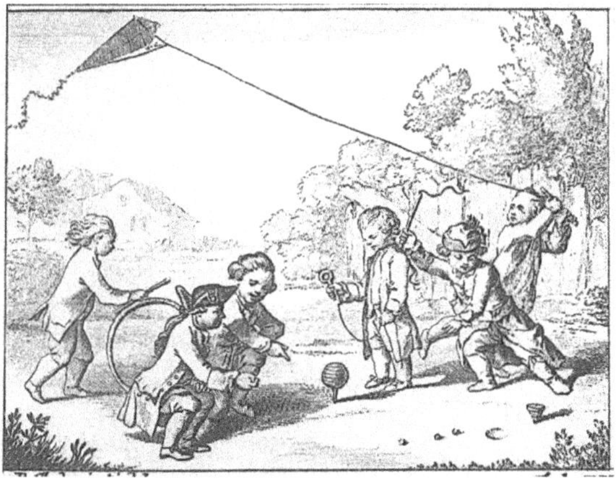

Abb. 15c: Der Reifen, der Brummkreisel, der Kreisel, der Drachen

Abb. 15: Daniel Chodowiecki, Vergnügungen der Kinder

überwinden. Dabei hilft das erzieherisch angeleitete Spiel, auch die Darstellung, das Vor-Bild.

»Im Gesellschaftsvertrag sei Émile freier als im Stand der Natur«, – so Rousseau (1762). An die Stelle der tyrannischen Leiden-

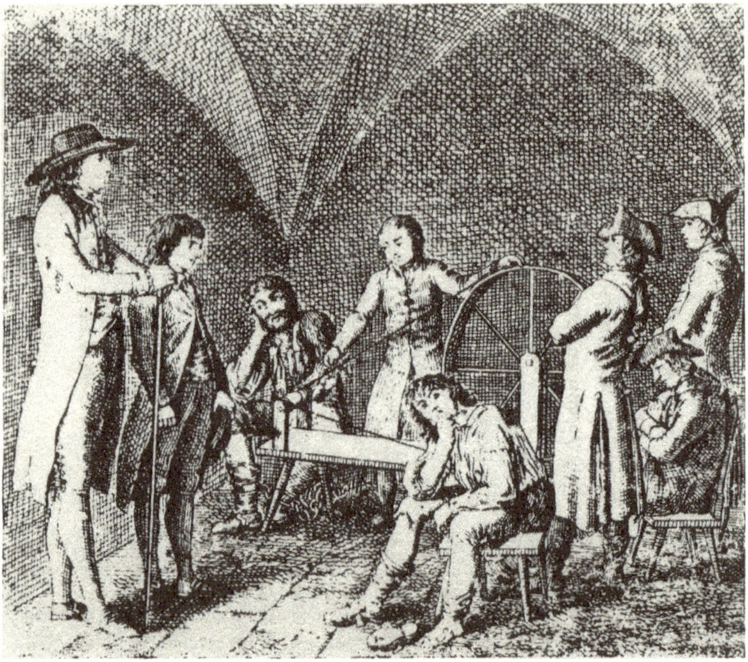

Abb. 16: »Wenn die Kinder über acht Jahre alt sind, so werden sie dazu angehalten, daß sie arbeiten müssen.« (Chr.-Gotthilf Salzmann, 1782)

schaft muss der Vertrag treten (Manthey 1983, S. 215 f.). Fortan gilt für die Gruppe der Erzieher nach Rousseau, zwar noch im Sinne der Naturerziehungsmethode (also nach den »Methoden der Natur«), aber vor allem das Kind zum »Bürger auszubilden, und … zu veredeln« (J. H. Campe, 1786). Wir erfahren, dass die Kinder spielerisch an die gesellschaftlichen Vorgaben anzupassen sind; dass die sogenannten Vergnügungen der Kinder sich den gesellschaftlichen, familialen, hauswirtschaftlichen oder militärischen Erfordernissen anzupassen haben.

Wir erfahren, dass es darum geht, die »oft ausschweifende Einbildungskraft« wieder einzufangen. »Wilde Gefühle« (Campe, 1785), die sich an keine »Zeit, Ort und Regel binden«, wollen reguliert, auf ein gesellschaftliches Interesse, die zweite Natur, ausgerichtet sein. Und hierbei soll sich die »Seele … im … Gleichgewicht« befinden

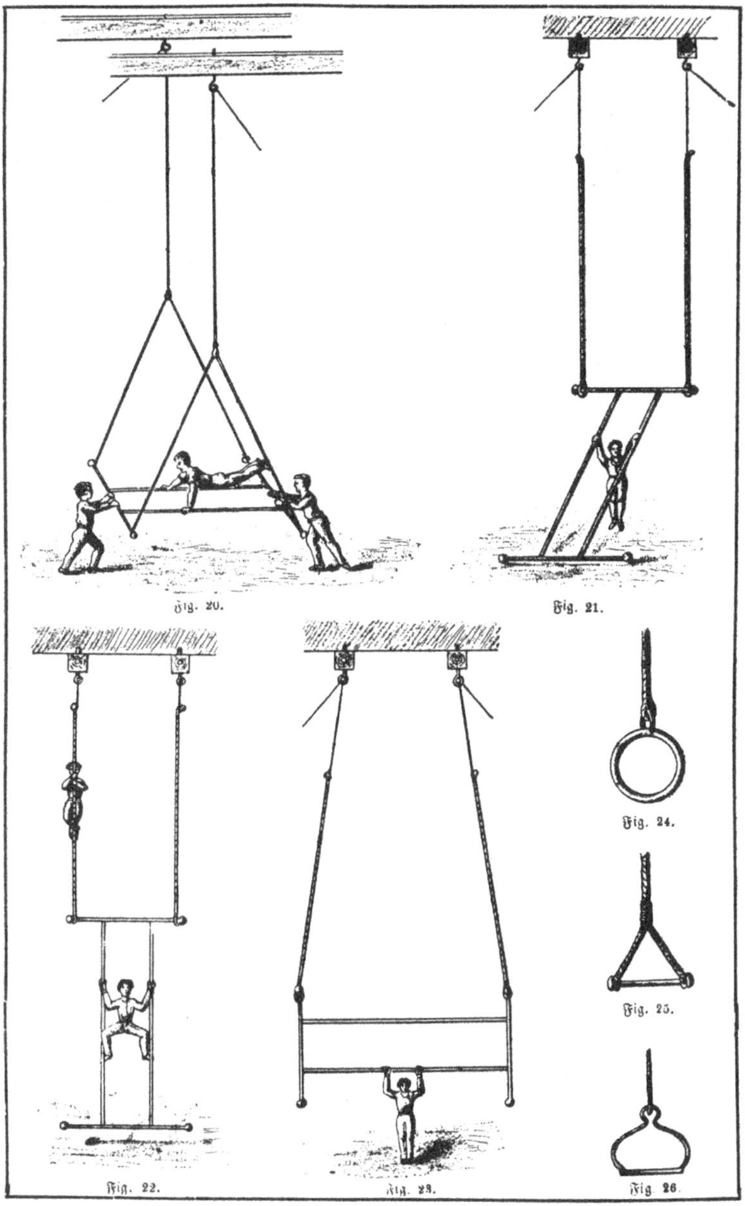

Abb. 17: Gleichgewichtsübungen

(Chr. M. Wieland). Die Kunst, wenn auch zuweilen nur die sogenannte ›Kleinkunst‹, ist zu Diensten.

Und diese Kunst widmet sich zunehmend nicht nur den Kindern der höheren Stände, sondern auch den Kindern des Mittelstands.

Die Kompetenzen der Kinder, die sogenannten Seelenkräfte, werden reguliert. »*Gleichgewicht*« ist fürderhin ein beschwörendes Wort: Gleichgewicht der Seelenkräfte (Campe). Diese gilt es zu regulieren – auf das gesellschaftliche Interesse hin: »Frühe Gewöhnung an Mäßigkeit und Reinlichkeit«; »Harmonie der Kräfte in den Indifferenzen von Anschauung und reproductiver Einbildungskraft«; aber auch: Übungen »in dem edlern Sinn des Gehörs, ... des Gesichts«, solche Erziehungsziele wollen vor allem Ausgewogenheit individueller (Seelen-) und sozialer Art (Gesellschaftsordnung) garantieren (vgl. Dreßen 1982, S. 163 f.).

Gleichgewicht, Ausgewogenheit, Harmonie, Indifferenz, das sind die Zauberwörter einer neuen Didaktik: »Eine Grundregel der Erziehung ist, auf jeder Entwicklungsstufe die Indifferenz aufzusuchen und anzuregen. Mit der Indifferenz ist immer das Ganze ergriffen, weil die Mittelpunkte des Menschen in ihr sich finden.« Solches wird in dem Lehrbuch für ›Psychologie‹ 1817 ediert. Der Autor ist C. A. Eschenmayer, Philosoph und Mediziner in Tübingen (Wir werden später in Sachen Psychiatriegeschichte von ihm hören; vgl. Eschenmayer 1982, S. 344).

Eschenmayers Kollege Karl Friedrich Kielmeyer an der Karlsschule Stuttgart hatte 1793 solches souffliert: Er redete von einem neu zu konzipierenden »Verhältnis der organischen Kräfte« (vgl. Rie Shibuya, 2003, 312); beschrieb den neuen Krankheits-, Störungsbegriff; konnte dem erschreckenden Aspekt einer »verstümmelten Natur« (Friedrich Schiller, 1793) die Idee einer Regulierung der menschlichen Kräfteverhältnisse beibringen. Und er wies auf eine romantische, gegensätzlich zu beziehende Körperäußerung hin: dass die sich anziehenden und abstoßenden Lebenskräfte, Körper-Seelen-Kräfte auf ihr Gleichgewicht anzulegen wären; Rezeptivität und Produktivität seien beispielsweise notwendig aufeinander zu beziehen. Das war ganz im Sinne der produktiv sich gerade neu organisierenden Zeit. Schelling war begeistert und unterstrich jenes »Gleichgewicht im Widerspruch organischer Kräfte«, welches den zu Erziehenden immer wieder vor Augen zu führen sei. Also tritt die Schaustellerei – hier übrigens Carl Philipp Moritz mit Begeisterung – in Dienst.

Schiller und Schelling weisen auf den zu versöhnenden Dualismus des mikro-makrokosmischen Lebens hin, entwickelten individuelle (psycho-somatische) wie kollektive (ökosoziale) Lebensprojekte und -ziele. Diese sollten den Kindern bildnerisch, plastisch, theatralisch vermittelt sein.

»Gleichgewicht der Seelenkräfte«, das war bei den Schellingianern (wie Carl Gustav Carus, dem Goethe-Freund), aber auch bei den Fichteanern (wie Johann Friedrich Herbart, dem Schiller-Verehrer) oberstes Ziel: Angesichts dessen, dass »in der Natur ... das Leben immer in Gegensätzen sich offenbare« (Carus), sei ein »richtiges Gefühl von dem Maße« der Natur angebracht; sei die kunstvolle Regelhaftigkeit der kindlichen Natur zu studieren: »daß man im Kunstwerk ... die Natur ... erkenne« und in der Natur ein Kunstwerk – solches stand als Goethesche Folie hintenan (vgl. Carus 1865; 1963, S. 254).

Dass man »der Natur ... Gesetzmäßigkeiten« abforsche und entdecke (Herbart), kunstvoll-erzieherisch der ästhetischen Ausdrucksgebung des Kindes in seiner Gesetzmäßigkeit auf die Spur komme – solches war ganz im Sinne Schillers, auch der Fichteaner. Wo Goethe im Phänomen der kindlichen Natur eher Ideales sah, erblickte Schiller allzu Verstümmeltes. Die Erzieher der Zeit suchten sich nach beiden Modellen zu richten: hier Vorbild, welches *rückwärts* gewandt nachzuahmen war (bei Goethe); da Vorbild, welches im Sinne der Zeit *vorwärts* gewandt, zu restituieren war (bei Schiller). In welcher Hinsicht auch Erziehung idealiter konzipiert war, eine Ausgewogenheit, Gewichtetheit, Gleichgewichtung der Kräfte des Kindes stand angesichts der Zeit-Zerrissenheit auf jeden Fall zur Debatte – auch für jene Kinder, die über das ›Gleichgewicht der Seelenkräfte‹ nicht mehr verfügten.

3.2.1.1 Ein neues bildnerisch-ästhetisches Modell für den Unterricht

Erziehung solle sich nicht nur retro-, sondern prospektiv, d.h. neuhumanistisch auf die Erfordernisse der Gesellschaft ausrichten, ist allerorten zu vernehmen, gerade in den preußischen Ministerien. Also ist zuallererst die Fichtesche, Schillersche, Herbartsche Frage, wie der Mensch zu konzipieren sei, wie er sein soll, breithin angesagt. Eine Elementardidaktik mit bildnerischen Mitteln hat zu entscheiden, zu gewichten, ob das alte, klassizistisch-ideale, oder das neue, an den Idealen rüttelnde Bild des Menschen der Aufklärungszeit dem Unterrichtsstoff grundgelegt wird. Sie hat zu entscheiden über die Pro-

oder Retrospektivität des zu übereignenden Blicks. Immer mehr gehen Albrecht Dürers Beobachtungstechniken, gehen empirisch genaue, abbildende Verfahren in den Kunstunterricht des anhebenden 19. Jahrhunderts ein. Immer mehr werden Techniken verwandt, die die Heranwachsenden mit den Anforderungen der Gesellschaft konfrontieren – beispielsweise im Blick auf das alte, romantisch vielleicht verklärte, jetzt in seinem Verfall erkannte Dorf, das der englische Kunsterzieher John Ruskin 1845 malt. Die Technik des genauen Hinsehens wird wieder entdeckt. Und ein unverstellter Blick, auch auf den Menschen, wird nicht mehr ausgeblendet.

Ruskin (1819–1900), Schriftsteller und Kunstphilosoph, vertritt anfangs noch einen zunächst romantisch-naturphilosophischen Standpunkt, der in mancher Hinsicht dem Goetheschen ähnlich ist: Er begreift »alle Formen als Linien der Energie …, als Ausdruck einwirkender und entgegenwirkender Kräfte«; und er gewinnt aus der anschaulichen Betrachtung, der zeichnerischen Produktion in der Vielfalt der Erscheinungen die urtypische, ideale Form. Bald schon bemerkt er, wie damit »seelische Energie« verbunden ist; wie »Bewegungen der Seele« mit der typisch sich zeigenden Natur verbunden zu sein scheinen.

Ruskins Buch ›Elements of Drawing‹ skizziert diese Einsicht, dieses Gefühl: »das Gefühl für die Übergänge«, für die Nuancierungen von Farbe und Form; solches sei spürbar, anzueignen durch Erziehung. Kunst solle »als ein Mittel« betrachtet werden, »zum Ausdruck zu verhelfen«; Kunst sei aber auch »formbildende Energie«; vermittele sich in »ihren Leidenschaften«. Ruskins Kunst-Psychologie-Konzept ist aber immer noch romantisch angeregt und verschreibt sich den »reinsten Zuständen« (zit. in: Kemp 1987, Kap. V; Kemp 1979, S. 169 f.), ähnlich der später ansetzenden anthroposophischen Maltherapie. Es vermittelt sich zunächst in reiner, ursprünglich typisierter Formhaftigkeit von Natur. Die zweckmäßige und dennoch zivilisatorisch unverstellte, eher ursprüngliche Ausdrucksgebung – solches steht aber zu Beginn und am Ende dieser Tradition. Diese heißt, das Wesen der Dinge zur Form zu bringen, künstlerische und seelische Form aufeinander zu beziehen, gestalterisch dem Menschen zum Ausdruck zu verhelfen in seiner eindeutigsten Form. Ruskins Konzept tradiert das grundlegende Werk von Johann Justin Preissler (1698–1771), des Direktors der Nürnberger Malakademie um die Mitte des 18. Jahrhunderts. Preisslers Anleitung zum Zeichnen

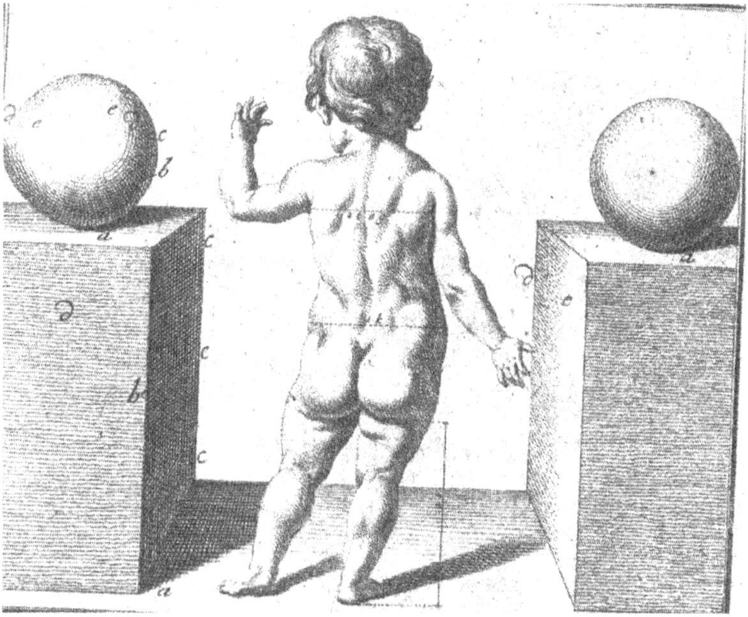

Abb. 18: Johann Justin Preissler: »Die durch Theorie erfundene Practic, Oder Gründlich verfaßte Reguln, deren man sich als einer Anleitung zu berühmter Künstlere Zeichen-Werken bestens bedienen kan ...« [sic]. Akademie Nürnberg, 1768.

(1768) wird bis ins 20. Jahrhundert die Vorlage für jeden Kunstunterricht abgeben. Sie sucht den typischen Formausdruck des menschlichen, auch des kindlichen Verhaltens in all seinen Übergängen auf.

Die neue Bilddidaktik sucht die traditionellen Konzepte zu integrieren, um sich den Irritationen des neuen Blicks aussetzen zu können.

3.2.1.2 Bildnerisch-ästhetisches Unterrichtsmodell für behinderte Kinder: Das Konzept von den ›notwendigen ästhetischen Heilmitteln‹

Ein neu sich formierender Intellektuellenkreis scheint sich an der Schillerschen Position zu orientieren: In der Anstalt Levana (Baden bei Wien) werden Kinder, welche behindert sind, mit ästhetischen Mitteln erzieherisch betreut: Zum Konzept der zum ersten Mal ›*heil-*

pädagogisch‹ genannten Fördermethoden gehört ein systematisch trainiertes »Zusammenwirken und Zusammengreifen der Sinne und der Bewegungsorgane«; eine Ausbildung der »Wahrnehmungs- und Beobachtungsfähigkeit«; der »Bewegungs- und Empfindungsfähigkeit«; die angemessene und weitergehende Entfaltung des »Vorstellungsvermögens und der Kombinationsfähigkeit«; aber auch: der »praktisch-ästhetischen Produktivität«. Für die drei ersten Heilpädagogen steht eine »ästhetische Erziehung« im Mittelpunkt: »mit der wahrhaft naturgemäßen Erziehung gleichbedeutend« zu sein, d.h. den einzelnen Menschen mit seiner eigentlichen Natur zu vermitteln, heißt die Devise (vgl. Menzen 1990, S. 269 f.).

Deinhardt und das Ehepaar Georgens beabsichtigen nach den Maßgaben und Prämissen Fichtes und Schillers, »die Betätigung allseitig zu entwickeln und harmonisch ins Spiel zu setzen, die Genussfähigkeit in die Arbeitsfähigkeit und die letztere ... als Darstellungs- und Herstellungsvermögen auszubilden« (1861). Sie verstehen ihre Erziehungsarbeit als »Kulturförderung«, als kulturelle Förderung des Menschen (1858).

Sie entwerfen konkrete Konzepte ästhetischer Erziehung:

> Die erste Aufgabe scheint uns durchaus zu sein, die Trägheit der Bewegung zu überwinden, und in demselben Maße, in welchem dies gelingt, steigert sich von selbst auch die Erregbarkeit der Sinne. Um sodann diese noch geringere Erregbarkeit bei Idioten, die weder an Spielen noch Beschäftigungen teilnehmen können, zu unterhalten, zu benutzen und auszubilden, hat man sich allerdings speziell mit ihnen zu beschäftigen und ihre Sinne in der Art zu üben, dass man verschiedene, aber nicht zu mannigfaltige Eindrücke auf dieselben hervorbringt und dabei eine Tätigkeit derselben in Anspruch nimmt, was immer schon in das Spiel oder die Beschäftigung übergeht. (1990, S. 270 f.).

Erste konkrete Behandlungspläne entstehen:

> So muß man sie zum Beispiel üben, Gegenstände verschiedener Form und ziemlicher Größe, Würfel und Säulen, Kegel, Stäbe, Scheiben mit einem Griff zu erfassen, ihnen verschiedene Stellungen zu geben, sie zu drehen etc., man muß die Gegenstände mit glatten und rauhen Oberflächen aneinander und an den Händen und Wangen reiben lassen, man läßt bei geschlossenen Augen einen Gegenstand aus anderen hervorsuchen, man hat ihr Auge durch Farbenspiele zu beschäftigen, indem man ihnen zum Beispiel abwechselnd die verschiedenartigen Seiten von Scheiben zukehrt, sie nach Fähnchen verschiedener Farben langen oder weglaufen läßt, später verschiedenfarbige Täfelchen in gleichfarbige Häufchen aufeinanderlegen läßt und zu den Legeübungen einen Übergang macht (ebd.).

Die Spiele und Formübungen, die Georgens und Deinhardt zu verwenden vorschlagen, werden als »*ästhetische … notwendige Heilmittel*« angesehen (1863). Und wie Theunissen (1989) bemerkt, sind hier schon deutliche Anklänge an die Piagetschen Entwicklungsphasen assimilatorisch-akkommodatorischer Anpassungsart zu finden: Die jeweils erforderliche »Zone der nächsten Entwicklung« (Wygotski) wird eruiert und die haptisch-taktilen, optischen, akustischen, psychomotorischen Fördermaßnahmen werden eingeleitet.

Mit ästhetischen Mitteln wird in solchem Konzept die Vielfalt der Betreuungs- und Förderungsaspekte auf ein angenommen-ganzheitliches Bild hin projiziert: ein Konzept, welches im ästhetischen Erfahrungs-Begriff John Deweys (1859–1952) später aufgegriffen ist; ein Konzept, welches in seinem ästhetisch-empirischen, dennoch ganzheitlichen Erfahrungsanspruch – »vernünftig-experimentell« sagt Dewey – zur Erprobung kommen wird. Dieses Konzept wird sich durchaus in Teilen der Kunsterziehungsbewegung der Zwanzigerjahre ideell wiederfinden.

3.2.2 *Zusammenfassung: Eine neue humanistische Bilddidaktik – Von ›Bildern des Willens‹ bis zur experimentellen ›Einstellung des Verhaltens‹*

Die neue didaktische Methode formiert sich langsam – über die Herbartsche mathematisch-psychologische Vorstellungslehre, über die frühen experimentalpsychologischen Geschmacksurteilsforschungen bis in die ästhetische Erziehung der Jahrhundertwende hinein (vgl. Lay; Meumann). Der Experimentaldidaktiker W. A. Lay sucht seit der Jahrhundertwende mit immer größer werdendem Erfolg seine »physiologisch-psychologischen Erkenntnisse in der Unterrichtspraxis zu verwerten«, sucht geradezu zu demonstrieren, »daß die physiologische Psychologie (Wundt) für die Pädagogik in hohem Grade fruchtbar ist und daß ihr die volle Aufmerksamkeit zugewendet werden muß« (Lay 1910, Vorwort).

Diese spezielle Methode der Anschauung, der Auffassung der Formen, war nicht neu: Schon Johann Heinrich Pestalozzis Elementarmethode hatte sich um eine Anschauungspraxis zentriert. Diese sollte »von sinnlichen Anschauungen zu deutlichen Begriffen« führen. Sie ordnete der Anschauung die Elemente der Erkenntnis, Zahl,

Form und Wort zu und suchte in solcher Anschauung einen ›Formensinn‹, eine sogenannte ›Kunstkraft‹ zu entdecken.

Seit Pestalozzis Elementarmethode geraten die Gedanken von natürlicher Gleichheit, allgemeiner Menschenbildung und ästhetischer Erziehung in fortschrittlich-bürgerliche wie orthodox-religiöse Kreise. Zum *ersten, eher fortschrittlichen Kreis* gehören die Mitglieder der pädagogischen Bewegung der Philanthropie. Der *zweite, eher konservative Kreis,* ein Traditionszweig von Pestalozzianern, sucht die eingeleiteten Reformen des preußischen Schulwesens nach Pestalozzischen Grundsätzen in orthodox-religiöser und restaurativer Weise zu unterlaufen; er bereitet im Grunde die preußische Regulativpädagogik vor, welche in der zweiten Hälfte des 19. Jahrhunderts wieder individualistisch-ständisches Denken propagiert.

Ein Vorbereiter der neuen *fortschrittlichen* Bewegung ist z.B. Friedrich Eberhard von Rochow (1734–1805), der gegen die alten Zustände aufbegehrt und 1773 in Reckahn die erste philanthropische Musterschule gründet, um den Kindern durch eine gute Bildung ein besseres Leben zu ermöglichen. Er verfasst das Lesebuch »Der Kinderfreund«, das mit einer mehrmillionenfachen Auflage den Unterricht aller preußischen Landschulen bis weit ins 19. Jahrhundert bestimmt. Die von Johann Bernhard Basedow initiierte und von Rochow mitgetragene pädagogische Reformbewegung des *Philanthropismus* wird 1774 in Dessau gegründet, wo sie das erste Philanthropinum, eine Ausbildungsstätte für Pädagogen, ins Leben ruft. Sie wird eine europaweite Vorbildwirkung in den erzieherischen, aber auch therapeutischen Bereichen ausüben. So zählt beispielsweise Philippe Pinel, der für die Errichtung des ersten künstlerisch-therapeutischen Ateliers verantwortliche Chefarzt der größten europäischen Psychiatrie in Paris, zu diesem Kreis. Die pädagogischen Leitbilder der Philanthropen setzen sich schnell durch.

Johann Friedrich Herbart (1776–1841) diktiert: Den Menschen »treibt kein anderer Mechanismus als der, welcher sich aus den Vorstellungen erzeugt, die er empfing«; der sich selbst betrachtende Mensch nehme wahr, »daß er nur Vorstellungen … wisse« (1953, S. 253). Also ist sein höchstes Erziehungsziel, *Vorstellungsbilder, Musterbilder des Verhaltens* zu initiieren. »Viele ›zufällige Verbindungen‹ der neu erworbenen einzelnen Vorstellungen zu bereits bekannten und zumeist verwandten und ähnlichen Vorstellungen« sind assoziativ zu verknüpfen. Und die Unterrichtsziele: Erfassung und Assoziation der Elemente; vertiefende Assoziation und Besinnung;

methodische Anwendung der gelernten Verbindung; am Ende: eine Vorstellung davon, was dies sei – ein sittlicher Grundsatz, eine sittliche Idee. Fichtes Subjekt, »*bestimmt … zur Selbstbestimmung*«, wird erzieherisch »zur freien Selbsttätigkeit« aufgefordert.

Erziehungsziel: Darstellung von Bildern des Willens

Es sind Einstellungsmuster, Verhaltensbilder sozialer, moralischer, politischer, religiöser Art ästhetisch-anschaulich zu präsentieren, zu vermitteln – zunächst, wie Herbart sagt, »durch richtiges Fragen der Natur … Gesetzmäßigkeit abzuforschen«; wo »Moralität als ganzer Zweck des Menschen und der Erziehung« erkannt ist, entsprechende »Bilder des Willens« zu präsentieren:

> Und zwar müssen diese Bilder Verhältnisse in sich schließen, deren einzelne Glieder selbst Willen sind; der Auffassende nun soll die Glieder gleichmäßig zusammenhalten, bis ihnen selbst die Wertbestimmung unwillkürlich hervortritt. Aber dazu gehört eine Schärfe und eine Ruhe des Auffassens, welche bei ungezogenen Kindern nicht zu erwarten steht. Man muß hieraus auf die Notwendigkeit der Zucht und zwar der ernsten, wohl nicht strengen Zucht den Schluß machen. Die Wildheit muß gebändigt und regelmäßiges Aufmerken muß gewonnen sein. Alsdann noch darf es an hinreichend deutlichen Darstellungen jener Bilder des Willens nicht fehlen. (Herbart 1913, S. 90)

›Bilder des Willens‹ – ein Wort, das wie keines Erziehungsabsicht charakterisiert.

Schließlich gesteht Herbart, was das eigentliche Ziel der neuen Methode ist: Dass sich »sittliche Gefühle bilden durch parteilose Betrachtung der Menschen und Begebenheiten, die die Wirklichkeit und Dichtung dem Kinde nahebringen« (Herbart 1913, S. 90). Also um ästhetische Darstellung, Präsentation, Aufforderung zum Urteil geht es. Also wird »die ästhetische Darstellung der Welt … das Hauptgeschäft der Erziehung« (so einer seiner Buchtitel, Herbart 1913, S. 87 f.; vgl. Schmied-Kowarzik 1967, Bd. 1, S. 15). Die Bilder des »Neuen Orbis Pictus« (1833) dienen diesem Zweck. Sie sind für die Hände der Heranwachsenden gestaltet.

Wenn es letztendlich bei Herbart heißt, »daß der Zögling sich selbst finde als wählend … als verwerfend«, dann darf eine solche neuhumanistische Anweisung ob ihres eigentlichen Motivs hinterfragt sein. Ästhetische Präsentation ist hier wertbestimmend, wertübereignend und instrumentalisiert; dient vorbildhaft einer je zweckdienlichen Werterziehung (vgl. Herbart, ›Kurze Enzyklopädie der Philosophie‹, 1831).

Erziehungs- als experimentalpsychologische Versuche mit Gefühls- und Verhaltenseinstellungen

Bis zur Jahrhundertwende und darüber hinaus ist solche Bildfunktion im Dienst: Ein Experimentalpsychologe und -pädagoge der Jahrhundertwende, R. Schulze (1909), schreibt, man müsse im Verlauf der gefühlsexperimentell inszenierten Bildbetrachtung eines Kindes »Scheinmanöver« arrangieren: »Hat ... das Kind gemerkt, worauf es ankommt, so hat man verspielt. Ich habe mir meist dadurch geholfen, daß ich unwissentliche Verfahren anwendete« (vgl. Menzen 1990, S. 73). Bildbetrachtung dient wie bei Herbart der Erziehung zu bestimmten Verhaltensmustern wie Gefühleinstellungen.
W. A. Lay (1910) definiert:

> »Die Erziehung ... hat ... zu verhindern, dass die Anlagen zu heftigen Gemütsbewegungen sich verstärken ...; die schwelgerischen Genüsse aller Art entfremden die natürlichen Gefühle und Gemütsbewegungen und erhöhen die Erregbarkeit. Kinder und Erwachsene haben sich an eine geregelte Lebensführung zu gewöhnen, die vor nachhaltigen Störungen des Gleichgewichts ... bewahrt.«

Und er ermahnt zum einen, »die den Affekt veranlassende Vorstellung, die von Gefühlen betont ist, schon im voraus fernzuhalten«; sodann bildhaft die erwünschten Gefühle zu implantieren: »Die Stimmung wird umgewandelt durch die Hingabe an ästhetisch wirkende Dinge ..., weil das ästhetische Genießen ein Sich-selbst-Vergessen darstellt« (1910, S. 550f.). Und R. Schulze (1909) dokumentiert, körpergefühlshaft analoge Reaktionen nach ästhetisch-experimentellen, bildhaften Vorgaben anzuregen: »Schüler, die eine Körperstellung, eine bestimmte Haltung ..., einen Gesichtsausdruck auf einem Bilde nicht verstehen, brauchte man vielfach nur zu veranlassen, die Haltung und das Mienenspiel deutlich nachzuahmen, um ein volles Verständnis zu erzielen« (1909, S. 541).

Was die Experimental- den aufkommenden Erziehungspsychologen und Pädagogen an Einflussmöglichkeiten vorschlagen, ist 1904 auf einem Kongress zusammengetragen: Der experimentalpsychologische Kongress in Gießen 1904 stellt einen Höhepunkt der entsprechenden erzieherischen Absichten dar. Er bietet die unterschiedlichsten Instrumente zur Beeinflussung der Kinder. Die folgenden

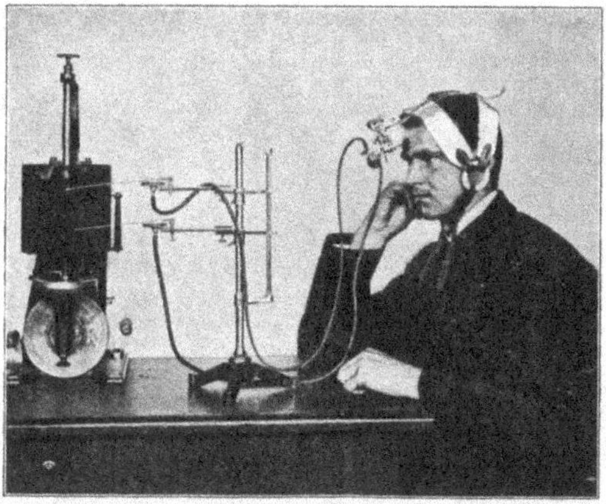

Fig. 338. Versuchsanordnung zur Untersuchung der Bewegungen der Stirnmuskulatur nach Sommer. (Sommer, Die Ausstellung von experimental-psychologischen Apparaten und Methoden bei dem Kongreß für experimentelle Psychologie in Gießen. J. A. Barth, Leipzig 1904.)

Abb. 19a

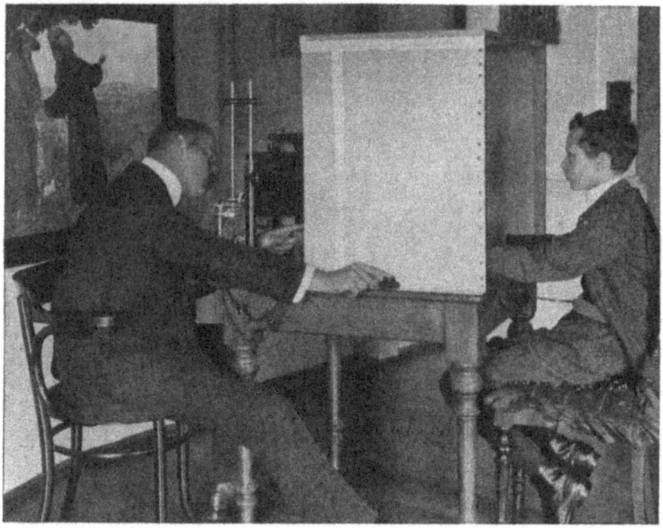

Fig. 118. Versuchsanordnung zur Untersuchung von Puls und Atmung beim Betrachten von Bildern.

Abb. 19b

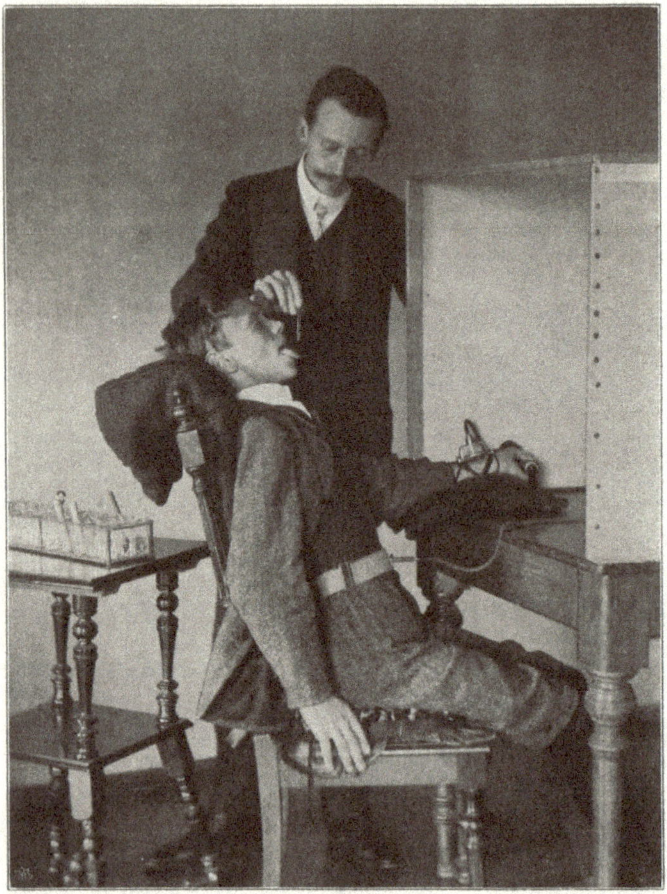

Fig. 128. Untersuchung von Puls und Atmung beim Einwirken von Geschmacksreizen.

Abb. 19c

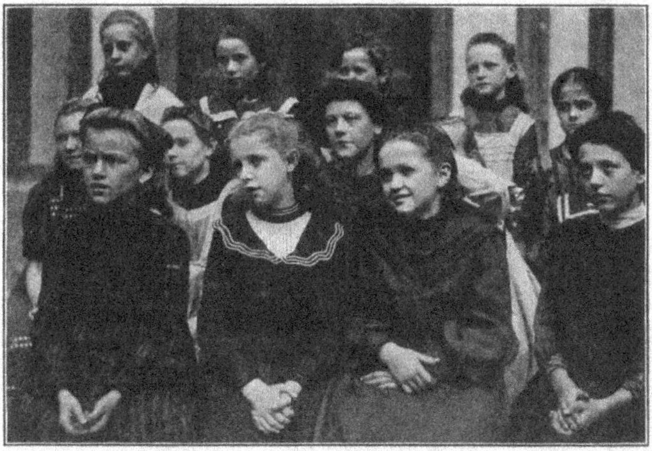

Fig. 190.

Fig. 190—193. Welche Stimmung zeigen die Kinder? Reagent A: „Es ist der direkte Gegensatz zur vorigen Stimmung (Die Nimmersatten). Etwas von der Heiterkeit spielt noch in den Gesichtern, die Kinder unterdrücken es." — Was heißt das, der direkte Gegensatz? „Es hat vielleicht etwas mit der heiligen Legende zu tun, vielleicht sind Engel auf dem Bild, überhaupt etwas Frommes." — Welches Bild könnte es dann sein? „Das Sujet dürfte nicht so kindlich sein wie bei der ‚heiligen Nacht', vielleicht ist es der Auferstandene. — Sicher ist, daß der gezeigte Ernst etwas Konventionelles an sich hat." Nach Vorlegung der zwölf Steinzeichnungen: Welches Bild entspricht am besten der Stimmung der Kinder? „Christus der Gekreuzigte". Reagent B: „Der starke Umschwung der Stimmung beweist, daß etwas außerordentlich Packendes den letzten Eindruck völlig verdrängt hat. Sterbende oder Kranke oder allgemein trauriger Vorgang." Welches Bild? „Christus der Gekreuzigte". Reagent C: „Ein stimmungsvolles, wohl religiöses Bild, gegen das vorige völlig abstechend. Interessant die Hand- und Körperhaltungen, besonders der Vierten rechts und die Augachsenänderung. Ziemlich alle gleich ergriffen." Welches Bild? „Christus der Gekreuzigte".

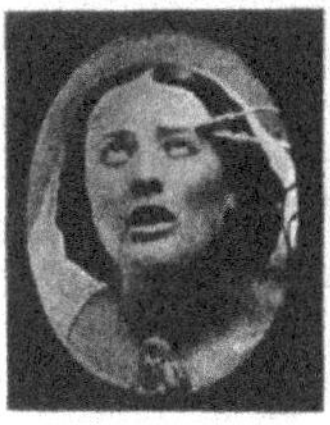

Fig. 192.

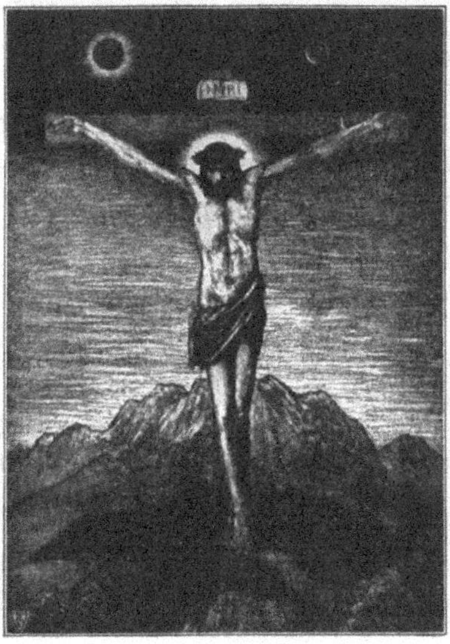

Fig. 191.

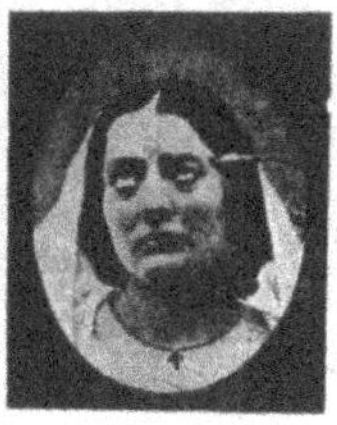

Fig. 193.

9*

Abb. 19d

Abbildungen (Abb. 19a–d) aus der Ausstellung ›Experimentalpsychologische Apparate und Methoden‹ anlässlich des entsprechenden Kongresses in Gießen 1904 gehören zu einer groß angelegten Schau der möglichen Einflussnahmen auf die Sinnesrezeption der Heranwachsenden.

Hier zeigt sich, wie die sog. ästhetische Anschauung zum genauen Wahrnehmen, gezielten Beobachten, zur gerichteten Aufmerksamkeit, zur Überprüfung der Gegenstandserkennung mutiert ist.

Lays experimental-didaktisch angeregte Beobachtungs- und Forschungsmethoden »über die Auffassung von Formen, … über die Anschauungstypen« (Lay) werden in Lehrer-Versammlungen und -seminaren von deutschen Landen aus in alle Welt exportiert (vgl. Lay 1909, Vorwort).

Also ist sie endlich präzisiert: eine Gefühls- und Verhaltensstrukturierung aus »ästhetischem, sittlichem und religiösem Interesse« (Lay, 1910, S. 551), welches methodisch und didaktisch durchzusetzen ist.

Die neuhumanistische Bildästhetik, -didaktik ist zum Instrument einer wertkonservativen Erziehung mit modernen Mitteln geworden. Sie hat zu einer ideologisch besetzbaren gestaltausdrücklichen Gefühlserziehung geführt. Sie wird schließlich sogar in der nationalsozialistischen Kunsterziehung ihr nicht hinterfragtes Unwesen treiben: »entscheidend und wertvoller ist es«, so wird es heißen, wenn er, der Schüler, ›organisch‹ zeichnet, das heißt, wenn seine Zeichnung Verständnis für den Organismus dessen verrät, was der Kunsterzieher ihm als Anschauungs- und Bildungsmaterial vor die Sinne stellt, und woran er zur vertieften Natur- und Kulturerkenntnis gelangen soll« (Paul Fegeler-Felkendorff: ›Neudeutsche Kunsterziehung‹, 1934, S. 100 ff.). Eine Reinigung der »von unwertigen Begriffen verstopften Assoziationsbahnen« (ders. 1934, S. 124) wird auf dem Unterrichtsplan stehen; und wie zu Beginn des Jahrhunderts schon werden sogenannte »höhere Wertmaßstäbe an die Dinge« gelegt (ders. 1934, S. 23).

3.3 Ein Rückblick auf die kunstpädagogische Geschichte des frühen 19. Jahrhunderts

Im Verlauf dieses Kapitels über die pädagogischen und didaktischen Ansätze von Kunsttherapie sahen wir, was ästhetisch-indoktrinative Bildvorgaben erhoffen, bewirken können.

Wir haben zu Beginn dieses Abschnitts, der die kunstpädagogischen und -didaktischen Hinsichten von Kunsttherapie recherchiert, Pestalozzis Appell zitiert, die ›*Kunstkräfte*‹ *des Kindes* zu beachten. Schiller schließt sich diesem Appell an, eine ästhetische Erziehung in spezifischer ›Kunsthinsicht‹ ganzheitlich zu organisieren. Schließlich wird das Kind im Prozess der Erziehung bei Friedrich Fröbel ›kunstgemäß‹ provoziert: Über die Darstellung ästhetischer Gegenstände soll es eine Vergeistigung, »den Zusammenhang der Natur im Geiste« erfahren.

Harmonistisch-klassizistische Vorstellungen, was menschliche Natur ist (J. W. v. Goethe) oder sein soll (Fr. Schiller) – sie projizieren ein Bild vom Kind: Dieses soll in der klassisch-humanistischen Tradition Schellings, Goethes, Carus' ein Ideal seines Vorstellungsentwurfs abgeben; in der neuhumanistischen Tradition, in Fichtes, Schillers, Herbarts Vorstellung dessen, was menschliche Natur sein soll, wird das Kind dieses Ideal nie erreichen; ist es in dem ewigen Prozess eingespannt, vorbildlich zu werden.

3.4 Kunstphilosophische, -psychologische und -didaktische Aspekte der Geschichte der Kinderzeichnung

Im Verlauf des 19. Jahrhunderts entsteht ein Interesse an der Wiederbelebung kantischer Gedanken, und mit ihr die Frage, welchen Stellenwert die innervorstellungshaften, ästhetisch-subjektiven Zeichen, Symbole im Verlauf der kindlichen, allgemein: der menschlichen Entwicklung hätten.

Im jeweiligen Traditions-Rekurs, ob sich auf die klassisch- oder neuhumanistische Tradition beziehend, werden kunst-, mal-, zeichenpädagogisch unterschiedliche Zielsetzungen avisiert: Kunsterzieher wie John Ruskin möchten in der kindlich-bildnerischen Ausdrücklichkeit »die höchste geistige Potenz und die reinsten moralischen Prinzipien verkörpert« sehen. John Dewey geht es im bildnerischen Ausdruck darum, angesichts der unvollständigen Natur unserer Erfahrung ein vernünftiges Ganzes zu erarbeiten, zu skizzieren. Die mit bildnerischen Mitteln arbeitenden Heilpädagogen wie Deinhardt und Georgens setzen an der Idee an, der unvollständigen Natur behinderter Menschen bildnerische, sie sagen: ›ästhetisch notwendige Heilmittel‹ in die Hand zu geben. Hier wie da steht ästhetisch-bildnerische Erziehung in einer Pflicht: Die bildnerischen Mittel einzusetzen mit praktisch-moralischem Interesse, mit dem Ziel: ›Bilder des Willens‹ nach Maßgabe des Erziehers zu implantieren (Herbart 1804); als notwendiges Heilmittel der zerrissenen Erfahrungswirklichkeit zu fungieren (Deinhardt und Georgens, 1861) oder schließlich zu Einfühlung und Nacherleben ästhetisch-sittlichen Verhaltens anzuleiten (Theodor Lipps, 1902).

Alle diese Kunsterzieher, ob mit behinderten oder nicht-behinderten Kindern arbeitend, setzen an den Kompetenzen der Heranwachsenden an. Die Bilder der »New Methods in Education« (London) zeigen aber, dass sich nach klassisch-idealistischer Vorstellung von dem, was der der Heranwachsende idealiter darzustellen hat, eine neue, die sogenannte neuhumanistische Zielsetzung durchsetzt hat – eine Angemessenheit der geistigen und physischen Kompetenzen.

Die »New Methods in Education« verbreiten sich schnell über ganz Europa. Sie zeigen, wozu welches Kind in welchem Alter fähig ist; sie illustrieren beispielsweise, dass dessen Formvermögen von dessen Entwicklung, speziell von dessen Körpergröße abhängt (vgl. Abb. 20).

Wir sahen zwar, wie im Verlauf ästhetischer Erziehung die Hingabe des Kindes an ästhetisch wirkende Dinge für die eigene Werthaltung, für die Durchsetzung der eigenen moralischen, sozialen und politischen Hinsichten instrumentalisiert wird (W. A. Lay, 1910; s. a. Schulze 1909). Seit der zweiten Hälfte des 19. Jahrhunderts sind es aber auch Experimentalpsychologen wie *W. Th. Fechner (1860), W. Wundt (1862), R. H. Lotze (1865)* oder *Etienne-Jules Mary (1878),* die nach dem Zusammenhang des ästhetisch-subjektiven Empfindens und Urteilens im Konzept einer ästhetischen Wirklichkeitskonstitution fragen, die danach fragen, wie das Kind seine Welt wahrnimmt und wiedergibt. Nach wie vor betreiben sie jedoch ihre Recherche experimentell und lassen sich von der Frage anleiten, was den Handlungszusammenhang beispielsweise beim Zeichnen zuinnerst konstituiert.

So entwirft Etienne-Jules Mary 1878 einen ›Kurvenschreiber‹,

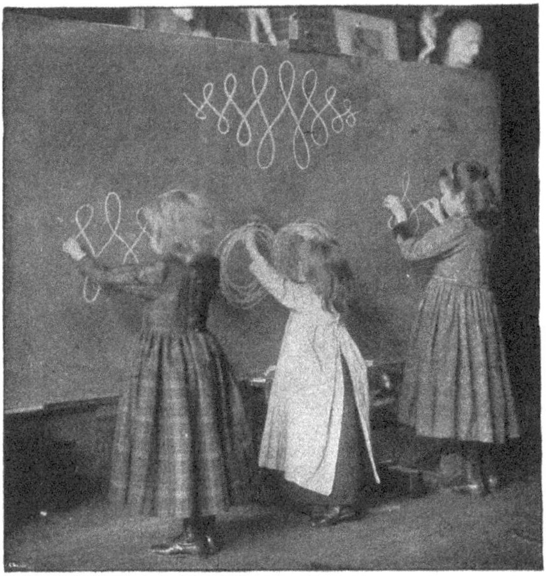

Fig. 589. Koordination symmetrischer Muskelgruppen.
(Aus: Tadd, L., Neue Wege zur künstlerischen Erziehung der Jugend. R. Voigtländers Verlag, Leipzig.)

Abb. 20: J. Liberty Tadd: New Methods in Education. Art, Real Manual Training, Nature Study. London, 1900

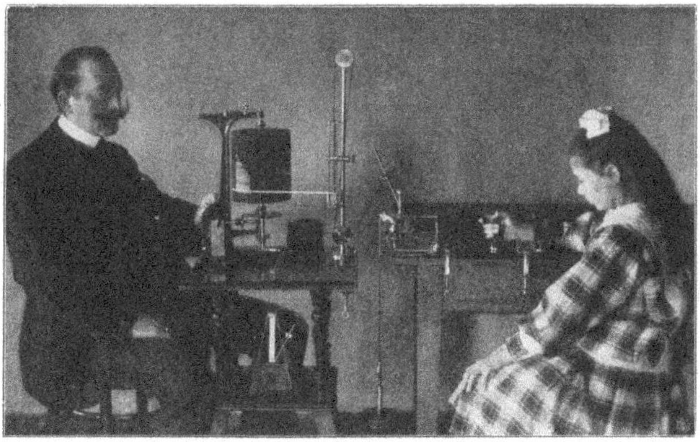

Fig. 542. Demonstration der Ergographenkurve am Kymographion.

Abb. 21: Etienne-Jules Mary, Kurvenschreiber, 1878

verfasst eine ›Méthode graphique dans les sciences expérimentales‹, mittels derer alle nur erdenklichen Bewegungsentwürfe aufzeichenbar, visualisiert werden, um sie anschließend zu hinterfragen. Nur angemerkt: 150 Jahre später wird kunst- und gestaltungstherapeutisch das sog ›geführte Zeichnen‹ auf der Folie des Jungschen archetypischen Formenrepertoirs ähnliche Praxen und Fragestellungen anleiten (vgl. Wittmann 2005, Abb. 2).

Lotze fragt entsprechend schon präzise danach, wie ein »Zusammentreffen zwischen den Formen der Dinge und den Bedürfnissen des geistigen Lebens möglich« sei (1865/1906, S. 9); wie künstlerisch-praktischer Ausdruck und affektive Gemütsbewegung zusammenhängen (vgl. Menzen 1981, S. 145). Hierin folgt Lotze dem Erkenntnis- und Erfahrenstheoretiker Kant, prinzipiell die ästhetisch-bildhafte Erfahrungskonstitution recherchierend, immer fragend: Wie konstituieren sich, wie erfahren wir, wie erleben wir die Bilder des Lebens? Muster, Abbilder des Lebens sind gefragt – und mit ihnen deren symbolische Verweise. Der Philosoph Ernst Cassirer trägt viel zu der Antwort bei, wenn er immer wieder das Sinnlich-Erfahrensgemäße und das Intellektuell-Logische unseres bildhaften Begreifens in dessen Zusammenspiel beschreibt.

Immanuel Kants *Begründung der Ästhetik* (so der Titel einer wichtigen neukantianischen Veröffentlichung, 1889 von Hermann Cohen ediert) ist gefragt: Wie der Mensch sich seinen Gegenstand gleichsam hinschauend gestalte; wie der Mensch diesen Gegenstand nicht als bloß gegeben hinnehme (so der Neukantianer Paul Natorp, 1854–1924; so besonders *Ernst Cassirer (1874–1945),* der danach fragt, wie und auf welchem Wege der Mensch als ›animal symbola formans‹ die Formen, Schöpfungen seiner Kultur imaginativ subjektiv wie objektiv produziere; vgl. Menzen 1990, S. 147 ff.).

Ernst Cassirer meint, dass der Mensch ein ›animal symbola formans‹ sei, d. h. ein Wesen, das sich über seine Symbol- als Kulturäußerungen definiere. Insofern habe er an der kulturell fortschreitenden Hervorbringung der überindividuellen, je nach Kulturkreis uns inhärenten Formen des Geistes teil (Cassirer, zit. in: Schilpp, 1949/66, S. 596). Der Mensch sei also nicht nur ein individuelles, sondern auch ein universales Subjekt, welches in seinen symbolischen Tätigkeiten begreifbar sei. Der menschliche Geist, so Cassirer, komme »erst in seiner Äußerung zu seiner wahrhaften und vollkommenen Innerlichkeit« (zit. in: Schilpp, 1949/1966, S. 571) und finde so zu seiner Einheit, indem er den objektiven Konstruktionsprozess der Kultur als eines Systems sich herstellender universeller Beziehungen nachvollziehe, rekonstruiere. Hier ist ein Prozess menschlicher Kultur vorgestellt, welcher sich nach und nach im Hinblick auf ihr Wesensgemäßes verdeutlicht. Es ist ein *kultur*-vorrangiges Denken, das zu Beginn des 20. Jahrhunderts als Vorgabe für alle ästhetische Erziehung des Kindes gelten möchte, das noch in den archetypisch-kollektiven Hinweisen C. G. Jungs zu finden ist.

Der Kunsttheoretiker Heinrich Wölfflin (1864–1945) folgt Ernst Cassirer: Er geht von einer »Kunst auf … primitiven Stufen« aus, verfolgt die »noch unentwickelte Bildvorstellung« bis hin zu der »Freiheit der Vorstellungsbildung« und ihrer »ungeahnten Möglichkeiten«, der »Folge wechselnder Anschauungsformen« (Wölfflin 1976, S. 276). Er sucht also die Entwicklungslinien des *individuellen anschaulichen Vorstellens in der* Kunstgeschichte der *kollektiven Bildvorstellungen* auf; er bereitet vor, was später als Untersuchungsgegenstand der ›genetisch-strukturalistischen Entwicklungspsychologie‹ Jean Piagets in Genf, aber auch im tiefenpsychologischen Entwurf C. G. Jungs versuchsweise auf die individuelle ästhetische Sozialisationsgeschichte des Kindes übertragen werden wird.

Der Entwicklungspsychologe wird die Frage stellen, ob die bild-, musterhaften Vorstellungen des Kindes einen kulturgeschichtlichen Bezug haben, ob sie möglicherweise im Prozess der Kulturgeschichte in ihren allgemeinen Strukturen geprägt worden sind.

Wo Neukantianer wie Ernst Cassirer sich in der Analyse historisch festzumachender, *kulturell-kollektiver* Anschauungsformen dagegen wehren, dass diese psychologisch interpretiert werden; wo sie die kulturprozesshaften Objektivierungsstufen der Kunstgeschichte von Gefühlen freizuhalten suchen; da werden sie schon in Ansätzen Cassirers selbst von »imaginären Emotionen … in … Phantasien und Träumen« (Cassirer 1946) sprachlich eingeholt; da beginnen die Schüler Cassirers, die Entwicklungsgeschichte des kindlichen Zeichen- und Bildrepertoires nicht nur logisch, sondern auch emotional zu analysieren.

Das Denken des sogenannten genetischen Strukturalismus der Genfer Schule Piagets differenziert in der Entwicklung des Kindes Stufen, Phasen.[1] Dieser Denkentwurf weist dem Entwurf eines assimilativ-akkommodativen Vorstellungsmuster-, Schema-, Verhaltens-

---

[1] Und zwar: 1. eine sensomotorische Phase von der Geburt bis zum zweiten Lebensjahr; 2. eine präoperationale, inklusiv symbolische Phase vom zweiten bis zum siebten

Erwerbs den Weg (vgl. Thomas u. Feldmann, 1986, S. 127 ff.). Er entstammt der neukantianischen Entwicklungslehre als Stufenlehre der menschlichen Natur. Die psychoanalytische (Freud, Jung) wie anthroposophische (Steiner) Entwicklungslehre stehen in dieser Tradition.

Die Entwicklung des bildhaften Gestaltens des Kindes, so die Erfahrung der experimentell Recherchierenden, kann empirisch-psychologisch nachvollzogen werden – strukturgenetisch sowohl auf das Subjekt wie auf das Objekt bezogen werden: wie dies schließlich ein berühmter Einfühlungstheoretiker wie *Theodor Lipps (1902)* mit seinem Buch ›Von der Form der ästhetischen Apperzeption‹; wie dies auch der Kunsttheoretiker *Wilhelm Worringer (1908)* mit dem Buch ›Abstraktion und Einfühlung: Ein Beitrag zur Stilpsychologie‹ verlautet: »Die Form eines Objekts ist immer das Geformtsein durch mich, durch meine innere Tätigkeit ... Diese Apperzeption ist ... keine beliebige und willkürliche, sondern mit dem Objekt notwendig verbunden« (Worringer 1908/1976, S. 39).

Wie sich die *kollektiven* formalen und die sich *individuell* abzeichnenden Grundstrukturen des Kindes wechselseitig verhalten, wird seit der Jahrhundertwende auf vielen Tagungen recherchiert: Die Kinderzeichnungs-Theorien, vorgetragen von Georg Kerschensteiner (seit 1903), von Lamprecht und S. Levinstein (1904), von William Stern (1905), Franz Cizek (1911), G.-H. Luquet (1913), von der Kunsterziehungsbewegung durch Alfred Lichtwark (1852–1914) und Gustav Hartlaub (1922); speziell die musisch-bildnerisch orientierten Ansätze einer Erlebnispädagogik in der Folge der Kunsterziehungsbewegung um Wilhelm Flitner (1932) sind daran interessiert, die kindliche Entwicklung in ihrer ästhetischen Formausdrücklichkeit zu stimulieren und zu hinterfragen.

»Darstellung der Natur oder Erzeugung eines Gefühls, einer Stimmung, einer Kraft- und Bewegungsvorstellung mit Formen«, so wollte es Konrad Lange, der Kunsterzieher, beim Kind erreichen (vgl. Menzen 1990, S. 217): Das heranwachsende Kind sollte sich zu jeweils wirksameren Formen seiner Darstellung erheben (so ein sozial- und bildungspolitisch ungewöhnlich fortschrittlicher Kunsterzieher, der ihm nahesteht, Wilhelm Lamszos; vgl. Menzen 1990, S. 220). Die

---

Lebensjahr; 3. eine konkret-operationale Phase vom siebten bis zum elften Lebensjahr und 4. eine formal-operationale Phase vom elften bis zum fünfzehnten Lebensjahr)

zu experimentellen Zwecken wiederholte Zeichnung einer einfachen Möhre dient der theoretischen Recherche.

Von den ersten Zeichen-Unterrichtsentwürfen Rousseaus und Pestalozzis, bis zu den Kinderzeichnungs-Untersuchungen Corrado Riccis (1887), schließlich zu den Kinderzeichnungs-Analysen James Mark Baldwins (1895) und Daniel Widlöchers (1965) wie H. G. Richters (1987) ist es ein langer Weg. Die bildnerischen Ausdrucksweisen des Kindes scheinen zunehmend Körper und Seele, die ganze Natur des Kindes bis in seine muskelphysiologischen Voraussetzungen in Beschlag zu nehmen.

Bildnerische Ausdrucksweisen suchen immer mehr *die ›innere Natur des Kindes‹ bildhaft* zu extrapolieren; die Erzieher suchen ein Konzept, welches »musische Bildung … bis hinein in die Geste des eigenen Leibes« versteht. (Flitner 1932; vgl. Menzen 1990, S. 220). Ein ›bestimmter Geist soll sich objektivieren‹, so der Kunstpädagoge Georg Kerschensteiner (1931; zit. in: Menzen 1990, S. 218); ›Wesenhaftes soll sich entsprechend formieren‹, so Franz Cizek (1865–1946), der mit Wittgenstein in einer kleinen Dorfschule bei Wien doziert (vgl. Menzen 1990, S. 216).

In der Tradition des neukantianischen Denkens Ernst Cassirers wird zunehmend danach gefragt, welche kulturellen Zielsetzungen den Heranwachsenden anleiten: H.-G. Richter (1987, S. 263 f.) spricht von einer »überhistorischen Form-Struktur«.

Die musterartigen Strukturen, welche das Kind sprachlich (J. Sully, K. Bühler, Fr. Kainz), emotional (S. Freud, L. Klages, H. Prinzhorn), wahrnehmungshaft (M. Wertheimer, W. Köhler, W. Metzger), ausdrucksgestalterisch (S. Levinstein, R. Kellog, G. Mühle), sinngebend (C. G. Jung, J. Jacobi) entwirft, – diese Ausdrucks-, Struktursetzungen haben in der Piaget'schen Version einen Grad der Verwissenschaftlichung erfahren, der zu Nachdenklichkeit, zu historisch-kritischer Analyse der recherchierten Bild-Logik Anlass gibt und der zur Reflexion über die ›Logik der kindlichen Weltbilder‹ nötigt (vgl. den entsprechenden Titel von G. Dux 1982; Menzen 1981; 1982). In diesem Zusammenhang ist zu fragen, ob hier nicht mittlerweile eine allzu weitgehende Operationalisierung kindlichen Bild-Vermögens gebräuchlich geworden ist – eine Operationalisierung, d. h., damit verbunden, eine sich entwickelnde Kompetenzfestschreibung (was muss das Kind in welchem Alter können), die wie ein Naturgesetz betrachtet wird.

Zusammenfassung: Die Geschichte kindlicher Formausdrücklichkeit

Wir haben die Geschichte kindlicher Formausdrücklichkeit skizziert, möchten diese noch einmal präzisieren. Wir deuteten *eine Entwicklung* an: Von der Naturalform des kunstpädagogischen Verhältnisses (das in den Frühzeiten des Schulunterrichts durch Naturalien, Käse, Schinken, welche Kinder in die Schule als Form der Verhältnisstiftung dem Unterrichtenden mitbringen, angezeigt ist) zur Marktform dieses Verhältnisses (in der eine Bring- als Schulpflicht des Kindes gegen die gesellschaftliche Leistungspflicht des Erziehers gesetzt ist); bis zu den Übergängen auf eine umfassende Vergesellschaftung hin, in denen das Kind zeichnerisch, malerisch sich selbst dokumentiert, präsentiert (vgl. bei Ruskin, Grangedor die Übergangsformen, die das Kind fühlt und zeigt).

Wir skizzierten eine Entwicklung von einer ›zu Markt getragenen‹ inneren Formausdrücklichkeit *bis zu einer ästhetischen Formausdrücklichkeit, in der das Kind ›sich selbst‹ seelen- und körperhaft sichtbar ›auszudrücken‹ hat* (die Forderung der sogenannten neudeutschen Kunsterziehung hieß: Kinder haben zunehmend die Ordnung der Gesellschaft zu repräsentieren, zu simulieren; sind ästhetisch Teil jenes neuzeitlichen Zeichensystems).

Diese Entwicklung kommt an ein vorläufiges Ende: Die mengen- und informationsästhetisch-didaktisch geprägten Vorstellungsübungen unserer Zeit, jene leibhaftig-totalen Inszenierungen, welche in schulischer Didaktik neuzeitlich gestiftet sind – sie signalisieren eine Form bildhafter Erfasstheit, eine Codierung des Kindes, welche nicht unreflektiert sein darf; welche zu reflektieren hat, wie die Formausdrücklichkeit des heranwachsenden Kindes ohne Einschränkung sich zu entwickeln hat – auf dem Stand seiner Entwicklung, wie diese Jean Piaget modellhaft vorgegeben hat. Die nächste Abbildung stammt von Thomas und Feldmann (1986):

Den Erörterungen Thomas' und Feldmanns folgend, sind wir in der Lage, die versetzt-korrespondierende Entwicklung des psychischen und des bildnerisch-zeichnerischen Ausdrucks des Kindes zu verfolgen:

- Hiernach zeichnet sich die frühe sensomotorische Phase dadurch aus, dass sie, reflexhaft und nicht-zielgerichtet koordiniert, eine Entwicklung bis hin zur Objektpermanenz durchläuft (Alter: 0–1 Jahre);
- hiernach beobachten wir in der Art eines kinästhetisch ausgerichteten Vorgangs ein visuelles und taktiles Anknüpfen an

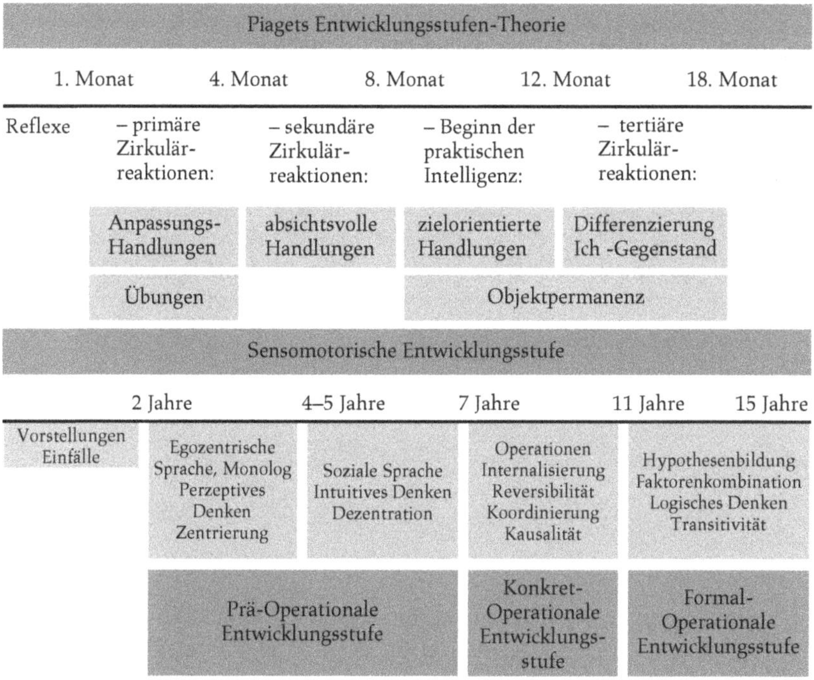

Abb. 22: Die kognitive Entwicklung des Kindes nach Thomas und Feldmann, 1986

Bewegungsspuren, dem schon experimentelle und verinnerlichte Handlungsschemata zugrunde liegen können (Alter 1–2 Jahre);

- hiernach, da sensomotorisch weiter entwickelt, sind motorisch abhängige Muster (Schraffuren, Kreise), frühe symbolische Bedeutungsgebungen möglich (Alter: 2–4 Jahre);
- hiernach sind intellektuell-schematische Zeichensetzungen angesagt, die innervorstellungshaftes Erleben präoperational und -symbolisch andeuten;
- hiernach sehen wir Versuche von Gegenstands- und Weltangemessenheit der Zeichnung, realistischere Farb- und Formgebungen einer konkreter werdenden operationalen Phase, die die Handlung als internalisierte ausweist (Alter: 7–12 Jahre);

- hiernach zeigt sich ein Losgelöstsein von bloß Darstellerischem, zeigt sich ein formal-operationalisiertes Vermögen, mit den Dingen der Welt kreativ umzugehen (Alter: 12+).

Am Ende unserer Betrachtung zur Entwicklung der Kinderzeichnung stellen wir fest, dass die Anforderung an die Bilddidaktik unserer Kinder inzwischen fast naturgesetzlich daherkommt. Von uns allen, den Lesern begrüßt, ist sie engstens dem Kompetenzvermögen der Kinder angepasst, lässt aber keinen Spielraum mehr denjenigen, die dem stufenförmig aufgebauten Entwicklungsgang des zu Lernenden nicht folgen möchten.

4. Psychiatrische und heilpädagogische Ansätze der Kunsttherapie

Wir sahen bisher, wie sich die Anfänge der Mal- und Zeichenpädagogik der Moderne seit 1800 versuchsweise psychologisch, ja schon therapeutisch, auf jeden Fall normativ orientieren. Sie suchen die Zerrissenheitserfahrung des zu Bewusstsein kommenden Bürgertums formal- und materialästhetisch zu versöhnen. Sie richten sich seit ihrem Beginn zunächst gegen die arbeitsteilige Aufspaltung der menschlichen Vermögen. Also optiert Pestalozzi gegen die ›Routineindustrie‹; also entwirft Friedrich Schiller eine ästhetisch-ideale Zuständlichkeit des Menschen, ein Modell ›gemischter Natur‹, in welcher der Dualismus von vergesellschafteter Natur und formbestimmendem Geist versöhnt ist. Aber Schiller erkennt auch: »Der Nutzen ist das große Idol der Zeit, dem alle Kräfte fronen und alle Talente huldigen sollen. Auf dieser groben Waage hat das geistige Verdienst der Kunst kein Gewicht, und [so] ... verschwindet sie von dem lärmenden Markt des Jahrhunderts« (›Ästhetische Erziehung‹, Zweiter Brief).

Der Übergang von Natural- zu Marktwirtschaft und seiner den Menschen formierenden Gesetzlichkeit ist hier in Schillers Briefen erkannt und legt sich, wie im Folgenden zu sehen ist, über alle menschlichen Bestimmungen.

Um 1800 spricht die sogenannte Philanthropie von einer ›Industriosität‹, die auf Nutzen, Arbeitsteiligkeit, auf funktionellen Anforderungen basiert; die den arbeitenden Menschen in Fähigkeiten, Teilleistungen, Organausdrücken gliedert, d.h. ›verstümmelt‹ (Schiller) und die Ganzheitstheoretiker der Erziehung desillusioniert. Wir schreiben die Zeit, in der es der Produktionssphäre um industriell auszufallen drohende und in der Folge wiederherzustellende menschliche Funktionen geht. Selbst in den Gefängnissen, Zucht- und Arbeitshäusern, Aufbewahrungsanstalten, Kliniken der Zeit geht es darum, zweckmäßig, nützlich zu beschäftigen. Das hat die vorherrschende philanthropische Ideologie des beginnenden 19. Jahrhunderts erkannt: »Da Trägheit eine natürliche Tendenz hat, den Geist zu schwächen und Langeweile und Unzufriedenheit hervorzubringen, wird jede Art vernünftiger und unschuldiger Beschäftigung gefördert. Denjenigen, die keine nützliche Tätigkeit ausüben, wird erlaubt zu lesen, schreiben, zeichnen, bauen, Schach oder Dame zu spielen etc.« (Tuke 1813; Günter 1989, S. 20). Wer selbst diese erholsamen Tätigkeiten nicht ausüben kann, wird zumindest einem strengen Reglement unterworfen. Wir werden sehen, wie diese Haltung selbst die aufkommenden künstlerisch orientierten Beschäftigungstherapien prägt.

Die angeblich therapeutischen Maßnahmen werden zunehmend zwischen *Imitation und Produktion* angesiedelt: *Imitation,* das heißt hier ständig verhaltensausdrückliche Vorgegebenheit zu reproduzieren; *Produktion,* das heißt hier tatsächlich sich dem Markt des Werttauschs einzugliedern.

Jedenfalls steht in deutschen Landen nicht nur ein philanthropischer Tugendkatalog auf dem Plan; werden Arbeits- und Tugendsamkeitsforderungen entsprechend einer sich ausweitenden Manufaktur auf große Maschinerie dem Menschen der Zeit, auch dem Kranken abgezwungen. Und da, wo dieser Mensch, psychisch überbelastet, in die sich neu definierende psychiatrische Klinik eingewiesen wird, muss er scheinbar gesundheitsfördernde Prozeduren wie Kaltwasser-Güsse über sich ergehen lassen, um seinem Erregungszustand zu entsagen. Die sogenannte Beruhigung stellt sich jedoch nur als eine Form der totalen Erschöpfung dar.

Körper- und Geistesarbeit sollen funktionsbezogen sein und das Arbeitsvermögen wiederherstellen. Die Zielsetzungen der aufkommenden Arbeits-, Ergo-, Beschäftigungstherapie in den Anstalten der Zeit ist davon tangiert. Allerdings entwirft fehlende Industriosität der Gefängnis-, Anstalts-, Klinikinsassen ein ökonomisch-regressives Konstrukt, welches eher mittelalterlichen, agrarischen Zuständen entspricht und den industriellen Anfordernissen kaum gerecht wird (vgl. Gunter Herzog, 1984, S. 102) – und auch den kranken Menschen kaum von Nutzen ist.

Folglich changieren die Zustandsbeschreibungen von Anstaltsinsassen zwischen Herrschaftsbegrifflichkeit grausamster symbolischer Ein- und Unterordnung und produktiver Lebensbegrifflichkeit, welche sich weitgehend marktwirtschaftlich zu definieren sucht. Zwischen der topographisch-festgelegten Zuständlichkeit eines unwiderruflich ›Verrückten‹ und der eines ›förder- und heilbaren Kranken‹

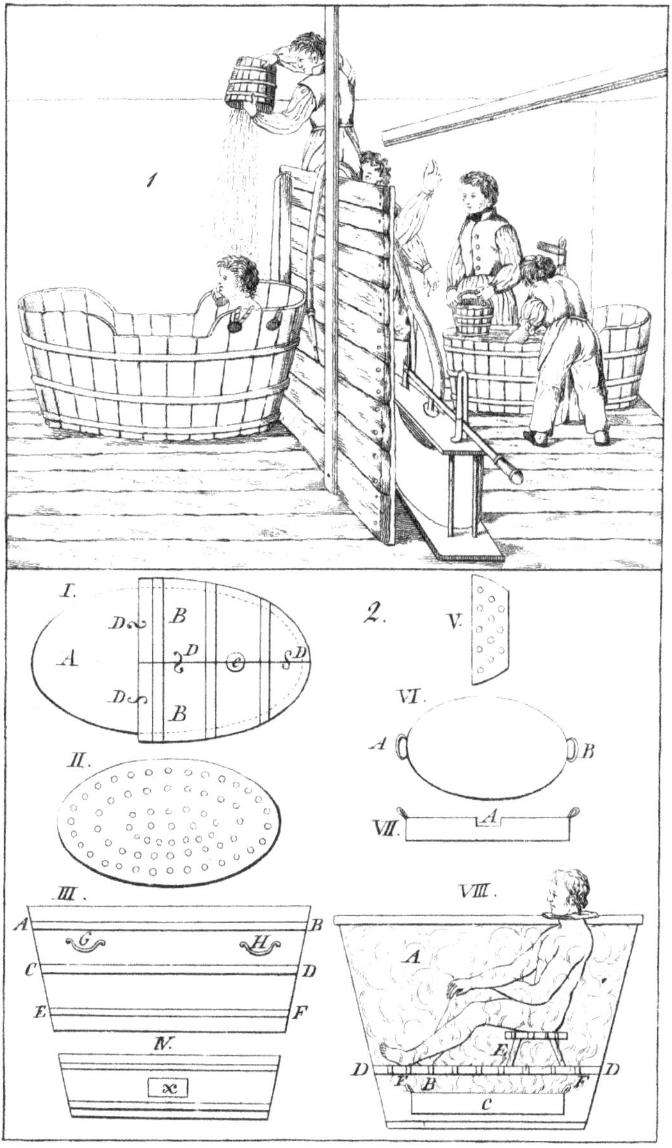

Abb. 23: Stundenlange Wassergüsse, Dauerbäder und Bettbehandlung sollten die Patienten beruhigen. Psychiatrische Klinik Tübingen, um 1825

besteht ein Unterschied. Vielerorts ist in den Anstalten der Zeit eine Form sogenannter ›ungegenständlicher Arbeit‹ angesagt, eine Arbeit, die sich nicht am Arbeitsprodukt orientiert und auch nicht zwanghaft dessen Möglichkeit exerziert (vgl. Herzog 1984).

4.1 Bilder des Wahnsinns: Enzyklopädische Bemühungen um die Logik des Irrenausdrucks

1817 liest der Psychiater *Jean-Etienne Esquirol (1771–1840)* in Paris über ›Geisteskrankheit‹. Um 1800 ist er nach Paris gekommen. Zu der Zeit schreibt sein Lehrer *Philipp Pinel (1745–1826)* die ›Médicine clinique‹ (1802), in der er den Begriff der ›maladies mentales‹ vorbereitet und damit die Psychiatrie seiner Zeit revolutionieren wird. Esquirol gründet 1801 ein privates Sanatorium, eine erste private Nervenklinik. Und er wird 1810 unter Pinel leitender Arzt der großen Pariser Klinik Salpétrière. Er beginnt 1817 dort mit Kursen in Psychiatrie.

Esquirols Bericht über die Lage der französischen Irrenhäuser ist äußerst einflussreich: Als Generalinspektor der medizinischen Fakultäten bestimmt er stark das Irrengesetz und den Anstaltsbau; auch ist er in der öffentlichen Gesundheitspflege tätig. Eine ganze Schülergeneration von Psychiatern beruft sich auf ihn. Seine ›*Maladies mentales*‹ in der Tradition seines Lehrers erscheinen 1838 in deutscher Sprache. Wie Pinel ist er an Beobachtung und Statistik interessiert. Solches dokumentiert sich in den Abbildungen seines Buchs ›Von den Geisteskranken‹ (neu ediert: Bern 1968), das nach langen Jahrhunderten eine *bildhaft-differenzierende Sicht* auf die psychiatrischen Erkrankungen zu unternehmen versucht, wobei die Bilder eine wesentliche Rolle spielen.

Zeichnend, malend, radierend, kupferstechend werden die Physiognomien, Portraits der Geisteskranken zu Papier gebracht. Beispielsweise werden auch Künstler von außerhalb der Klinik zugezogen, malt Théodore Géricault zwischen 1821 und 1824 für den Assistenten Esquirols eine Serie von Ölportraits geistig Erkrankter.

Bilder des Wahnsinns, beobachtet von einem Dr. Bernard, dem Übersetzer Esquirols; in Kupfer gestochen, im ›Wandsbecker Boten‹ ediert: Justinus Kerners Gedicht ist wie eine Initialzündung:

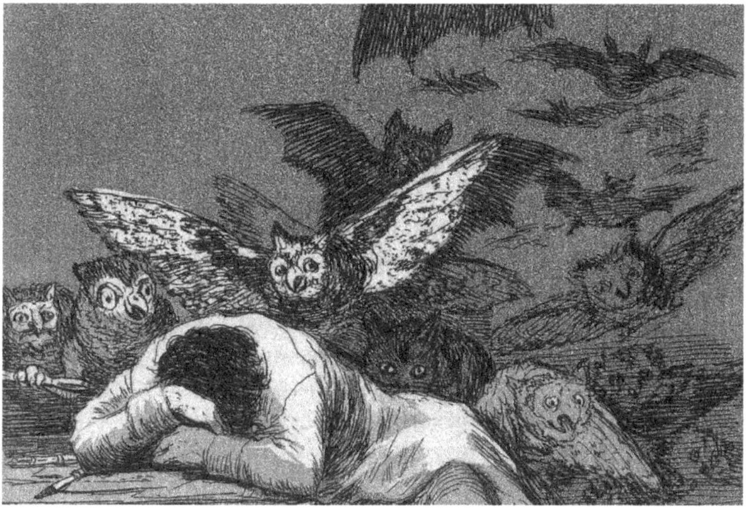

Abb. 24: Francisco de Goya, Capricho 43,
Der Schlaf der Vernunft gebiert Ungeheuer (Ausschnitt)

Ausgetrocknet zu Gerippen, / Sitzen in des Wahnsinns Haus / Vier; – von ihren bleichen Lippen / Gehet keine Rede aus, / Sitzen starr sich gegenüber, / Blickend immer hohler, trüber. Doch schlägt Mitternacht die Stunde, / Sträubet sich ihr Haar empor, / Und dann tönt aus ihrem Munde / jedesmal in dumpfem Chor / »Dies irae, dies illa / solvet scela in favilla«.

Heinrich von Kleist, E. T. A. Hoffmann, Ludwig Tieck greifen das Motiv auf, jene beunruhigende, noch nicht klar zu benennende Mischung, welche Leidenschaften erregen kann (so schon Ernst Anton Nicolai, 1769). Die *Erregung von Leidenschaften mit den Mitteln der Bilder,* der Musik – solches erhält eine immense Bedeutung. Starke Erschütterungen scheinen in ihnen mitgeteilt zu werden. Pinel (1801) spricht von verführerischen Bildern, die in die Augen fallen, faszinieren.

Es sind Bilder, die irrational sind und erregen; auch die Seele in Aufruhr versetzen; alptraumhaft, dämonisch, burlesk, wild, triebhaft wirken, – solches illustriert der Kupfer- und Stahlstecher William Hogarth, solches beschreibt Kants ›Angst vor der Natur‹ (Kritik der Urteilskraft, Ed. 1968, 72). Solche Angst sieht sich bestätigt in den leibhaftig zu besichtigenden ›Kaspar Hausers‹ (eben dieser wird eine Weile in Schaubudenmanier ausgestellt), in den sogenannten ›Kretins‹: »Ausgearteter Fantatasie grausenerregende Bilder«, so untertitelt E. T. A. Hoffmann, so illustriert er »des Wahnsinns schreckhafte Kinder«.

Francisco de Goya zeichnet Wesen, ›Monstren mit vier Eselsbeinen, Menschenarmen und Affengesicht‹ (De Todo; 1797–98). Seine Radierung ›Y aun no se van‹ (dt.: Und noch immer gehen sie nicht weg!) von 1797–98 projiziert teils schlafende, teils sich im Hintergrund versammelnde, zusammenduckende hexen-, gnomähnliche Figuren; Goya formuliert ein groteskes Milieu: ›Wenn es Tag wird, dann gehen wir‹, – so die nächste Radierung; ein beschwörender Hinweis, der vielleicht die unheimlichen Mächte zum Verschwinden bringt. »Der Schlaf der Vernunft gebiert Ungeheuer« (1797–1799), eines seiner bekanntesten Caprichos (los caprichos, übers.: Launen, Einfälle), setzt jene unheimlichen Mächte in Szene.

Wie Goya ist auch der vom Bodensee stammende und in Wien und Paris praktizierende Arzt Franz Anton Mesmer (1734–1815) geradezu davon besessen, die uns von Newton beschriebenen Kräfte darüber sichtbar werden zu lassen, dass man auf sie einwirkt. Zwar sind Kenntnisse der Zauberei, der Magie, der Alchimie, des Hellsehens, von Trancezuständen gefragt; wer aber Kupfer stechen kann (so wie Chodowiecki), soll illustrieren: Die irrationalen Seelenströme müssen protokolliert, die magnetisierenden Einwirkungen der Natursubstanzen auf das äußere Nervensystem wollen aufgezeichnet, festgehalten werden (so Justinus Kerner). Nach Jahrhunderten kollektiv-emotionaler Zwänge, blockierter Triebenergien, brechen sich die perversesten Fantasien Bahn (vgl. Marquis de Sades Romane und die entsprechenden Illustrationen der Zeit). Die Fantasie-Landschaften, Projektionen scheinen sich nicht zu beschränken. Der Mesmerismus, das Experimentieren mit dem sogenannten Magnetismus, Übertragung eines Fluidums, gepaart mit Verzückungszuständen, Konvulsionen, Schreien, grassiert.

Franz Anton Mesmer ist sein Erfinder. Mit verschiedensten Übertragungsmodellen experimentiert er und versucht, sogenannte heilsame Krisen zu inszenieren. Mit schwebender Stimme, leise, zerbrechlich und doch stets hellwach, wie traumwandlerisch sicher – so vollzieht sich in der magnetischen Berührung der Hände und Blicke eine Art Wunderheilung. Er gründet seine sogenannten Kuren auf dem »animalischen Magnetismus«, sprich: auf einem universal verbindenden Fluidum (romantisch: Einbildungskraft), dessen Gleichgewicht gestört sein kann (vgl. die romantische Homöostase-/Gleichgewichtslehre, sowie die der Korrespondenz von Mikro- und

Makrokosmos) und mit der Hilfe des Heilers wieder ins Lot kommen soll.

Kurze Erklärung: Der medizinische Einsatz von Magneten war in der Heilkunde zu Mesmers Zeit weit verbreitet. Den Begriff des animalischen Magnetismus benutzte F. A. Mesmer erstmals, als er sich notierte, dass er bei den Beschwerden einen zyklischen Verlauf wahrnehme. Er erklärte dies durch eine »Art von Ebbe und Fluth, welcher der thierische Magnetismus im Körper verursachet« (Mesmer 1783, S. 146). Das unsichtbare Prinzip, von ihm Fluidum, All-Flut oder auch Lebensfeuer (wegen seiner Fähigkeit, Blockaden zu schmelzen) genannte Prinzip, durchflute hiernach das All und sämtliche Organismen. Im Körper des Menschen wirke es, »indem die Ströme des Allgemein-Flüssigen durch die Nerven auf den innersten Organismus der Muskelfieber einfließen und ihre Verrichtungen bestimmen« (Mesmer 1812, S. 33). Dieses Prinzip, konkret: dieser Strom, sollte durch entsprechende Vorkehrungen oder durch Berührungen geeigneter Heiler (Magnetiseure) gelenkt werden können. Dies schien der Schlüssel zum Heil zu sein, denn die Stockung dieser Zirkulation war für Mesmer die Ursache aller Krankheiten.

Die beschriebenen Obsessionen, Widersprüche, ›Hirngespinste‹ des Bürgers der Zeit spiegeln Umbruchstimmung; suchen umgekehrt – projektiv in Hinsicht auf den Irren – sich zu normalisieren, sich zu stabilisieren. Neben den irrwitzigsten Fantasiegeburten entsteht der uns vertraute wissenschaftliche Begriff von ›Normalität‹, ist die Gesellschaft in Akteure und Beobachter gespalten. Der Grund für die bewusstseinsmäßige Spaltung ist klar: Was befreit, freigesetzt aus alter Herrschaft ist, kann zuweilen nur abwehrhaft erlebt werden.

Die Objekte der abgewehrten Begierde finden sich: Wo man Nützlichkeit, Tüchtigkeit, Arbeitsfähigkeit nun einklagt; wo der Arbeitsmarkt, wo das Produktionsverhältnis einen neuen Stil ansagen, fällt der verwirrte, manische, melancholische Mensch heraus. Das, was dieser an sich zeigt, – man bezeichnet es als »paralytische Affektion« – glaubt man nachsagen zu können, es sei »eine Ursache des Wahnsinns« (J. Haslam 1798; zit. in Foucault 1973, S. 28). Man beginnt, die Symptome aufzulisten. Solches Vorgehen nennt man ›Nosologie‹ (Sauvages 1761) oder ›Nosographie‹ (Pinel 1798). Man beherrscht alle Regeln des Klassifizierens. In der Art des Linnéschen botanischen Modells, das Pflanzen katalogisiert, sucht der Chefarzt der Pariser Psychiatrie Pinel ein natürliches System der Krankheiten nach Ursachen, Symptomen, Verwandtschaften einzuführen. Nach ihren Erscheinungen werden die Krankheiten klassifiziert (beispielsweise Fieber, Atembeschwerden, Husten, Seitenschmerzen in ihrem Zusammenhang mit der Brustfellentzündung). Studiert werden die fünf Arten der Geistesverwirrung: Melancholie, Manie (mit oder ohne Delirium), Blödsinn und Idiotismus, Unterdrückung der Verstandes- und Willenfähigkeit (Pinel 1801). Es werden Tableaus von den Symptomen, Krankheitsfiguren entworfen; es wird ein System von Beziehungen, Entwicklungen, Ähnlichkeiten definiert.

Verschiedene Zuschreibungen versuchen sich durchzusetzen: Am Ende wird die *Hysterie* als eine Art pathologischer Vorstellung bzw. Imagination als allgemein angenommen. In der Hysterie erlangt eine einbildungskräftige Gefühlskrankheit einen kollektiven Namen (vgl. Kap. 6.1, Exkurs: Die Erfindung der Hysterie – Das Symptom als Bild). Die folgende Abbildung, ein Bild Auguste Ambroise Tardieus (1818–1879), des im klinischen Bereich sich durch seine Zeichnungen und Stiche hervortuenden und neben Chodowiecki einer der berühmtesten Kopisten seiner Zeit, ist gedacht als Vorlage für die Ärzteschaft, die Krankheitserscheinungen besonders der Psychiatrie zu studieren und zu systematisieren.

Intelligibel werden mithilfe der Zeichnungen, Kupfer- und Stahlstiche sogenannter Irrer die Anordnungen der Krankheiten selbst studiert; werden Krankheitsetiketten gesucht, gebildet: »Wer aufmerksam die Anordnung, die Zeit und die Stunde beobachtet, … die Erscheinungen …, wird ebensoviele Gründe haben, zu glauben, daß diese Krankheit eine Art ist, wie er Gründe hat, zu glauben, daß eine Pflanze eine Art bildet …«, so Th. Sydenhem (1772; vgl. Foucault 1973, S. 21). Analoghaft, konfigurativ, zeitlich-örtlich lokalisierbar werden über 2000 Arten pathologischer Erscheinungen seziert und dokumentiert (Vitet 1806). Die Bilder des Wahnsinns erhalten eine systematische Prägung.

Hand in Hand gehen ein medizinisch-fürsorgliches und ein ökonomisch-kalkulierendes Fürsorgedenken. Information – Bearbeitung – Kontrolle ist die dreifache Aufgabe einer französischen Gesellschaft für Medizin (1776); sie soll beobachten, sammeln, aufbewahren und vergleichen; sie soll systematisch erfassen, zuordnen, ganz im Blick kommunaler Ökonomie: »die Kranken derart nach Klassen zu ordnen, daß jeder das findet, was seinem Zustand entspricht, ohne durch seine Nähe das Leiden des anderen zu verschlimmern« (Tenon 1788;

URSACHEN DER GEISTESKRANKHEITEN

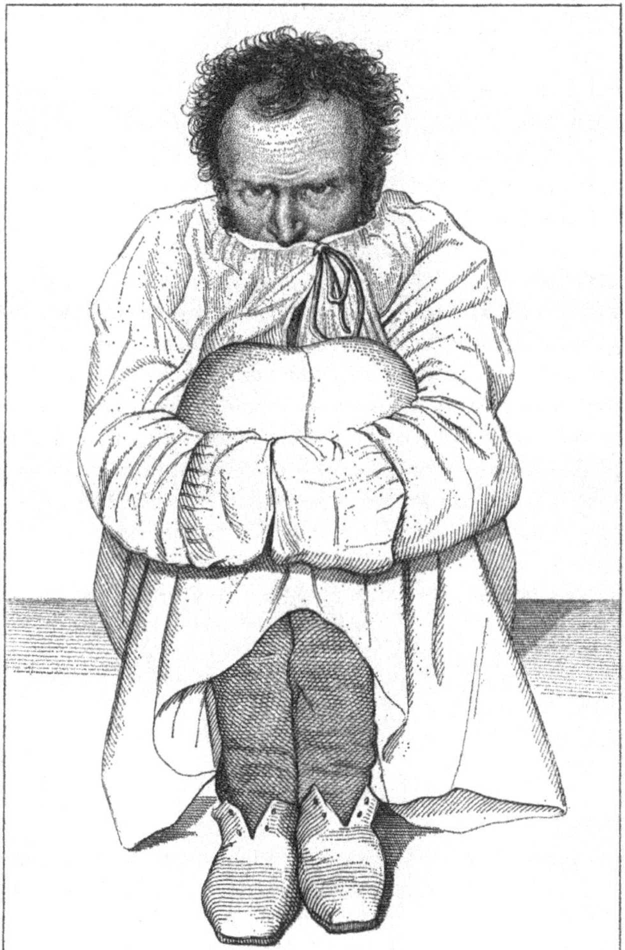

Verwirrtheit

Abb. 25: Zeichnung eines sog. Irren, angefertigt von Ambroise Tardieu (1788–1841), im Auftrag des Psychiatriearztes Dr. J.-E. Esquirol, 1838

zit. in Foucault 1973, S. 58). Volkswirtschaftliche Aspekte des sogenannten ›armen Irren‹ werden kommunalisiert (vgl. Sachsse und Tenstedt 1980); so jedenfalls in deutschen Landen. In den Zeiten eines aufbrechenden Merkantilismus, welcher zwar manufakturiell noch organisiert ist, aber sich im Entwicklungssog der Industrien zunehmend behaupten muss, – angesichts solcher national-ökonomischen Irritierungen kommt der Disziplinierung des Bürgers Wichtigkeit zu. Davon ist die Zuweisungs-, Unterhalts-, Verfügungspraxis des Irren betroffen. Die enzyklopädischen Bemühungen um die Logik des Irrenausdrucks haben einen alltags- und ökonomiepraktischen Aspekt (vgl. Herzog 1984).

Andreas Möckel hat in seiner ›Geschichte der Heilpädagogik‹ (1988) die Geschichte des sogenannten bildungsunfähigen Menschen auf seine damalige ›bürgerliche Brauchbarkeit‹ im industriellen Interesse analysiert, erwogen: Für eine kurze Zeit, gegen Ende der Zwanzigerjahre des 19. Jahrhunderts werden nicht nur in aufklärerischer, sondern durchaus ökonomischer Absicht Beschulungsversuche dieses Menschen unternommen: Rettungshaus-, Industrieschul-, Fabrikerziehungsbewegung melden durchaus ihr industriöses Interesse an. Aber dann scheitert der Versuch, wird die ›Tauglichkeit‹ nach Maßgabe einer sich formierenden Gesellschaft zunächst abgesprochen, dann allenfalls in ihrer Nichtdurchsetzbarkeit gesundheitspolitisch verwandt: »Die Geschichte seiner Leiden ist für seine Mitbürger notwendig, weil sie sie lehrt, von welchen Krankheiten sie bedroht sind.« Solches, in früheren Jahren von Chambon de Montaux gesagt (1787; zit. in: Foucault 1973, S. 100), kann durchaus die gesellschaftliche Erwartung spezifizieren, macht Fürsorge zu einem Faktor der gesellschaftlichen Berechenbarkeit.

4.2 Ein grausamer Irrweg der medizinischen Naturphilosophie: ›Moral Treatment‹

Der Tübinger Professor *Adolph Carl August Eschenmayer* (1768–1852) nimmt ganz im Sinne Chambon de Montaux' wie folgt Stellung:

Der geistige Organismus umfaßt alle Erscheinungen, welche als Vermögen, Functionen, Wirkungen, Operationen der Seele angesehen werden können. Wenn gleich die Einmischung des körperlichen Prinzips nirgends ganz ausgeschlossen werden kann, so erscheint sie doch als Minus, das freye hingegen als Plus. Die geistige Sphäre hat wie jede andere ihre Extreme oder äußerste Glieder.

Er entwirft 1816 den Hörern des eigens eingerichteten Fachgebiets *Psychiatrie* ein System, das die Montaux'sche Krankheitssystematik um die Aspekte des Psychischen ergänzt (Eschenmayer 1982, S. 24). Wie er in einem Gutachten über die Errichtung einer Lehr- und Heilanstalt für Gemütskranke an der Universität Tübingen mitteilt, möchte er Licht in »das dunkle Gebiet der Seelenkrankheits-Lehre theils durch Anschauung und Versuche, theils durch Theorie« bringen; und wie seine Zeit es gebietet, »dadurch der Wissenschaft an sich einen allgemeinen Nuzen … gewinnen« (1817; Fichtner 1980, S. 42).

In seinem Lehrbuch über ›Psychologie‹ (1816), aus dem unser erstes Zitat entnommen ist, wird der geistige, körperliche Organismus in seinen Vermögen und Wechselwirkungen beschrieben. Kielmeyers und Schellings Naturphilosophie sind der Boden, auf dem er sich bewegt. Seine Vorstellungs- und Vermögens-/Potenzen-Lehre versucht die Erscheinungen des geistigen, leiblichen und geistig-leiblichen Organismus zu klassifizieren (im ersten, zweiten und dritten Teil seiner ›Empirischen Psychologie‹). Vor allem *das ästhetische Gefühl* – Eschenmayer meint, dass zur Zeit der Schulfähigkeit des Kindes »die Einbildung zum Gefühl« sich erhebe (1816/1982, S. 154) – bildet hiernach eine Art »Indifferenz«; ergreift »das Ganze …, weil die Mittelpuncte des Menschen in ihr sich finden.« Nach Eschenmayer wird »die Harmonie der Kräfte in den Indifferenzen von Anschauung und reproductiver Einbildungskraft festgehalten und geübt« (ebd., S. 157). Was ihm heißt, das Kind in seiner anschaulich-bildhaften Ausdruckshaftigkeit zu üben (vgl. ebd. S. 156). Die sogenannten edleren Sinne des Gehörs und des Gesichts werden angesprochen; auf dass sich »die productive Einbildungskraft mit den vorhergehenden Vermögen … verbinden« (ebd., S. 187). *Die ästhetische Erziehung des Kindes erhält eine eminent wichtige gesundheitspolitische Funktion.*

Körperliche und seelische Kräfte, welche nach Kielmeyers und Schellings Lehren aufeinander wirken und im Zustandekommen der Lebensprozesse erregend oder dämpfend wirksam sind, werden in ihren Wirkungen beobachtet, verglichen, ganzheitlich – hier vor allem in ihren ästhetischen Formulierungen – in Einigung gebracht: weinen – lachen, flüchtig werden – fest werden, einschlucken – absondern, starr – und weich werden, – solche Polaritäten werden in der

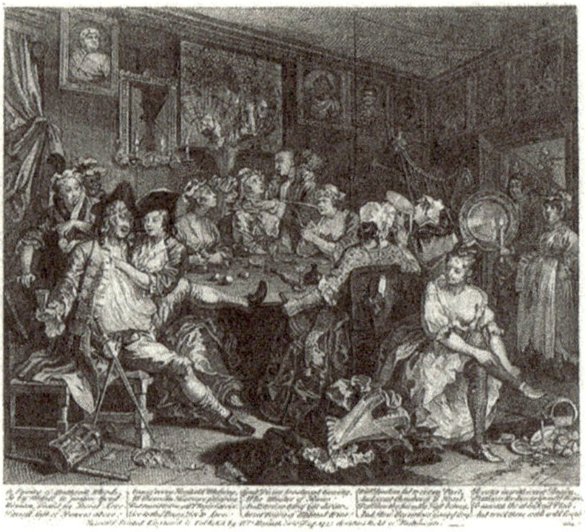

26a: Der Werdegang eines Wüstlings, Szene in der Taverne – Beginn des moralischen Verfalls, 1732

Abb. 26: William Hogart, A Rake's Progress

sogenannten ›vis vitalis‹, also der grundlegenden Lebenskraft zusammengehalten.

Krankheit bewirkt in solcher Situation einen ›dynamischen Schwebezustand‹. Wo das Gemüt krank ist, sogenannte ›Affecte‹ aus dem Gleichgewicht gekommen, in zu starker Bewegung sind, hat, so meint Eschenmayr, die *Einbildungskraft generell eine ordnende, beruhigende Funktion.* Nicht umsonst wird Anschauung, Einbildungskraft, Gefühlsvermögen und Phantasie jene ›Indifferenz‹ zugesagt (vgl. ders., ebd., S. 344), welche die kindlich-individuellen Kräfte »dem gemeinschaftlichen Durchschnitt … immer näher … rücken« lässt (ebd., S. 325).

In der individuell-kollektiv sich vermittelnden »ästhetischen Analysis und Synthesis« wird die Harmonie der Kräfte konstituiert (vgl. S. 346), sodass »das Selbstgefühl sich selbst der Maßstab« werde: »das *ästhetische Gefühl* ist der Durchschnittspunkt aller Richtungen des Gefühlsvermögens« (S. 348), lautet eine Überschrift. Schellings These, dass durch Einbildungskraft, durch ästhetische Betätigung »jene Labilität eines Gleichgewichts im Widerspruch organischer Kräfte … zum Ausgleich gebracht werden« könnte, – ein solches Plädoyer wird von Eschenmayer vorgetragen. Die Bilder William Hogarts, die Szenen eines moralischen Verfalls bis zu ihrem Ende im Irrenhaus,

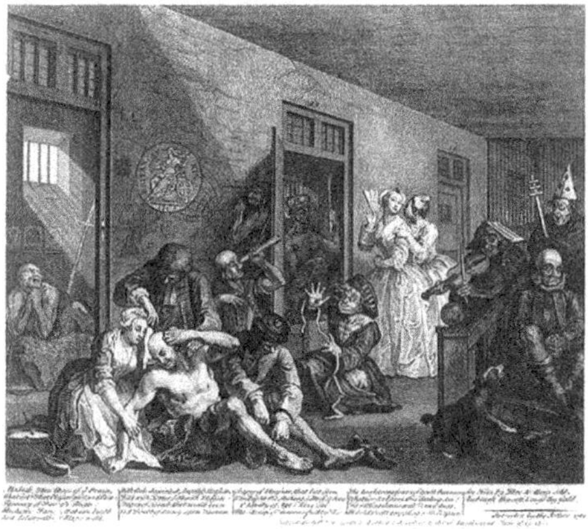

26b: Endstation Irrenhaus, 1732

dienen der Veranschaulichung, welcher das Publikum gegen Eintrittsgeld nachgeht (siehe Bild 26b: Endstation Irrenhaus, auf dem Betrachter am Eingang das Geschehen beobachten).

Carl August von Eschenmayers Vorlesungen aus dem Jahre 1822 enthalten spezifische Beschreibungen der »Abnormitaet des Gemüths«: Hiernach sind

> Lebhaftigkeit, Ueberspannung der Neigungen, Empfindungen der Triebe ... der bleibende Karakter des Wahnsinnes. Die Vorläufer sind folgende: Lebhafter Ausbruch großer Leidenschaftlichkeit bis zum außer sich seyn, Gleichgültigkeit oder Widerwillen gegen sonst andere Werthe, Personen, Gedankenlosigkeit etc. und eine stete Unruhe bey Tag und Nacht. Hiezu gesellen sich auch körperliche Umstände, wie Verstopfung, fieberhafte Anfälle, ein gestörtes Auge etc. Diese Zustände dauern einige Wochen. Stadien sind folgende. ... Den Anfang macht ein hastiges Treiben, wiedersinnige Fragen und Antworten, Aeußerungen im Handeln, ein ungewöhnlich stolzes schwärmerisches Benehmen, und dieser Zustand daurt mehrere Wochen und Monate (zit. in: Fichtner 1980, S. 44)

Eschenmayer setzt in Tübingen eine Heilanstalt für Gemüts- und Geisteskranke durch. Dabei kann er sich auf das Gutachten des Ministers für Kirchen- und Schulwesen beziehen: Dieses unterstreicht die polizeilich-, kommunal-, ökonomisch-flankierenden Funktionen im Falle der Geisteskrankheit (Gutachten vom 06.02.1817). Er kann darauf setzen, dass das gehobene Bildungsbürgertum die Bild-Geschichten William Hogarths (1697–1764) kennt, der den moralischen

Verfall als eine Ursache der geistigen Verwirrung ansieht (›moralisches Irresein‹).

Eschenmayer ist von *Johann Christian Reil* (1759–1813) angezogen. Dieser ist Chefarzt der Psychiatrie Halles, ab 1810 Professor in Berlin; ediert 1795 »Von der Lebenskraft«; später das Buch »Rhapsodien über die Anwendung der psychischen Curmethode auf Geisteszerrüttungen« (1803), auch »Über die Erkenntnis und Cur der Fieber« (1805). Eschenmayer gibt sich ganz Schellings Naturphilosophie hin; studiert fasziniert das Problem des Dualismus von Materie und Kräfte; wobei ihm Kraft »etwas von der Materie Unzertrennliches, eine Eigenschaft derselben, durch welche sie Erscheinungen hervorbringt«, ist (Eschenmayer, in: Fichtner 1980, S. 38). Folglich studiert er den Einfluss von Sinnesreizung, Anschauung, Fantasie auf die Seelenkraft – im krank machenden wie im heilenden Sinn:

> Seinen [des Kranken, – K.-H. M.] Sinnen und der Phantasie werden Anschauungen aufgedrungen, die er als passiver Zuschauer beachten muß. Dann nöthigt man ihn zur eigenen Thätigkeit und übt endlich diejenigen Seelenvermögen besonders, die es am meisten bedürfen. Diese nach bestimmten Zwecken erregte Thätigkeit in den verschiednen Getrieben des Seelenorgans assimilirt sich allmählig die Kräfte, die ursprünglich gleichsam mit Gewalt durch die Stärke der Reizung geweckt wurden und stellt das Verhältnis in der Dynamik der Seele wieder her, von welchem der gesunde Menschenverstand abhängig ist. (1803; Fichtner 1980, S. 9)

Eine in Stufen vorgenommene Ordnung der Körper- und Seelenkräfte soll nach Johann Christian Reil so gefördert werden, dass schließlich der Geisteskranke seinen Geist vorzüglich wieder gebrauche:

> So gängeln wir den Kranken, von der untersten Stufe der Sinnlosigkeit, durch eine Kette von Seelenreizen, aufwärts zum vollen Vernunftgebrauch. Durch die ersten, rohen und körperlichen Eindrücke aufs Gemeingefühl wecken wir ihn aus seinem Taumel und nöthigen ihn zum Gehorsam. Die mechanischen, mit Bewegung verbundenen Beschäftigungen erhalten ihn gesund, bey Laune, gewöhnen ihn zur Ordnung und zerstreuen ihn durch ein leichtes Spiel der Seelenkräfte. In der Folge wird sein Geist vorzüglich in Anspruch genommen. (1803; Fichtner ebd.)

Johann Christian Reil wird Anfang des 19. Jahrhunderts eine der ersten beschäftigungstherapeutischen Werkstätten in der Psychiatrie Halles gründen, in denen der Ausübung bildnerischer Tätigkeiten, vorbehalten für die PatientInnen der mittleren Stände, eine wichtige heilsame Rolle zukommt.

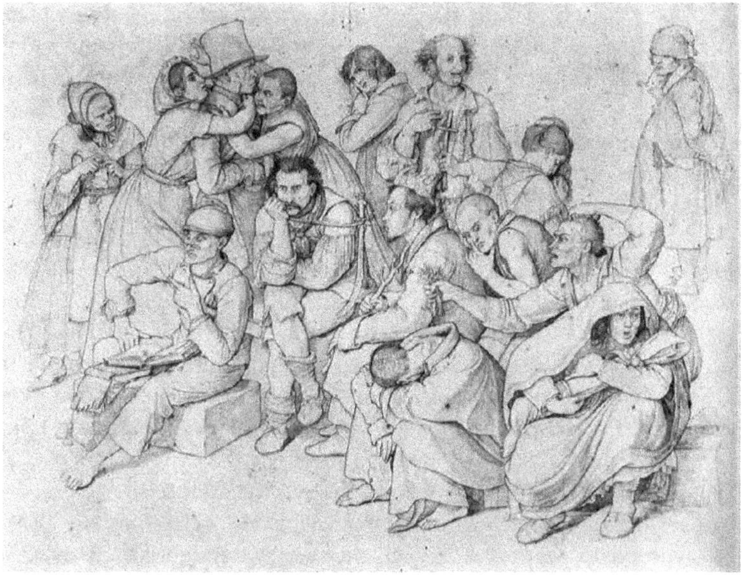

Abb. 27: Wilhelm Kaulbach (1805–1874), Das Narrenhaus

Exkurs: ›Moral Treatment‹ – Zu einer Beeinflussung der Leidenschaft durch Moral

Da der Kranke – so der Psychiater *Ernst Horn* (1774–1848) – in seinem Selbstbewusstsein gestört, aber auch, in Traumwelten fixiert, des sogenannten Gemeingefühls behoben ist; da er wenig gemeinschaftlich, sozial orientiert ist, schlagen die Psychiatrie-Chefärzte Reil (Halle) wie Pinel (Paris) vor, »zur Heilung des Wahnsinns … die Leidenschaften durch moralische Maximen« zu kanalisieren (zit. in: Günter 1989, S. 14). Zu diesem Zweck studieren sie Zeichnungen, Radierungen und Stiche, insbesondere deren berühmtestes, »Das Narrenhaus« von Wilhelm Kaulbach (1839), um vor allem die unterschiedlichen Formen krankmachender Leidenschaften unterscheiden zu lernen.

»Moral Treatment« wird wie in England die entsprechende therapeutische Technik benannt: Isolation (Unterwerfung unter den Willen des behandelnden Arztes; Zunahme der Besonnenheit), Wecken der Aufmerksamkeit durch starke Eindrücke, vorzüglich die spiegelartig-theatralische Demonstration der jeweiligen Verrücktheit (bildeindrückliche Sichtbarmachung), schließlich Übungen der Selbstdisziplin durch Beurteilen, Strafen, Beschäftigen und Arbeit. Hierdurch wird »eine sehr heilsame Neigung zu einer der individuellen Anlage und den Kräften des Irren entsprechenden Thätigkeit angeregt«, so die Hoffnung der Therapeuten (Schneider, 1824; zit. in Günter 1989, S. 19).

Streng organisatorisch, zeitlich und räumlich wie materialhaft wird die »Leidenschaft, ... der Grund des Wahns« reorganisiert (Johann Christian August Heinroth 1818; zit. in Fichtner 1980, S. 10): Man sorgt »für hinreichende Beschäftigung und Arbeit«, deren »Wirkungen ... in der Regel nützlicher und wohlthätiger (sind), wenn der Kranke sie ungern treibt, als wenn die Besorgung ihm Vergnügen gewährt« (Ernst Horn 1818; ebd. S. 10). Wenn seine Leidenschaften, seine Erregtheit nicht abklingen, hilft nur der ›Beruhigungsstuhl‹.

Im »Widerstreit der Kräfte«, im »Mißverhältnis der Gemütskräfte« wird »das gestörte Gleichgewicht« wiederhergestellt (Karl Wilhelm Ideler 1835; ebd. S. 13); selbst wenn »anatomische Veränderungen im Gehirne selbst« sich finden (Wilhelm Griesinger 1845; ebd. S. 14). Nach allen »Regeln der moralischen Behandlung« (Pinel 1801; ebd. S. 8) wird dynamisch-materialistisch (Reil), psychisch-abstrakt (Ideler), körperlich-zwangshaft (Horn) gegen die Seelenstörung (Jacobi), gegen die Gemütsstörung (Ideler) zu Felde gezogen.

Der psychische Organismus wird bei Reil betrachtet als »eine relative Totalität«, die sich selbst reizt, auf Reize reagiert, »also alles in sich haben und auch sich produzieren« vermöchte. Dieseswegs heißt die Frage der moralisch Behandelnden: »Wie gehen die psychischen Reizungen in die Totalität des Organismus, behufs der Heilung seiner Krankheiten über« (Reil 1807; ebd. S. 37)?

Da helfen offenbar auch mechanisch eingeleitete Maßnahmen, den aus dem Gleichgewicht gebrachten Menschen wieder in seinen alten austarierten Zustand zu versetzen. Mechanische Vorrichtungen wie die Cox'sche Schaukel werden von den Hausmeistern der Kliniken entworfen, um den psychisch aus dem Gleichgewicht gebrachten Patienten über physisch initiierte Gleichgewichtsveränderungen zu beeinflussen.

Mit hölzernen Lauftrommeln, Drehstühlen, Sturzbädern, vorgenommenen Duschen; mit eingeleitetem Erbrechen, vorsätzlichen Eiterungen der Haut, Zwangssitzen und -stehen, Exerzieren (vgl. G. Fichtner 1980) – so wird auf die Gemütsverfassung der psychisch

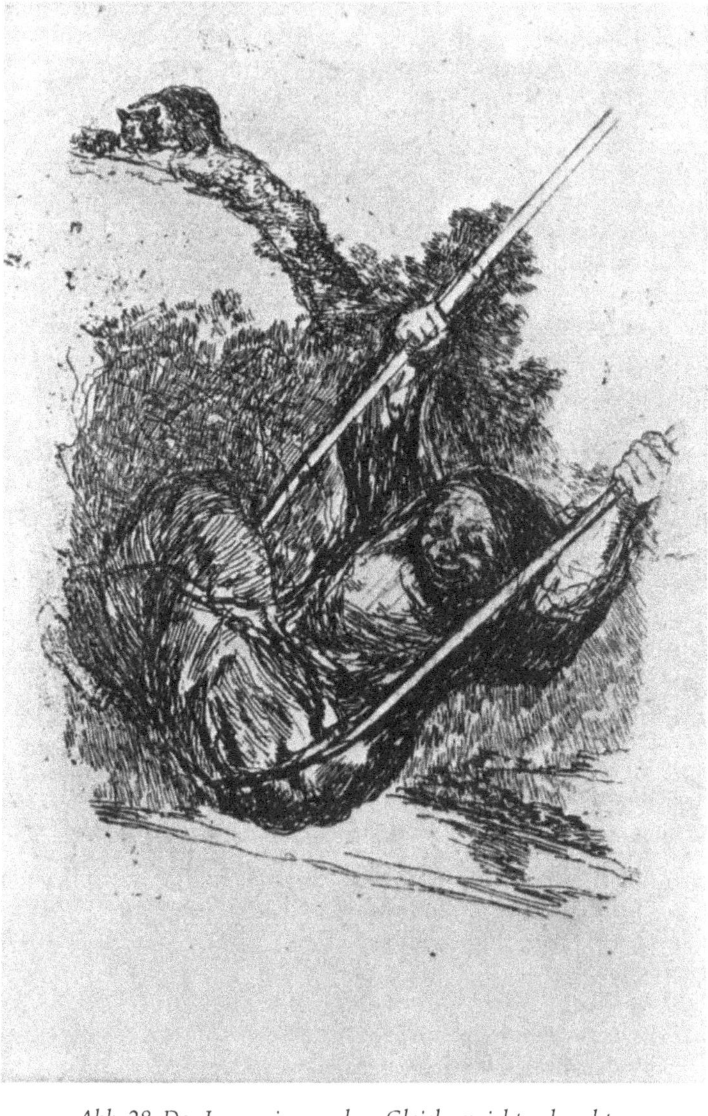

Abb. 28: Der Irre – ein aus dem Gleichgewicht gebrachter und versuchsweise wieder ins Lot gebrachter Patient – Cox' Schaukel (von engl. Cox' swing) war ein im 19. Jahrhundert verwendetes Gerät zur Therapie von Geisteskranken

Erkrankten Einfluss genommen. Im Mittelpunkt der kollektiv-moralischen Einflussnahme steht der »eigentliche Affect« des betroffenen Subjekts (so schon eine Württembergische Kabinettsorder vom 17.04.1749).

4.3 Auf dem Weg zu einer arbeits-, beschäftigungs- und maltherapeutischen Methode

Zeichnen, Malen, Gestalten: bei Johann Christoph Reil, dem Psychiater, werden sie unter den drei Gruppen psychischer Cur- und Heilmittel aufgezählt.

Gemeint ist mit solchen Cur- und Heilmethoden eine Art der Beschäftigungstherapie: »Anfangs beschäftigt man bloß den Körper, nachher auch die Seele. Man schreitet von Handarbeiten und Kunstarbeiten und von da zu Geistesarbeiten fort« (Reil, 1803; zit. in Günter 1989, S. 15). Hand-, Kunst- und Geistesarbeiten werden aufgezählt. Hierbei beginnt eine Differenzierung sich durchzusetzen, die zwischen Arbeits- und Beschäftigungstherapie, je nach Status des Patienten, selegiert. Wo auf der einen Seite

> zweckmäßige Beschäftigungen in verschlossenen freundlichen Gärten durch Pflanzen, Hacken, Graben oder auch im Hause, oder in den Arbeitszimmern durch Nähen, Sticken, Stricken, Federreißen, Teppichwirken, Sortieren von Münzen, ... Ordnen zerschnittener Landkarten, ... Ordnen verstreuter verworrener Gegenstände, zum Beispiel ... außen untereinander geschüttelter getrockneter Baumfrüchte, Hülsenfrüchte, Geldsorten u. s. w.

angeordnet sind; werden auf der anderen Seite »Zeichnen, Mahlen, Holz schneiden«, wird auch Unterricht in »Singen, in der Musik und in anderen Kunstfertigkeiten« betrieben (Schneider 1824; Reil 1803; vgl. Günter 1989, Kap. 2).

Was einerseits unter Beschäftigung bzw. Arbeit subsumiert, begriffen wird – Zeichnen, Malen fällt ob der ordnenden, regelhaften Tätigkeit darunter – wird auf der anderen Seite – so die Musik, der Tanz, das Privat-Schauspiel, die Deklamation u. a. m. – als den Geist erheiternd und zerstreuend subsumiert und beschrieben (vgl. Schneider 1824).

Also einerseits zweckmäßige, *nützliche Tätigkeit,* auf der anderen Seite *zweckmäßige Erholung* – und beides dient der moralischen Zurichtung unvernünftiger Leidenschaft; nimmt »Einfluß in den Zustand der Gesundheit des Menschen« (so schon der Arzt J. A. Unzer, 1769; vgl. Günter 1989, S. 12).

Reil meint, dass die von Kant definierte ›*bildende Kraft*‹, die den Organismus aufbaue, forme, ihm harmonisch-zweckmäßige Strukturen verleihe, »eine zweckmäßige Konspiration aller Teile zur Erhaltung des Ganzen« initiiere (zit. in: Sonntag 1989, S. 544; vgl. H. u. G. Böhme 1983, S. 235 f.). In der Annahme J. F. Blumenbachs (des Göttinger Anatomen), J. W. v. Goethes (des Naturphilosophen und -wissenschaftlers) wie Georges Cuviers (eines Leipziger Anatomen) gehe es um eine Art Form-, Bildungs- und Lebenskraft, welche vital die inneren Entwicklungsprinzipien, die komplex-organisatorische Reproduktion garantiere. Lebenskraft ist gemeint *als regulatives Prinzip,* das die organische Natur in ihrer eigentümlichen Bildung anleitet; das die Rahmenbedingungen körperhaften und seelischen Ausdrucks vorskizziert (vgl. Eschenmayer 1982, S. 190 ff.).

Die *Regulation der Leidenschaften mittels Bildern, mittels Musik* sucht – in der Tradition des Neuropathologen William Cullens (1712–1790) – auf die Erweckung der Lebenskraft einzuwirken; sieht tonale, optische Reizungen als Triebfeder an, welche reizwirkend »durch kräftige und langanhaltende Eindrücke« (Pinel, 1801) oder heilsam-zerstreuend »Einfluß auf das Heilgeschäft im Wahnsinn« nehmen (Reil 1803; Günter 1989, S. 15). Wie Reil sagt, können »Kunst- und Geistesarbeiten … den inneren Sinn in Thätigkeit setzen« (zit. in: Günter 1989, S. 21). Hierzu werden Ateliers, künstlerische Werkstätten, *drawing rooms,* Werkstätten für dekoratives Zeichnen und Malen installiert.[1]

Zu Beginn des 19. Jahrhunderts ist nur der kleinste Teil der psychotisch Erkrankten ärztlich versorgt. Eher herrscht philosophische Spekulation über das Bedürfnis der Irren (vgl. Dörner 1969; Herzog 1984). Zugunsten einer irrationalistischen Naturphilosophie, die bis heute für die Ganzheitskonzeption der Psychiatrie firmiert (vgl. Herzog 1984; Menzen 1991), sind naturwissenschaftliche zugunsten naturphilosophischer Konzepte ausgeblendet. Allenfalls herrscht alltagslogische (eher deklamatorische, kategoriale, moralische) Phänomenbeschreibung, auf Beobachtung beruhende Etiketten-Psychiatrie.

---

[1] Zur Geschichte der Malateliers in psychiatrischen Kliniken berichtet Michael Günter, 1989.

Wo hier eine Ärzteschaft sich anschickt, Krankheits-Einheiten zu definieren; zu skizzieren »eine Reihe von Krankheitsbildern« (Kraepelin) mit dem Ziel »einer umfassenden, sich streng an die Erfahrung haltenden Stoffsammlung« (Kraepelin); werden da Arbeits- und Beschäftigungstherapie, werden Ateliers, künstlerische Werkstätten installiert: Tischlern, Schnitzen, Brennen, Zeichnen, Modellieren, Weben, Fotografieren kompensieren, was bloß kategoriale Etikette diskutiert. In den Anfängen der Werktherapie steht das »unauffällige Üben ausgefallener Funktionen auf geistigem wie auf körperlichem Gebiet« (Breddels 1971; vgl. Menzen 1988). Nur allmählich konstellieren sich die therapeutischen Formen.

Im Laufe des 19. Jahrhunderts erhält die *Beschäftigungstherapie* ihre Aufgabe in der Behandlung der Erkrankungen und Verletzungen des Stütz- und Bewegungssystems. Die *Ergotherapie* konzentriert sich zunehmend auf alle geschädigten Formen körperlicher und geistiger Aktivitäten. Als *Arbeitstherapie* betont sie ein produktzentriertes, leistungsorientiertes, arbeitssituatives Ziel. Solche Entwicklung, Differenzierung der verschiedenen Therapieformen versteht sich auf der Folie der entwickelten Produktivkraft-, Produktionsmittel-, Produktionsverhältnisse. »Der Mensch, auch der sogenannte Geisteskranke, ist keine lebendige Maschine«, kommentiert hiergegen Wilhelm Griesinger. Und er skizziert, was krankheitsverursachend zu kompensieren wäre: »Die Seelenkräfte der menschlichen Natur, die gesunden Gemütsregungen, müssen an diesen Kranken gehegt und gepflegt werden, müssen zur Geltung kommen und sich betätigen können« (vgl. Griesinger 1871, S. 288).

Die Geschichte der Beschäftigungs-, Ergo-, Arbeitstherapie teilt sich in unterschiedliche Zielsetzungen, Formen der Behandlung: Im Falle von Schädigung, Krankheit oder Behinderung sind die Maßnahmen auf zweckgebundene oder zweckfreie Kompensationsmaßnahmen aus – sie orientieren sich an *arbeitsam-zweckgebundenen* oder aber *zweckfreien, individuell angemessenen* Hinsichten. Die heilhilfsberuflichen Zwecksetzungen gelten in der Regel bis in die Zeit der Restitution, wollen sowohl allgemein abverlangte arbeitsorientierte Fähigkeiten wie individuell orientierte Bedürfnislagen kompensieren, rehabilitieren, rekonstituieren.

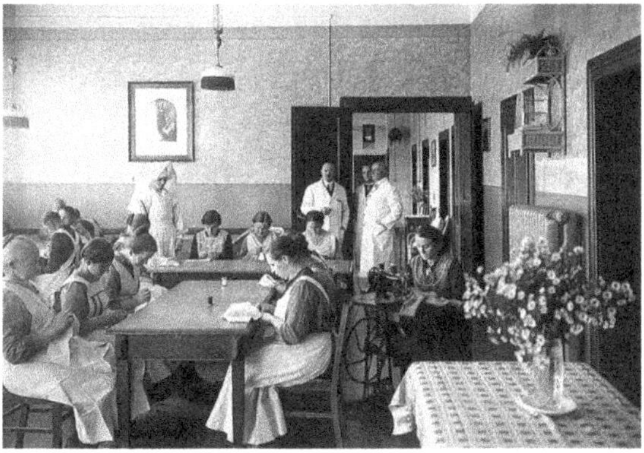

Abb. 29: Visite während der Arbeitstherapie, Klinik Lippstadt, 1900

Exkurs: Kunsttherapie zwischen Arbeits- und Beschäftigungstherapie

Seit dem frühen 19. Jahrhundert – wir sahen es bei Reil und Pinel – werden künstlerisch-bildnerische Therapieformen ins Spiel gebracht: Sie siedeln sich an zwischen Arbeits- und Beschäftigungstherapie, orientieren sich material- und gestaltungsgebunden. Sie sind an unterschiedlichsten Patienten, Stände-Gruppen orientiert, wollen handwerklich beim gemeinen Volk, künstlerisch bei Privatpatienten sein: Um die Jahrhundertwende wird beklagt, »daß es größere Schwierigkeiten bei Privatpatienten gebe, sie zu einer Arbeitstherapie zu bringen, als dies bei Patienten der öffentlichen Anstalten der Fall wäre« (Günter 1989, S. 25). In dieser Schwierigkeit befindet sich beispielsweise die Geschäftsführung des Klinikbetriebs Lippstadt, die wie viele andere europäischen Kliniken in ihren arbeits- und beschäftigungstherapeutischen Abteilungen auch künstlerische Angebote vorhält.

Ateliers, künstlerische Werkstätten werden vornehmlich in Privatkliniken organisiert (vgl. Bresler 1911):

Psychotischen der gebildeten Stände … eine Beschäftigung zu geben, die ihrer gewohnten Tätigkeit auch nur im entferntesten verwandt wäre, gehört ja für gewöhnlich zu den Unmöglichkeiten und wäre vielleicht nicht einmal wünschenswert, da sie ja zum übergroßen Teil geistig tätig sind, es ist also vielfach zu allererst notwendig, ihnen den Gedanken körperlicher Beschäftigung plausibel zu machen, was sich meistens als recht schwer erweist, da der größte Teil der Kranken eine erklärliche Abneigung dagegen hat ... Immerhin zeigt sich auch da, daß dem größeren Teil von ihnen, selbst bei vorhandener Neigung, die Möglichkeit fehlt, sich an Arbeiten zu gewöhnen, die eine gewisse handwerkliche Geschicklichkeit und Anlernung erfordern, wie Schreinerei und so weiter ... *Beschäftigungen ... wie Malen, Zeichnen, Modellieren, Musik, Photographie,* Turnspiele und so weiter ... [werden] *als Aushilfe* ... herangezogen. (Bresler 1912; zit. in: Günter 1989, S. 26)

Die Beschäftigung in den Ateliers, in den künstlerischen Werkstätten ergibt sich als klassenspezifische; schuldet der klassenmäßigen Zweiteilung der Gesellschaft ihr Konzept. Arbeiter und Handwerker, die psychisch schwer erkranken, werden aufs Feld beordert, Angehörige der oberen Stände diskutieren in den dafür hergerichteten Salons; und diejenigen des Mittelstandes – sie zeichnen und malen in den neuen Ateliers im Rahmen der Beschäftigungstherapie. Das Gros der PatientInnen aber wird noch über Jahrzehnte handwerklich beschäftigt werden.

Zusammenfassung: Veränderungen in 200 Jahren psychiatrischer Theorie und Praxis

Die psychiatrische Theorie des psychotisch Erkrankten wie die Umgangsform mit ihm haben seit diesen frühen Jahren der Psychiatrie, die erst Anfang 1800 zu ihrem Namen und zu ihrer Bestimmung kommt, eine Wandlung durchgemacht, wovon die sich früh abzeichnende, noch im Rahmen einer Beschäftigungstherapie versuchsweise getätigte kunst- und gestaltungstherapeutische Praxis profitiert.

Von dem Wandel in dem Verständnis des psychotisch erkrankten Menschen mittelbar betroffen ist ein grundlegendes Konzept, das auf das des Psychiaters Pinel zurückgreift. Dieser hatte die psychiatrisch augenfälligsten Erkrankungen als ›maladies mentales‹ bezeichnet, worauf die folgende Generation von Psychiatrie-Ärzten sich beruft: Der Psychiater Kraepelin, der Ende des 19. Jahrhunderts eine schubhaft erfolgende Veränderung schizophrener Persönlichkeit anzeigte; der Psychiater Bleuler, der zu Beginn unseres Jahrhunderts von Zersplitterung, Spaltung, Spaltungsirresein sprach; beide umrissen in der Folge eines (wie oben dargelegt) beschreibenden, biologisch etikettierenden Denkens einen identitätsgestörten (ich-gestörten), depersonalisierten (verfremdeten), derealisierten (irreal-begreifenden), wahnvorstellungshaft-ausgelieferten, gefühlsautistischen, bindungsunfähigen Menschen – wie er heute im europäischen Kulturkreis nicht nur krankheitsbildhaft, sondern allgemein (und nicht stigmatisiert) anzutreffen ist.

Das Bild des psychotischen Menschen hat sich zwar deskriptiv erhalten, ist dennoch überkommen im Lauf der Zeit. Entsprechend irritiert ist die Behandlungsform, Umgangsweise mit diesen Menschen. Sie hat sich im Laufe der letzten Jahrzehnte differenziert und unterliegt einem kulturkritischen Wandel. Sie setzt sich mit dem räumlichen, zeitlichen Vermögen dieser Patienten auseinander (vgl. Menzen 1990, S. 237 f.) – und stellt fest, dass die raum-zeitlichen Bezüge als »leer, tot und wesenlos« bezeichnet werden (Fuchs 2015, S. 149) und sich in den Wahrnehmungsäußerungen der Betroffenen entsprechend ein Mangel an Beziehungsnahme kundtut, der mit einem »Verlust der sympathetischen Kommunikation mit der Welt« einhergeht (ebd.). Sinapius & de Smit (2010) betonen entsprechend, dass »das Bild … seine Bedeutung als Kommunikat im Kontext einer individuellen Beziehung [hat]« (S. 25) und der Beziehungsaspekt in Diagnostik und Umgang mit den betroffenen Menschen eine wesentliche Rolle spielt.

Die neuere Sicht auf das Phänomen der psychotischen Erkrankung stellt fest, dass die gestörten Bezugnahmen, Beziehungsaufnahmen des Erkrankten zu seinem Versuch führen, alte alltagskulturelle-religiöse-biografisch erinnerbare Bindungssicherheiten wieder aufzunehmen, auch wenn ihn dieser Versuch isoliert. Die neuere Sicht auf das Phänomen stellt fest, dass die traditionellen Isolationsmaßnahmen endlich überholt, als unwissenschaftlich bezeichnet sind.

Darüber hinaus haben Kunst- und Gestaltungstherapie der letzten Jahrzehnte gelernt, den geistig behinderten von dem geistig erkrankten Ausdruck des Menschen zu unterscheiden; haben auch gelernt, kulturkritisch und -übergreifend jenseits einer Normalitätsdefinition die Irritationen des modernen Menschen zu begreifen. Sie sind nunmehr dabei, ästhetisch-bildnerisch und gestaltend im Auftrag zu sein: da wo Weltaneignung und -erfahrung gestört sind, diese zu vermitteln. Wir haben gesehen, wie der Neuropsychiater Norbert Andersch (2014) von mentalen Kulturräumen spricht, von inneren, sozusagen sicheren Orten (religiösen, literarischen, biografischen etc.), von ästhetischen Konfigurationen in der Sicht der Bildtherapeuten, an denen sich die Betroffenen imaginativ aufhalten, an das mental noch Habbare, das Vertraute, woran die Bildarbeit anknüpfen kann.

4.4 Förderkonzepte ästhetischer Erziehung geistig behinderter und mental erkrankter Menschen

Wie Theunissen (1989) schreibt, hat es in der Geschichte der psychiatrischen Versorgung die verschiedensten Bezeichnungen für den betreuten Personenkreis gegeben: zum Beispiel »Idioten, Besessene, Mißgestalten, Blöde, Krüppel, Mondkälber, Narren, Kretins, Tolle, Wechselbälger, Fallsüchtige« u. s. w. Hiernach scheint es unmöglich zu sein, vom heutigen Standpunkt aus eine genaue Differenzierung auszumachen. Wohl aber, so Theunissen, gibt es genaue Beschreibungen des Adressatenteils, Beschreibungen über den Umgang mit diesen Menschen. Die Zucht-, Korrektions-, Verwahrungs-, Versorgungs-, Arbeits-, Waisen-, Findel-, Fremden-, Narren- und Tollhäuser der Zeit um 1800 suchen ihre Internierungsmaßnahmen zunehmend unter merkantilistischen Hinsichten vorzunehmen (vgl. Dörner 1975).

Klaus Dörner nimmt in seinem Buch ›Bürger und Irre‹ an, dass die Selbstverständlichkeit der Akzeptanz von Zwangsmaßnahmen für einen Teil des Volkes eine Art der Erfüllung der tradierten Vernunftordnung, der Arbeitsmoral war. Dieser Teil der Gesellschaft stellte selbst eine Art von Anstalt dar, deren Insassen in großem Maßstab von den herkömmlichen Autoritäten staatlicher und kirchlicher Provenienz abhängig waren.

Die autoritären Zwangsmaßnahmen deckten sich zunehmend mit den Erfordernissen von Tugendhaftigkeit, Arbeitsamkeit, wie wir sie aus der Zeit des ausgehenden 18. Jahrhunderts in der Form der moralischen Belehrung, Erziehung, des ›moral treatment‹ der Kranken überkommen wissen. Mit den Zucht- und Waisenhäusern, mit den Arbeits- und bedingt: Klinikanstalten wurden neu einzuführende Manufakturen verknüpft. Solche merkantilistische Interessensverknüpfung ist die Vorstufe zu einem zukünftigen freien Markt, in welchem privatwirtschaftliche Tätigkeit höchstes Interesse beansprucht. Die philanthropisch-humanitäre Kritik an der merkantilistischen Zwangsarbeit, an den hiermit verbundenen ausgrenzenden Institutionen bereitet sich auf die Erfordernis einer groß angelegten Industrialisierung vor; findet sich ökonomisch allerdings erst bestätigt in der Mitte des folgenden Jahrhunderts. Die verspätete ökonomische Entwicklung ist die Folge der kleinstaatlichen Zersplitterung.

Die Zucht-, Korrektions- oder Arbeitshäuser erhalten aus erklärlichen Gründen einen ökonomischen Stellenwert: Sie sind quasi Auffanginstitutionen einer sich auflösenden Gesellschaft von Ständen; fangen jene auf, welche im Sinne des neuen Systems nicht sozial einzuordnen, moralisch-vernünftig ohne Zwangsmaßnahmen nicht zu korrigieren sind. Wir können im Nachhinein nachvollziehen, wie der Moralbegriff der Zeit im Sinne Kants vergemeinschaftet, sich der privat-psychischen Ausdruckshaftigkeit entzieht und sich zu ersten kommunalen Interessenshinsichten von Betreuung, Fürsorge, Rehabilitation oder Heilung verdichtet. Die ökonomische Spezifizierung fordert gleichermaßen innen-, bildungs-, gesundheitspolitische Spezifizierungen ein; sucht den lernschwachen vom idiotischen, vom kriminellen Menschen zu separieren (vgl. dazu Foucaults »Die Geburt der Klinik«).

Bis zu diesem Zeitpunkt bilden die Armen-, Zucht- oder Aufbewahrungshäuser jenen unspezifischen Ort, welcher geradezu einer aufgeklärten Pädagogen- und Medizinerschaft harrt, die philanthropisch, d.h. ›menschenfreundlich‹ im Sinne der Zeit, wie Basedow, Campe, Pinel oder Reil, versucht, aufklärerisch zu wirken.

Michel Foucault (1969) hat in seinem Buch ›Wahnsinn und Gesellschaft‹ die der gesellschaftlich aufklärerischen Ordnung geschuldete Unspezifität des Anstaltswesens aufgedeckt. Er beschreibt angesichts einer zunehmend industriell orientierten Gesellschaft den Versuch, die in den Anstalten Eingelieferten nach den Gründen ihrer Einlieferung zu unterscheiden:

- die kriminellen Akte
- die deliranten Handlungen
- die Nervenleiden
- die geistigen Erkrankungen
- die Arten von Nervenfieber
- die Hypochondrien und Hysterien

Und er beschreibt, wie sich die *Hysterie* als eine Art pathologisch allgemeiner Bild-Vorstellung durchsetzt und auf alle Phänomene übertragen wird (vgl. Kap./Exkurs 6.1).

Johann Christoph Reil, der Chefarzt in Halle trennt in ›hoffnungslose‹, ›unheilbare‹, ›heilbare‹ Fälle (1803); was sich aber kaum in differenzierten Anstaltstypen dokumentiert.

Zu Beginn des 19. Jahrhunderts werden entweder diagnostisch-spekulativ im Sinne der tradierten Gleichgewichtslehre (›Mißverhältnis der Gemüthskräfte‹; Ideler), oder biologisch-destruktiv im Sinne einer noch unverstandenen neurologischen Zuständlichkeit (›Irritationszustand des Gehirns‹; Griesinger) die Behinderungen – Schädigungen – Krankheiten bestimmt.

Da ist die Schrift des Psychiaters Johann Christian Reil (1803) wie ein Signal: Sie folgt dem französischen Chefarzt Philippe Pinel, der Ende des 18. Jahrhunderts zum ersten Mal die psychiatrisch Auffälligen in seiner ›Medizinisch-philosophischen Abhandlung über das Verrücktsein‹ (1790) als geistesgestört beschreibt. In der Folge sind es Ärzte wie Wilhelm Griesinger (1817–1868), die sich im Laufe des 19. Jahrhunderts bemühen zu spezifizieren, die versuchen, die ›Gehirnerkrankung‹ und den ›psychischen Schwächezustand‹ genauer zu diagnostizieren. Sie scheinen jedoch nicht davor gefeit, in die gängige Praxis irrenärztlich-moralischer, d.h. von Aufklärung und Restauration diktierter Tableau-Zuordnung zurückzufallen (vgl. Herzog 1984).

Diagnostisch bestimmend bleibt die Herbartsche Ich-, Vorstellungstheorie mit ihrer regulativen Hinsicht der Affekte: Diese werden ggfs. als erregt, abwegig, krankhaft u.a.m. beschrieben. Solche Vorstellungslehre eines angemessenen bzw. unangemessenen Verhaltens tradiert sich ökonomisch-regulativ bis ins 20. Jahrhundert. Gunter Herzog (1984) hat diesen unseligen Irrweg einer frühen Ich-Psychologie, einer etikettierenden Ich-Störungsdiagnostik in den Konzepten des Behinderten- und Psychiatriewesens beschrieben. Der Londoner Neuropsychiater Norbert Andersch (2014) findet sie in den noch immer etikettierenden Diagnostiktableaus des ICD-10 und DSM-V gegen alle Einsicht unangebracht. Angesichts der ästhetisch-biographisch geprägten Muster geht er davon aus, dass sich übermäßig belastete Menschen im Fall der psychiatrisch auffällig werdenden Erkrankung in »mentale Funktionsräume« flüchten (Andersch 2014, S. 42), vorübergehend sich in die gewohnten je individuell geprägten Resonanzräume ihrer Sozialisation begeben, die sie gegebenenfalls wie Netze auffangen (vgl. Andersch 2014, S. 199).

Für den Neuropsychiater Andersch sind diese mentalen Funktionsräume – in der Sprache der Bild-Therapeuten könnte man sie auch ›ästhetische Konfigurationsräume‹ nennen – für jeden Menschen in psychisch belastenden Situationen überlebenswichtig. Wir flüchten uns alle, sagt er, in mythische, religiöse, rationale Sphären, in denen wir uns sicher fühlen, sozusagen zuhause sind – falls wir schwer belastet sind. Und wenn wir in der Rolle der Diagnostizierenden oder Therapierenden sind, sagt der Neuropsychiater, sollten wir bereit sein zur »Anerkennung symbolbasierter mentaler Funktionsebenen«, sollten diese »Grundlage des Nebeneinanders unterschiedlicher Existenzweisen« akzeptieren und uns des Korsetts lebenslang stigmatisierender Diagnose-Schemata begeben (Andersch 2014, S. 205).

Von solchen diagnostischen Zugeständnissen an die Übergänge zwischen normaler und kranker Befindlichkeit ist das beginnende 19. Jahrhundert noch weit entfernt, obwohl die Ärzteschaft ahnt, dass die Etikettierung der Krankheitssymptomatik nicht weiterführt. Sie sucht nach einer Beschreibungslehre, die der humanistisch-philanthropischen Sicht auf den Menschen, der der erste Chefarzt der Pariser Salpétrière, Philippe Pinel, unbedingt anhängt, entspricht. Man findet diese Beschreibungsform schließlich in der Kunst. Es ist die Aufforderung eines Arztes namens *Johann Georg Zimmermann*, der in seinem Traktat ›Von der Erfahrung der Arztkunst‹ (1763/64) auffordert, »die Krankheit wie ein Portrait in Relief, Leidensform, Gestik, Haltung, Worten und Klagen widerzugeben« (Zimmermann 1763/64, S. 128; vgl. Foucault 1973, S. 32).

Die werk- und beschäftigungstherapeutischen Maßnahmen des beginnenden 19. Jahrhunderts, speziell die Zeichen- und Maltherapie, erhalten in der Folge der Zimmermann'schen Aufforderung und im legitimierenden Rückgriff auf Schellingsche wie Schillersche Ästhetik-Entwürfe von der menschlichen Natur einen bevorzugten Platz. Diese Tätigkeiten sollen, wie der Chefarzt Reil in Halle sagt, »den inneren Sinn … beschäftigen«, aber gleichzeitig auch »nützlich« sein (vgl. Günter 1989, S. 20–21). Das Letztere ist man der zunehmenden Ökonomisierung schuldig.

Im Sinne der Nützlichkeit wird deutlich zwischen den Patientengruppen unterschieden: Wir sahen, wie zwischen gehobeneren und unteren Schichten in der Zuweisung solcher Arbeiten unterschieden wird. Wir können auch geschlechtsspezifische, weibliche und männliche Orientierungen wie berufsständische unterscheiden: »feine weibliche Arbeiten wie Stricken, Blumen Machen, Malen etc.« (Mahir 1846) werden so zitiert wie der stolze Bericht über »einige ausgezeichnete Künstler« (Pinel 1801; vgl. Günter 1989, Kap. 2). Man versucht, der Eigenart des sogenannten Rekonvaleszenten solchermaßen entgegenzukommen, dass in der *Entscheidung für Hand-, Kunst- oder Geistesarbeiten* die Devise lautet: dass »der Kranke in der Cur fortschreitet« (Reil 1803; vgl. Günter 1989). Eigenarten des Rekonvaleszenten werden im Rahmen einer regelmäßig zu erbringenden und den Kranken zur Vernunft bringenden Beschäftigung durchaus berücksichtigt.

Der Rehabilitation förderlich scheinen solche Arbeiten zu sein, die auf Eingliederung in das Arbeitsleben zielen: 1847 werden von dem Psychiater Brigham sogar sogenannte nützliche, ersichtlich auf Rehabilitation hinzielende manuelle Arbeiten wie Kleider-Herstellen, Schneidern, Kunsttischlerarbeiten, Spielzeug-Herstellen, Korb-Flechten, Drucken und Buchbinden, schulische Übungen etc. empfohlen (vgl. Günter 1989, S. 18). Spezifisch künstlerische Tätigkeiten werden durchweg neben den zweckmäßig-berufsbezogenen in zerstreuender, anregender, beruhigender Absicht verordnet (vgl. Bresler 1912; Genge 1912; vgl. Günter 1989, S. 24).

Im Sinne einer allzu auf das Arbeitsleben bezogenen Rehabilitierung gibt es durchaus warnende Stimmen. Griesinger warnt in seinem Lehrbuch:

> Wenn aber einerseits die Kranken von einem unsteten Durchprobieren aller möglichen Beschäftigungsarten abzuhalten sind, so ist noch mehr jeder Charakter einer fabrikmäßigen oder gar eines bloß die pekuniären Vorteile der Anstalt berücksichtigenden Geschäftsbetriebs fernzuhalten. Die Genesung oder Besserung der Kranken muß die einsichtige Rücksicht der Arbeit sein. (1861; vgl. Herzog 1984, S. 86 u.147 f.; Schmiedebach 1989, S. 265 f.)

4.5 Ansätze einer speziell heilpädagogisch orientierten Kunsttherapie

Es darf schon als eine Art von Revolution in der Psychiatriegeschichte angesehen sein, dass um die Mitte des 19. Jahrhunderts eine Differenzierung zwischen geistig erkrankten und geistig behinderten Menschen vorgenommen wird. Aber es braucht 150 Jahre, bis die europäischen Gesellschaften gelernt haben, die Phänomene des psychotischen, geistig behinderten, teilfunktionsgestörten Verhaltens zu differenzieren. Und entsprechend hat die Kunst- und Gestaltungstherapie, haben der beschäftigungs- wie ergotherapeutische, hat auch der heilpädagogisch Praktizierende in den Einrichtungen der Rehabilitation gelernt, differenzierend mit ästhetisch-bildnerischen, praktisch-therapeutischen und pädagogischen Zielsetzungen der Förderung umzugehen. In der Folge sollen schlaglichtartig diese Fortschritte, die differenzierenden Hinsichten und was sich aus ihnen ergibt, genannt sein.

Der Fortschritt beginnt um 1850. Wo es einerseits heißt: »er gibt durch Zeichen zu verstehen, wenn er etwas versteht« (1847; vgl. Menzen 1990, S. 269), da sprechen die ersten Heilpädagogen J. D. und G. Georgens und H. M. Deinhardt schon davon, dass »eine schlechthin abgesonderte Erziehung der idiotischen Kinder unzulässig« sei und generell »eine Gesundenabteilung neben der Krankenabteilung notwendig« sei. Den sogenannten »Entartungen« könne in jedem Fall »mit pädagogischen Mitteln entgegengewirkt werden«, und es käme nur darauf an, dass die Pädagogen die »Wirkmittel ausreichend« kennen und »ihre notwendigen Modifikationen« zu bestimmen in der Lage seien (1858, S. 34f.).

Die Autoren, Theoretiker, Praktiker, die 1856 eines der ersten künstlerisch-therapeutischen Ateliers in der Nähe Wiens begründen, sprechen von »einer besonderen pädagogischen Behandlung, an welcher der Arzt teilhat« (1858). Im Rekurs auf Friedrich Schiller geht es ihnen um »die Berücksichtigung aller vorhandenen Bedürfnisse, die Entwicklung und Formierung aller vorhandenen Kräfte, die harmonische Ausbildung des Menschen«; was ihnen heißt, sowohl die »Genußfähigkeit« wie die »Arbeitsfähigkeit« des behinderten Menschen anzuregen, gegebenenfalls zu garantieren. (1863, S. 414; 420) Die Autoren betonen, dass es ihnen um eine *»ästhetische Erziehung«* geht; diese sei »mit der wahrhaft naturgemäßen Erziehung gleichbedeutend«. Und wie Schiller konzipieren sie ein Erziehungsziel, in dem es darum geht, die Fähigkeit des Menschen »allseitig zu entwickeln und harmonisch ins Spiel zu bringen, die Genußfähigkeit in die Arbeitsfähigkeit und die letztere ... als Darstellungs- und Herstellungsvermögen« (1861, S. 167).

In kantischer Tradition leitet der Gedanke ›sittlicher Gemeinschaftsfähigkeit‹ an: In welchem nicht nur »Wahrnehmungs- und Beobachtungsfähigkeit«, »Zusammenwirken und Zusammengreifen der Sinne und der Bewegungsorgane«, »Vorstellungsvermögen und Kombinationsfähigkeit«, sondern auch *»ästhetisches Darstellungsvermögen« angeregt und entfaltet* werden und hiermit verbunden: der angesprochene »Gemeinschaftssinn« (1858; vgl. Menzen 1990, S. 269f.).

Was in dem Konzept Deinhardts und Georgens' erstaunt, ist die Differenziertheit, mit der *die ästhetische Tätigkeit als »notwendiges Heilmittel«* (1863, S. 363) apostrophiert wird; mit der in der Art Piaget'scher assimilatorisch-akkomodatorischer Entwicklungsstufigkeit diese ästhetische Tätigkeit spezifiziert, konkretisiert wird. Die Autoren dieses Konzepts, die die ersten mit bildnerischen Mitteln arbeitenden Ateliers für behinderte Menschen in Baden und Liesing bei Wien betreiben, wissen um den Schiller'schen Appell, seinen Anspruch an die Kunst, mit bildnerischen Mitteln das Humane im Menschen zu fördern. Sie haben offenbar, wenn wir uns ihre Förderprogramme basal-sinneshafter und rollenspielerischer Art anschauen, begriffen, dass Menschen mit Behinderung in der sinnlich-konkreten Wahrnehmungsrezeption förderbar sind und darüber hinaus des Begreifens von Zusammenhängen ermangeln (1. *Wahrnehmen:* Anschauen-Greifen-Tasten/Fühlen etc.; 2. *Vergleichen:* beispielsweise Farbe zu Farbe auf einen Haufen legen; 3. *Verallgemeinern:* heißt hier, ein Zusammenwirken von Sinnen und Bewegungsorganen zu erreichen, sodass das synthetisierende Vorstellungsvermögen und die Kombinationsfähigkeit herausgefordert sind, den erforderten Zusammenhang herzustellen). 90 Jahre später versucht ein klinisch interessierter und beobachtender Kunsttheoretiker, Ernst Cassirer, die Form solcher Beeinträchtigungen zu erklären.

In der ersten Hälfte des 20. Jahrhunderts wird Ernst Cassirer in Replik auf seinen bei dem Gestaltforscher Gelb in Frankfurt a. M. klinisch forschenden Neffen Kurt Goldstein die sich nicht herstellen wollenden Korrelationen der physischen Sinnesreize/-signale der physischen Welt und ihrer symbolhaften Bedeutungsmuster der psychosozialen Welt bei Patienten kennen lernen (vgl. Cassirer, 1944). Er wird sich in der Folge besonders mit der Fähigkeit kategorialer Musterbildung beschäftigen, welche die Objekte aufgrund von deren Gemeinsamkeiten zusammenzufassen – oder im Fall der Erkrankung: nicht zusammenzufassen vermag.

Er wird besonders das musterbildende Integral der Sinneserfahrung in den Mittelpunkt seiner Betrachtungen stellen und abschließend zur Debatte stellen, ob ein Teil der Menschen mit Behinderungen zu dieser »congruency between different parts of space« (ders. 1944, S. 2), zu einer Art der kategorialen Musterbildung überhaupt in der Lage ist. In seinem Beitrag »Zur Pathologie des Symbolbewusstseins« (ders. 1929/1954/1975, S. 238 f.) beschreibt er den optisch- und taktil-agnostischen (also visuell und haptisch- berührungshaft nicht bedeutungsmächtigen) Menschen, der die »Bedeutung [des Gegenstandes – Anm. d. A.] nur an einem einzelnen Merkmal, an einem ›diagnostischen Zeichen‹ erraten hatte, ohne irgendein optisches Gesamtbild von ihm als einem gegliederten Ganzen zu besitzen. So wurde z. B. in einzelnen Fällen ein Bild zutreffend als Darstellung eines bestimmten Tieres angegeben, aber es gelang … nicht, die Kopf- oder Schwanzseite richtig zu bezeichnen.« Im Fortgang resümiert der Autor, dass es sich hier »um eine charakteristische Störung im Bereich der Bedeutungserlebnisse« handele (ders. 1929/1954/1975, S. 272–273). Er zitiert auf der Suche nach wissenschaftlicher Begründung den Wahrnehmungsforscher v. Stauffenberg (1914), der davon spricht, dass es sich einerseits um »eine Störung in der zentralen Verarbeitung der groben optischen Eindrücke [handele], so dass die feinere Formgestaltung nicht … zustande kommen kann«; dass es sich andererseits »um eine Allgemeinschädigung des Vorstellungsvermögens« handele, »so dass die mehr oder minder unvollständigen optisch-formalen Elemente diese [Anm.: hier sind »die alten Reizkomplexe« gemeint] nicht mehr zum Mitschwingen bringen« (ders. 1928/1954/1975, S. 276). Es ist besonders die neurophysiologische Begründung der beiden Gestaltforscher A. Gelb und K. Goldstein (1918), die Ernst Cassirer in der Begutachtung der vorliegenden Unvermögen, Wort- und Bild-Gestalten zu erfassen, zu dem Urteil kommen lässt, dass es in den beobachteten Fällen mentaler Beeinträchtigung den Betroffenen nicht gelinge, »alle Einzelwahrnehmungen in einer Art ideeller Sinn-Einheit« zu erfassen (ders. 1929/1954/1975, S. 278).

Fassen wir zusammen, was uns Ernst Cassirer (1929/1954/1975, S. 238 f.) in seiner »Pathologie des Symbolbewusstseins« über die speziellen neuronalen Zustände, über die Ausdrücke des mental eingeschränkten und in Folge behinderten Menschen, auch über seine bildnerischen Ausdrücke, sagt:

1. Bei mental-kognitiven Beeinträchtigungen und symptomatisch vorliegenden Störungen der Wahrnehmung und Darstellung gilt seinen Beobachtungen zufolge Folgendes:

- entweder ist die Erkenntnisleistung des Details gestört (Agnosie = Bedeutungsverlust),
- oder die Erkenntnis-/Ausdrucksleistung des Zusammenhangs, des syntaktischen Gefüges ist gestört (Agrammatismus/Aphasie = Störung der Sprachproduktion).

D. h. in jedem Fall handelt es sich nicht um Störungen des assoziativen Denkens, sondern um solche der Einzelwahrnehmung und/oder des logisch-schlussfolgernden, des in Zusammenhang bringenden Denkens. »With me it's all in bits«; »I could see the bits, but I could not see any relation between them«; »I have to jump like a man who jumps from one thing to the next«; »I could not get the general idea« – zitiert er einen Patienten.

2. Bei kinästhetisch-taktilen Beeinträchtigungen und symptomatisch vorliegenden Raum-Körper-Störungen gilt seinen Beobachtungen nach Folgendes:

- Entweder ist die Markierung des Einzelgegenstandes in der Gesamtheit des Raum-Körper-Gefühls gestört (Tisch/Stuhl-Raum; Bein/Arm-Körper),
- oder die Vorstellung des Gesamtraums und das Gefühl für die Gesamtlage des Körpers im Raum ist gestört (Folge: Apraxie = Handlungsstörung).

D.h. in jedem Fall handelt es sich darum, dass der Raum, der Körper nicht »schematisch-übersetzt« werden können, d.h. nicht in einer Zeichnung entworfen, nicht in einer Skizze eingetragen werden können – ohne dass der Betroffene den Zusammenhang erraten muss. Die Einzelaspekte werden zwar gegebenenfalls bildlich gut dargestellt, aber deren Integration gelingt nicht. Der Betroffene bringt keine schematische Darstellung reiner Lagebeziehungen zustande.

Nach einhundert Jahren systematischer Erfassung und Förderung behinderter Menschen scheint es Ernst Cassirer gelungen zu sein, eine Erklärung für die defizitär ausgebildete Wahrnehmungs-, Bildmuster-Erfassung zu finden. Und ganz in dessen Sinn stellt ein neurologisch geschulter Arzt fest, dass »die Schwierigkeit, Reize nach Wichtigkeit zu selektieren, … zu einer Reizüberflutung und zu einem Zusammenbruch der verarbeitenden Instanzen führen kann.« Und er erklärt es damit, dass »manchmal … bestimmte Reizmodalitäten über- oder unterbewertet zu werden (scheinen) …, dass optische Reize plötzlich ihre Gestalt oder Intensitäten wechseln, dass also keine ausreichende Konstanz erlebt wird. Auch die Koppelung zwischen Wahrnehmung und emotionaler (stimmungsmäßiger) Bewertung … (kann) gestört sein …«, so Theodor Hülshoff (2005, 112).

Die Künstlerin und angehende Kunsttherapeutin Elke Grundig (2015) hat sich in einer Art Selbstversuch daran gemacht, dem Form- und Gestalt-Verlust des psychiatrisierten Patienten in der ihm eigenen Tendenz nachzuspüren, sich ästhetisch-formdynamisch wieder zu reorganisieren. Sie hat das, was Ernst Cassirer als zentral in solcher Betroffenheit herausstellt, deutlich werden lassen: Dem formästhetisch beeinträchtigten, da gestaltverlustig werdenden Patienten gelingt gegebenenfalls die Erkennung der »Bedeutung [des Gegen-

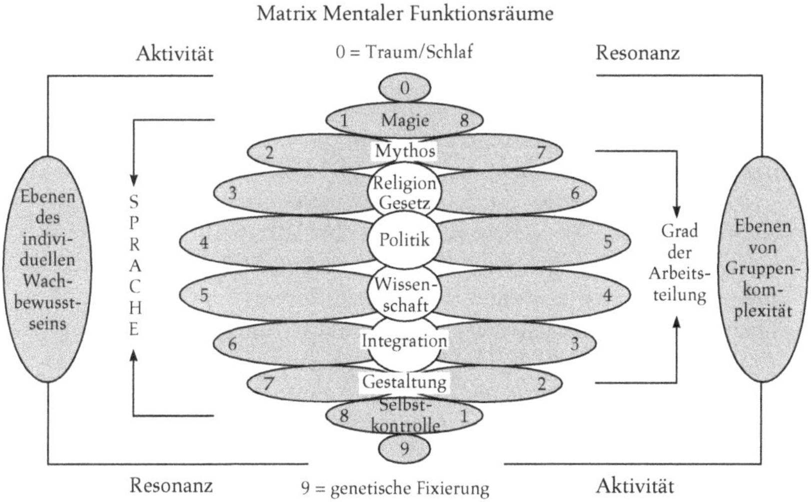

Abb. 30: Symbolische Form und psychische Erkrankung nach Norbert Andersch, 2014

standes – Anm. d. A.] nur an einem einzelnen Merkmal, an einem ›diagnostischen Zeichen‹ …, ohne irgendein optisches Gesamtbild von ihm als einem gegliederten Ganzen zu besitzen«, wie uns Ernst Cassirer berichtet (Cassirer 1975, S. 272–273). Wo ihm dieses Merkmal fehlt – Cassirer nennt es ›Markierung‹ –, ist der Betroffene genötigt zu assoziieren und sozusagen auf Form- bzw. Gestalt-Suche zu gehen. Diese Erkenntnis könnte ein Hinweis für die mit Bildern arbeitenden Therapeuten sein, die Formgebungen der Gestaltung so vorzugeben, wie wir es an dieser Stelle mit dementiell Erkrankten tun (vgl. Kap. 4.5.3).

Auch der Neuropsychiater Norbert Andersch hat in der Tradition Cassirers nach den Irritationen der psychiatrisch Betroffenen und ihrem möglichen symbolischen Formbildungsverlust auf der Bedeutungsebene gefragt und während seiner langjährigen neuropsychiatrischen Erfahrungen als Taskgruppenleiter dreier Londoner psychiatrischer Kliniken herausgefunden, dass es sozusagen ästhetische Cluster, symbolische Grundformen bzw. Klischees gibt, auf die sich die Kranken zurückziehen. Er hat ein Matrix-Modell möglicher Form-Tendenzen zu mentalen Funktionsräumen von Patienten entwickelt: In dieser Matrix zeigt er, dass das individuelle Wachbewusstsein, wo in seiner mentalen Funktion und im Austausch mit seiner jeweiligen Bezugsgruppe kommunikativ gestört, auf sichere Orte der Kommunikation zurückgreift.

Das von ihm entworfene ›Matrix-Modell‹ ist eine Landkarte betretbarer Bewusstheitsräume, gleichsam ›sicherer Orte‹ (im Sinne der Traumatherapeutin Reddemann), ist gleichzeitig ein Zuordnungsinstrument für die verschiedenen Formen spontaner oder bewusster Symbolbildung. Die Matrix zeigt, wie der Austausch des Menschen (links) mit seinem natürlichen und kulturellen Milieu, seinem Resonanzraum (rechts) geschieht. Der eigene Körper, das Gegenüber, die Gruppe, die Natur können als Resonanzraum fungieren. Magie, Mythos, Religion etc. (mittig) bilden quasi kulturelle Membrane, Kernstrukturen für die mentalen Funktionsräume, derer sich der krank gewordene Mensch in seiner neurologisch wie emotional-desolaten Situation bedient. Er zieht sich in jene Räume zurück, in denen er sich sicher fühlt.

4.5.1 Der ästhetische Blick auf den kranken und mental behinderten Menschen

Versuchen wir eine Rück- und Vorausschau auf die Konzeption des Menschen, die in Folge der Aufklärung um 1800 an einer Wende zu stehen scheint: Das mittelalterlich hierarchisch und kollektiv organisierte Bewusstsein wird infolge der Produktivkraftentwicklung zur Manufaktur hin (einzelne Menschen produzieren arbeitsteilig Einzelprodukte im Akkord und ein Einzelner, der Verleger, verkauft sie) in ein individuell organisiertes Bewusstsein ›des eigenen Selbst‹ aufgelöst. Das was gesund und das was krank ist, erfährt sich neu entsprechend der neuen sozialen Bindungen.

Die uns interessierende Sicht auf den kranken und gegebenenfalls zu therapierenden Menschen wird – historiografisch gemäß – von einem ursächlich-mechanischen Denken klassifizierend abgelöst, d.h. sie wird ›geschichtlich‹ gesehen, was hier heißt: symptomhaft-ursächlich und »in einem Projektionsraum ohne Tiefe«, oberflächlich-analoghaft im einzelnen Körper mit Hilfe des künstlerischen Blicks eingefangen (Foucault 1973, S. 21 f.): »Der schöne flache Raum des Portraits ist zugleich Ursprung und letztes Resultat« (Foucault 1973, S. 25). »In diesem Körperraum … erfährt die Krankheit Metastasen und Metamorphosen … neue Gestalten« (ebd., S. 27), – was

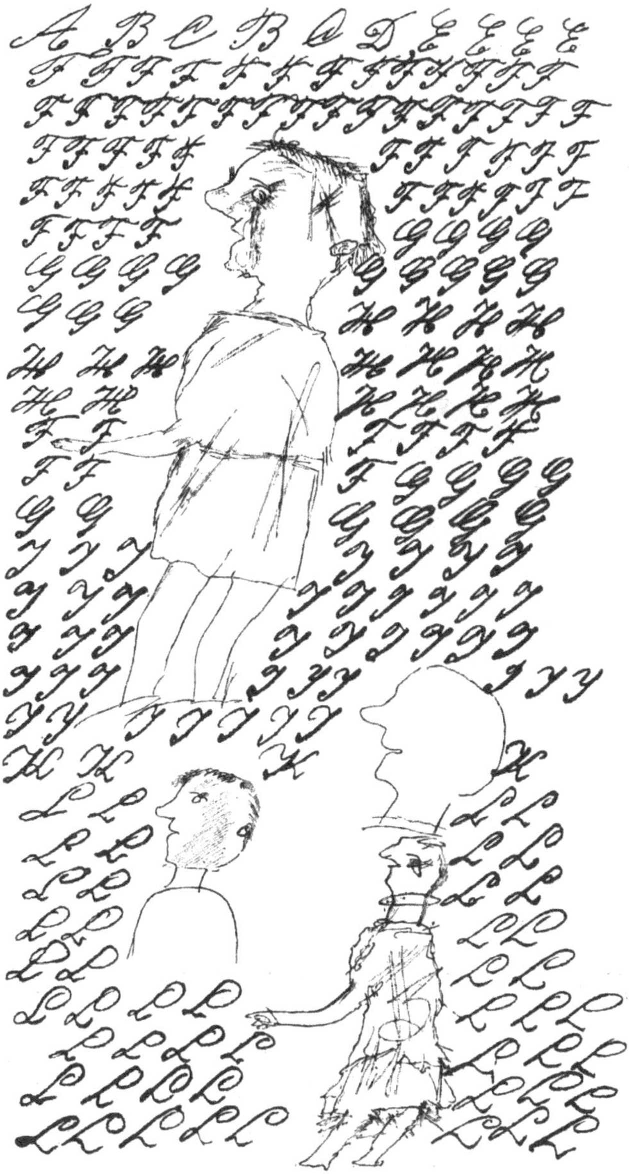

Abb. 31: Übererregtheit und Ausdruck eines Psychiatriepatienten

paradoxerweise ermöglicht, »vom Individuum mit seinen besonderen Qualitäten abzusehen«, so Zimmermann (1763/64), und »die Natur ... in den Teilen ... zu erkennen« (zit. in: Foucault 1973, S. 31). Die Medizin richtet ihr Interesse wieder auf den einzelnen Patienten, möchte ihn wie in einem Portrait malend erfassen – »im Relief, mit Schatten, Modulationen, Nuancen, Tiefe.« (Zimmermann, in: Foucault 1973, S. 32). Der Klinik-Theoretiker Sydenham spricht davon, »wie die Natur die verschiedenen Formen der Krankheit hervorbringt und aufrecht hält« (Sydenham 1784, S. 390).

Die Aufforderung Zimmermanns (1763/64), den Kranken in Leidensform, Gestik, Haltung, Worten und Klagen widerzugeben, zu portraitieren (vgl. Zimmermann 1763/64, S. 187), möchte an den Ort zurück, an dem die Krankheit wieder in ihrem Naturzustand, d.h. in Übereinstimmung mit der eigenen Natur betrachtet werden kann (vgl. Foucault 1973, S. 55).

Der klinische Blick bedient sich des ästhetischen, analog dem des künstlerisch Portraitierenden, und soll – so sagen es vereinzelt Klinik-Theoretiker – *die Symptome der Krankheit in Zeichen übersetzen,* soll diese in deren Anordnungen kartografieren (in die Zeichen von Schwellung-Röte-Hitze-Schmerz-Klopfen-Spannung etc.) und mit dem normalen, d.h. bekannten Kartogramm von Krankheit und Gesundheit vergleichen (so der Klinik-Theoretiker Favart 1822, Foucault a.a.O., S. 107). Das Symptom wird Zeichen, freigegeben für einen vergleichenden Blick (ebd., S. 108). Friedrich Kraus, Chefarzt und Direktor der Berliner Charité um 1900, betont, dass der Mediziner »einen künstlerischen Blick zu entwickeln habe«, einer ästhetischen Betrachtungsweise nach Form und Stoff nicht entraten könne (so die Zusammenfassung Leibbrands, 1937, S. 22).

Dieser Blick, hier zunächst der ärztliche – und wie wir schon angedeutet haben, wird sich auch der pädagogische andienen – so einer der einflussreichsten Theoretiker der Klinik, Cabanis (1819, S. 126), ist, richtig angewandt, einer, der sinneshafte Eindrücke quasi taktvoll zusammenfasst – in einer Gewissheit, die nur vergleichbar ist »den Empfindungen des Künstlers« (ders., ebd., S. 135). Pierre Jean George Cabanis (1757–1808), französischer Arzt, Philosoph und Schriftsteller, legitimiert den *Blick der Kunst auf die Bilder von Krankheit in der Art einer Zeichenlehre,* die die Abweichungen der sich entwickelnden Natur ins Bild setzt. Ein Repertoire ist entdeckt, das normale und abweichende Entwicklung nicht nur voneinander scheidet, sondern auch Stufen der Abweichung definiert. Die ›Gesellschaft der Menschenbeobachter‹ (›Société des Observateurs de l'homme‹, 1799–1804) wird dieseswegs in die Lage versetzt, das Normalverhalten zu definieren und dessen Abweichungen aufzulisten.

4.5.2 Anfänge und Fortschritte der ästhetischen Förderkonzepte

Es beginnt um 1800 mit der Geschichte des sogenannten wilden Jungen von Aveyron und seines Lehres Jean-Marc Itard. Dem Psychiater Itard wird 1800 als Arzt der Taubstummenanstalt in Paris ein Junge von elf bis zwölf Jahren vorgestellt, der in den Wäldern von Aveyron wie ein wildes Tier gelebt hatte. Sich vorwärts und rückwärts bewegend, schaukelnd, eingeschlossen in seine eigene Welt, ist der Junge nicht bereit zu kommunizieren. Itard sucht die Ursache für das Erscheinungsbild des Jungen in dessen mangelnder Übung des kulturellen Gebrauchs des Sehens, Hörens und Greifens; sucht entsprechend über das Erkennen und einfache Hantieren mit geometrischen Figuren, auch über erste Versprachlichungen Victor, wie der Junge später aufgrund seiner von ihm ausgestossenen ›i-o-Laute‹ genannt wird, im Auftrag des französischen Ministeriums auszubilden. Der Unterricht misslingt.

Zunehmend fragen sich die Erzieher, fragen sich die mit den normabweichenden Verhaltensweisen umgehenden Erzieher (sie nennen sich ab der Mitte des 19. Jahrhunderts Heilpädagogen), in welchen Stufen sich die menschliche Natur entwickle und was entsprechend der Erzieher zu beachten habe. So fragen sich die Gründer der Levana bei Wien, wie sich ein Verständnis des Kindes für etwas herausbilde, und wie ein Begriff dafür entstehe: Ihre Antwort heißt: »Das Kind nimmt …; schiebt … So geht es weiter fort, bis zu irgendeiner Gestaltung … Das Nachbauen gibt bei dieser Beschäftigung den nächsten Fortschritt an« (Deinhardt, Georgens 1858, S. 68). Das beobachtende, nachahmende und hantierende Verhalten, schon bei Pestalozzi in seinem ›anschaulichen Lernen‹ im Zentrum der Erziehung stehend und von Fröbel gefördert, rückt in den Fokus der Betrachtung.

50 Jahre später fragt die russische »soziokulturelle Theorie«, hier besonders *Lew Wygotski (1896–1934)*, welche Vorstellungen in den Köpfen der Erzieher die notwenigen Bilder in den Köpfen der zu Erziehenden implementierten, was auf jeweiligen Entwicklungsstand, was jeweils in den »Zonen der nächsten Entwicklung« (Wy-

gotski 1987) zu berücksichtigen sei. In all den Fällen, wo Sprache nicht zur Kommunikation taugt, scheinen die zu Erziehenden die Bilder des Verhaltens am ehesten anzusprechen.

Martin R. Textor (1999, S. 40) hat im Sinne Wygotskis dessen Idee von der vorbildhaften Verhaltenssequenz, vom Rollenspiel, als eine die verschiedenen Sinnes- und Handlungskompetenzen umfassende Fähigkeit so beschrieben:

> In ihm lernen Kinder, sich mit komplexen Themen auseinander zu setzen, ganz verschiedene Rollen zu übernehmen, sich die mit den Rollen verbundenen Leitbilder, Erwartungen und Verhaltensmuster anzueignen, in imaginären Situationen zu handeln, Symbole anstatt echter Gegenstände bzw. Handlungen zu benutzen (z.B. ein Stück Holz als Auto; das Füttern einer Puppe aus einer nur in der Fantasie vorhandenen Flasche), Regeln zu verhandeln, das eigene Verhalten an ihnen zu orientieren (Selbstkontrolle) sowie mit anderen Menschen zu kooperieren. Sie entwickeln eine Vorstellungswelt, in der Konzepte und Bedeutungen an die Stelle konkreter Objekte treten. Dadurch wird der Weg zum abstrakten Denken bereitet, das auf der Verwendung von Symbolen beruht.

Schon das ästhetische Erziehungskonzept *Deinhardts und Georgens'* orientiert sich an der vorgefundenen, ästhetisch-bildnerischen Kompetenz. In der Folge bemüht sich das auf diese aufbauende Konzept *Maria Montessoris (1870–1952)*, alles verwandte Sinnesmaterial entsprechend dem Stand kindlicher Kompetenz didaktisch-angemessen auszuwählen und einzusetzen. Die Erziehung der Sinne soll in diesem Konzept sozusagen selbsttätig sein; heißt: die Kunst des Erziehers soll darin bestehen, »die angewandten Sinnesreize abgestuft und angepaßt« der psychischen Entwicklung so zu organisieren, dass sie das Kind zu einem angemessenen Verhalten anleiten (vgl. M. Montessori 1913; Barow-Bernstorff u.a. 1971, S. 255).

Der Umgang mit den stimulierenden Sinnesmaterialien gilt als grundlegend für alle zukünftigen heilpädagogischen Konzepte: Der heilpädagogisch orientierte Psychoanalytiker *Milan Morgenstern* prägt in den Dreißigerjahren des 20. Jahrhunderts den Satz, entsprechend der tradierten heilpädagogischen Erfahrung vom Pädagogen zu verlangen, dass er in Hinsicht auf das zu erlernende und sich selbst strukturierende Verhaltensrepertoire des Kindes »Werkzeuggeschicklichkeit und rasche Materialassoziation« in die Arbeit einbringe (vgl. Menzen 1988, S. 9). Eine Art der Vor-Bildlichkeit des erzieherischen Settings steht auf dem Plan.

Blenden wir kurz zurück: Die Geschichte des sogenannten wilden Jungen von Aveyron und seines Lehres Jean-Marc Itard beginnt um 1800, die Wissenschaft herauszufordern. In der Überprüfung und Einschätzung dieser Geschichte sind Pinel als psychiatrischer Gutachter, sind Itard als Arzt, sind auch die Gesellschaft der Menschenbeobachter (›Societé des Observateurs de l'homme‹ und deren Sekretär Jauffret) wie die Psychiater Esquirol und der Heilpädagoge E. H. Séguin beteiligt. Sie sitzen einem Kind gegenüber, das, wie Itard berichtet, »affecté de mouvements spasmodiques et souvent convulsifs, se balancant sans relâche comme certains animaux«, also sich nicht nur wie ein bislang als schwer behindert eingeschätzter Mensch verhält, – eher ›wie ein Tier‹, so der Heilpädagoge E. H. Séguin (Zit. in Ztschr. ›Ecoute‹, 2013, Thema ›Victor‹).

Seit dieser verzweifelten Geschichte um die Entwicklung der sinneshaften, affektiven und geistigen Kräfte eines Jungen scheint ein Vorverständnis für die sinnlich-ästhetische Entwicklungsfähigkeit des behinderten Menschen da zu sein; wird nicht mehr nur in der Folge einer »médecin morale« des Engländers Thomas Willis auf die Kräfte physisch-psychisch selbstheilender Natur vertraut, steht entsprechend die elementar-basale Sinneserziehung im Focus der Förderung (vgl. H. Lane, 1985).

Die bisher kurz skizzierte Vorgeschichte zur Historiografie des behinderten Menschen erreicht nach diesen ersten, die europäische Aufklärungsgeschichte im Hinblick auf die angeborene oder nicht angeborene Fähgigkeiten des Menschen stimulierenden Erfahrungen in den letzten 150 Jahren eine ungeahnte Präzisierung:

- Maria Montessori (1870–1952) steht noch ganz in der heilpädagogischen Tradition einer elementar-basalen Sinneserziehung, wie sie Séguin, Fröbel und Deinhardt/Georgens in der ersten Hälfte des 19. Jahrhunderts begründen. Ihr paradigmatisches Grundkonzept einer Sinnesförderung wird aber um 1900 hinterfragt.
- Ein experimentalpsychologisch begründeter Forschungszweig der Psychologie und deren Vertreter (Baldwin, Schulze, Lay, alle um 1900) dringen auf eine wissenschaftliche Verifizierung der bisherigen Annahmen, erarbeiten sinnes- und muskelphysiologisch begründete Annahmen, speziell vom Zustandekommen der inneren Bilder des Kindes.

- Das paradigmatische Grundkonzept Montessoris wird besonders von den Vertretern der psychologischen Würzburger Schule hinterfragt und in detaillhaften Forschungsreihen wissenschaftlich unterlegt. In der Tradition dieser Schule (Wilhelm Wundt, Oswald Külpe, Karl Marbe, alle um 1900) sind besonders die Verläufe der mentalen, speziell der kognitiv-bildhaften Umstrukturierungs- und Umzentrierungsvorgänge interessant. Die Ansätze von experimenteller Psychologie, Psychoanalyse und Gestaltpsychologie, ja sogar von ersten behavioristischen Fragestellungen kommen darin überein: Von Interesse ist die Spur, das bildhafte Dokument eines inneren Prozesses. Was liegt näher, als diese Formen von Veräußerlichung mit den Mitteln des Ästhetischen zu begreifen.
- Besonders eine Gruppe von Gestaltpsychologen (Ernst Mach, Christian v. Ehrenfels, Max Wertheimer u. a., alle in der ersten Hälfte des 20. Jahrhunderts) analysiert jene emotional zustande gekommenen Vorstellungsgebilde, die man bisher als Gefühl bezeichnet (Gefühle werden bisher in den Philosophiebüchern des 19. Jahrhunderts als unterste Gruppierung sog. Vorstellungen beschrieben). Was sich unmittelbar und erlebnismäßig als Gefühl herstelle, sei eine solche Gestalt, deren so genannte Gestalt-Qualität in ihrer Zusammensetzung als Komplex zu ermitteln sei. Schon hier sieht die aufkommende Psychoanalyse eine Möglichkeit der wissenschaftlichen Zuarbeit. Unzählige psychologischen Untersuchungen haben zum Ziel, die Qualität von Gefühlserlebnissen wie von sinnlichen Empfindungen ganzheitlich, d.h. in ihren Facetten – und nunmehr heißt es auch zunehmend: in ihrem Zusammenhang, also systemisch – zu begreifen.
- Speziell die Bild-Gestalt-Untersuchungen der Kinderzeichnung bieten sich an, assoziationspsychologische Methoden auf sie anzuwenden, sie in die Kinderanalyse zu implementieren und entsprechend einzusetzen. In Schulreife- bzw. Leistungstests werden besonders die Form-Auffassung und -wiedergabe anhand von Bildvorlagen geprüft (vgl. Lotte Hoffmann, 1944).
- Seit den ersten Kongressen zur Kinderzeichnung um 1900 vergehen nur wenige Jahre, bis ein Amalgam von entwicklungsphysiologischer, gestaltpsychologischer und psychoanalytischer Hinsicht auf die Bild-Äußerungen der behinderten wie nichtbehinderten Heranwachsenden seine Anwendung findet.

- Die gestaltpsychologischen wie psychoanalytischen Paradigmen der Bild-Theorie und -Praxis halten sich bis dato. Die psychoanalytisch betrachteten frühkindlichen Sinnesgestalt- und Objektbildungen der frühen Kindheit und Jugendzeit bestimmen seit den 20er und 30er Jahren des letzten Jahrhunderts die Szene der vor- und schulischen Diagnostik. Vertreter sind beispielsweise August Aichhorn (1878–1949), Hans Zullinger (1893–1965) und Siegfried Bernfeld (1892–1953), die allesamt ein reformpädagogisches und zuweilen vehement vorgetragenes gesellschaftskritisches Konzept vertreten.
- Nach einer langen, die Jahre des 2. Weltkrieges überdauernden Phase wird der Fokus der kindlichen Bezugsobjekt-Entwicklung weiter unter psychoanalytischen und gestalttheoretischen Hinsichten umschrieben. Die Kinderanalytiker René Arpad Spitz (1667–1874) und D. W. Winnicott (1896–1971) sind die entscheidenden Vertreter.
- Diese Phase wird speziell in den 80er Jahren des letzten Jahrhunderts immer wieder ergänzt um den Blick der frühen Gründerjahre des 19. Jahrhunderts: Psychoanalytische Beziehungs- und wissenschaftlich-psychologische, zunehmend -neurologische Entwicklungsansätze ergänzen einander. Vertreter sind Peter Fonagy, Daniel Stern, Antonio Damasio u. v. m. Deren Konzept der Mentalisierung als einer Fähigkeit des Sich-in-den-Anderen-Hineinversetzens (Fonagy, 2003) ergänzt die Beziehungs- und Bindungstheorien, die diese Phase wesentlich ausmachen.
- In den 80er Jahren des 20. Jahrhunderts bahnt sich entsprechend eine Weiterentwicklung der Förderaspekte des behinderten Kindes an; scheint es angesagt, im Falle des geistig behinderten Heranwachsenden die frühe Kontaktnahme, die frühe kindliche Beziehungsform genau zu recherchieren.
- Die affekt-fokussierenden Untersuchungen der beiden Psychoanalytiker R. A. Spitz (1969) und M. Mahler (1979) stellen das frühe, gegebenenfalls das gestörte Beziehungsgeschehen von Mutter und Kind in den Mittelpunkt. Wo aber beide die Entwicklung der frühen Affektregulation eher auf psychoanalytische Theorie und Praxiserfahrung begründen und bis in unsere Tage von der Psychoanalyse nahestehenden modernen Psychologen wie *D. Stern* und *P. Fonagy* unterstützt sind, kommen zunehmend auch Vertreter einer neurophysiologisch-orientierten, entwicklungspsychologischen und heilpädagogischen Betrach-

tung zu Wort. In deren Fokus steht die frühkindlich-sensorische, integrative Entwicklung (vgl. J. Ayres 1979; F. Affolter 1987; A. Augustin 1988) unter den Aspekten einer gestörten Beziehung.

Die zunächst sich unabhängig voneinander entwickelnden, hier psychoanalytisch-klinischen, da dezidiert psychologisch-heilpädagogischen Grundeinsichten, finden zunehmend differenzierten Eingang in die Grundlagentheorie des Umgangs mit teilleistungsgestörten, körperhaft und geistig beeinträchtigten, mit sinnes-, wahrnehmungs- und verhaltensgestörten Menschen. Auf den Einfluss der psychoanalytischen Säuglingsforschung ist es wesentlich zurückzuführen, dass das zu fördernde Sinnes-, Wahrnehmungs-, Verhaltensrepertoire um einen Aspekt, den der Beziehung, erweitert wird (vgl. Dornes 1993; 1997; 2000; 2006).

Die Theoriebildungen des letzten Jahrzehnts werden erweitert um die Einsicht, dass der Beziehungsaspekt sich entwicklungsentsprechend unterschiedlich manifestiert, präsentiert. Überholt scheint die undiskutierte Übernahme eines Beziehungskonzepts, welches sich der – der kindlichen Individuierungs- und Separationsphase vorlaufenden – Entwicklungsstadien allenfalls als gestörte erinnert: Die Stadien der frühkindlichen taktilen, propriozeptiven, kinästhetischen, vestibulären *Sinnesreizung und -entwicklung* werden zunehmend *als psychisch beziehungs-konstitutiv* erkannt (vgl. das Symposion der Neuerkeröder Anstalten, Hannover 1987) und finden Eingang in die Konzeptbildungen der Menschen, die behindert sind. Einer der renommierten Theoretiker einer sich neu formierenden Inklusionstheorie, *Christian Gaedt (1990)*, meint: »In der Dynamik vieler Störungsbilder erkennt man, wenn auch in verzerrter und modifizierter Form, die verschiedenen Stadien der frühkindlichen Entwicklung wieder. Mangelhaft ausgebildete Ichfunktionen, Re-Aktualisierung früher Objektbeziehungen und pathologische Selbstwertregulationen spielen dabei eine große Rolle« (Gaedt 1990, S. 6).

Die Regulationsstörungen im Säuglingsalter werden erkannt als Resultat einer gestörten Interaktion, als Ergebnis einer misslungenen Spiegelung des kindlichen Verhaltens. Um diese zu vermeiden, um übereinstimmende, harmonisierende Affektlagen zu erreichen, müssen seitens des Kindes innere Repräsentanzen ausgebildet werden, die quasi einen ›affektiven Kern‹ bilden, sog. Kernrepräsentanzen, die die ich-anteiligen Äußerungen des Kindes bild-vorstellungsgemäß be-

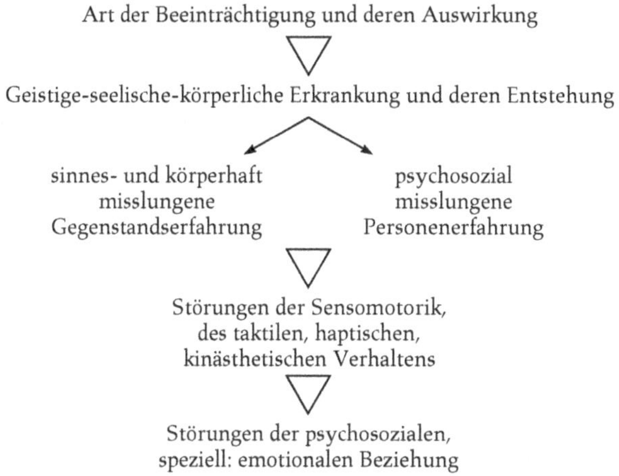

Abb. 32: Frühe Teilleistungsstörung und Auswirkung auf die Beziehung

stärkt oder abgeschwächt, wenn nicht gelöscht haben und fürderhin ein sicheres Bindungsverhalten gewährleisten. Aber angesichts des Mangels an »Empathie und emotionaler Verfügbarkeit« und der verringerten »Fähigkeit, kindliche Signale wahrzunehmen«, zieht sich gegebenenfalls das Kind zurück, vermeidet den Blickkontakt, drückt sich weniger affektiv aus (vgl. Reck 2013, S. 125).

Ein spiegelbildliches, ein vor-bildhaftes Verhalten der Bezugsperson ist demnach erforderlich; eine Art der analogen, d. h. angemessenen Repräsentation des kindlichen Verhaltens in der Reaktion der Bezugsperson ist gefragt. Die Affektspiegelung der Bezugsperson wird zum psychosozial notwenigen Feedback (Fonagy 2002), damit sich die Gefühle und in Entsprechung die körper-physiologischen Parameter des Kindes ausbilden können. Der Forscher M. A. Hofer (1987, S. 633 f.) hat die neurophysiologischen Entsprechungen geglückter und gescheiterter Bezugnahme recherchiert: Er stellt fest, dass 15 grundlegende Körpervorgänge (Schlafen-Wachen-Herzschlag-Blutdruck-Temperatur etc.) mit der Nicht-/Anwesenheit der Bezugsperson korrelieren. Selbst gen-regulative Veränderungen werden erkannt: M. Meany und P. McGowan (2012) stellen fest, dass desorganisierte Verhaltensmuster der Bezugspersonen die Genreaktion des kindlichen Verhaltens verändern, da Genreaktionen erst durch die betreuenden Bezugspersonen ausgebildet werden (vgl. Meany, McGowan 2012, S. 66). Die Vorbilder, die frühen Bezugsgrößen des Verhaltens werden als fundamental, die Biologie des Kindes verändernd, erkannt (vgl. Meany u. Szyf, 2005).

Das vorbildhafte Verhalten ist aber auch eine Weise des therapeutischen Intervenierens: Der Theorieentwurf wie die Behandlungsmaßnahmen der sogenannten ›Sensorischen Integration‹ von *A. Jean Ayres (1979)* setzen bei den Beobachtungen der Entwicklung der Wahrnehmungsintegration an. Sie analysieren die Entwicklungsschritte des Kindes; dessen innerbildhafte Vorstellungsentwürfe von dem, was es körperschematisch in der Art einer Körperkartographie erfährt und synthetisiert. In der Tradition *Jean Piagets (1969)* werden die neurologischen Bedingungen recherchiert, unter denen das *vestibuläre,* also das Gleichgewichtssystem (die Schwerkraft-, Richtungs- wie Bewegungsrezeption), das *propriozeptive* System (Eigenwahrnehmung unserer Körperhaftigkeit vermittels der Empfindung der Kontraktion oder Streckung von Muskeln, Stellung der Gelenke) und das *taktile* System (Berührung, Tastsinn; das erste sensorische System, welches sich im Mutterleib entwickelt, und das bereits nach Ayres voll funktioniert, wenn optische und akustische Systeme sich erst zu entfalten beginnen) sich verschalten.

Jean Ayres nimmt eine phasenweise Integration der Sinne und deren Reizeinwirkungen an, deren Störung zu basalen Defiziten der Körpersinne führen können (zu Beeinträchtigungen des Tastsinns, der Tiefensensibilität, der Gleichgewichts- und Raumlageempfindungen) und solchermaßen zu Mängeln in der Integration der somatosensorischen Stimuli führen. Jean Ayres formuliert in neurophysiologischer Manier, was Ernst Cassirer (1929/1954) aus der Sicht des Ästhetiktheoretikers vordem formulierte.

Was in diesem Konzept revolutionär ist, heißt, die Entwicklung und die Störung der einzelnen Kompetenzen auf die jeweils vorausgehenden Handlungssituationen aufzubauen; diese intra- und intermodal aufeinander zu beziehen und darin die Vorbereitung für die jeweils nächste Stufe der Entwicklung zu sehen.

Die typische motorische Unruhe des hyperaktiven Kindes beispielsweise, so A. Augustin, seine erhöhte Irritierbarkeit, sein erethischer Bewegungsdrang, seine Schwierigkeit mit einer stabilen Haltungskontrolle und insgesamt die Erschwernis in der konzentrierten Auseinandersetzung des Kindes mit den unterschiedlichsten Dingen nicht nur im Spiel, sondern schon in der Selektion von Einzelreizen, – solche grundlegenden Figur-Grund-Störungen, die aus unzureichenden Rückmeldungen von erfahrbaren Zusammenhängen resultieren,

Stufen sich verschaltender Kompetenzen

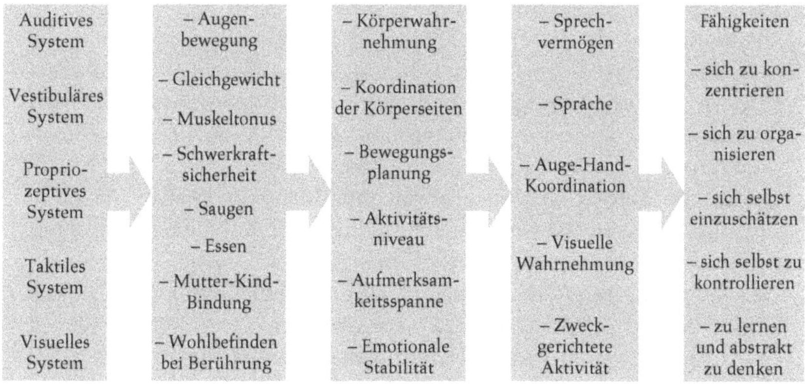

Vgl. Jean Ayres (1920–1989), Sinnesentwicklung und -Integration, 1984, S. 84

Abb. 33: Jean Ayres, aufeinander aufbauende kindliche Kompetenzen

stammen, so Augustin (1988, S. 48), aus einem defizitär erfahrenen Körpersinn und führen zu inadäquaten, gestörten Handlungs- und Verhaltenseinheiten, zu gestörten Verhaltensschemata. Diese äußern sich, wie Cassirer sechzig Jahre zuvor diagnostizierte und für uns hier relevant ist, u.a. in schematisch-eigenwilligen, jedenfalls nicht realitätsgerechten Zeichnungen von Körper-, Raum- und Verhaltensdarstellungen.

An obigem Beispiel, das sich auf ein Schema von Jean Ayres und die dort genannten, aufeinander aufbauenden kindliche Kompetenzen bezieht (vgl. Ayres 1984, S. 84), können wir erahnen, wie der beschriebene Kontrollverlust des erethischen Kindes mit den frühen vestibulären Störungen des Gleichgewichtssinns oder denen des körper-rückmeldenden propriozeptiven Sinns zusammenhängt: Hat das Kind schon früh nicht gelernt, seine Körpersignale wahrzunehmen, wird es diese Fähigkeit später nur schwer erlernen.

Von den geschilderten Defiziten betroffen ist selbstverständlich der ästhetische Umgang des Kindes mit seiner Welt; von diesen Defiziten ist sein Weltbild betroffen, das neu zu restituieren ist. Anneliese Augustin (1977), Maria Pfluger-Jakob (2007; 2012) und Winfried Mall (2008; 2014) haben hierzu grundlegende Untersuchungen und Behandlungsmaßnahmen bei wahrnehmungsgestörten Kindern vorgestellt.

Und auch die neuere Grundlagentheorie der geistigen Behinderung ist dabei, auf der Grundlage der Einsicht nicht gelungener frühkindlicher Beziehung (M. Mahler; M. Main) die gegebenenfalls grundlegend gestörten Wahrnehmungs-, Sinnes- und Körpervermögen (Ayres; Augustin, Main) über die Beziehungsfähigkeit des Behinderten neu zu orientieren. Es waren besonders die Untersuchungen von *Mary Main*, die zeigten, dass die Mutter-Kind-Beziehung die Welt-Erfahrung in ihren räumlich-körperhaften Bezügen reguliere und in die Ordnung der Dinge und gegebenenfalls deren ›aktiv-kreative‹ Umordnung einführe. Angesichts jener Kinder aber, die aufgrund eines desorganisiert willkürlichen Bindungsverhaltens ihrer Bezugspersonen in ihren sogenannten trennungsrelevanten Narrativen (z. B. in ihren Zeichnungen) den Zusammenbruch ihres Bindungsverhaltens illustrierten, konnte M. Main zeigen, dass diagnostisch nicht nur Verzögerungen in der kognitiven, sondern auch in der motorisch-körperhaften Entwicklung zu konstatieren waren. Hyper- oder hypotonische Bewegungen, zwischen überaktiv und erstarrt schwankend, zuweilen bizarr in den Ausdrucksgebungen, waren verbreitet (Hesse, Main 2002). Das Ziel einer Um- und Neustrukturierung eines solchen Verhaltensrepertoires konnte nur sein, die sinnes- und körperhafte, »mit symbolischen Elementen noch nicht gesättigte Form« der Körperanschauung in ihre symbolisch-bedeutungshafte Form zu überführen (Cassirer 1929/1954, S. 286); dem Körperausdruck in seinem Beziehungskontext wieder zu seiner Intention zu verhelfen.

Hierzu eine Anmerkung: Was Freiburger Studien zur Aktionsraumqualität von Kindern (B. Blinkert 1993–2004) gezeigt haben, wird neuerdings in einer repräsentativen Umfrage bestätigt: Das Meinungsforschungsinstitut YouGov hat bei über 1000 Eltern von Kindern zwischen fünf und fünfzehn Jahren im Juli 2015 ermittelt, dass das Vertrauen der Beziehungspersonen, sich ausdrückend im unbeaufsichtigten Spielen, die Kinder kognitiv wie psychomotorisch profitieren lässt. Dieses Vertrauen kommt jenen Kindern zugute, denen in der Regel – zwei von drei Kindern werden nur bedingt unbeaufsichtigt gelassen – »der Umgang mit Balance, Kraft und Koordination (fehlt)« (Urs Kühne, behandelnder Arzt). Gerade deshalb sollte man Kindern zumuten, »in bewältigbare Gefahrenzonen gebracht (zu) werden« (Klaus Fischer, Institut für Bewegungserziehung, Universität Köln; (vgl. DIE ZEIT 34, 20.08.2015, S. 29 f.). Angesichts der

›Überorganisiertheit von Kindheit‹ und im Sinne der Studie Blinkerts, dass Kinder mehr Freiräume benötigen, ist belegt, dass die Beschränkung der Spiel- und Aktionsräume negative Folgen für die Entwicklung von Kindern hat. Offenbar sind die präventiv in der Kinder- und Jugend-, aber auch in der Behindertenarbeit tätigen Therapeuten gefordert.

Solches unternehmen die mit Bildern arbeitenden, heilpädagogisch orientierten Kunsttherapeuten. Sie erfragen beispielsweise das Körperbild der betroffenen Kinder. Und sie erfahren mit einem solchen Bild-Dokument, dass möglicherweise der Zusammenhang, der Komplex der neuronal vernetzten Körpersignale gestört ist (vgl. Kap. 4.5). Und sie erleben, wie die Störung des Körperbildes einer fehlerhaften Einordnung von körper-raumlage-signalisierenden (kinästhetischen) Reizen oder von taktilen Reizen zuzuschreiben ist; wie bei dem gestörten Körperbild zuweilen frühkindliche Störungen in der Körper-Person/Objekt-Beziehung zu finden sind, so die Heilpädagogin D. Miske-Flemming (1980, S. 38 f.) – es sei denn, dass diese Störungen eindeutig Gen-Mutationen zuzuschreiben sind. Aber selbst in diesem Fall werden sie selten ermitteln können, was die Ursache, was die Folge der Regulationsstörung ist. Maria Pfluger-Jakob (2007; 2012) hat in ihren Anleitungen beispielsweise zur gestörten taktil-kinästhetischen Wahrnehmung die für die Behandlung grundlegenden Beobachtungen geschildert. Sie berichtet über »die Tätigkeit des Kindes« (»mit Fingerfarben malen«); über »die Beobachtungen, wie sich das Kind verhält« (»achtet darauf, dass nur die äußerste Fingerspitze mit der Farbe in Berührung kommt«); über »die Interpretationen, die Hinweise auf Störungen« (»Hautsinn: ist überempfindlich: oder Muskelsinn: ›weiche‹ Materialien, die keine klaren Informationen (geben)«) (Pfluger-Jakob, ebd.). Die heilpädagogischen Expertinnen haben die Grundlagen für die notwendigen kunsttherapeutischen Förderungen des Körperbildes gelegt (vgl. bes. Smith Roley, Blanche, Schaaf 2004; Kesper 2002).

Kunst- und gestaltungstherapeutische Arbeit mit teilleistungsgestörten und geistig behinderten Menschen, wie sie derzeit dargestellt und vorgeschlagen wird (vgl. A. Lichtenberg 1987; M. Aissen-Crewett 1987; Kläger 1987; Menzen 1990/2013/2016; Theunissen 1991), orientiert sich gleichermaßen an den beziehungsanalytischen, wahrnehmungsstörungstheoretischen, an den basal-ästhetischen wie an den neurologisch fundierten Stimulationstheorien. Die Konzepte dieser Arbeit sind in die der neurologisch orientierten Kunsttherapie mit dementen Menschen eingegangen. Sie werden im Folgenden vorgestellt.

4.5.3 Kunst- und Gestaltungstherapie in der Neurologie und Gerontopsychiatrie des 20. und 21. Jahrhunderts

Die Orientierung in der Welt fußt auf Erfahrungen, die die Strukturen des Gehirns wesentlich so prägen, dass sie wiederum die zukünftig zu machenden Erfahrungen vorstrukturieren. Jean Piaget, der sublim unseren Diskurs begleitet, sagt: »Der Grundgedanke ist der, dass Erkenntnisse weder allein aus der Erfahrung der Gegenstände, noch aus einer im Subjekt vorgeformten, angeborenen Programmierung hervorgehen, sondern aus aufeinanderfolgenden Konstruktionen mit fortwährender Elaboration neuer Strukturen.« (Piaget 1976, S. 7) Diese Strukturen sind wiederum Resultat der Interaktion zwischen Subjekt und Umwelt, Piaget spricht von »nicht-präformierten Strukturen« (Piaget 1974, S. 23) und davon, dass diese sich durch die tätige Auseinandersetzung mit den Gegenständen der Erkenntnis entwickeln. Je komplexer diese tätige, handelnde Auseinandersetzung sei, umso komplexer seien die logischen Strukturen des Erkennens und seiner Weiterführung im Denken. Es würde in unserem Zusammenhang zu weit führen, die Formen des Handelns genauer zu explizieren: Für uns reicht es zunächst, darauf zu verweisen, dass sie unterschiedlich komplex sind: miteinander verbunden (1), aufeinander folgend (2), sich gegenseitig zuordnend (3) oder sich überschneidend (4) (Piaget 1973, S. 26). In jedem Fall führen solche koordinierten Handlungen zu mentalen Operationen, die zu neuronalen Strukturen unterschiedlich komplexer Art werden. Ihre Komplexität basiert auf logisch-mathematisch nachvollziehbaren Regeln, so Piaget (1973, S. 50). Piaget begreift an diesem Punkt seines Denkentwurfs, dass seine Forschungsergebnisse Auswirkungen auf die »Koordination innerhalb des Nervensystems und des neuronalen Netzwerkes« haben (Piaget 1973, S. 27).

4.5.3.1 Neurologische Erkenntnisse der letzten zwei Jahrzehnte: Grundlagen einer an den Wahrnehmungsstörungen orientierten Kunsttherapie

Die Neurologen Singer und Engel (vgl. Singer, Engel 1997) betonen wie Jean Piaget die Strukturierungs- und Koordinationsleistung des Gehirns, in den letzten Jahren zunehmend die seiner Netzwerke (Singer, 2014):

> In der Debatte um die neuronalen Grundlagen von Bewusstsein rückt … zunehmend die Annahme in den Mittelpunkt, dass Bewusstsein als ein integrativer Prozess betrachtet werden muss. Dies wird besonders deutlich, wenn man den Fall des Wahrnehmungsbewusstseins betrachtet. Eine Leistung, die unser Gehirn ständig erbringen muss, besteht in der Integration von Sinnesdaten zu kohärenten Wahrnehmungseindrücken. Eine solche Integrationsfähigkeit ist die Voraussetzung dafür, dass wir Objekte und Ereignisse in unserer Umwelt voneinander unterscheiden und klassifizieren können. Hierzu müssen die von den Sinnesorganen aufgenommenen Signale einem Ordnungs- und Strukturierungsprozess unterworfen werden, indem elementare Sinnesdaten in gestalthafte Kontexte eingebettet und mit Bedeutung versehen werden.

Und Singer fährt fort, begründet im Folgenden viele mentale Störungen:

> Ohne diese von den Sinnessystemen geleistete neuronale Integration bliebe unsere Wahrnehmungswelt eine Anhäufung bedeutungsloser Farbflecken, Geräusche und Gerüche, ein unübersichtlicher Wirrwarr von Sinneseindrücken – dem vergleichbar, was man beim Blick in ein Kaleidoskop sieht. Obwohl die Bedeutung solcher Integrationsprozesse in der Wahrnehmungspsychologie schon sehr lange bekannt ist, wissen wir bis heute nur relativ wenig über deren physiologische Grundlagen. Erst in jüngster Zeit konzentriert sich die Hirnforschung verstärkt auf die Frage, durch welche Mechanismen integrative Prozesse wie Gestaltbildung und Figur-Grund-Trennung auf der biologischen Ebene realisiert werden, die dann die Entstehung bewusster Wahrnehmungseindrücke ermöglichen. (Singer, Engel 1997, S. 66 f.; in: Menzen 2010, S. 41 f.)

Singer und Engel führen aus, wie »sich das Sehsystem durch eine hochgradig parallele Architektur aus[zeichnet]. Aus zahlreichen Untersuchungen«, so weisen sie nach,

> geht hervor, daß verschiedene Klassen von Objektmerkmalen in unterschiedlichen Arealen der Hirnrinde analysiert werden, die verschiedene Merkmalsdimensionen – wie etwa Farbe, Form oder Bewegung – repräsentieren … Diese Befunde belegen, daß Objekte nicht durch die Aktivität ein-

zelner oder sehr weniger Neuronen in der Hirnrinde repräsentiert werden, sondern durch ausgedehnte und über weite Bereiche verteilte Neuronenverbände – sogenannte *Assemblies*. Damit wird freilich deutlich, daß es hier tatsächlich ein Integrationsproblem oder – wie man auch sagt – ein Bindungsproblem gibt. Es stellt sich nämlich die Frage, auf welche Weise große Anzahlen von räumlich verteilten Neuronen zu solchen *Assemblies* – und damit zu kohärenten Objektrepräsentationen – zusammengefaßt werden. (vgl. Singer, Engel, 1997, S. 69 f.)

Wir sind auf einen wichtigen Umstand aufmerksam gemacht: dass ästhetische Gegebenheiten neuronal angeeignet werden und sich neuronal repräsentieren. Die kalifornischen Wissenschaftler Francis Crick und Christoph Koch haben anfangs der Neunzigerjahre auf die neuronale Bündelung sensorischer Stimuli in sogenannten *Assemblies* aufmerksam gemacht und haben auf die Verbindung zu den solchermassen gegebenen Wahrnehmungsgegebenheiten verwiesen. Die Diskussion um die neuronalen Korrelate von Wahrnehmungs- und Bewusstseinsprozessen war eröffnet.

Der fehlende Baustein in der Argumentation war in der Frage formuliert, wie die Herstellung solcher Assemblies zu denken wäre, wie sie zeitlich, räumlich erfolgen könnte. Die Antwort wurde rasch gegeben, wurde an der Universität Bochum (Christoph von der Malsburg), in den Max-Planck-Instituten Frankfurt a. M. (Wolf Singer) und München (Ernst Pöppel) erarbeitet: »ein zeitlicher Integrationsmechanismus (könnte) die Lösung für das beschriebene Bindungsproblem sein«, hieß es; und weiter:

daß die von einem gesehenen Objekt aktivierten Neurone durch eine Synchronisation ihrer Impulse zu Assemblies zusammengeschlossen werden könnten … Die zeitliche Korrelation zwischen den neuronalen Impulsen sollten dabei … die Genauigkeit von wenigen Tausendstel Sekunden aufweisen. Somit wäre also das synchrone Feuern der Hirnrindenneurone Ursache für die ganzheitliche Struktur unserer Wahrnehmungen – etwa für die Gestaltnatur der visuellen Eindrücke. Die zeitlichen Korrelationen würden nämlich – wenn das Modell zutrifft – die Zusammengehörigkeit der Merkmale eines Objektes repräsentieren und wären auf diese Weise für die Erzeugung eines kohärenten Perzepts von entscheidender Bedeutung. (vgl. Singer, Engel, 1997, S. 66 f.)

Singer und Engel schließen: »In zahlreichen Arbeiten wurde inzwischen nachgewiesen, daß die Neurone des Sehsystems tatsächlich ihre Aktionspotentiale – also die elektrischen Impulse, die sie bei visueller Reizung erzeugen – präzise im Millisekundenbereich syn-

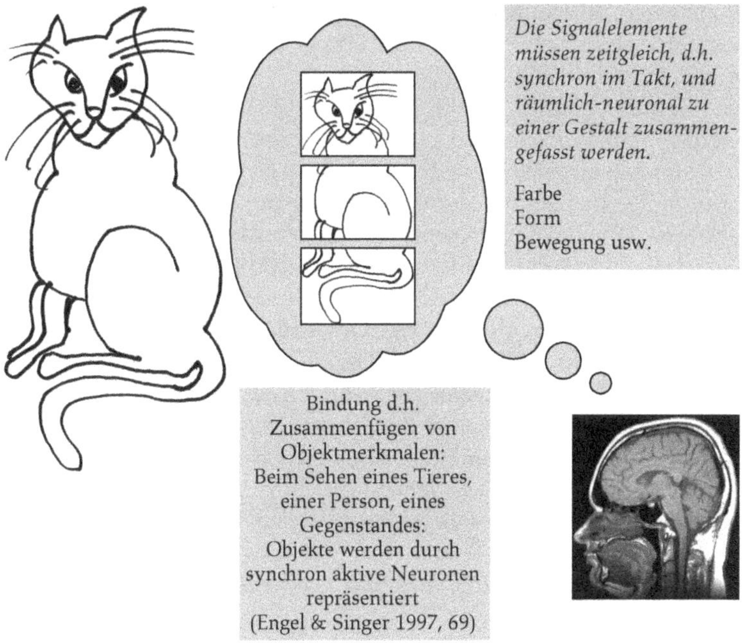

Abb. 34: Wahrnehmungsbilder werden zusammengesetzt, nach Singer und Engel, 1997

chronisieren können. Zudem weisen viele Forschungsergebnisse darauf hin, daß diese zeitlichen Korrelationen tatsächlich bedeutsam für die perzeptive Integration und somit für die Segmentierungsleistungen des Sehsystems sind« (vgl. Singer, Engel, 1997).[1]

Gabriele Schmid (1999, S. 1) fasst zusammen: »Wahrnehmungen … sind im Gehirn doppelt kodiert: *räumlich,* duch die Kombination synchroner Nervenimpulse, die von örtlich getrennten Bereichen stammen, und *zeitlich,* durch sich überlagernde Abfolgen von Impulsen.«

Als Forschungsresultat stand fest: Das Gehirn arbeitet im Takt elektrophysiologischer Impulse, die von thalamischen Kernen, den sogenannten Nuclei Intralaminares ausgehen (Ratey 2003, S. 163). Im Takt wird eine gemeinsame Sende- und Empfangsfrequenz von

[1] Vgl. ⟨http://www.hnf.de/termine/events/paderborner-podium/ computer- gehirn-und-bewusstsein/singer.html⟩.

mindestens 40 Hertz in den wichtigen kortikalen Hirnarealen aufrechterhalten. Diese gemeinsame Empfangs- und Sendesequenz ermöglicht es dem Gehirn, seine verschiedenen Bereiche im selben Augenblick zu verschalten. Seh-, Hör-, Fühl-, Geschmacks- etc. Inputs werden oszillatorisch quasi auf einen Nenner gebracht.

»Es scheint also, dass der EEG-Zeittakt von 30 bis 40 Hz eine notwendige Bedingung oder Begleiterscheinung von Bewusstsein ist; ohne ihn kann das Gehirn keine Ereignisse aufbauen, aus denen es die subjektive Gegenwart konstruiert« (Vaas 2004, S. 37). Die Hypothese, inzwischen mehrfach bestätigt, vermag die Fragmentierungen des Bewusstseinsstroms als nicht zu harmonisierende Taktung der Hirnareale (Ungleichzeitigkeit) zu erklären.

Hiernach war Folgendes gesichert: Die Nuclei intralaminares sind wie der Dirigent eines Orchesters; sie geben den Takt von 40 Hertz vor, wonach eine fast missionarisch zu nennende Vernetzung der Schaltkreise des Gehirns geschieht und die Hirnregionen auf diesen Takt einstimmen. In den NI enden die Bahnen der ›formatio reticularis‹, des Hirn-Aktivierungssystems. Im traumlosen Schlaf sind die Nuclei intralaminares nicht aktiv (vgl. Hernegger 1995, S. 84 f.).

Die Ausführung von Singer und Engel (1997) endet mit der an Jean Piaget erinnernden Feststellung, dass es sich um »Prozesse der Selbstorganisation« handelt, die nur aus der oben beschriebenen Koordinationsleistung des Gehirns, besonders von Thalamus und Cortex, verstehbar sind.

Für unsere Diskussion um eine Grundlegung der Parallelverarbeitung des Gehirns war ein entscheidender Baustein mit der Synchronisierung in Assemblies gelegt. Um mit den beiden Autoren noch einmal zusammenzufassen: *»Die Synchronisationsphänomene, die den Aufbau solcher Assemblies erlauben, stellen nach unserer Hypothese eine wesentliche Voraussetzung für den Prozess der Gestaltwahrnehmung dar«* (Crick und Koch 1992, S. 144) und lassen vermuten, »dass die Synchronisation neuronaler Assemblies auch eine entscheidende Voraussetzung dafür sein könnte, dass aufgenommene sensorische Information zu einem subjektiven Wahrnehmungserlebnis wird« (Singer, Engel 1997, S. 72). Das Sehen in gestalthaften Mustern, in Wahrnehmungskomplexen, so schon Jean Piaget, geht mit den neuronalen Koordinationsleistungen einher.

Das Stichwort »aufgenommene sensorische Information« (Singer, Engel 1997) weist auf die neuesten Ergebnisse der Wahrneh-

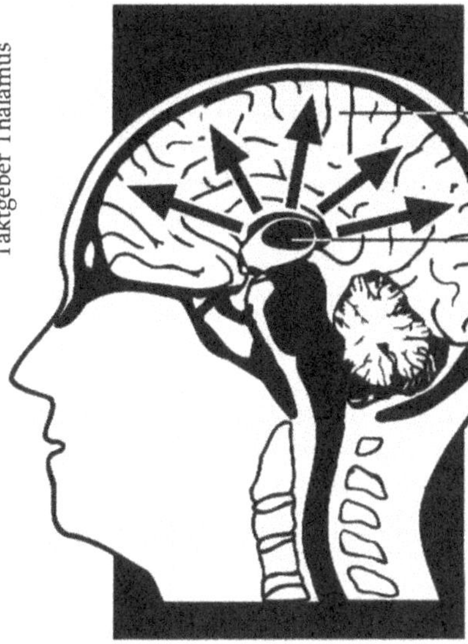

Abb. 35: Signalweitergabe im Takt, nach Llinás und Churchland, 1996

mungsforschung der beiden Wissenschaftler T. R. Vidyasagar und U. T. Eysel (2015) hin. Deren neue Theorie über die visuelle Wahrnehmung belegt die These, dass die meisten Wahrnehmungsreize, beispielsweise die der Farbe oder Objektgröße, die der Raumrichtungstendenz, die der Geschwindigkeit von Bewegungen oder die der hellen und dunklen Schattierungen, ihren Ursprung bereits in der Retina, der Netzhaut haben und dass der primäre visuelle Kortex, genauer das Corpus geniculatum laterale (CGL), die Signale aus der Netzhaut präzisiere und – so wird vorbehaltlich weiterer neuer Erkenntnisse angenommen – den unterschiedlichen Verarbeitungsarealen des Gehirns weiterreiche. Wenn diese Areale, wie wir im nächsten Abschnitt sehen werden, nicht mehr zur Weiterverarbeitung taugen, sind Bild-Vorgaben – und hier erinnern wir an die Ergebnisse der Zusammenfassung Cassirers, die den Schluss von der Einzel- zur integrativen Gesamtwahrnehmung als notwendig für ein nicht-behindert-Sein annimmt – geboten; sind bildnerische Hinsichten des die Behandlung Anleitenden notwendig, um das Bild auf seine Aussage hin von einem Punkt her (einem sogenannten *starting-point*) aufbauen zu können (vgl. Cassirer 1929/1954, S. 286). Die Erkenntnis begründet die kunsttherapeutisch angewandte Methodik.

4.5.3.2 Anwendung der neurologischen Grundlagentheorie in der heilpädagogisch orientierten Gerontopsychiatrie

Die PatientInnen, denen die Kunsttherapeutin in der Gerontopsychiatrie gegenübersteht, sind in der Regel von einem Gedächtnisverlust (Amnesie) betroffen. Auf Grund von Unfällen, von Traumatisierungen des Gehirns, aber auch infolge eines Hirnzellverlustes, der sich nach einem Schlaganfall oder mit dem Fortgang einer Alzheimererkrankung einstellt, sind sie aphasisch (sprachgestört), apraktisch (handlungsgestört) oder agnostisch (bedeutungsfindungsgestört) geworden.

Eines steht bei all diesen möglichen Betroffenheiten fest: Der Hippocampus als Erinnerungs- und Gefühlsareal wird im fortschreitenden Alter zunehmend atrophisch, zeigt in allen Tests zum expliziten Gedächtnis einen Leistungsabbau, der durch einen erheblichen Neuronenverlust in einigen subkortikalen Strukturen, so im basalen Vorderhin, erklärt wird. Das basale Vorderhirn versorgt den Hippocampus mit *Acetylcholin*. Wir wissen, Acetylcholin ist als Neurotransmitter für weite Übertragungen von Nervensignalen zuständig, wirkt erregend auf die nachgeschalteten Strukturen und wird erst durch das Enzym Acetylcholinesterase wieder in die signalweiterleitende synaptische Ausgangslage versetzt. Acetylcholin spielt eine große Rolle im vegetativen Nervensystem. Die Mehrzahl der sympathischen und parasympathischen Synapsen, die für die nicht-bewussten Erregungszustände zuständig sind, arbeitet mit diesem Transmitter. So verwundert es nicht, dass besonders die expliziten Gedächtnisleistungen, die von affekt-geleiteten Transmitterverstärkungen abhängig sind, von den Veränderungen des Transmitterhaushaltes betroffen sind. Episodische, affektiv bewertete Erinnerungsleistungen an biografische Erlebnisse sind, wie alle Tests zeigen, davon tangiert (Schacter 2001, S. 462). Und entsprechend sind die an strategischen oder zielgerichteten Abrufprozessen des vorderen Stirnlappens beteiligten Regionen bei älteren Menschen schlechter verfügbar.

Auch der erregende Neurotransmitter *Dopamin*, der die emotionalen Prozesse steuern hilft, ist an diesen episodisch-deklarativen, besonders stirnhirn-regionalen Prozessen beteiligt; und auch er ist altersbedingt weniger verfügbar und verschuldet also mit jene schlechtere Verfügbarkeit arbeitsgedächtnishafter Kompetenzen.

Jetzt verstehen wir die oben zitierten Ergebnisse der Testauswertungen von Knopf (1998, S. 146): Ältere Menschen haben Schwierigkeiten, einen erforderlichen Abrufprozess zeitgerecht einzuleiten, beispielsweise bei der Wiedererkennung eines Gesichtes die dafür nötigen dorsolateralen Stirnlappen zu aktivieren, beispielsweise die Farben, Formen, Merkmale eines dargebotenen Merkmal-Komplexes (z. B. eines Kartenspiels) kategorial zu ordnen, Bildmuster zur Wiedererkennung zu behalten, Wörter von sich aus zu erinnern etc. Warum diese Schwierigkeiten, fragen wir, und erhalten als Antwort: weil sie, die älteren Menschen, nicht mehr über die für die Erinnerung wichtigen episodischen Quellen, Umstände, Konnotationen verfügen; weil ihre Erinnerungen nicht mehr über die elaborierte Kodierung einer Einspeicherung verfügen, von Codes, die subjektiv unser Erinnerungserleben verorten. Fehlendes Acetylcholin und Dopamin, so können wir schlussfolgern, verantworten also die Verschlechterung des menschlichen alternden Arbeitsspeichers, der wesentlich von den hippocampischen und stirnhirnregionalen Bereichen gebildet wird und für all das steht, was bislang als Kurzzeitgedächtnis galt.

Während das episodische Gedächtnis also wesentlich beeinträchtigt ist (woraus sich eventuell die möglichen Hilfsstrategien definieren), wird die implizite Gedächtnisleistung des sogenannten Priming kaum vom Alter beeinträchtigt. Ältere Menschen stehen jüngeren nicht nach, wenn es um das Erkennen extrem kurz gezeigter Bilder von Gegenständen geht oder um die Ergänzung von Wortfragmenten. Aber das prozedurale Gedächtnis, das auf die Stirnlappenregion in besonderem Maße angewiesen ist, wenn es um bestimmte motorische Fertigkeiten mit strategischen Erfordernissen geht, ist wiederum altersgemäß beeinträchtigt (vgl. Schacter 2001, S. 472). Und entsprechend werden auch die kognitiven Fertigkeiten, wenn sie zielgerichtete strategische Prozesse erfordern, Probleme bereiten; Probleme beispielsweise dabei, eine Schrift zu lesen, die auf dem Kopf steht; oder das kognitive Prozedere zu entwerfen, um ein Rätsel möglichst effektiv zu lösen; oder die aufeinandergeschichteten Ringe von einem Stock auf den nächsten nach einem Muster zu transferieren – das alles kann strategisch-prozesshaft Schwierigkeiten bereiten (ebd., S. 473). Die auftauchenden Probleme zeigen, wie das prozedurale Gedächtnis auf die Aktivität der Stirnlappen angewiesen ist – und bei älteren Menschen u. U. versagt.

Halten wir fest: Die Unterversorgung mit Acetylcholin und die Ausdünnung der Dopaminrezeptoren in den Stirnhirn- wie in den hippocampischen Regionen beeinträchtigen die Leistung des Arbeits-

gedächtnisses hinsichtlich der episodischen, auch der prozeduralen Aufgabenstellungen. Diese Beeinträchtigungen haben Auswirkungen auf die geistigen Fähigkeiten im Alter. Sie erfordern geradezu eine Förderung, die episodisch orientiert Lebenserinnerungen wachruft und elaboriert – wie wir es ähnlich aus der sogenannten Biographiearbeit kennen.

Anknüpfungspunkte sind Lebenszusammenhänge, die als positive Gefühle wiederbelebt und so weiter identitätsbildend sein können. In der Art eines Erzählspiels, in dem wir assoziieren, das Assoziierte auch einmal praktizieren, es singen, nachspielen und erleben, wird an die Familie, an die Schule, wird an die umgebende Sozietät, Nachbarschaft, an die Peer Groups, an Berufs- und Arbeitsgruppen erinnert, wird weitergesponnen, wo da gegebenenfalls noch Erinnerungsfetzen sind (vgl. Osborn, Schweitzer, Trilling 1997).

Freiburger Heilpädagoginnen in Ausbildung haben sich diese Erinnerungsarbeit zu eigen gemacht und praktizieren unter Anleitung und Supervision, um den behinderten und dement werdenden alten Menschen im Pflegeheim wieder zu ihrer Erinnerung zu verhelfen. Die Ausflüge in die Vergangenheit, in die familiäre, schulische, berufliche, freundschaftliche Situation können wieder Rahmen, können wie eine Art Behälter sein, in dem das lose Verbundene, die Spuren der Vergangenheit wieder Gestalt annehmen. Und solch einen Rahmen brauchen gerade die, die in einer biographisch losgelösten Situation, die im Heim, die in klinischer Situation von allen Erinnerungsspuren abgeschnitten sind. Die Freiburger haben zu diesem Zweck ein Erinnerungsspiel nachentworfen, das animiert, eben diese alten Situationen wieder zu erfragen, zu memorieren.

Wenn alte Menschen mit typischen Alterskrankheiten in die Klinik, später in ein Heim eingewiesen werden, vielleicht aber auch aus mehr oder weniger freiem Entschluss umziehen, verlieren sich viele dieser Spuren. Angesichts der neuen Erfahrungen, der Umstellungen, der vielfältigen Stresssituationen, angesichts der Trennung von der Herkunftsfamilie, eines gerade praktizierten personalen und lokalen Beziehungsabbruchs, werden möglicherweise sogar Trennungs-Traumen reaktiviert, die schon lange zurückliegen. Wie kann in dieser Situation die biographische Geschichte des eigenen Lebens sinnvoll, vielleicht sogar krankheitsvermeidend, möglicherweise sogar die soziale und biologische Abkapselung verhindernd sein? Wir erinnern uns der Beispiele des Analytikers René Spitz, der uns eindrucksvoll vermittelt, wie Beziehungsabbrüche sogar die Mortalität fördern können. Heuft, Kruse und Radebold (2000, S. 104) zeigen in neuerer Zeit, wie Schwellensituationen, beispielsweise der Übergang ins Heim, zu schweren psychischen und physischen Erkrankungen, sogar zum Tod führen können (vgl. Heuft, Kruse, Radebold 2000, S. 124 f).[2]

4.5.3.3 Kunsttherapeutische Praxen in der heilpädagogisch orientierten Arbeit mit neurologisch beeinträchtigten Menschen

Ein Protokoll aus unserer wöchentlichen Arbeit:

> Man nennt diese Menschen u. U. dement, dann nämlich, wenn sie sich sogar an die frühesten Informationen unseres Lebens nicht mehr erinnern. Die glatten schwarz-weißen Flächen der entwickelten inneren Bilder, die Abfolgen der mütterlicherseits gesummten Lieder sind zerrissen. Die Zusammenhänge sind verloren gegangen. Nur von Ferne klingt noch irgendetwas an, das vertraut ist. Wenn ich aber mit den von mir Betreuten zusammensitze und die Volkslieder »Heißa Kathreinerle« oder »Ade zu Guten Nacht« anstimme, dann heben sich die Gesichter, dann blitzt ein Erkennen auf, und dann stehen sie offensichtlich wieder vor ihnen: Bilder, Melodien, Zusammenhänge, die schon lange verloren waren. Und sie singen und singen, auch wenn ich schon lange verstummt bin, – sie kennen alle Strophen. Und dennoch nennt man sie ›dement‹. Als sie anfangen zu malen, werde ich unsicher: Wer dement ist, so sagt man, dem sind alle Zusammenhänge verloren gegangen. Offenbar haben einige der Frauen und Männer um mich herum aber noch ein Wissen, offenbar können sie noch Zusammenhänge herstellen, als wir einen Hund abmalen, andere tun sich damit schwer. Und ich sitze dabei und wundere mich, der ich meine, das meiste über jenes Phänomen namens ›Demenz‹ zu kennen. (vgl. Menzen 2006, S. 173)
>
> Tatsächlich bin ich erstaunt, wie unterschiedlich die betroffenen Menschen die Gegenstände ihrer Welt, beispielsweise den Hund, den sie als Kopie vor sich liegen haben, neu mit dem Stift umfahren und ausmalen, wahrnehmen.
>
> Und dann sitzen wir im Kreis um den Tisch herum, mischen die Zutaten an, um die Waffeln oder die Kuchen zu backen, – und wieder fällt mir auf, was sie noch wissen, aber auch, was manche verlernt haben. Und letzteres, zum Inhalt des prozeduralen Gedächtnisses zählend, von

[2] Neuere Studien zu den Telomeren, d. h. den Enden unserer Chromosomen, die für unser Altern zuständig sind, zeigen, dass soziale Beziehungsverluste diese Telomere verkürzen und uns vorschnell altern und sterben lassen; vgl. Bild der Wissenschaften 1, S. 2014.

> dem man sagt, dass es die Inhalte der Tätigkeiten am längsten behält, fällt am ehesten auf, wenn es vergessen ist. Und ich erinnere mich daran, wie wir vorgestern nicht hier im Gerontopsychiatrischen Heim, sondern in der Neurologischen Klinik auch um einen Tisch herum saßen, mit jenen Männern, die schwer verunfallt waren, die Hammer, Zange, Klebepistole und Zeichen-Stift benutzten, um ein Modellhaus zu bauen. Wieder erinnere ich mich, dass diese Männer – wovon einige im Vorstadium einer schweren Demenz-Erkrankung, zumindest lange im Koma gelegen und jetzt in ihrer geistigen Entwicklung auf der Stelle tretend – noch Erstaunliches wussten: Wie man den Hammer hält, wie man die Zange führt, wie die Klebepistole zu gebrauchen ist, und einiges mehr. Ich habe mich an diesem wie an jenem Ort gefragt, woher es kommt, dass einiges behalten, anderes vergessen wird? Und ich habe mich jener Theorie erinnert, die Ernst Pöppel und Wolfgang Singer über den Vorgang unseres Wahrnehmens aufgestellt haben; die zur Grundlage meiner Hilfestellungen für die dementierenden Menschen geworden ist. (Menzen, in: Theunissen 2006, S. 173–180)

Die mich auch zu jenen Hinweisen geführt hat, dass das sogenannte prozedurale Gedächtnis (Bewegungs-, Handlungsabläufe) am längsten abrufbar ist – und ein Indikator für den Fortgang der Erkrankung sein kann.

Kunsttherapie mit demenzkranken Menschen, das ist nichts anderes, als den von uns Begleiteten, den aus dem Takt, der Zeit und dem Raum herausgefallenen Menschen jenes Zeitfenster, jenen Ort zur Verfügung zu stellen, an dem die Komplexhaftigkeit der Wahrnehmung geschehen kann, an dem die Aufmerksamkeit auf die Dinge sich richten kann, um schließlich etwas zu erkennen, es wieder zu erkennen und mit den Gefühlen der frühen Jahre, die unser Gedächtnisspeicher noch zur Verfügung hat, zu verbinden. Und so fangen sie an, schauen das Bild an, das sie mit mir ausgewählt haben zu kopieren. Und dann fangen sie an, mustern die Vorlage, die ich mitgebracht habe (in diesem Fall die eines Expressionisten, Emil Noldes »Tropenlandschaft«), wählen sich die Ecke der Vorlage aus, die ihnen gefällt, und beginnen, sie vergrößert auf das auf dem Tisch aufgespannte Papier zu malen, zu extrapolieren, – und unmerklich schulen sie sich, ihr genaues Hinsehen, ihre Farbunterscheidung, ihre motorische Geschicklichkeit. Kunsttherapie – sie ist zu einer Art Rekonstruktion von Kompetenzen geworden.

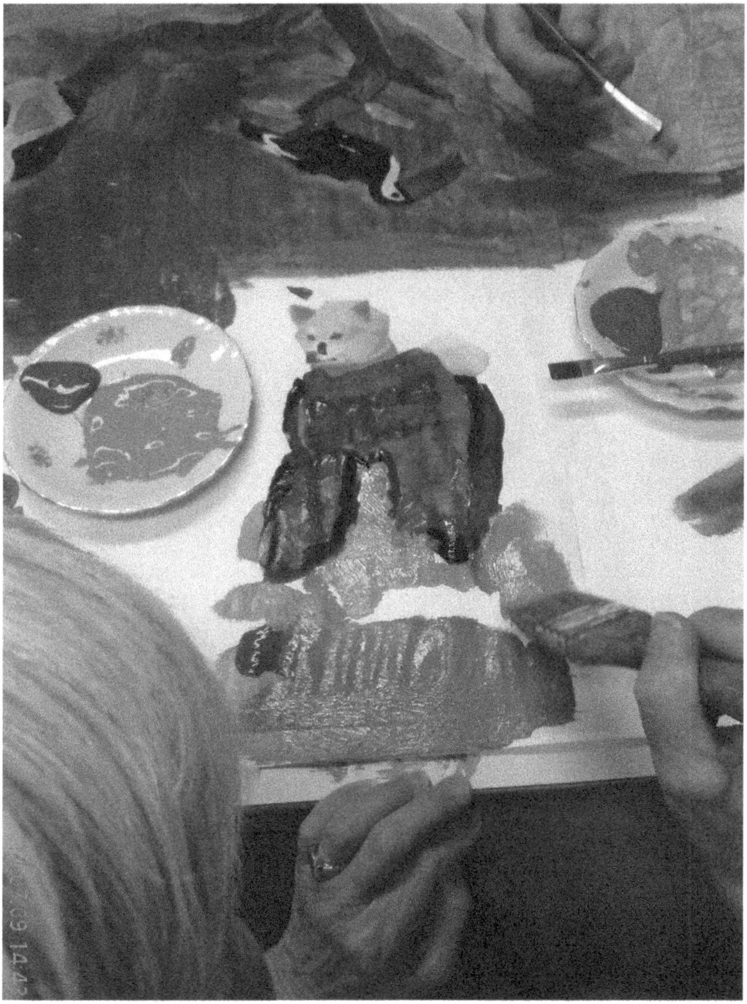

Abb. 36: An Demenz erkrankte Patienten mit unterschiedlicher Krankheitseinsicht rekonstruieren/malen einen Hund nach Vorlage (Projekt des Autors)

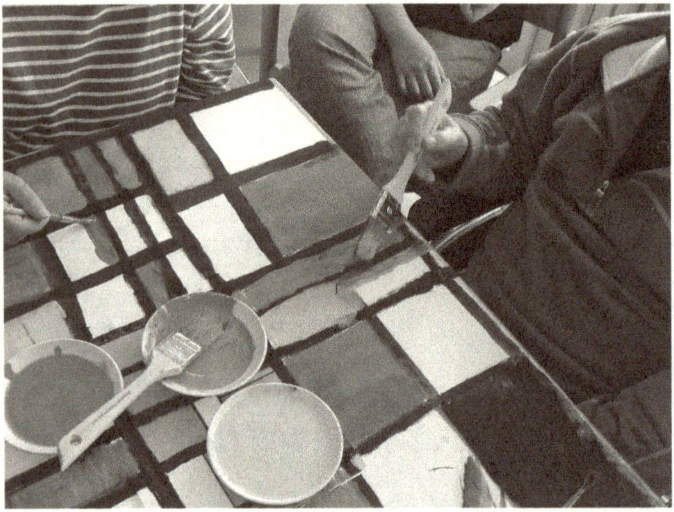

Abb. 37a: Ein Bild von Piet Mondrian – Aufforderung an den Patienten mit Demenz, das Bild zu reproduzieren, um seine Wahrnehmungsleistungen zu fördern (Projekt des Autors)

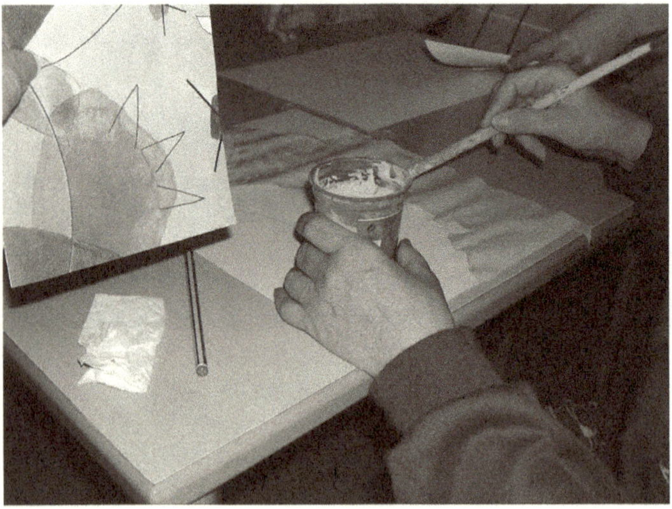

Abb. 37b: Ein Bild von Wassily Kandinsky – Aufforderung an die Patientin mit Demenz, das Bild zu reproduzieren (Projekt des Autors)

4.6 Heilpädagogische, psychotherapeutische und psychiatrische Wiederherstellung der verlorenen Orientierung

Michel Foucault hat in seinem Buch ›Die Geburt der Klinik‹ (1973) gesagt, seit der Zeit der Aufklärung verfüge der Mensch über eine vielfache Macht: den jeweiligen Zeitausdruck an seiner geschichtlichen Herkunft zu messen, ihn zu prüfen, zu berichtigen. Dieses gelte auch für das pathologische Symptom: Das Eingreifen des Bewusstseins transformiere die *Symptome in Zeichen jeweiliger Zeit;* Krankheit definiere sich mittels des Ausdrucks, welcher sich analog seiner Geschichte entziffere, rekonstruiere (vgl. 1973, S. 107f.).

Seit der Descartes'schen, und 200 Jahre später, der Kantischen Innen-Außen-Gliederung aller Erfahrung (der psychischen Phänomenalisierung der inneren Anschauungsform und der mathematischen Phänomenalisierung der äußeren, welche dennoch subjektiv entworfen, von innen gesehen wird) – seit dem kantischen »subjektiven Wahngebilde einheitlicher, linearer Zeit«, wie es Herbart ausdrückt (1799; vgl. Menzen, 1990, S. 43), ist dem Menschen der Neuzeit eine neue Art von Koordinatensystem zur Verfügung gestellt; ist er in der Lage, neu zu sehen.

Dieses Koordinatensystem war zunächst dreidimensional-euklidisch in fassbaren Raum-Zeit-Begriffen konzipiert; in der Form der Kategorienlehre Kants war es noch subjektiv-erkenntnismäßig entworfen; in den folgenden zwei Jahrhunderten nach Kant aber wird es relativiert: Dieses Koordinaten-System des Sehens, Wahrnehmens, Begreifens ist mehr und mehr mathematisch-zeichenhaft geworden (vgl. unsere binärlogische, computergestützte Orientierung); es entzieht sich immer mehr den gewohnten sinnlichen Anschauungsformen (vgl. Menzen, 1990).

Wo der subjektivierte Raum wie in perspektivischer Malerei zur Form des inneren Sinnes, der inneren Zeit geworden ist; da wird der objektive Raum zunehmend algebraisiert (wir lernen mühsam, dass unsere dreidimensionale Betrachtungsweise auf den Raum nicht zutrifft); da wird der objektive Raum zu einer Form der äußeren Sinne, einer Bestimmung, welche sich der gewohnten Einsicht entzieht (Menzen 1990, S. 28).

Das Entzugsphänomen, die Unsicherheit kreiert eine Erfahrung von Verlust, von Bezugspunkten, die der Mensch der Zeit (ob in Krankheit oder Gesundheit) zu rekonstruieren versucht.

Die Kunst wird zunehmend zu einer fundamentalphilosophischen Möglichkeit des Menschen, sich auf seinen neuen Horizont zu besinnen. Sie vermerkt als Kunst-Geschichte, dass die klassisch-ästhetischen Maßstäbe und Methoden im Laufe des 19. Jahrhunderts zusammengebrochen sind (vgl. A. Gehlen: Zeit-Bilder, 1965); sie vermerkt, wie eine räumliche und zeitliche Horizonterweiterung unserer ästhetischen Erlebnis- und Erkenntnisfähigkeit im Gange ist (Georg Schmidt, 1976): Die Kunst der Naiven, der Kinder, der Geisteskranken wie der Behinderten wird entdeckt und mit ihr eine bewusst regressive, historisch-reduktionistische Anschauungspraxis, Bildbetrachtung der Welt in ihrem Werden. Eine Generation von Kulturschaffenden fragt, »welcher Kategorie der seelischen Phänomene der Wertungsakt, dem der Wertbegriff entnommen wird, zugehört« (Meyer 1949, S. 232). Eine Generation sucht nach neuem Sinn, nach neuen Werten.

Seelische Akte wie Verstehen, Wollen, Fühlen, Erleben, Einfühlen, Intuition und andere Erfahrungsgehalte bieten sich als neue Werte an; Willens-, Lebens- und Existenzphilosophien entstehen. Ästhetisch-bildnerische Ausdrucksformen bieten sich an; avancieren zu metaphysisch-weltanschaulichen Stilisierungen; bieten nach allzu abstrakt-rationalistischer Zeit optisch-befriedigend, einsehbar und intuitiv die Dokumente der subjektiv-kollektiven Zerrissenheit in Impressionismus (Farbe, Form) und Kubismus (Körper): Die bildnerisch-bestimmenden Kunstströmungen der Zeit signalisieren stilistisch und in aller Orientierungslosigkeit sinnstiftende Bezugspunkte, neue Sichten.

»Ich würde am liebsten mein Leben damit verbringen, Geisteskranke dazu zu bewegen, mir ihre ganz eigene, innere Welt mitzuteilen«, eröffnet das erste surrealistische Manifest (Breton, 1924). Und Paul Eluard aus dem Kreise der Surrealisten schwärmt geradezu von Hans Prinzhorns »mit Bildern ausgestattetem Buch«; es sei weit »besser als jedes Bild« und – wie Breton sagt – habe es augenscheinlich die in solcher Vorstellungskraft Schöpfenden dazu gebracht, »gewisse Regeln nicht zu beachten« (vgl. Presler 1981, S. 23 f.).

Solche Kunst von Geisteskranken eröffnet einem sinnsuchenden Zeitalter neue Perspektive, neue Sicht. Und die Kunst der Zeit weiß sich ihrer zu bedienen. Die Ausstellung der Kunsthalle Düsseldorf mit dem Titel »Avatar und Atavismus. Outside der Avantgarde« (2015; Bundeskurator: Veit Loers) sucht die sinnstiftend verlorenen, nur in atavistischer-rückwärtsgewandter Suche zu habenden Bilder bei den sogenannten ›Outsidern‹ auf, jenen Menschen, die aufgrund ihrer psychosozialen und biologischen Umstände gezwungen sind, neben dem Mainstream der bildnerischen Aneignung von Welt ihre Sichten zu definieren. Auch wenn wir vermuten, dass die einfachen Formen des Ausdrucks, die wir häufig in den bildnerischen Produkten behinderter Menschen wiederfinden, teilweise deren neurobiologischer Verfassung geschuldet sind oder aber in dieser ihre Rahmenbedingungen finden – gerade deshalb werden sie als so einzigartig empfunden. Ihre Form- und Farbdarstellungen, ihre bildnerische Aussagen über die Welt, wiewohl scheinbar in weit zurückreichender, eben: atavistischer Tradition, sind hier in einer Einzigartigkeit dargestellt, die kaum zu übertreffen sind.

Wo angesichts der Krisensymptome eines Rationalismus die Erlebnisformen des Dichterischen, Bildnerischen, Künstlerischen an Wert gewinnen (vgl. W. Dilthey, M. Scheler, E. Spranger, L. Klages; zur Diskussion der Wert- und Lebensphilosophie: vgl. Kap. 6.5), da werden die zurückliegenden Bilder des Lebens, die *ursprünglichen, geschichtlich unverfälschten Kreationen* zitiert.

Eine *»ästhetische Wirklichkeit«* (so ein Buch Hermann Nohls 1935) wird beschworen: Nohl spricht von einer künstlerischen Eigengesetzlichkeit, welche sich in der Sicht des kulturkritischen Neubeginns natürlich und unverstellt heraushebt, entfaltet. Das Kind, der psychisch Kranke, der geistig beeinträchtigte Mensch sind in ihren ästhetisch-bildnerischen Äußerungsformen ob ihrer kulturellen Außensicht gefragt. Ihre Ausdrucksweisen entsprechen der psychoanalytisch-ursprungssuchenden, tiefenpsychologisch-mythenhaften, auch einer phänomenologisch-wesenhaften Erwartung. Am ›verrückten‹ Weltbild des sogenannten Geisteskranken verdichtet sich die Hoffnung einer zivilisations- und kulturmüden Welt (vgl. das Buch des Psychiaters Hans Prinzhorn: »Bildnerei der Geisteskranken«, 1922). Und die künstlerisch wie gestalterisch sich orientierenden Ausstellungs- und Therapieformen, welche sich mit den Produktionen der Geisteskranken befassen, erhalten enormen Zuspruch. Sie garantieren eine bildhaft-ästhetisch individuell einzigartige wie im Gruppenkontext vieler künstlerischer Werkstätten eine kollektiv außergewöhnliche Bild-Vorstellungstradition. Sie ermöglichen auf diesem Weg therapeutisch-heilsame Selbstdefinitionen und -entwürfe (wir werden im folgenden Kapitel zur Entstehung der Gestaltungstherapie auf diese Hinsicht zurückkommen).

Die ästhetische Ausdrucksform dieser außergewöhnlichen

Kunst illustriert in ihrer Tendenz die veränderten lebens- und wertphilosophischen Sichten auf Raum und Zeit. Sie wird in ihren Raum- und Zeit-Rekonstruktionen – von uns hier zunächst erfahren in psychiatrisch-kulturkritischer Version – zu Beginn des Jahrhunderts phänomenologisch-kritisch assistiert: im Hinblick auf die der Lebenswelt wesentlichen Dinge (Husserl, 1913). Sie ist anschaulich ausgerichtet auf ihre Wesensform: Raum- und Zeiterfahrung werden auf ihre Grund-Bestimmungen hin analysiert. Und die Therapie der Zeit sucht zwar noch deskriptiv-introspektiv die Unvermitteltheit, die individualgeschichtliche Unverstelltheit ausdrucksmäßig zu erinnern; aber die Vorläufer einer phänomenologischen Psychotherapie heben die In-sich-Gekehrtheit des Individuums auf: Subjekt und Welt korrespondieren in der Phänomenologie, sie bestehen nicht getrennt voneinander. Die Welt des Subjekts hat aufgehört, Innenwelt zu sein, sie ist nun in ihrem umfassenden Bedeutungszusammenhang zu verstehen und konstituiert sich wechselseitig mit und in ihrer Welt (vgl. Fuchs, 2013). Diese Welt, das ist das Neue gegenüber den gerade im Schwange befindlichen kulturphilosophischen Grundlegungen des Lebens und Erlebens, will *nicht nur ›pathisch‹*, d.h. subjektiv-erlebnishaft mit ihr verschmelzend, aber auch *nicht nur ›gnostisch‹*, d.h. kognitiv-objektivierend und wesensgemäß fremd erfahren sein – hier wie da findet sich der in diesen Zuständen verhaftete psychotisch Erkrankte ohne angemessenen Bezug zu den Dingen der Welt, ist diesen fremd oder geht in ihnen verloren (vgl. Fuchs 2015, S. 148f.). Auf beide unangemessenen Beziehungsformen antworten die Vorläufer einer phänomenologischen Psychotherapie. Sie hinterfragt die sinnlich-leibhaftige und intellektuell-kognitive Bezüglichkeit – in der sogenannten Anschauung.

In den Entwürfen der phänomenologischen Psychotherapie zeigt sich das psychische Kranksein in den Veränderungen der persönlichen Welt des Patienten, des von ihm gelebten Raums, des Lebensraums, in und anhand seiner verstörten Leiblichkeit und Beziehungsform. Die Möglichkeiten dieses Raums schrumpfen in der Krankheit, der Raum wird fremd, alles rückt in Distanz, die Beziehungen sind beeinträchtigt. Oder aber der Raum schluckt sozusagen den in ihm Befindlichen, er lässt diesem kein Eigenleben mehr, geht in seinem Pathos auf. »Der Patient ist krank, das heißt, seine Welt ist krank« (van den Berg, 1972, S. 46). Die Krankheit ist entsprechend nicht mehr im Patienten zu lokalisieren; der Patient ist »in seiner Krankheit« und daher kommunikativ gestört in seiner Beziehung zur Welt, die sich zuweilen nur »in Form von Bedeutungsskizzen und Bedeutungsrichtungen andeutet, ohne endgültig fassbar zu sein« (Waldenfels 2006, S. 12). Daher ist das singulär Erscheinende wieder in seinen Kontext zu versetzen, gemäß jenem Phänomenologen, der sich ob seines Ganzheitsbegriffs vielfältiger Kritik aussetzte: »Das Einfache verwahrt das Rätsel des Bleibenden … in einen einzigen Einklang«, sagt der Phänomenologe (Heidegger 1962, S. 4; 6). Er deutet das, was sich singulär zeigt, in seiner Herkunft, in seinem Zusammenhang: Der Phänomenologe spricht von »den Angeln (der Tür), die aus den Rätseln des Daseins … geschmiedet worden« sind (Heidegger, ebd.). Was hier mit Heideggers Worten vielleicht allzu prosaisch erscheinen mag, hat die Potenz, jede solipsistische, nicht-systemische Diagnostik fundamental zu erschüttern; uns auf die Aussage Anderschs von den mentalen bzw. ästhetischen Konfigurationsräumen zu verweisen, die erläutert, wie wir gegebenenfalls aus unseren Kontexten fallen können und altgewohnte sichere psychosoziale Kontexte suchen – und erwarten, dass auch der uns begleitende Therapeut diese aufsucht.

Thomas Fuchs (2013) hat die Konsequenzen dieses Denkens formuliert: Eine *phänomenologische Psychotherapie* betrachtet die Störungen als solche der Lebenswelt, der leiblichen Bezüge der Patienten. Der eingeengte emotionale Raum erzeugt im Trauma Vermeidungszonen, sozusagen ›negative Krümmungen‹, Leerstellen, blinde Flecken, welche widerständig-aversiv antizipiert werden, vermieden werden, oder implizit-attraktiv gleichsam dysfunktional immer wieder aufgesucht werden. (vgl. Fuchs 2013, S. 124–130) »In der Psychose«, so Fuchs (2015, S. 154), »gelangt der Patient nicht mehr zum gemeinsamen Gegenstand, … sondern er bleibt eingeschlossen in eine subjektivierte, solipsistische Wahrnehmung.«

Aus dieser Situation erwächst dem Patienten wie dem diesen begleitenden Therapeuten eine Aufgabe, sagt der Phänomenologe Henri Maldiney (1912–2013): sich auf »die Suche nach einem verborgenen Sinn« zu begeben; »evozierten Bilder« auf ihren Sinn zu befragen (Maldiny 2006, S. 20; 29). Und Erwin Straus, der sowohl der Neurologie wie der Phänomenologie verpflichtete Psychiater (1891–1975), verstärkt: »mich als verkörpert in der Beziehung zu den Dingen …« zu erfahren (Straus 1969, S. 227 f.; in: Breyer, Fuchs, Holzhey-Kunz 2015, S. 144).

Herkömmliche Therapietheorien schließen sich prinzipiell solchem Denken an: Die *Tiefenpsychologie C. G. Jungs* fragt nach dem tief verankerten kollektiven Bewusstseinsbestand, um ihn mit seinen individuellen Entsprechungen zu versöhnen. Und auch die *Psychotherapie Sigmund Freuds* greift auf die Folie eines allgemein standardisierten Entwicklungsausdrucks zurück, um die individuellen Abweichungen zu verifizieren. Letztlich erinnert die in der letzten Jahrhunderthälfte formulierte *Gestaltungstherapie Rudolf Arnheims* daran, dass unserem Dasein Kräftekonfigurationen zugrunde liegen, von denen jedwede individuelle Sinnesausdrücklichkeit abgeleitet ist: Immer wieder werden Wesens-, Grundkräfte psychischer wie psychosozialer Art erinnert, welche allem Erlebnis- und Verhaltensausdruck vorgängig seien, diesen definieren.

Es ist eine Suche nach dem verborgenen Sinn, haben wir gesagt. Es ist ein nicht offen liegender Sinn, schließen wir, der in seinem indexikalisch-deutbaren wie symbolischen-mehrdeutig verstehbaren Gehalt nur schwer erschließbar ist. In dieser schwierigen Situation steht der mit Bildern arbeiten wollende, zunächst therapeutisch Diagnostizierende, der seine Arbeit mit Bildern zu legitimieren hat.

4.6.1 Diagnose und Indikationsstellung ›beziehungsorientierte Bild-Therapie‹

Kunsttherapie, dies kann durchaus als Provokation gelesen werden, hat als eine der wenigen Therapien die Möglichkeit, in ein und demselben Ausdruck nicht nur eine, sondern mehrere Deutungen zuzulassen. Ihre Stärke ist die Mehrdeutigkeit des Bildnerischen, die sich vor dem empirischen Anspruch einer evidenzbasierten Medizin (ebM) nicht zu verstecken braucht. Im Gegenteil: Sie versetzt den Patienten/Klienten in eben diese Möglichkeit, die Suche nach dem Auslöser des Symptoms beinahe spielerisch anzugehen; wie Jacques Lacan, der analytische Psychotherapeut, einmal gesagt hat: eine Art des Kreisens um die leere Spur zu betreiben. Aber die Mehrdeutigkeit des bildnerisch Wahrgenommenen kann durchaus auch im Verlauf einer psychischen oder mentalen Erkrankung zur Eindeutigkeit geronnen sein und sich geradezu als eine Art Einbahnstraße des Handelns erweisen.

Solche Eindeutigkeit kann durchaus ambivalent gesehen sein. Wie Octavio Paz sagt: »Jedes Bild nähert gegensätzliche, indifferente oder weit voneinander entfernte Wirklichkeiten einander an oder vereint sie. Das heißt, es unterwirft die Vielfalt des Wirklichen der Ein-

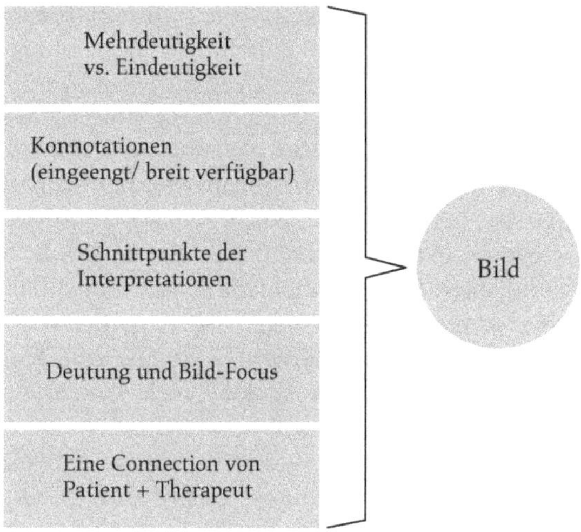

Abb. 38: Das Bild, seine Deutigkeit und Anbindungsmöglichkeit (Schema des Autors)

heit« (Octavio Paz 1983, S. 125). Die Grafik will verdeutlichen, dass die eindeutige Bild-Aussage des Patienten in der Regel auf ihre weiteren Deutungsmöglichkeiten zu öffnen ist.

Das vorangehende Schema will die Vielfalt in ihrem Zwiespalt verdeutlichen: Die Deutungshoheit des Patienten gerät nach seinen bildnerisch-vieldeutigen Äußerungen, auch seinen zu erweiternden Konnotationen, in den Ermessensraum der Therapie; lebt davon, sich dem ›impliziten Beziehungswissen‹ (Daniel Stern; Rohde-Dachser) als einem stillen Interpretament, einem Schnitt- und Treffpunkt mindestens zweier therapeutisch handelnder Personen auszuliefern; lebt davon, die sogenannte ›leere Spur‹ (Lacan) zu füllen. Der Leser weiß es jedoch: Im Bild vereinen sich leidvolle und heilsame Möglichkeiten des Interpretaments – was zu sehen zuweilen nur dann gelingt, wenn auch der Therapeut, »der Heiler … selbst Krankheit und das damit einhergehende Leid erlebt hat, grundsätzlich zwischen zwei Welten verortet [ist]: der Welt der Krankheit und der Welt der Gesundheit«; wenn der Heiler also die Möglichkeiten der Deutungen nicht begrenzt. C. G. Jung hat dieses gesagt: »Die eigene Wunde ist eine permanente Erinnerung daran, dass wir als Therapeuten die Heilung nicht selbst machen … Es geht vielmehr darum, … sich durchaus auch hineinziehen zu lassen, so dass man mit verwundet wird …, ›dem Unbewussten erlaubt zu kooperieren statt zu opponieren‹« (C. G. Jung 1984, GW 16 §366; vgl. Hoffmann, Roesler 2010, S. 75–90). Wir haben diese Bemerkung zitiert, weil ohne sie der folgende Hinweis zur Indikationslage der Kunsttherapie mechanistisch gelesen würde – eben so, wie manche Methodenbücher der Kunsttherapie es zuweilen anbieten. Bei aller Mehrdeutigkeit des Bildnerischen, das im therapeutischen Prozedere notwendig sichtbar zu werden erscheint, ist die Indikationslage zuweilen geradezu verwirrend von ihr geprägt. Wir wollen dies an einem Beispiel, dem des Menschen mit Autismus, darlegen. Diese Erkrankung erfordert nicht nur eine klare Indikationsaussage, sie will entsprechend klar auch kunsttherapeutisch-methodisch in gleicher Eindeutigkeit behandelt sein.

Was kennzeichnet den »Menschen im Autismus-Spektrum« (so die sich durchsetzende Bezeichnung)? Der Mediziner Th. Hülshoff geht davon aus, dass »es Autisten schwer fällt, die Reize unterschiedlicher Kanäle (Gehör, Geschmack, Geruch, Berührung) zu verknüpfen und zu einem sinnvollen Ganzen zu integrieren« (Hülshoff 2005, S. 212). Und er beschreibt als Folgen, dass

> die Schwierigkeit, Reize nach Wichtigkeit zu selektieren, … zu einer Reizüberflutung und zu einem Zusammenbruch der verarbeitenden Instanzen führen [kann]. Manchmal scheinen bestimmte Reizmodalitäten über- oder unterbewertet zu werden. Möglich ist auch, dass optische Reize plötzlich ihre Gestalt oder Intensitäten wechseln, dass also keine ausreichende Konstanz erlebt wird. Auch die Koppelung zwischen Wahrnehmung und emotionaler (stimmungsmäßiger) Bewertung kann gestört sein. (ders. 2005, ebd.)

Der DSM-5 spricht unter seinem neuen Begriff des »autism spectrum disorder« von »Hyper- oder hypoausgeprägte[m] Wahrnehmungsverhalten im Hinblick auf sensorische Reize«, spricht davon, gegebenenfalls überfordert, mehrdeutig überlastet zu sein.

Wir sehen, wie grundlegend die erlebnismäßig und sinnesphysiologisch eingeleitete sogenannte Objektwahrnehmung uneindeutig und verwirrt sein kann, und wir ahnen schon hier bei dieser diagnostischen Einschätzung, worauf möglicherweise eine bilddidaktisch orientierte Therapie sich gegebenenfalls ausrichten könnte, was indiziert wäre (vgl. Menzen, 2016, Kap. 2.2.1 ›Was ist Autismus?‹). Wir werden im Folgenden durch die neuere neurobiologische Forschung bestärkt. Hiernach weist der Mensch mit autistischen Störungen eine

Dysbalance zwischen den Neurotransmittern Glutamat und GABA[1] an den informationsverarbeitenden Synapsen auf. Infolge der fehlenden bzw. gestörten Protein-Bündelung der *Neurexine* und der *Neuroligine* wie des postsynaptisch gestörten Proteins *Shank*, kommt es zu einem Informationsdesaster, wie wir es angedeutet haben (vgl. Stephen Scherer, Abb. »Gestörte Verbindung«, Bild der Wissenschaft 11, 2007, S. 38). Also versucht der Betroffene, die Informationen, die er aus seiner Umwelt empfängt, zu ordnen.

Was wir ahnten, die Indikationslage betreffend, trifft tatsächlich zu: Der »Mensch im Autismus-Spektrum« benötigt Klarheit, Struktur, Eindeutigkeit der Bedeutung, wo hingegen die von uns herausgestellte, die Kunsttherapie geradezu auszeichnende Mehrdeutigkeit verwirrend sein kann (vgl. dazu ausführlich: Menzen, 2016). Damit es nicht zu einem wie beschriebenen »Zusammenbruch der verarbeitenden Instanzen« (Hülshoff) kommt, ist das kunsttherapeutische Setting angesichts der gestörten Protein-Signale strukturiert auszurichten. Und solches Vorgehen rührt an das Selbstverständnis des mit Bildern arbeitenden Therapeuten. Damit die Wahrnehmungsgestalt-Bildung gelingt, muss zunächst etwas gewährleistet sein, was der Mensch mit Autismus von früh auf als diskrepant erleben kann – eine ›containende‹, d.h. bergende, nicht mehr sinnesausdrücklich-sich-ausgeliefert-fühlende und in Folge verwirrende Situation, die alle seine Objektaneignungen prägt, *eine Beziehung*. Was ihn, den Betroffenen, seit Beginn seines Lebens begleitet, heißt: Die Verlorenheit in der Objekt-Welt durch eine sichere Objekt-Bezugnahme zu kompensieren; heißt: vor aller methodischen Indikation die Sicherheit und Geborgenheit der Beziehung zu suchen. Das ist unerwartet in diesem Statement, das zu Beginn lediglich die Vieldeutigkeit des Bildnerischen als heilsam zu apostrophieren schien. *Wo eine sichere sogenannte Objekt-Beziehung gewährleistet ist, da stellt sich in der Regel die Sicherheit im Umgang mit den Objekten ein; da wird es dem Betroffenen möglich, den Objekten auch eine andere Deutung zukommen zu lassen.* Da kann – wie beim geistig behinderten Menschen – aus einer verstörenden Ein- auch Mehrdeutigkeit werden und dem Patienten schließlich *indiziert* sein, *was ihm nottut* – Beziehung, um den neuen Informationen angemessen begegnen zu können.

---

[1] GABA: Abkürzung von Gamma Amino Butyric Acid, ein hemmender Neurotransmitter, der, wenn fehlend, im Gehirn zu Störungen führt.

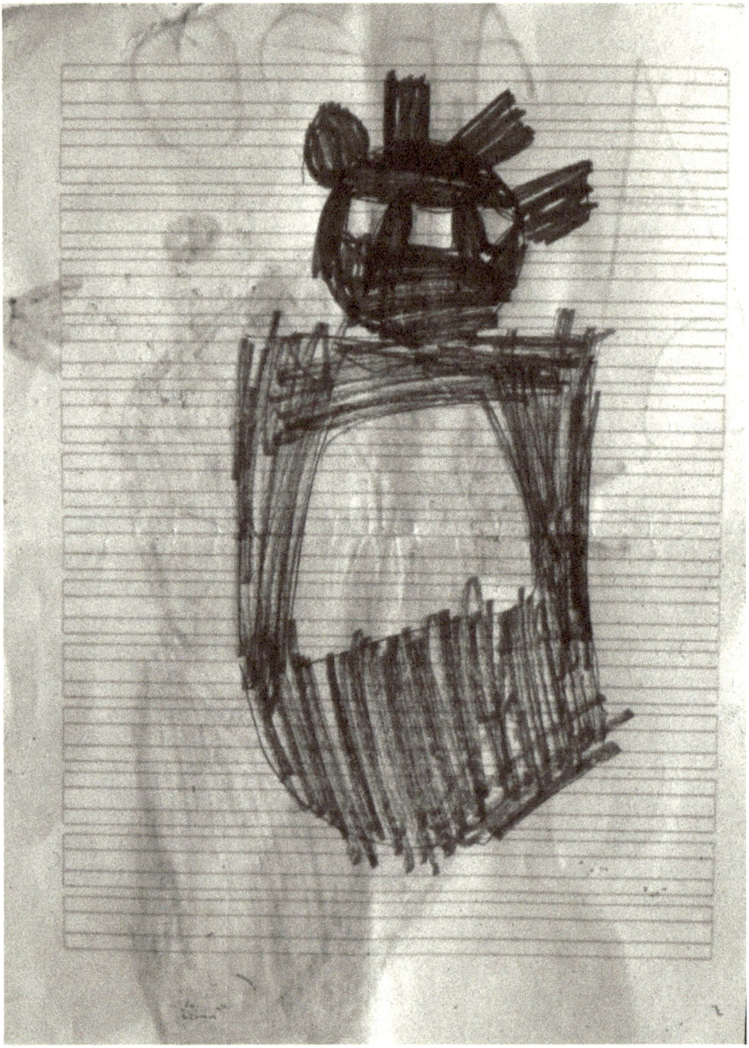

Abb. 39: Kontaktversuche eines autistischen Jungen (Projekt des Autors)

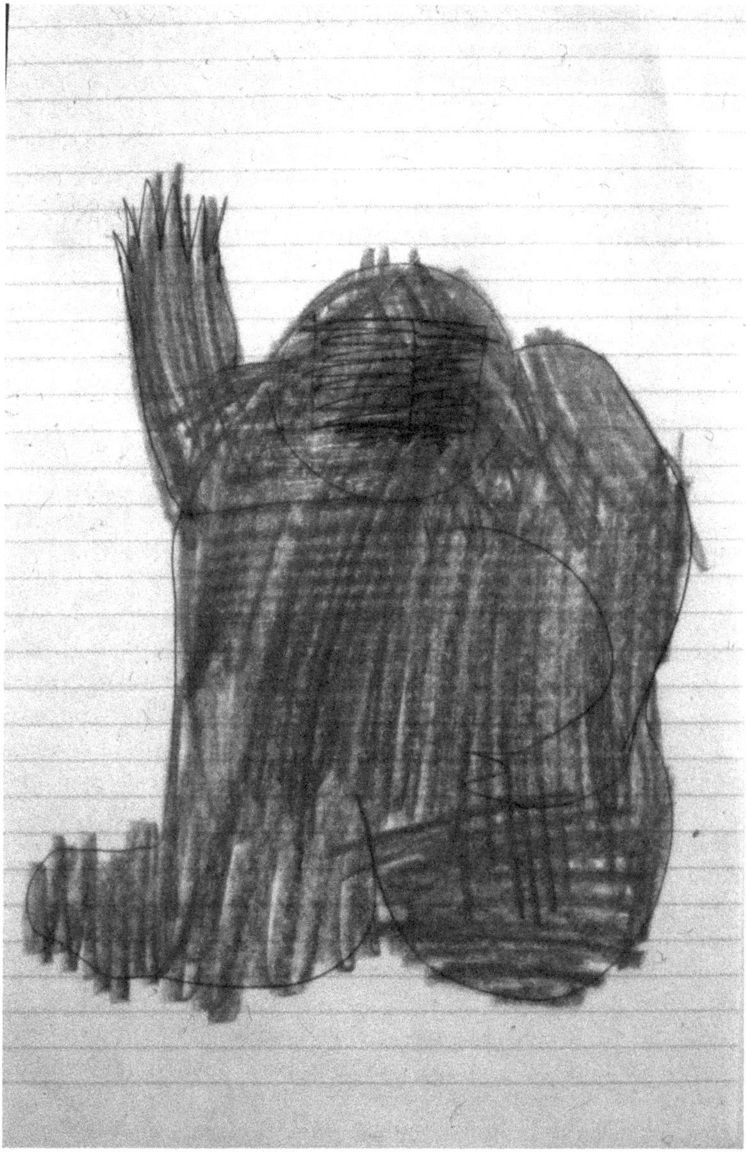

Von der Notwendigkeit einer Behandlung im Kontext von Beziehung

Wie eine phänomenologisch-orientierte *Körperraum–Auffassung* zeigt, erfahren wir den Körperraum immer nur in einer Umkleidung, in seinem Kontext; erfahren wir ihn aber auch über die sinnlichen Daten in seiner Wesenhaftigkeit. Und entsprechend hat sich Wiederaneignungsarbeit bild-therapeutischer Art daran gemacht, eben diese sinnlich zur Körperraumerfahrung beitragenden Daten im Rahmen ihres unmittelbaren Kontextes zu erarbeiten (vgl. Schapp 1976, S. 29; ders. 1981, S. 127, S. 129; vgl. Menzen et al., 2014), das heißt: im Rahmen von Beziehung.

Wir haben erfahren, was hinsichtlich der Erarbeitung frühester Beziehungsmuster die vielen miteinander verschränkten sinnlich-visuellen, -taktilen, -propriozeptiven, -vestibulären, -kinästhetischen, -rhythmischen und -akustisch-tonalen Erfahrungen insgesamt beizutragen vermögen. Und wir haben erfahren, wie ästhetisch-therapeutisch frühe Muster der Beziehung wieder geweckt, in der Gesamtheit aller Sinne erinnert werden müssen. Die Heilpädagogik und mit ihr die heilpädagogisch-kunsttherapeutische Methode standen jedoch angesichts ihres klinisch-psychologischen Selbstverständnisses in den letzten Jahrzehnten des 20. Jahrhunderts den psychoanalytischen Bindungs- und Beziehungstheorien in der Regel ambivalent gegenüber und waren nicht immer in der Lage, konkrete Sinnes- und entsprechende Beziehungserfahrung neurologisch-entwicklungsangemessen miteinander zu verknüpfen. Das Fach der Heilpädagogik und mit ihr die heilpädagogische Kunsttherapie zeichneten sich zwar vor vielen anderen Humanwissenschaften aus, die je spezifische Aneignung von Sinneserfahrung zu recherchieren – aber den jeweiligen *Sinn der Sinneserfahrung* im Zusammenhang von Beziehung zu suchen, überforderte sie zuweilen.

Beziehung war in der letzten Jahrhunderthälfte heilpädagogischer Arbeit im Rekurs auf die existentialistisch-phänomenologische Philosophie durchaus als sogenannter ›innerer Halt‹ (Moor 1967, S. 399) struktur- und raumvermittelnd apostrophiert (Paul Moor, 1951–1958); sie war im Rekurs auf deren anthropologisch-phänomenologischen Grundlegungen als ein Moment, ein ›Akt der Begegnung‹ (Martin Buber, 1995, S. 38 f.), als zeitlich-momenthaft sich begegnend definiert und wurde in Zusammenfassungen nach der Jahrtausendwende durchaus als »heilpädagogische Beziehungsgestaltung« vorgestellt (Flosdorf 2007, S. 317 f.). Die basalen Förderpro-

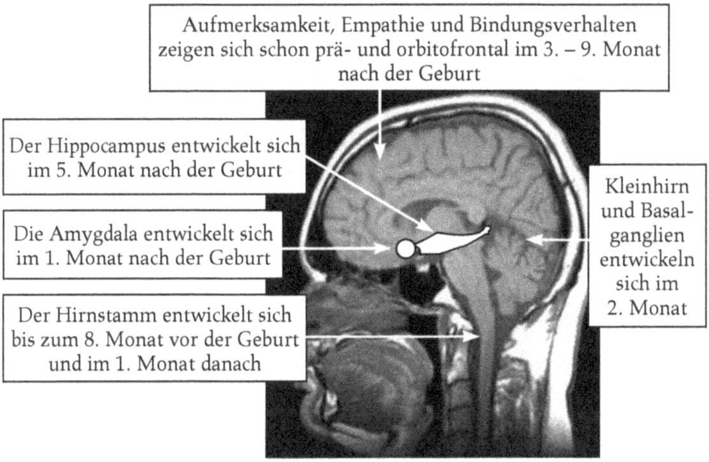

Abb. 40: Frühe neuro-sequentielle Entwicklung, nach Markowitsch/Welzer, 2005 und Perry/Szalawitz, 2008

gramme, das Training der *Sinne* betreffend (HPÜ – Heilpädagogische Übungsbehandlung), waren sicher förderlich, nicht immer aber als ›sinneskonstitutiv = beziehungskonstitutiv‹ ins konkrete Verhältnis mit dem Erleben von Beziehung gesetzt, d.h. selten *beziehungskonstitutiv* definiert. Sie fragten selten danach, wie die neuronalen Entwicklungsphasen der Sinne die Formen der Beziehungsgestaltung prägten. Solches unternahmen Markowitsch und Welzer in ihrem Buch zum »autobiografischen Gedächtnis« (2005, 235 f.). Sie erarbeiteten in der Art der sogenannten ›neuro-sequenziellen Methode‹ (Bruce Perry, Maja Szalavitz, 2008) die entwicklungsgemäßen Phasen der Hirnentwicklung, machten darauf aufmerksam, welches Hirnareal in welcher Lebensphase dabei ist, sich zu entwickeln.

Erst seit diesen Forschungsergebnissen war ersichtlich, dass die heilpädagogisch-methodischen Herangehensweisen, die frühen Sinnesmodalitäten betreffend (z.B. Vibration, Takt, Berührung etc.), einer neuro-sequenziellen Entwicklungserfahrung entsprachen – oder aber im Fall der Störung nicht entsprachen und entsprechend korrigiert werden mussten. Und erst in den letzten Jahren erfahren wir von der Sinnesspezifität des Sinnlichen, davon, dass die jeweilige Sinneserfahrung im Sinne Cassirers eine je besondere Sinnhaftigkeit mit sich führt, die recherchiert sein will.

Solche Erkenntnis war für eine nicht-verbal orientierte Kunsttherapie von höchstem Belang: Wenn grundlegende Funktionen des Hirnstamms, beispielsweise Schlaf-Wach-Bedürfnis, Hunger-Durst-Gefühl, Funktionen des Herzschlags und in deren Zusammenhang operant-konditionelle, d.h. frühe perzeptuelle Sinnes-Stress- oder Beruhigungsmuster (vor allem: auditive, visuelle, kinästhetisch-raumlagehaft motorische Muster), psychophysisch ausgelöste, hypothalamische Erregungszustände infolge ausbleibender affektiv-resonanzhafter Signale seitens der Bezugsperson; wenn später sich entwickelnde Funktionen höherer limbischer Regionen (vor allem von Amygdala und Hippocampus) gestört schienen, – konnten diese Defizite normaler Entwicklung sozialisatorisch eher zeitlich ausgemacht, diagnostiziert und gegebenenfalls mit basal-ästhetischen Angeboten ausgeglichen werden. Immer aber galt der Satz Th. Fuchs' (2011, S. 55): Erst »durch leiblich-affektive Resonanz lernt der Säugling sich selbst im Anderen kennen.« Erst wenn sein Hirnstamm mit all seinen Erregungen Aufmerksamkeit und Zuwendung erfährt, erst wenn seine Selbstäußerungen als sinnvoll erfahren werden, differenziert er sich weiter aus.

Die Wahrnehmungskompetenzen des teilleistungsgestörten, auch des geistig behinderten Menschen wollten erweitert sein (Lichtenberg 1987, S. 24). Die grundlegenden Wahrnehmungsaktivitäten dieses Menschen wollten zwar basal stimuliert werden, beispielsweise im taktilen Bereich, wollten Modalitäten der Erfahrung wie ›warm – kalt, fest – weich, naß – trocken, rund – gerade‹ usw. erfahren, um ihm zu helfen, ein Bild von sich selbst und den Anderen differenziert zu erfassen (vgl. Lichtenberg 1990, S. 6). Aber das Beziehungskonstitutive war in der jeweiligen Sinnesförderung nicht immer mitgedacht. Erst in dem letzten Jahrzehnt hat die Neurologie den Beleg erbringen können, dass die Konstitution des Ich und des dieses organisierenden Selbst durch die frühen Bezugspersonen neuronal verankert und gespeichert wird, sich darüber hinaus psychosozial bedingt ständig im Wandel befindet (vgl. Bauer 2015, S. 209):

Die Myelinisierung der entsprechenden Netzwerkverbindungen geschieht erst im Prozess der wechselseitigen Resonanz von Bezugsperson und Säugling im 18.–24. Monat nach der Geburt: Die neuronalen Veränderungen bei Resonanz sind neurologisch bestätigt (vgl. J. Bauer 2015, S. 47 und 209/Anm., sich beziehend auf: Tamir u. Mitschel. PNAS, 2012).

Im dorso-ventralen Bereich des Vorderhirns, des PFC, im anschließenden ACC, dem Anterioren Cingulären Cortex, in der Insula, und zwischen Schläfen-und Scheitellappen liegen die Areale, die reagieren, wenn SELBST- Funktionen angesprochen sind.

Vgl. Kelley et al.: J of Neuroscience 14:785 (2002)

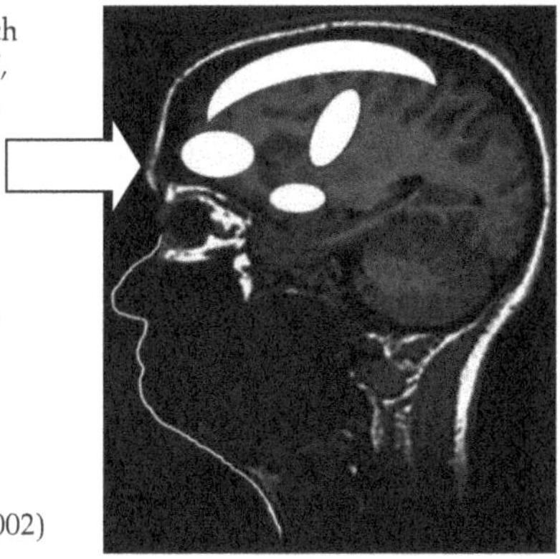

Abb. 41: Wie das Selbst entsteht: Wenn Selbst-Funktionen angesprochen werden (z. B.: »Das hast Du aber gut gemacht!«), werden Areale
1. des Vorderhirns (gefühlsgetöntes Handlungsgedächtnis),
2. des über ihm und nach hinten sich erstreckenden Gürtelgehirns (des Vorderen Cingulären Cortex),
3. der körpergefühls-rückmeldenden sogenannten Insula und
4. des Personen und Dinge speichernden Schläfenlappens miteinander vernetzt

4.6.2 Diagnose ›Gestörte Raum-Körper-Erfahrung‹ – Grundform einer gestörten Beziehung

Zunächst muten die philosophischen und therapeutischen Fragen seit 1900 merkwürdig an: Immer wieder werden aus neukantianischer und phänomenologischer Sicht ideelle Gebilde, Wesenheiten mit konkreten Ausdrucksformen in Entsprechung gebracht – aus welchem Denken frühe Psychotherapieforschung ihren Ansatz nahm. Zu reinen Raum- und Zeitkonstellationen, d.h. in der Absicht der Phänomenologie: möglichst zu subjektiv unverstellten Perspektiven, eben zum Wesen der Sachen zu gelangen, war das Ziel – das aber viele kognitiv wie psychisch beeinträchtigten Menschen offenbar nicht erreichten.

Die psychosomatisch, psychiatrisch und rehabilitativ orientierten Therapien hatten im Wesentlichen die Zeit- wie Raum-/Körperverluste des schizophren erkrankten oder aber des geistig behinderten Menschen bei ihren Behandlungen vor Augen. Es waren also nicht nur die zeit-räumlichen Desorientierungen des psychiatrisch auffällig werdenden Menschen, auch nicht nur die Fehlverknüpfungsleistungen des neurotisch erkrankten, psychosomatisch-symptomhaft sich zeigenden Menschen, es waren schließlich auch die heilpädagogisch erfassten raumrekonstruktiven und zeitsequentialen Wahrnehmungsstörungen des teilleistungsgestörten Menschen; diese wollten seit der Mitte bis zum Ende des Jahrhunderts recherchiert, diagnostiziert, behandelt sein. Die neurologische Forschung war aber bis zu dieser Zeit noch nicht so weit, eine brauchbare Grundlage der Behandlung zu liefern. Das änderte sich jedoch um die Jahrtausendwende.

In der Wissenschaftsgeschichte des hier fokussierten Faches spezialisierten sich zunächst kindzentrierte Wissenschaften wie die seit circa 1880 sich durchsetzende Kinderpsychiatrie, Entwicklungspsychologie und Kinderzeichnungstheorie – sie suchten nach der Norm und den Abweichungen, den normativen Ausdrücken und den sogenannten ›Kindesfehlern‹, den psychischen Störungen des Kindesalters. Die Autoren pädagogisierten die psychischen Störungen des Kindes, d. h. sie machten die psychischen Störungen zum Gegenstand des erzieherischen Interesses.

In den Zwanzigerjahren mischte sich eine kinderanalytische Betrachtung ein: Hans Zullinger, August Aichhorn, Sigfried Bernfeld – die Begegnung der in den frühen Sinnes- und Bewegungsprogrammen geschulten Heilpädagogen in der Tradition von Fröbel, Georgens und Montessori mit der besonders in Österreich sich verbreitenden Kinderanalyse zwangen die Theoretiker des sogenannten »Moralischen Irreseins« der Kinder (Strümppel, Emminghaus 1887) zu einer ersten Begründung ihrer eine Generation heranwachsender Kinder stigmatisierenden These.

In der Folge neukantianischen Denkens von einer stufig und immer komplexer werdenden geistigen Entwicklung des Kindes verglichen die aufkommenden neukantianischen Theorien gegen Ende des 19. Jahrhunderts – die aus der materialmustheoretischen Not einer geltungstheoretischen Begründung der Geisteswissenschaften das Kulturspezifische, Geistige in der Entwicklung des Menschen zu akzentuieren suchten – den mental in seinen Äußerungen der Norm nicht entsprechenden, zurückgebliebenen Menschen. Viele der Autoren waren um die Jahrhundertwende der Auffassung, »daß Kinder, Wilde, Irre, Geisteskranke und Genies sich in einem originalen, zivilisatorisch unverstellten und unbeeinflußten Gefühlsdrang unmittelbar, zweckfrei elementar-kreativ und triebhaft auszudrücken vermöchten« (Menzen 2009, S. 20). Die solche Thesen vertretenden Autoren mussten fast 100 Jahre warten, bis mehrere fundierte Hypothesen aus neurologischer wie neurobiologischer Sicht sich ihrer Thesen annahmen. Sie hatten vergessen, was genau zu ihrer Zeit der Ästhetiktheoretiker Ernst Cassirer gesagt hatte: Bei schweren geistigen, sich u.a. auch beziehungshaft zeigenden Beeinträchtigungen, also bei solchen, in denen es um relationale Sach- und Personenzusammenhänge gehe, spielten kognitiv-logische, körper-relationale und psychosoziale Defizite zuweilen gleichermaßen eine Rolle. Heute, nach 100 Jahren neurologischer Forschung, wissen wir, wie recht Ernst Cassirer hatte und wie er mit seinen Beobachtungen viele Resultate der Forschung im Neurologischen Institut Frankfurt a.M. vorwegnahm. Wir wissen heute und können Folgendes geltend machen, wenn es um den mental gestörten Menschen geht:

- entweder ist in Folge einer genetischen Mutation (Down-S./Autismus/Fragiles-X-S.) die informationelle Beziehung gestört,
- und/oder die Person- bzw. Sach-/Gegenstandsvorstellung ist in Folge einer dementiellen Erkrankung (Stroke, DAT) gestört,
- und/oder die Person- bzw. Sach-/Gegenstandsvorstellung ist in Folge von proteingesteuert defizitären Informationen gestört,
- und/oder die Person bzw. Sach-/Gegenstandsvorstellung ist durch eine frühkindliche Regulationsstörung (Bezugsperson-Kind) gestört und bedingt (nach Übergriffen oder Missbrauch) neben den psychischen auch neurobiologisch gestörte Muster der gestörten Interaktion.

Die immer deutlicher werdende Korrespondenz von Bindungs- und neuro-biologischer Störung hat erklären können, dass wir gestörte mentale Perspektiven immer in dieser Verbindung zu sehen haben.

Wir wissen, was all diesen Beeinträchtigungen gemeinsam ist, wiederholen die Thesen Cassirers von der gestörten Raum-Körper-Erfahrung als Grundform einer gestörten Beziehung: Der Patient/Klient hat die Schwierigkeit, »ein und dasselbe ›Element‹ gleichzeitig in verschiedene Relationszusammenhänge einzustellen, es verschiedenen … Gesamtheiten ›angehörig‹ und auf sie bezogen zu denken« (Cassirer 1929/1954/1975, S. 304). Beispiel: das Kind kann das väterliche zwiespältige Verhalten nicht ihm, derselben Person zuordnen; das Kind/der Erwachsene kann Tisch-Stuhl-Bett nicht demselben Zimmer zuordnen; das Kind/der Erwachsene kann die Satz-/Bild-

Fragmente nicht ein und demselben Objekt-Sinn-Zusammenhang zuordnen; das Verständnis für das ›tertium comparationis‹ fehlt.

Ernst Cassirer entnimmt seine Belegzitate aus den Beobachtungen Henry Heads (1926) und zitiert einen Patienten, der klagt, dass er die Unterschiede im Bild nicht mehr erkenne (»I can't make out the difference between …«). Er resümiert: Der Betroffene ist

> in der Schwierigkeit, … für die Auffassung räumlicher, zeitlicher und numerischer Verhältnisse feste Bezugssysteme zu schaffen und von einem auf das andere nach freier Wahl überzugehen … Er klebte gewissermaßen an seinen sinnlichen Kohärenzerlebnissen; er vermochte … nicht zwei […] Nuancen … aufeinander zu beziehen. (Head 1926, Bd. 2, 114, Krankengeschichte Nr. 8; Cassirer 1929/1954, S. 294–295)

Es mussten beinahe 100 Jahre der Forschung bis zur Jahrtausendwende vergehen, dass die Annahmen Cassirers *erstens* neurologisch darin bestätigt wurden, dass prä- oder perinatale Schädigungen des Gehirns, insbesondere solche der linken Sprachzentren (Sprachfähigkeit und -denotation) und der rechten strukturbildenden Zentren (Fähigkeit der Raumrekonstruktion), insbesondere des ›Gyrus angularis‹, zu einer Beeinträchtigung des Sprechens und der Körper-Raum-Wahrnehmung führen (Ramachandran, Blakeslee 2002, S. 282–320); dass *zweitens* molekular-neurobiologische, wesentlich für die synaptischen Nervenreizweiterleitungen zuständige Proteinkomplexe namens Neurexin-Neuroligin-Shank eine wichtige Erklärung für die beeinträchtigte, insofern andersartige Raum- (wesentlich rechtsseitig verantwortete) und Zeit- (wesentlich linksseitig verantwortete) Signalgebung des Gehirns abgaben (Scherer 2007; Duketis 2011); dass aber *drittens* der phänomenologische Aspekt, die Welt und in ihr die frühen Bezugspersonen zu erfahren, sozusagen ›Sinn macht‹ – in den Worten Ernst Cassirers: »… zu zeigen, wie Symbolbewußtsein und sinnliches Bewußtsein im Aufbau des normalen geistigen Lebens ständig ineinander greifen und sich wechselseitig bedingen« (Cassirer 2009, in: Andersch 2014, e-journal, S. 5).

Offenbar reicht es nicht aus, die neurobiologischen Forschungsergebnisse Stephen Scherers (2007) als allein maßgeblich für die misslungenen Wahrnehmungsbezüge zu Personen bzw. Sachen zu zitieren: Sie wiesen zwar auf die infolge von Mutation aus den Fugen geratene Balance von erregenden und hemmenden Neuronen hin, in der Folge auf die in den erregenden/hemmenden Synapsen eine wichtige Funktion innehabenden, da die Signale sowohl im erforderlichen

Takt (Hinweis: Zeit-Struktur) und in der erforderlichen Vernetzung (Hinweis: Raum-Struktur) weiterleitenden Proteine in der rechten Parietalsphäre (Seitenscheitellappen) (Scherer 2007, S. 145). Die zellulären wie genetischen Ursachen für eine andere, ungewöhnliche Art der Wahrnehmung eines Gegenstandes und der gestörten Beziehungszentrierung auf ein und dieselbe Person waren gefunden. Aber wie diese Störungen gegebenenfalls entstanden waren und eben diese Störungen geprägt, d.h. durch die entwicklungsgeschichtlich-konkrete, beziehungsvermittelte Erfahrung mit verursacht oder verstärkt hatten, war nicht beantwortet.

In vielen Veröffentlichungen zeigte Mary Main, eine der führenden britischen Entwicklungspsychologinnen und Bindungstheoretikerinnen, wie ein und dieselbe Person sowohl in der Entwicklung wie – wenn eher kontraproduktiv – in der Behandlung der Störung als kognitive und emotive Referenz vonnöten ist. Sie zeigte, dass *die Beziehungserfahrung* mit der einen Bezugsperson die Welt-Erfahrung reguliert, die Ordnung der Dinge, und ggfs. deren ›aktiv-kreative‹ Umordnung strukturiert (Hesse, Main 2002) – wie diese Erfahrung also *die Sach- und Personbezüge* mitverantwortet, jeder Wahrnehmung in den Worten Cassirers Sinn gibt oder vorenthält.

Die sich um die Wiederaneignungsarbeit von Raum- und Zeitstrukturen mühenden Neuropsychiater, Ergotherapeuten und Heilpädagogen haben seit der Jahrtausendwende eine relativ gesicherte Begründung für ihr Tun. Und auch die ästhetisch-bildnerisch orientierte Kunsttherapie konnte im Rahmen ihrer inklusions-rehabilitativ- oder neurologisch-klinisch-orientierten Arbeit die in der Regel kindlich-sozialisatorisch früh irritierten Sinnesgestalt-, speziell die geschädigten Körper-Raum-Muster der Beeinträchtigten angehen und die realitätsunangemessenen psychophysiologischen bzw. -motorischen Verschaltungen rekonstruieren. Hierin hat sich die Herangehensweise mit ästhetisch-bildnerischen Mitteln als buchstäblich ›vorbildlich‹ erwiesen. Die den Natur-, Medizin- und Sozialwissenschaften verpflichteten Praktiker mussten anerkennen, dass eine »subjektiv-idealistische Erkenntnistheorie« noch immer die psychopathologische Praxis »von den lebensweltlichen und biographischen Zusammenhängen isolierte« (Fuchs 2015, S. 140) und eines Blicks bedurfte, »die Phänomenalität der Welt … zu kommunizieren, ohne sie als Objekt zu gliedern« (Maldiney 2006, S. 45). Der künstlerische, durchweg beziehungsangeleitete Blick bot sich an, die eigenen Körper- und Raumerfahrungen buchstäblich an die Wand zu malen. Im

Folgenden werfen wir einen Blick in ein Projekt mit behinderten Menschen, deren Körper- und Raumvermögen beeinträchtigt sind. Sie projizieren Körperteile an die Wand und malen diese aus.

Wo der psychotisch erkrankte Mensch in seinen zeitlich-räumlich-körperhaft fehlerhaft rezipierten Signalen einer ständigen informationellen Überflutung (der übererregte Patient: »alles kommt nur noch rein«) oder Blockierung (»man kann keine Prioritäten setzen«; vgl. Hubert 2016) unterliegt, sich in seinen Körpererfahrungen ausgeliefert, hilflos fühlt; wo der psychoneurotisch und psychovegetativ erkrankte Mensch im Sinne eines fixierten Verhaltenssystems falsche Assoziationsbereiche verschaltet und gegebenenfalls wie die essgestörte Jugendliche somatisch reagiert; wo schließlich der wahrnehmungsgestörte, zuweilen der in Folge mehrfach behinderte Mensch sich, wie beispielsweise der epileptisch betroffene, psychomotorisch und/oder -sozial nicht weiterentwickelt hat, – in allen diesen Fällen erweist sich ästhetisch-bildnerisch orientierte Wiederaneignungsarbeit von Raum- und Zeitstrukturen in ihrer sinnlich-gegenständlichen Ausdruckshaftigkeit als heilbringend. Ihre Rekonstruktion der erfahrenen Lebensmodalität kann im Sinne des Wiener Künstlers Rudolf Schwarzkogler als ›*Heilkunst*‹ bezeichnet werden, wo sie Mittel des künstlerischen Ausdrucks gebraucht (Schwarzkogler 1969).

4.6.3 *Indikation einer grundlegenden Reorganisation von Raum-Zeit-Beziehungserfahrung*

Eine Erkenntnis setzte sich durch: Beim mental geschädigten Menschen müssen die ausgefallenen hemisphärischen Funktionen wieder reorganisiert, müssen die zeitlichen (eher linkshemisphärischen) und räumlichen (eher rechtshemisphärischen) Gestaltleistungen zum Teil neu angeeignet werden (sodass sich in der Folge die Behinderungen des Körperschemas rückbilden, wie wir diese aus den gestörten willkürlichen Bewegungsentwürfen mancher geistig Behinderten kennen). Im Falle des *rechtshirngeschädigten* Menschen erscheint zuweilen sein Unvermögen in einer zusammenhanglosen, fragmentarischen Gestaltherstellung und -wahrnehmung, wie wir an seinen Schädigungen des Gyrus angularis, eines die Wahrnehmungsmerkmale vereinenden Hirnareals, sehen können. Im Falle des *linkshirngeschädigten* Menschen erscheint sein Unvermögen eher in einer gestörten Sequenzhaftigkeit, die das Nacheinander von Zeichen,

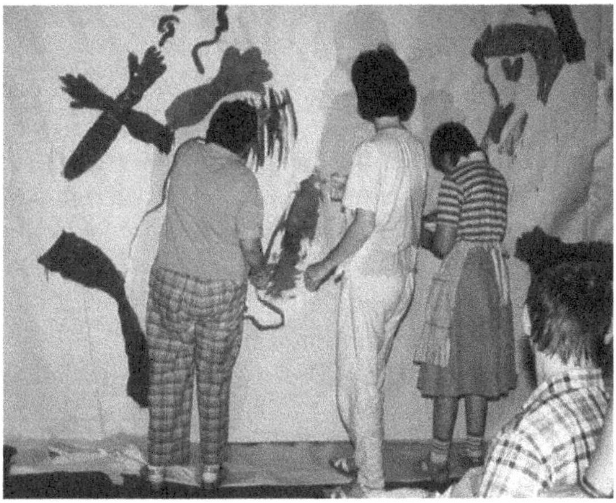

Abb. 42: Körper, an die Wand gemalt (Projekt des Autors)

Ausdrücken, Verhaltensweisen schlecht einschätzt (zu den Ergebnissen kunsttherapeutischen Handelns mit geistig behinderten Menschen liegen Praxisdokumentationen vor: vgl. Theunissen 1989; Lichtenberg 1990; Menzen 1990, 1994, 2010, 2014).

Schließlich wurden auch die Zeit- und Raumverluste des schizophren erkrankten Menschen nicht weiter beklagt, sondern erforscht. Und hier wurde deutlich, dass die kunst- und gestaltungstherapeutischen Maßnahmen mit farblichen, haptischen, tonalen und gestalt- wie dinghaften Materialerfahrungen von Eigenschaften, welche farbig, schwer, flüssig, tönend usw. sind, einen vorzüglichen Beitrag zur vernetzenden Reorganisation einer psychotisch derealisierten Welt, d.h. einer verfremdeten Welt leisten können (vgl. den Beitrag von Josef Bäuml: Psychosen aus dem schizophrenen Formenkreis, 1994/2008).

Der psychotische Mensch klagt: »Es war, wie wenn eine Filterung nicht mehr funktioniert, wenn einfach alle Eindrücke, alles kommt nur noch rein und man ist ausgeliefert und man kann keine Prioritäten setzen, was ist wichtig, was ist nicht so wichtig, also einfach ein Zusammenbruch, wie ein Kollaps eben« (Hubert 2016).

Die Klage betrifft den psychotischen Menschen: Dessen Zeiterfahrung kann sehr unterschiedlich sein – in ein und demselben Augenblick. »Jede neue Sinneswahrnehmung«, sagt der Neurologe Manfred Schmidbauer (2004, S. 49), »[muss] den Filter der Erfahrung durchlaufen«. Warum muss das so sein? »Damit aus Augenblick und Vergangenheit ein eigenartiges Gemisch entsteht«, lese ich (ebd.), eine »geordnete zeitliche Vorstellung von Vorgängen«. (ebd.) Der psychotische Mensch, dessen Dingwelt nicht mehr oder falsch oder irreführend zentriert ist, bedarf der Maßnahme, welche die Wahrnehmung der Dinge reorganisiert, wieder in Ordnung bringt (vgl. Dörner/Plog 1978, S. 98f.). Er bedarf eines Gefühls, einer Referenz, die ihm Sicherheit gibt. Gewöhnlich ist es neuronal die für die Sphäre des Körpergefühls zuständige *Inselrinde* des Gehirns, die ›insula‹, die alles, was geschieht, in einem Körper-Fühlmoment, »in einem Augenblick zusammenführt«, in einem »global emotional moment« (Bud Craig, in: Hubert 2016). Es sind hingegen die unterschiedlichen Erlebnismomente, die in der psychotischen Akutsituation nicht mehr zusammengebracht werden, die diskontinuierlichen Erfahrungen, die schnellen Wellenmuster, die mit den anderen, den kontinuierlichen, den langsamen Wellenmustern des Gehirns nicht mehr korrelieren, nicht mehr auf einen Nenner kommen, sagt der Neurologe Georg Northoff (vgl. Hubert 2016). »Also habe ich geglaubt, ich wäre ein ganz anderer«, sagt der Patient (ebd.). Was er braucht, was er dringend benötigt, ist eben diese nicht nur neuronale Referenz; er braucht beispielsweise ein Bild, eine Aktion, einen Menschen, auf die/den er sich bezieht, mit dem und in der er eine Weile verbleibt. Das bildnerische Tun bietet sich entsprechend an und hat sich bewährt, seitdem die Kunsttherapie in den Kliniken eingeführt ist und dort *mit ihm, dem Patienten, an seinem Bild* arbeitet.

Folglich erscheint das *ästhetische Medium* nicht nur in seiner vielgestaltlichen, übergangshaften Eigenschaft (also gerade darin, unterschiedlichste Bestimmtheiten zu vermitteln), sondern auch darin, dass es in seinem Ausdruck, sich zwar wandelnd, aber erhalten bleibt, geradezu prädestiniert; erscheint dieses Medium vorzüglich hinsichtlich der Reorganisation des gestörten, psychotisch erkrankten Menschen – angesichts dessen, dass, wie Fonagy et al. sagen, er gerade in seiner Fähigkeit, sich anzuverwandeln, hin- und hergerissen ist (2013, S. 73). Ein solches ästhetisch-bildnerisches Tun ermöglicht es, den Focus der Behandlung – weg von der offenbar fragmentierten eigenen Person, den damit verbundenen inneren zerrissenen Zuständen und der allzu ausführlichen Skizzierung erlebter Traumata – hin auf das Erleben der präsenten ästhetischen Gegebenheiten zu legen, damit »auf ›tiefe‹ Deutungen unbewusster Inhalte« zu verzichten (Fonagy et al. 2013, 73), zugunsten der »Hauptdimension der Realität« (Schmidbauer 2004, S. 49).

Was bedeutet es nun in einem solchem Setting, *die Wahrnehmung der Dinge zu reorganisieren?* Es bedeutet vor allem, das Ding, die Struktur der Dingwelt, die Farbe, die Form, das thematisch Gewählte in seinen jeweiligen Aspekten und doch als dasselbe zu erfahren, diesen Merkmalskomplex in seiner ästhetisch-materialen und psychodynamischen Verschiedenheit als das eine zu erleben – was wesentliche Aufgabe dessen ist, der bildtherapeutisch begleitet. In der Absicht Cassirers bedeutet das, von einem ›*starting point*‹ aus, beispielsweise die Farben, Formen und Figuren eines Bildes Gabriele Münters, die Farben von deren Umgebung einzuschätzen und zu ermalen, sodass sich in den Worten Lyotards, des französischen Philosophen, das einstellt, was noch nicht ist, und was sich noch nicht mit dem jeweiligen Erfahrungsbestand verbindet: »das Wort, der Satz, die Farbe …«, die im Anschluss an den Ausgangspunkt des Geschehens gesetzt werden (Lyotard 1988, S. 825). Im Folgenden wird ein solches Beispiel ausgeführt, das aus der Arbeit des Autors in einer Klinik für Neurologie stammt (vgl. ausführlich: Menzen 2016, Kap. 3.5.2).

Wir sprechen von »Übergangsfeldern zu eigener Kultur« (Hartwig 1984, S. 20), die auf der »Bühne unserer Identität« (Schmidbauer 2004, S. 50) betreten werden. Wir hoffen, dass der Patient *die raumzeitlichen Ausdrucksmodalitäten,* welche als irritiert, als gestört, als krank erfahren sind, *wieder zusammenzubringen* in die Lage versetzt wird. Was in Irritation, Störung, Krankheit wieder herzustellen ist, so Jean-Paul Sartre, der »Weltbezug« (Sartre, 1979), ist die Bezugnahme auf die gewohnte, Sicherheit und Geborgenheit vermittelnden Kontexte; welche aber, da die Weltgegebenheiten, die Erfahrungstatbestände des psychisch allzu Belasteten in Bewegung sind, nicht auf einen Nenner zu bringen, zuweilen krankheitsauslösend disparat zueinander sind. Folglich reklamiert eine hier beschriebene Kunst-, Gestaltungstherapie kulturell gebräuchliche, individuell bekannte Gesten des Geistes, des Körpers, des Raumbezuges – eben der Beziehungsnahme einzuüben, die Dinge immer wieder von ihrer anderen Seite anzusehen, bis wir sie als die, die wir kennen, gewonnen haben. Neuronal verantwortet diese raum-zeitlich zusammenhängenden, ichhaft-episodischen, d.h. mental selbstbezogenen Erfahrungen das am hinteren Rand des Scheitellappens platzierte Areal des sog. *Precuneus* (Svenja Brodt, 2016).

Wichtige Behandlungshinweise zur Rekonstruktion der Raum-Körper-Bezüge vermittelt J.-P. Sartre (vgl. Menzen 2013a, S. 142). Er nennt es das *»symbolische Schema«*, das möglicherweise verloren und wiederanzueignen ist:

Im symbolischen Schema wird ein abstrakter Gedankengehalt dadurch erfasst, dass die ihn konstituierenden, ideellen *Beziehungen in anschaulicher Weise erlebt* werden, und zwar, soweit ich es gefunden habe, immer *als räumliche Gegebenheiten.*« Und er setzt fort: »Die räumlichen Bestimmungen und Gestaltungen sind nicht nur vorhanden, sondern sie sind geradezu die Träger und wesentlichen Versinnlichungen der abstrakten Beziehungen. Durch die Verräumlichung dieser Beziehungen … durch bloße Abgrenzung, Verdichtung, Richtungsbestimmtheit, oder dadurch, dass ein bestimmter Rhythmus in eine Raumgegend eingeht, findet ein abstrakter Gedankengehalt eine sinnliche Darstellung. (Sartre 1971, S. 171 f.)

Und Sartre beschreibt konkret, was fehlt und was wiederherzustellen ist: Da taucht »in einem synthetischen Akt ein *kinästhetisches Analogon«* auf (also eine Anspielung auf meine oder meines Gegenübers Körperhaltung/-befindlichkeiten – Anm. d. A.); und dieses Gefühl von einer körper-raumhaften Befindlichkeit verbindet sich mit einem *»affektiven Analogon«* (also eine Anspielung auf das entsprechende Gefühl, das sich einstellt – Anm. d. A.) (Sartre 1971, S. 174). Sartre erklärt uns, wie Körperbefindlichkeit und Gefühle im Akt der Bezugnahme sich verschalten, sich miteinander »auf der Zeitbühne unserer Biografie« (Schmidbauer 2004, S. 49) zu einer Vorstellung von einer Person mir gegenüber und hierbei meiner selbst verbinden – sodass es zu dem entscheidenden Bewusstseinsmoment kommt, von dem die Neurologie sagt, dass er etwa 3 Sekunden lang »im Strom des Augenblicks« (Hubert, 2016) erlebt werden müsse (vgl. Pöppel 1994, 185 f.).

Die Versuche therapeutischer Wiedergewinnung eines nicht nur verunsichernden, sondern viele Menschen pathologisch betreffenden Zeit- und Raumbegriffs haben in den pädagogischen wie therapeutischen Grundlagenarbeiten der letzten Jahrzehnte zu grundlegenden Korrekturen sowohl des naturphilosophisch-spekulativen wie des biologisch-deskriptiven Begreifens von Geisteskrankheit und -behinderung geführt. Sie haben uns, die mit Selbst- und Körperbildern malerisch und perfomancehaft arbeitenden Therapeuten, in die Lage gesetzt, gestörte informationelle Muster der Wahrnehmung als Folge gestörter Verschaltung, d. h. nicht harmonisierender Taktung bzw. Synchronisation von Hirnarealen zu erkennen und darüber die Störung von Beziehungsgefühlen zu rekonstruieren (Vaas 2004, S. 36).

4.7 Kunst- und Gestaltungstherapie in der Psychiatrie des 20. und 21. Jahrhunderts

Ein bedeutendes Berufsfeld hat sich in den letzten Jahrzehnten im Raum der ambulanten wie der stationären psychiatrischen Versorgung aufgetan. Der Ort dieser Versorgungsmaßnahmen bietet einen Rahmen für diejenigen, die »existentiell orientierungslos« sind (Rech 1999, S. 45). In dem Zustand derer, die in ihrem »Spaltungsirresein«, wie der traditionelle Begriff etikettiert, offenbar »daneben« sind und »sich verlierende Gegenwart« anzeigen, »gibt [es] keine Einfühlung«, sagt provozierend Peter Rech (1999, S. 46). Dieses wahnhafte Irresein ist »ein bezeichnender soziozentrischer Begriff, der zum Gebrauch der Normalen, ›diejenigen, die nicht wie sie denken‹, zusammengefasst«, ein Begriff, der »zum geometrischen Ort ganz disparater Gegebenheiten« wird (Gabel 1967, S. 201). Wir haben ausführlich das Problem der Zeit- und Raumlosigkeit, welches der manische Mensch, aber auch der schizophrene Mensch an sich hat, diskutiert, konnten hierbei vermuten, dass sich Formen der »Verschmelzung von Eigen- und Fremdraum zu einem einheitlichen, ungesonderten Raum« einstellen, Körper-Wahrnehmungsformen, die die eigene Identität geradezu vernichten (vgl. Binswanger 1955, Bd. 2, S. 213). »Was ich zeichne«, schreibt der psychiatrisierte Dichter und Theatermacher Antonin Artaud, »sind … affektive Figuren … gegen die Zwänge der räumlichen Form« (vgl. Gorsen 1990, S. 4).

Der Psychiater Wyss beschreibt die Anfassens-, Verschmelzens- und Fusionsängste, die Unmöglichkeit der Differenzierung zwischen ihm und dem Gegenstand, die aus dem chronisch Kranken »nach ein oder mehreren Jahrzehnten perspektivisch ›verrückten‹ Da-Seins, (…) in seiner reduzierten Form nur noch ein[en] ›Splitter‹ seiner gesunden Möglichkeiten [machen]. Der Splitter hat keine Eigenexistenz mehr, er ist vom Baum oder Glas abgesplittert – sein Material verrät lediglich noch die Zugehörigkeit zu einer gewesenen Gestalt … ›Verrückung‹ im Sinne des perspektivischen Mißverhältnisses des Kranken zur Welt« (Wyss 1973, S. 384). Sein Betätigungsdrang ist wie ein Versuch, den Blick auf die Welt wieder zurechtzurücken.

Wie aber, fragen wir, soll diese Zurechtrückung geschehen? Wir wollen sowohl an Joseph Beuys erinnern, der auf die sinnesanaloge Wahrnehmungsgestalt, in dem vorgegebenen Fall auf das Hören von gesehenen Dingen (das Plastische des Steines) verweist, wie an die wahrnehmungsphänomenologische, medial-orientierte Version ästhetisch-bildnerischen Arbeitens nach Schapp (1910/1976), die beide den Blick auf die Welt zu rekonstruieren suchen:

Töne, Farben stehen sachlich in der Beziehung zum Raum, daß der Raum eine Form für sie ist. In ihnen stellt sich der Raum dar, das ist eine eigene Beziehung. (…) Der Ton stellt uns etwas im Raum vor, das nicht selber Ton ist, sondern etwas Dingartiges. Dies Dingartige ist im Raum an einer bestimmten Stelle, wie eben Dinge im Raum sind. Das Rauschen, Wehen, Rasseln, Klirren, Poltern, Dröhnen und alle Worte, die in dieser Weise eine von Geräusch begleitete Veränderung der Außenwelt ausdrücken, bezeichnen, wie im Ton hier mehr liegt, als bloß Ton, wie der Ton uns auf die Außenwelt bezieht (…) Diese Außenwelt nun gliedert sich von selbst im Raum, der den Ton darstellt. (Schapp 1910/1976, S. 44)

Die Formhaftigkeit des Tons, so schließen wir, gliedert das ihm eigentlich nicht Gemäße. Der Ton »lagert sich vor und in das, was er darstellt«. Seine formal-ästhetische Bestimmtheit nimmt von einem andern Besitz, erhält Hinweisfunktion: »Was er darstellt, ist im Raum und damit in anderer Weise auch er selbst als Darstellendes« (Schapp 1910/1976, S. 44). Es vollzieht sich »eine lebendige Relation zwischen den Dingen«, ein Ton greift »in den Lauf der Dingwelt ein« (S. 52 f).

Dem Behandelnden bietet sich ein Konglomerat der Zeichen, das nicht unbedingt der Realität verpflichtet ist – aber dem zu begleitenden Patienten verfügbar gemacht werden sollte: Künstler benutzen es; entwerfen Zusammenhänge, Strukturen, deren Bedeutungshorizont offen ist. Wir reden über strukturelle Zusammenhänge, die dem psychiatrisierten Patienten möglicherweise dienlich sind, ihn aber in der Regel zeitstrukturell, d. h. wie aus anderen Zeiten kommend und scheinbar unvereinbar, überfordern. Sie vermitteln uns, zeigen farblich-tonal-gestalthaft dinghaft Eigenschaftsstrukturen an (Härte, Schwere, Flüssigkeit usw.), die wir kennen, die aber für den Patienten oft eine diskrepante Erfahrung mit sich führen. Denn beispielsweise »das Sehen von Farben ist … mehr als die ›bloße‹ Farbwahrnehmung … Das Sich-Weiten und Sich-Dehnen beim versunkenen Anblick einer blauen Fläche oder beim Hören eines tiefen Tones ist ein leiblicher Zustand, in dem … die Grenzen des Ich zur Welt verschwimmen« (Fuchs 2015, S. 147).

Es ist, als ob jedes Ding seine Geschichte habe und als ob diese Geschichte Spuren in ihm hinterlasse. Diese Spuren, zuweilen erscheinen sie uns fast wie Narben, verstehen wir zu lesen; unmittelbar darin sehen wir, was es mit dem Dinge ist. (…) Es fängt an, seine Eigenschaften voll zu entwickeln. (Schapp 1910/1976, S. 117 f.)

Die *phänomenologische Perspektive* hat in unserem Fall Sinn. Wie wir aus neueren Forschungen wissen, ist der Erkrankte offensichtlich nicht in der Lage, die vielen Sinneseindrücke zu verschalten (McCarley 2004; Bud Craig 2016); ist er nicht in der Lage, die Reize der Außenwelt, die in unterschiedlichen Wellen (neurologisch: Takten/Hertz) auf uns eindringen, zu ordnen. Die Begegnung mit all dem um mich herum, das mich depressiv an vergangene Erfahrung fesselt, oder aber, zuweilen im periodischen Wechsel, manisch-erregt in vor mir liegendes zu Bewältigendes, in zukünftige Erfahrung versetzt, so Thomas Fuchs (vgl. Hubert 2016) – diese buchstäblich meine Informationssignale zerreißende Erfahrung braucht, wie wir wiederholt andeuteten, einen Referenzpunkt. Die künstlerisch-therapeutische Arbeit, die die vielen Aspekte des Auszudrückenden in den Blick nimmt, jeweils die ästhetischen Rahmenbedingungen dafür liefernd, hat sich diesbezüglich bewährt. Sie garantiert für die Intensität der zu erfassenden Signale, ist aber qua Materialebene in der Lage, auf allzu tiefe Deutungen zu verzichten, kommt buchstäblich immer wieder ›auf den Punkt‹, sprich: die Farbe, Form etc. des Dargestellten. Sie leistet ihren nicht mehr disparaten sondern kontinuierlichen Beitrag zur Synchronisation des Erfahrenen und anschließend Auszudrückenden. Sie *umschreibt* in den Worten Gernot Böhmes »*die ästhetische Qualität einer Szene*«, mit anderem Wort deren »Atmosphäre« (Böhme 2013, 103), die der Patient erlebt.

Wir haben das, was den Realitätsbezug des psychiatrisch auffällig Gewordenen ausmacht, versucht zu umreißen. Wir wollen es im Folgenden genauer analysieren. Wir haben gesprochen von einem Konglomerat der Zeichen, die nicht unbedingt der Realität verpflichtet sind. Wir haben solches konstatiert, fragen nunmehr, wie sich solche Inadäquanz der Wahrnehmung erklärt.

Es bricht zwischen dem 18. und 35. Lebensjahr aus, was wir ›*Schizophrenie*‹ nennen (Gaebel, Wölwer 2010, S. 17). Es ist, als ob die Persönlichkeit zerbricht. Die Patienten reagieren heftig auf das, was sie erleben:

Oft richten sie heftige Gewalt gegen sich selbst. Manche sind zusätzlich depressiv; meist sind sie sich ihrer Erkrankung sehr bewusst; häufig haben sie einen hohen Intelligenzquotienten. Etwa jeder zwanzigste Schizophrenie-Patient bringt sich irgendwann um. Ich merkte, dass ich Hilfe brauchte«, erzählt Elyn Saks. (ZEIT-Online, 18.05.2013)

Die Studentin und spätere Dozentin begann, sich selbst zu verletzen, verbrannte ihre Haut mit einem Feuerzeug und verbrühte sich mit kochendem Wasser. Typisch für Schizophrenie-Patienten, konstatiert der Bericht (ebd.). Auch richteten sich ihre Gewaltphantasien gegen die Therapeutin: Dass sie vorhatte, Jones (die Therapeutin, Anm. d. A.) zu entführen, zu knebeln und im Kleiderschrank einzusperren. ›Ich wollte ihr nichts antun, ich wollte sie nur bei Bedarf aus dem Schrank holen, damit sie mich behandelt‹, sagt sie. (ebd.). Bei der Einlieferung in ein Hospital schrie sie: ›*Man wolle sie umbringen*, – und hielt einen zwölf Zentimeter langen Nagel zur Verteidigung umklammert‹ (ebd.). Nach Abschluss ihres Studiums gründete sie ihr eigenes Forschungsinstitut, machte sich selbst zum Thema. Heute leidet sie 3–4 Tage pro Jahr an der Unruhe, den Stimmen, ihrer Krankheit. Heute weiß sie, wie sie dem begegnet: »Die Tabletten drehen die Symptome herunter wie ein Dimmer das Licht«, sagt Saks (ZEIT-Online, 18.05.2013).

Was ist, wenn die Grenzen innerhalb der eigenen Person und der Person und Außenwelt unklar werden, wenn *die Wahrnehmung der Dinge und Personen* gestört ist (Derealisation/-personalisation), *die Denkabläufe* gestört sind (Wortneuschöpfungen, Neologismen) und *die gefühlsmäßigen Beziehungen* (verflachte oder inadäquate Affekte) und selbst *die Bewegungs- und Verhaltensprogramme* so gestört sind, dass es zu Haltungsstereotypien, Stupur und Katatonie (Erstarrungen bis in die Gesamtmotorik des Körpers) kommt?

Die Störungen werden statistisch gesehen akut ungefähr im 20. Lebensjahr, äußern sich in gestörten Funktionen, können nach Behandlung völlig verschwinden (vollständige Remission/Recovery), jedoch ca. 10 Jahre später wieder auftreten und auch in der Folge chronifizieren. Was ist dies nur für eine Erkrankung, die sich wahnhaft, denkzerfahren, halluzinativ, ich- und besonders gefühlsgestört zeigt (vgl. Gaebel, Wölwer 2010, S. 8, 10, 11, 17)? Was steckt hinter all der Grandiosität, die sie, die Patienten, zeigen; hinter dem verminderten Schlafbedürfnis, dem Rededrang, der Ablenkbarkeit, den übersteigerten Aktivitäten, aber auch der empfundenen Wertlosigkeit – und das alles oft unter dem Diktat von Stimmen, Gesichtserscheinungen, Halluzinationen (vgl. Psychologie Heute 2, 2004, S. 67)? Wir haben eine erste Antwort genannt: Es ist eine Fragmentierung, ein Nicht-Zusammenbringen-Können des Erlebten; es hat seinen Grund in der Unterschiedlichkeit der Signalstruktur des Erlebten.

Was sich manisch-depressiv (bipolar) oder in den Subtypen schizophrener Erkrankung zeigt (ICD-11; DSM-V), lässt sich in der Positronen-Emissions-Tomographie (PET) als ein Verarbeitungsproblem des Gehirns demonstrieren. Beispielsweise arbeitet das Gehirn in den depressiven Phasen schwach, in den manischen stark. Und neurobiologisch lässt sich auch gegebenenfalls ein Serotonin- oder Noradrenalinmangel, also eine Neurotransmitterstörung nachweisen, die sich als unterschiedlich konzentriert zeigt. Entsprechend haben sich in der Nachforschung über die Auswirkungen dieser Störungen ganze Hirnareale als verkleinert herausgestellt. So stellten Weiss und Wehrmann (2013) fest, dass der Präfrontale Cortex (Arbeits- und Handlungszentrum), das Limbische System (Gefühls- und Erinnerungszentrum), das Striatum (Eingang der verhaltensentwerfenden und –steuernden Basalganglien), der Thalamus (der zentrale Dispatcher des Gehirns) wie die Fornix (Verbindung des mit dem Hypothalamus zusammenarbeitenden Psychovegetativum zum Gefühls- und Erinnerungsspeicher Hippocampus), – dass also diese wesentlichen Teile der cortikalen Handlungs- und Gefühlssysteme schizophrener Patienten verkleinert waren (vgl. Weiss, Wehrmann 2013, S. 100). Darüber hinaus, wir deuteten es an, kann die Inselrinde des Gehirns (Insula) ihre körperfühlhafte Aufgabe nicht mehr gewährleisten. Zeit- und Körpergefühl des Erlebten fallen auseinander.

Die Phänomene, so eine Erklärung für die vorhergehenden Beschreibungen, sind wohl die Antwort auf eine Art von *Informations- und Filterstörung des Gehirns.* Wie sich der gesunde Mensch beispielsweise auf eingehende Informationen adäquat einstellen kann (nehmen wir das Gespräch mit dem Nachbar vor seiner Tür), so kann der erkrankte Mensch die bei dieser Gelegenheit einfließenden Reize (z.B. das Auto, das vorbeifährt), also die aktuell irrelevanten Reize nicht mehr ausblenden. Er wird überflutet und muss nun schnellstens darangehen, eine Einschätzung dessen, was er im Übermaß sieht-hört-riecht-fühlt, vorzunehmen. Das aber misslingt ihm mehr und mehr, da ihm die kontextual-korrigierenden Rückmeldungen fehlen. – Das folgende Beispiel in Anlehnung an Bäuml (1994/2008), kann die Situation erläutern.

Zur Erklärung: Die Grafik zeigt zweimal die gleiche Szene, unterschiedlich wahrgenommen – links als normaler Umzug, rechts als ein Komplex mit einer dunklen Abgasfahne. Letztere Darstellung signalisiert möglicherweise eine Verbrennung und lässt einen paranoischen Verdacht aufkommen (was/wer wird hier verbrannt?). Das

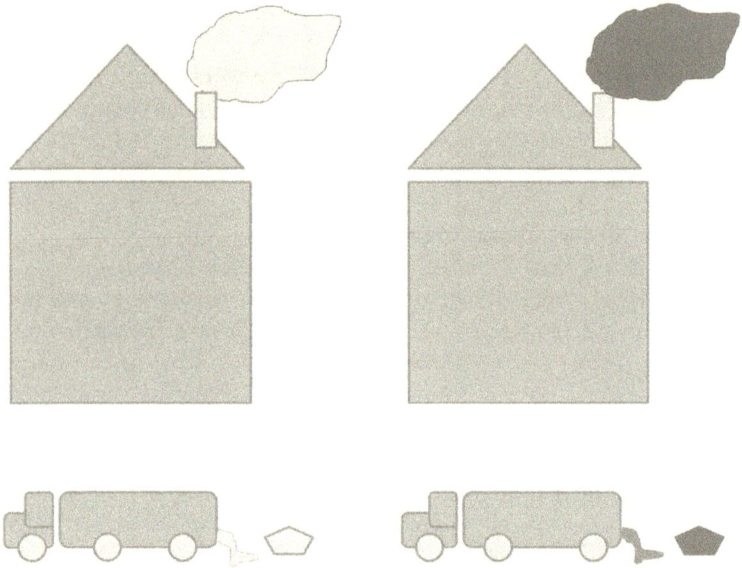

Abb. 43: Zwei Szenen – eines Umzugs oder eines Verbrechens?
Nach Josef Bäuml, 1994

aus dem Laster herausragende Bein signalisiert demgemäß möglicherweise das Bein eines Toten. Das Bild regt den Paranoiker zu freien Mutmaßungen, gegebenenfalls zu psychotisch-zwangshaften Assoziationen an.

Der Psychiater Bäuml (1994/2008) hat das Erleben des schizophrenen Patienten auf den Punkt gebracht. Es besteht aus paranoiden Verdächtigungen, die Angst machen. Es ist damit zu begründen, dass Wahrnehmungsmomente sich abkoppeln und nicht mit den übrigen des Bildes, da aus reizphysiologischen bzw. erlebnispsychologischen Gründen mit diesen nicht synchronisierbar, abgeglichen werden können.

Fragen wir uns, welche Bedingungen gegeben sein müssen, dass wir in eine solche Lage geraten: Dazu, das sagt die Forschung eindeutig, gehört ein Mix aus unmittelbarer psychosozialer Betroffenheit, Entwicklungsalter und genetischer Disposition. Luc Ciompi hat dies z. T. in seinem Buch ›Affektlogik‹ (1998) unmissverständlich klargemacht. Er hat gezeigt, dass es Auslöser gibt (z. B. frühkindliche Traumen, schwere psychische Belastungssituationen), die unter bestimm-

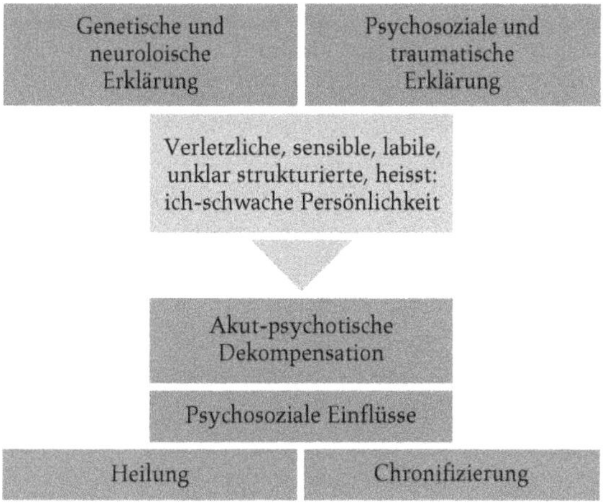
Genetische und neuroloische Erklärung
Psychosoziale und traumatische Erklärung
Verletzliche, sensible, labile, unklar strukturierte, heisst: ich-schwache Persönlichkeit
Akut-psychotische Dekompensation
Psychosoziale Einflüsse
Heilung
Chronifizierung

Abb. 44: Schema nach Luc Ciompi, 1998

ten persönlichkeitsbedingten Voraussetzungen zu einer psychotischen Dekompensation führen können – deren Ursache im Grunde in einer Unzeitgemäßheit des Erlebten zu suchen ist. Der neurophysiologisch die Zeit erforschende Physiker Rüdiger Vaas stellt Anfang dieses Jahrhunderts die Hypothese auf, dass nicht nur die Erfahrung einzelner Sinnesmodalitäten, sondern die »ganzer Szenen und Handlungen und deren Einbettung in größere Kontexte« als Folge von zustande gekommenen (oder nicht zustande gekommenen) *synchronen neuronalen Aktivitäten auf einem im selben Takt* sendenden Frequenzband der Signalübermittlung zu verstehen sind. Inzwischen wird er neurobiologisch und -genetisch ergänzt und bestätigt (Rappold 2015).

Hiernach beeinträchtigen genetische Mutationen in unterschiedlichem Ausmaß den Vernetzungsgrad bestimmter Bereiche der Nervenzellen, besonders der Synapsen, und damit auch die Signalweiterleitung zwischen den Nervenzellen (Rappold 2015). Neurophysiologische und psychisch erlebte Taktung/Information sind nicht mehr in Einklang. Der Psychiater Luc Ciompi (1998) hat in einem Schema gezeigt, dass genetische Programmierungen und psychisch schwer belastende Ereignisse situativ zusammenwirken und eine Psychose auslösen können. Er hat gezeigt, dass die Krankheit nur dann ausgelöst wird, wenn die betroffene Person aufgrund vorhergehender biografischer, psychosozialer Vorerfahrungen labilisiert, d.h. aus dem Gleichgewicht gebracht und in der Folge in ihrer Persönlichkeitsstruktur beeinträchtigt worden ist.

Hiernach kann das Zusammenwirken von chronischem Stress, also täglich andauernden Belastungen, einer genetischen Disposition und kritischen Lebensereignissen zu der Erkrankung führen. Solche kritischen Ereignisse finden sich vor allem in den Übergängen der Entwicklung, vor allem im Übergang von der Adoleszenz zum jüngeren Erwachsenenalter. In einer Zeit, in der sich der Verlust an Hirnverschaltungen dramatisch zeigt, also in der mittleren bis späten Adoleszenz (bis zu 40 Prozent), ist der Verlust an neuronalen synaptischen Verschaltungen im präfrontalen Cortex, unserem Handlungszentrum, besonders hoch (vgl. Schizophrenie Microsoft Encarta, 2008; K. Weichold/GEO 41, 2008, 20; Bild der Wissenschaft 2, 2006, 34).

Entsprechend hoch ist der Anteil dieser Gruppe, der bei den stationären Erstaufnahmen um die 18 Jahre alt ist (Gaebel, Wölwer 2010, 17). Wenn das Stirnhirn ausfällt, sind exekutive Aufgaben nur mehr schlecht lösbar, ist die Abwägung von Konsequenzen wie das Unterdrücken von Impulsen schwierig. Die Zeitschrift GEO hat in ihrer Nr. 41/2008 den Vergleich gezogen: Jugendliche seien in dieser Lebensphase vergleichbar einem Düsenflugzeug, das mit vibrierenden Triebwerken über die Startrampe jagt, während im Cockpit noch an den Kontrollinstrumenten herumgewerkelt wird.

Die Zeitschrift New Scientist fasste vor Jahren zusammen:

> Die Reifung des jugendlichen Gehirns geschieht nicht gleichmäßig, sondern von hinten nach vorne, denn dieser Prozess beginnt im Kleinhirn und endet im Stirnlappen. Da der Stirnlappen vor allem für Kommunikation, für die Planung von Handlungen und das Unterdrücken von Impulsen zuständig ist, können diese spezifischen Funktionen während dieser Zeit beeinträchtigt sein. Jugendliche bewerten soziale Situationen einfach völlig anders, vor allem, wenn es um Entscheidungen geht. Die Amygdala macht aus rationalen Überlegungen immer wieder emotionale Gefühlsausbrüche, denen man als Erwachsener meist unvermittelt gegenüber steht. Die Pubertät ist auf Grund dieser gehirnorganischen Entwicklungen für Jugendliche wie für Eltern eine Zeit voller Missverständnisse und für beide Seiten anstrengend, da die geforderten vernunftorientierten Entscheidungen bei den Jugendlichen kaum stattfinden. (New Scientist 2365, 2010, S. 16)

Und eine weitere Studie bestätigt und ergänzt: Probanden in der Altersstufe zwischen 15 bis 17 Jahren zeigten im Vergleich zu 12- bis 14-jährigen Jugendlichen und jungen Erwachsenen (18 bis 21 Jahre)

	GLUTAMAT = lern- und gedächtnisorientiert, pyramidal erregend
	ACETYLCHOLIN = erregend, sympathisch-parasympathisch, muskulär-signalhaft wirkend
	DOPAMIN = erregend, emotionale und geistig, bewegungsentwurfshaft wirkend, verstärkend
	SEROTONIN = im Hirnstamm und Hypothalamus wirkend, ausgleichende Gefühle erzeugend, auch erregend
	NORADRENALIN = sympatikushaft erregend, orientierend, reaktiv bei Stress
Neurotransmitter	GABA = interaktiv mit Dopamin, bei Depression reduziert, bei Angst indiziert, reizselegierend und -einschränkend

Abb. 45: Neurotransmitter

eine Abnahme in der Amplitude und der Synchronisation der Oszillationen im Beta- und Gamma-Band. »Diese Reduktion geht einher mit einer Reorganisation der Synchronisationsmuster. Wir schließen daraus auf einen Umbau der kortikalen Netzwerke in der Adoleszenz, da bei Kindern und heranwachsenden Jugendlichen ganz andere Netzwerke aktiviert wurden als bei Erwachsenen«, erklärt der Hirnforscher (P. Uhlhaas et al. 2009).

Die bisherige Schilderung zeigt, dass die unterschiedlichen Hirnareale, in normalen Zeiten zusammenarbeitend, alters- und/oder situationsbedingt, wir können jetzt vermuten: zeitbedingt, in ihrer Wechselwirkung gestört sein können. Wenn *die Balance der Hirnregionen außer Kraft* ist, ist besonders die Abstimmung der Neurotransmitter Glutamat-Dopamin-Serotonin-Noradrenalin-Acetylcholin-GABA betroffen, also der verstärkenden, erregenden, verbindenden oder hemmenden Transmitter, und mit ihr sind die Rezeptoren für die Bewegungs-, Handlungs-, Aufmerksamkeits- und Gefühlsignale in Mitleidenschaft gezogen, nicht auf einen Nenner gebracht. Die obige Tabelle lässt erahnen, wie erregende und hemmende Neurotransmitter, wenn aus dem Gleichgewicht gekommen, per Übererregung schwere Verwirrungszustände auslösen können.

»Schizophrenie ist eine Erkrankung der Nervenzellkommunikation, also der synaptischen Übertragung, die sich in einer veränderten Zusammensetzung der Synapsen äußert.« So die neuere Forschung, die ihre Befunde um einen genetischen Aspekt ergänzt hat: »Dabei [in der Recherche dieser Nervenzellkommunikation – Anm. d. A.] wurden 35 Proteine identifiziert, die im Frontalhirn der Kranken viel stärker an den synaptischen Kontaktstellen der Nervenzellen angereichert waren als bei den Gesunden, das heißt, die *molekulare Ausstattung* der Synapsen ist deutlich verändert« (Smalla et al., Mol Psychiatry 13: 878–896, 2008).

Die vorliegende Recherche wird aus älteren Untersuchungen gestützt:

> Die Störungen treten nur auf, so Sabine Bahn von der Universität von Cambridge mit britischen und amerikanischen Kollegen, wenn bestimmte genetische Veranlagungen vorliegen. Die Forscher untersuchten bei Gehirnen von jeweils fünfzehn schizophrenen, manisch-depressiven und gesunden Patienten, welche Gene aktiv und welche ausgeschaltet waren. Der Vergleich der Genprofile zeigte, dass in allen Gehirnen der Kranken die gleiche Gruppe von Genen weniger aktiv war als in denen gesunder Menschen.
> Diese Gene sind für die Bildung von Myelin verantwortlich, einem Eiweißstoff, der wie eine Isolierschicht um Nervenzellen liegt und entscheidend für die korrekte Weiterleitung elektrischer Nervenimpulse ist.

Die Forscher konnten allerdings nicht die Unterschiede der Erkrankung erklären:

> Die Ähnlichkeit der Genprofilveränderungen unterstützt frühere Vermutungen, beide Krankheiten [Schizophrenie und manische Depression – Anm. d. A.] könnten enger verwandt sein als bisher angenommen. Warum sich jedoch aus der gleichen Störung so unterschiedliche Krankheiten entwickeln, konnten die Forscher noch nicht erklären. So zeigt sich bei schizophrenen Patienten häufig ein Realitätsverlust mit Halluzinationen und Wahn, während manisch-depressive Menschen von Phasen der extremen Euphorie mit Antriebssteigerung und Enthemmung in tiefe Depressionen verfallen. (ddp/bdw 05.09.03, News)

Zusammenfassung des Bisherigen: Wir haben die Erklärungen des psychotischen Ausdrucks naturphilosophisch und -wissenschaftsgeschichtlich verfolgt – von der Annahme einer aus dem Gleichgewicht gekommenen Verfassung zu nicht oder falsch synchronisierbaren Wahrnehmungsmerkmalen (Reizüberflutung), zu einer

Störung der Nervenzell-Kommunikation zwischen den Hirnarealen, bis schließlich neurobiologisch zu einer sogenannten Protein-, d. h. Signalstörung der Zellen und deren Informationsweitergabe-Struktur (zur Erläuterung: Proteine sind Eiweißstoffe, die sich in unseren Zellen finden, um bestimmte Signale bei der Ablesung und Weitergabe der DNA den reproduzierten Zellen zu vermitteln). Und wir haben erkannt, dass diese Signalstörungen, sprich: Informationsverarbeitungsstörungen, einhergehen mit schwerwiegenden, nicht zu verarbeitenden psychischen Belastungen.

- In unserem Exkurs zu den ›Störungen der Raum-Körper-Erfahrung‹ haben wir angedeutet, dass die Störung der Nervenzell-Kommunikation derzeit in höchstem Forschungsinteresse ist: Psychische Belastungen verändern auf epigenetischem Weg die DNA- und Proteinstruktur, verändern die Stressresistenz und erhöhen die Vulnerabilität, d. h. die Verletzlichkeit der Betroffenen (Nestler 2013, S. 72 f.). Im Ergebnis werden die Gene für die Stress-Rezeptoren methyliert (biochemisch blockiert) und damit ausgeschaltet. In der Folge können Belastungssituationen nicht mehr angemessen beantwortet werden. Sie enden in gestörten Stressantworten und werden in Angst- und Depressionserkrankungen überführt (Blech 2010, S. 41). Um es gleich vorwegzunehmen: In der gegebenenfalls folgenden Behandlung spielen die Bilder dieser Angst- und Depressionszustände natürlich eine große Rolle; sie müssen nicht nur aushaltbar, sondern sollten nicht mehr passiv machend sein, den Patienten nicht mehr seinen inneren Vorstellungen ausliefern.
- Wir haben gleichermaßen angedeutet, dass die proteingesteuerten Signale, die in psychischen Belastungssituationen das Management der Informationen unseres Körpers übernehmen, – dass diese Signale nicht nur ihre informationelle Aufgabe einbüßen, sondern eine krankmachende Funktion einleiten. Gudrun Rappold, Direktorin der Abteilung Molekulare Humangenetik am Universitätsklinikum Heidelberg, erforscht die genetischen Veränderungen bei Patienten mit Schizophrenie. Sie kommt zu dem Ergebnis, dass Gen-Mutationen, die für ein bestimmtes Protein zuständig sind (wir haben dieses früher kennengelernt, das Protein heißt SHANK-2), die synaptische Informationsweitergabe, d. h. die dendritische, nervenreizweiterleitende synaptische Vernetzung solchermaßen beeinflussen, dass zwar starke informationell verursachte Erregungen, aber in der

Folge wenige Verschaltungen festzustellen sind. Es bilden sich an den Dendriten (den Zellfortsätzen) keine sogenannten Dornen (Schaltstellen der Information) aus. »Einige der Genvarianten stellen Risikofaktoren dar. Die Erkrankung setzt wahrscheinlich erst dann ein, wenn noch weitere Faktoren, wie zum Beispiel bestimmte Umwelteinflüsse, hinzukommen«, erklärt die Humangenetikerin Rappold (, Januar 2015). Und wieder können wir vorausschauend auf eine eventuelle Behandlung feststellen, dass eine gut strukturierte und zeitlich getaktete Steuerung der Informationen (z.B. der Bild-Informationen) im Kontakt mit den Betroffenen vonnöten ist.

Psychiatrische Erkrankungen – Informations- und Beziehungsstörungen?

Was noch vor 10 Jahren als Störung der Kommunikation zwischen den Hirnareal- und Zell-Netzwerken, als grundlegende Informations- und Beziehungsstörung erkannt war[1] konnte im Fortgang der Untersuchungen als Form von »ungeordneten Entladungsmustern im Gehirn in Folge einer gestörten Impulsübertragung« (so Georg Winterer, idw-Nachrichten 24.09.2008), und wie wir gesehen haben, entsprechend als nicht-in-Deckung-zu-bringende Signalmuster interpretiert werden.

Die grundlegend gestörten informationellen Signal- als Beziehungsmuster sind inzwischen in ihrem Zusammenhang mit Gendefekten erkannt. Die Humangenetikerin G. Rappold (2015) bestätigte die Hypothese eines ursächlichen Zusammenhangs von psychischer Erkrankung, Gen-Antwort und Zell-Verschaltung, d.h., stellte eine ursächliche Beziehung her zwischen genetisch blockierter oder übererregter Signalweitergabe und psychischer Belastung ihrer Patienten. Ein Forscherteam um den Humangenetiker M. Nöthen (Bonn-Mannheim-Basel) hatte schon ein Jahr vorher an einer Gruppe von 24.000 Patienten mehrere Gen-Regionen entdeckt, fünf Risikoregionen auf der DNA, die mit der bipolaren Störung in Zusammenhang stehen und durch falsche Gencodierungen für die entsprechend ge-

[1] So die Feststellung Robert McCalreys von der Harvard-Medical-School in Brockton (ddp/bdw, news 09.11.2004): »Wenn die effizienteste Verständigung zwischen Gruppen von Neuronen bei 40 Hertz liegt und Schizophrene mit geringeren Frequenzen arbeiten, ist es wahrscheinlich, dass bei ihnen die Kommunikation zwischen Zellverbänden und Hirnregionen gestört ist«.

störten Signalübertragungen in bestimmten Regionen des Gehirns und für bipolare Reaktionen verantwortlich sind.[2]

Der Zusammenhang von psychisch nicht zu bewältigender Situation, genetischer Antwort und psychotischem Verhalten war offenbar. Und die Reaktion der Patienten auf die als verwirrend erlebten gestörten Signalübertragungen war erklärbar: Die Betroffenen versuchten, formalisierend, abstrahierend und geometrisierend die verwirrenden Informationen zu ordnen – ein durchaus sinnvoller Versuch, den sich die Bild-Therapeuten mittlerweile durch Strukturvorgaben, durch ein eindeutiges Setting und durch nicht überfordernde Materialvorgaben zu eigen machen. Und wieder kam die Frage auf, welche Rolle die Person des Therapeuten in dem Vorgang spielte.

Der Psychiater Gaetano Benedetti (1920–2013) hatte als Psychotherapeut mit langjähriger klinischer Erfahrung entsprechend gefordert, sich den Projektionswünschen und -nöten psychiatrisch auffällig gewordener Menschen übertragungsgemäß zu stellen. Er hat in zahllosen Beiträgen sowohl auf die Zerrissenheit traumatisierender Erfahrung hingewiesen wie aufgrund seiner klinischen Erfahrung vor allem aber darauf bestanden, dass der Therapeut eine vermittelnde Übertragungsfunktion habe. Der psychoanalytische Praktiker und weltweit hochgeschätzte Theoretiker psychiatrischer Störungen verwies uns auf den Beziehungsaspekt, der, vielleicht mit auslösend für die Erkrankung, auch heilsam, vermittelnd eingesetzt werden könnte (Benedetti 1982; 1999).

Peter Fonagy et al. (2013, S. 35 f.) sind in den letzten Jahren der Frage dieser Spur gefolgt; sind dieser These nachgegangen, dass »das Erlernen von Affektregulierung … schwerwiegend gestört werden kann, insbesondere, wenn die Erfahrung früher Vernachlässigung durch Traumata verstärkt wird« (Fonagy et al., ebd.). In diesem Zusammenhang entdeckte die Gruppe um Peter Fonagy das, was sie ›*Mentalisierung*‹ nannte: »die Fähigkeit eines Kindes …, zwischenmenschliches Verhalten im Sinne mentaler Zustände zu verstehen« (Fonagy et al., ebd.).[3]

Mentalisierung war in diesem Konzept als selbstreflexiv und interpersonell verstanden, wies hin auf die im Rahmen früher Bindung

---

[2] Vgl. ⟨http://www3.uni-bonn.de/ Pressemitteilungen/056–2014⟩.

[3] Vgl. dazu die Forschungen von Sarah Koch, 2010, über den Zusammenhang zwischen der Mentalisierungsfähigkeit der Mutter und der Bindungssicherheit des Kindes.

erlernte Fähigkeit, »von subtilen Reizsignalen im Verhalten und im äußeren Kontext auf mentale Zustände anderer zu schließen« (Fonagy et al., ebd. S. 36). Die Störungen der Reizsignale, wie wir sie oben krankheitshalber diskutierten, fand die Gruppe in den von Bowlby beschriebenen semantisch- und/oder syntaktisch-konfusen Äußerungen derer wieder, die schwerwiegende Bindungsverlust-Erfahrungen, oft korrelierend mit traumatischen Erfahrungen, gemacht hatten (Fonagy et al., ebd., S. 40). Solche Bindungsverlust-Erfahrung manifestierte sich tatsächlich in den grammatikalischen, spezifisch syntaktischen Ausdrucksweisen, wie schon vor 30 Jahren eine Forscherin eruierte.

Susanne Schmidt-Knaebel (1983) hat syntaktische und semantische Analysen des psychotischen Ausdrucks vorgelegt; beispielsweise die syntaktisch-uneindeutige Formulierung eines kausalen Zusammenhangs zugunsten von dessen Semantisierung (1983, S. 60 f.). Sie hat zeigen können, dass eine spezifische Syntax wie Semantik der psychotischen Argumentationsweise zu berücksichtigen ist. Gaetano Benedetti (1975) hat entsprechend die semantischen und m. E. auch syntaktischen Aussageweisen des psychotischen Menschen zu dechiffrieren gesucht; und er konnte, wie später Schmidt-Knaebel, auf die sprach- und bildlich ›verformten‹ Wirkzusammenhänge verweisen (1975, S. 51 f.). Die Analysen, die wie die genannten sich um eine Dechiffrierung im Hinblick auf die Neuorganisierung des psychotischen Sprach- und Bildausdrucks bemühen, zeigen, dass eine je individuell abgestimmte neuro-linguistische wie neuro-ikonographische Recherche von großem Nutzen ist; zeigen auch, dass eine Raum- und Zeit-Verlorenheit der Betroffenen situativ (weniger kategorial) zu kompensieren wäre. Die Analysen weisen immer wieder auf den verlustig gewordenen Beziehungszusammenhang.

Die Gruppe um Fonagy (2013, S. 35 f.) bestätigte damit den von uns vermuteten Zusammenhang mit der Bindungserfahrung der Betroffenen. Dieser stellte sich als ›Vulnerabilitätsfaktor‹ dar, »der sich wie ein roter Faden durch den gesamten Entwicklungsprozess, von genetischer Vulnerabilität über Erfahrungen in der Kindheit bis hin zu Störungen im Erwachsenenalter zieht« (Fonagy et al., ebd., S. 41).

Ausgehend von der Erkenntnis, dass »so fundamentale Prozesse wie Genexpression oder Veränderungen in der Rezeptorendichte … durch die Umgebung eines Kindes beeinflussbar [sind]« (Fonagy et al., 2013, S. 42, sich berufend auf: Meany u. Szyf, 2005), »daß nahezu alle Regionen des Gehirns aktiviert waren, die für bindungsrelevante

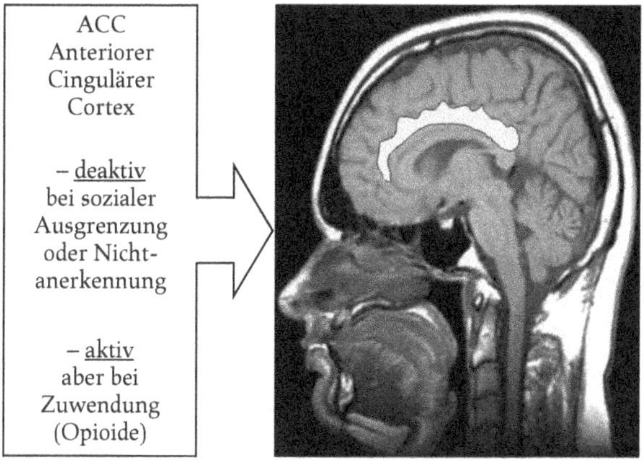

Das wichtigste Motivationssystem des Gehirns – Der ACC – wird aktiviert durch Liebe und Anerkennung, kann aber auch kompensatorisch durch Sucht- und Gewalt-Potentiale aktiviert werden (Singer et al. 2004)

Abb. 46: Funktion des ACC des Gehirns nach Singer, 2004 und Bauer, 2007

Neuropeptide [Signalbotenstoffe – Anm. d. A.] im menschlichen Gehirn von essentieller Bedeutung sind« (Fonagy et al., 2013, ebd. S. 44), wurde in der Recherche der Gruppe besonders jenes Peptid interessant, das für die soziale Einfühlung zuständig ist – *das Oxytozin*.

Ein »plausibles neurobiologisches Substrat für die Verknüpfung von Bindung und sozialer Kognition«, zentral verortet im anterioren cingulären Cortex, dem ACC, war gefunden (Fonagy et al., 2013, ebd., S. 46); war quasi als Schaltstelle benannt, die auch für den Zusammenbruch der sozialen Desorientierung wie für die Mentalisierungsmängel, wie wir sie bei psychiatrisch Erkrankten feststellen, herhalten konnte. Es wird im Hypothalamus produziert und ist im ACC besonders lokalisiert; es begleitet uns in seinen wohltuenden oder psychisch-defizitären Begleiterscheinungen (Geborgenheit/Verlassenheit) von früh auf.

Der Psychoneuroimmunologe Joachim Bauer (3. A., 2007) hat seit Jahren darauf aufmerksam gemacht; hat die neurobiologische Erregungsreaktion im Falle der unterbrochenen Beziehung beschrieben; hat immer wieder verdeutlicht, dass »fehlende Beziehungen, ersatzlose Trennung von der Mutter und Reizverarmung … zu schweren seelischen Symptomen und zum anderen zu einem massiven Verlust von Nervenzellen, zur Degeneration von Nervenzell-Fortsätzen und zum Synapsenverlust (führen)« (Bauer 2010, S. 211). Er wird derzeit durch die neuesten Forschungsergebnisse G. Rappolds (2015) bestätigt. Bauer (2010) wie Rappold (2015) weisen darauf hin, dass infolge von Beziehungsstörungen hochgradige Erregungszustände des Gehirns zu einer Deaktivierung des vorderen Gürtelgehirns (anteriorer cingulärer Cortex) führen, eines Gehirnteils, der für die Zuwendungs- und Geborgenheitsgefühle steht.

Er hat bestätigt, damit die Antwort auf unsere Frage gegeben, ob Beziehungsverlust zu so schwerwiegenden neuronalen bzw. neurobiologischen Irrationen führen könne, dass psychiatrisch diagnostizierbare Auffälligkeiten entstünden.

Eine neue Behandlungsform in der Psychiatrie: Die Soteria

Am Beispiel der Soteria Berlin im St. Hedwig Krankenhaus, die seit Oktober 2013 eine alternative Behandlung für Menschen in psychotischen Krisen bietet und mit 12 neuen Behandlungsplätzen der psychiatrischen Versorgung ausgestattet ist, will eine neue Behandlungsform vorgestellt sein. ›Soteria‹ bedeutet aus dem altgriechischen übersetzt ›Wohl, Rettung, Heil, Bewahrung‹. Der folgende Bericht stammt von Dannica Litzen, Ergotherapeutin, Mitarbeiterin in der Soteria Berlin (2015):

> Kernelemente des Soteria Berlin Konzeptes ist nach dem Willen ihrer Begründer die Psychosenbegleitung in Form des aktiven Dabeiseins (»being with«) und eines zurückhaltenden Umgangs mit neuroleptischer Medikation, keiner Durchführung von Zwangsmaßnahmen, einem milieutherapeutischen Ansatz in wohnlicher Umgebung und dem Prinzip der Selbstversorgung. Begleitet werden die Menschen in der Soteria Berlin von einem interdisziplinären Team (MilieutherapeutInnen) von sowohl psychiatrie-erfahrenen wie -unerfahrenen Personen, die alle im Schichtsystem arbeiten.
> Die Beziehungsarbeit und die dafür notwendige Haltung eines miteinander- Lebens nimmt in der Soteria Berlin einen wichtigen Stellenwert ein. Kernelemente sind die Anerkennung der Rechte, Ressourcen und die individuellen Bedürfnisse der Menschen und das Wissen darum, dass Jeder von Jedem lernen kann. Desweiteren ist genügend Zeit für den individuellen Heilungsprozess eines Jeden zu gewährleisten und ein gewisses Maß an Toleranz gegenüber der akuten ›Verrücktheit‹ eines Menschen mitzubringen.

Die beschriebene Einstellung zum erkrankten Menschen, das Erspüren seines Befindens, der Atmosphäre, und das theoretische wie praktische Wissen über Werkverfahren, Material und Produkte – sie ermöglichen es, Handlungsspielräume zu begleiten und zu unterstützen. Adaptationen sind hier bedeutsam und unentbehrlich, denn sie bedeuten, mit dem Menschen mitzuschwingen und die Therapie auf seine Bedürfnisse anzupassen. Die ausdruckszentrierte Methode der Ergotherapie in unterschiedlicher Sozialform (Einzel/Gruppe) und unterschiedlichen Settings (im Milieu, im Kunstraum, in der Eins-zu-eins-Psychosenbegleitung (»being with«)) findet mehrfach Anwendung.

Exemplarisch dazu ein Bericht:

> Herr X kommt zu uns auf die Soteria. Er wirkt affektlabil und misstrauisch im Kontakt; scheint Gespräche, Reaktionen Dritter auf sich zu beziehen. Herr X wird von MilieutherapeutInnen der Soteria Berlin über mehrere Wochen 1:1 begleitet; überwiegend in seinem Zimmer. Er scheint sich im Milieu unsicher und ängstlich zu fühlen und für alles sehr reizoffen und empfänglich zu sein. Er gibt an, dass er nicht gut allein sein könne; er habe Angst und sei sehr traurig.
>
> Ich begleite Herrn X ebenfalls mehrfach über lange Zeiträume. Wir halten uns meistens in seinem Zimmer auf. Manchmal erzählt er etwas von seinen inneren Erlebnissen und Ängsten, berichtet über seine Familie, über sein Interesse, künstlerisch zu wirken. Manchmal schweigen wir gemeinsam über Stunden und trinken Tee. Liegen auf Matten auf dem Boden, spüren den Boden, schauen die Decke an. Manchmal ist das Zimmer abgedunkelt, manchmal öffnen wir die Gardinen. Es gibt Tage, da fragt Herr X mich nach Dingen, was ich beispielsweise gerne mache o. ä., und ich antworte ihm.
>
> Aufgrund meines beruflichen Hintergrundes werde ich bei Herrn X' Interesse an künstlerischen Handlungen hellhörig und greife seine Worte, sein Interesse, vielleicht seinen Wunsch verbal auf. Herr X äußert auch in diesem Bezug, Ängste zu haben. Er fühle sich so alleine. Er wirkt wie blockiert in seinen Handlungsausführungen. So reden wir erst mal weiter über Kunst und Bilder. Einen Tag später zeigt Herr X mir seine Materialien, die er mit in der Soteria dabei hat. Er sortiert seine Stifte, spitzt diese an. Auch hier wirkt er anfangs misstrauisch, da, so seine Begründung, einige Stifte fehlten und nicht an ihrem richtigen Platz seien. Am nächsten Tag schlage ich ihm vor, dass wir auch gemeinsam etwas malen/zeichnen könnten, damit er sich »im Bild« nicht so einsam fühle. Herr X bejaht den Vorschlag, und ich solle mir von ihm zwei Farben aussuchen. Er macht das Gleiche und so malen wir über einen langen Zeitraum gemeinsam an einem

> Bild, einem DIN-A4-Format mit Aquarellstiften. Im Anschluss sprechen wir über das Bild, über die gemeinsame Erfahrung, über die Angst, die weniger wurde.
> Am nächsten Tag zeichnet Herr X etwas in meinem Beisein. Er zeichnet zügig und spricht anschließend viel und ausführlich mit mir über seine Zeichnung. Er malt wieder alleine und fühlt sich etwas besser dabei. Herr X hat im Laufe der nächsten Wochen immer mal wieder »gute« und »schlechte« Tage. Wenn ich ihn begleite, machen wir meistens etwas Kreatives, je nach Tagesform. Unser Radius erweitert sich langsam und wir gehen gemeinsam in den Kunstraum.
> Das erste Mal im Kunstraum ist scheinbar zu viel für Herrn X. Sein Wunsch kommt auf, produktiv, kreativ zu sein, wie er es aus der Vergangenheit von sich kennt; nun fühlt er sich aber blockiert, und die Angst kommt wieder hoch.
> Auch hier malen wir anfangs gemeinsam, diesmal großformatig, mit Gouache und den Händen. Herr X kommt ins Tun, zeigt sich sehr berührt über den Arbeitsprozess. Er sagt, dass gerade der Vorschlag, mit den Händen zu arbeiten, ihn im Hier und Jetzt spürbar mache. Im weiteren Verlauf malt und zeichnet Herr X mehrfach seine Gefühle oder aktuelle Anlässe auf, die ihn z. B. irritieren. Er scheint sich durch den malerischen Ausdruck Entlastung zu verschaffen. Die künstlerische Auseinandersetzung erhält im weiteren stationären Verlauf und auch nach der Entlassung einen wichtigen Stellenwert für Herrn X; sie hat offenbar zu seiner Genesung beigetragen und stellt einen Faktor der Stabilisierung dar.

Das Fallbeispiel zeigt, dass kreative Interventionen heilsam sein können und dass individualisierte Therapieangebote auch sehr akut erkrankte Menschen erreichen können, sofern die Gegebenheiten Interventionsspielräume zulassen.

Behandlungsanweisung für den Kunst- und Gestaltungstherapeuten

Wie soll sich der Kunst- und Gestaltungstherapeut angesichts eines wie oben beschriebenen Patienten verhalten?

Benedetti verweist auf das, was die Betroffenen von sich geben, ausdrücken, bewerkstelligen; weist hin auf die formale, stabilisierende Bedeutungsstruktur beispielsweise eines bildnerischen Werkes angesichts der destabilisierenden Wirkung beispielsweise traumatischer Erfahrung.

Er weist insbesondere auf die vermittelnde Funktion des mit Bildern Arbeitenden hin. Vermitteln, das hat er den Bild-Therapeuten ausdrücklich gesagt, tun hierbei nicht nur die Bilder; der Therapeut ist es, sagt er, sagen Fonagy et al. (2013, S. 59), der Therapeut, auf den sich vor allem der projektiv-identifizierende Patient bezieht. Er ist es, der in die grundlegend verstörte Beziehungsmodalität eintritt, der sich zur Verfügung stellt, sich wohl des stabilisierenden bildnerischen Ausdrucks zu bedienen weiß; der durch sein ›*dabei-Sein*‹ das Kommunizierte als Mitgeteiltes bestätigt. Da ist ein »Bedürfnis nach einem Container für unannehmbare Selbstaspekte«, sagen die Autoren. (Fonagy et al. 2013, S. 59) Sie wissen, dass sie mitunter davon absehen müssen, »von Patienten zu erwarten, über innere Zustände zu sprechen, die sie nicht mit subjektiv erlebter Realität verknüpfen können« (Fonagy et al., ebd. S. 73). Sie wissen aber auch, dass »die Mentalisierungsfähigkeit aufrechtzuerhalten« ist bei diesen Patienten (Fonagy et al., ebd.); dass Psychotherapie, auch die bildnerische, »unweigerlich mit der Entwicklung einer Bindungsbeziehung einher [geht]« – auf dass sich bei allem Informationswirrwarr das herausbildet, was nottut, und das heißt eine Erfahrung dessen, was *dieses zersplitterte ›Ich‹* sein könnte (Fonagy et al., ebd., S. 59).

Der beschriebene Ansatz der bildtherapeutischen Behandlung psychiatrisch auffällig gewordener Menschen ist inzwischen klinisch anerkannt: Im Jahr 2006 wurde in der Leitlinie der Behandlung von der »Deutschen Gesellschaft für Psychiatrie, Psychotherapie und Nervenheilkunde DGPPN« Folgendes veröffentlicht. Im Kapitel 5 »Psychotherapeutische Interventionen« ist unter dem Unterkapitel 5.10 »Weitere Therapieformen« folgender Text enthalten: »Zu weiteren bei der Schizophrenie angewendeten Verfahren gehören u.a. Kreativtherapien wie die gestaltende Kunsttherapie, Musiktherapie, Tanztherapie, Drama und Bewegungstherapie. Hauptmerkmale dieser Verfahren sind die Bedeutung der therapeutischen Beziehung und die handlungsorientierte Anwendung künstlerischer Medien und Prozesse in ihrer wechselseitigen Bezogenheit.

Hauptsächliche Ziele dieser Therapieformen im Sinne einer Stärkung der Ich-Funktionen sind

1. eine Wiedergewinnung des Selbst- und Realitätsbezugs,
2. eine Verbesserung von Ich-Erleben und Selbstvertrauen,
3. die Entwicklung vor allem der Körper- und Raumwahrnehmung, sowie die Verbesserung der kognitiven Funktionen, Denkorganisation,
4. die Konzentration und Impulssteuerung, Autonomie und Gefühlsausdruck.«

5. Ansätze zu einer Verwissenschaftlichung der Bild-Therapien

Im Verlauf der Diskussion haben sich drei Orientierungsansätze aufgedrängt, die wir im Folgenden erörtern werden:

- *Erstens ein primitivistischer bzw. naiver Neuansatz,*
- *zweitens ein symbolisch-biografischer Neuansatz,*
- *drittens ein gestaltpsychologisch-verhaltensorientierter Neuansatz von Kunsttherapie.*

5.1 Zum naiv-primitivistischen Neuansatz der bildnerischen Therapien

Naiv wollen wir jene bildnerisch-figurativen frühen Zugriffsweisen, Präsentanzformen einer im Sinne des europäischen Bewusstseinsbegriffs noch-nicht-bewußten Darstellungsweise nennen, wie sie in unserem Kulturraum Kindern zu eigen sind. *Naive Darstellung* wäre die Bezeichnung für diejenigen der Menschen und Zeiten, deren Bewusstsein noch nicht reflexiv zu sich selbst im Sinne eines europäisch-anglosächsischen Identitätsbegriffs gekommen ist. Entsprechend konnte der Direktor des Kunstmuseums Basel Georg Schmidt noch gegen alle ethnologische Einsicht *naive Kunst* die Kunst aller jener Zeiten und Völker nennen, deren Denken die Stufe des reflexiven Selbstbewusstseins noch nicht erlangt hat (vgl. Schmidt 1976, S. 38). Wir mögen ermessen, welche Bedeutung das neukantianische Stufenmodell der menschlichen Entwicklung in solcher sicher vermessenen Auffassung spielt; können ahnen, welche Stellung in solchem Modell das magische, animistische, also archaisch naturalen Bezügen verpflichtete Denken einnimmt – es stellt sich in der Sicht des Europäers als ›naiv‹ dar.

Schmidt zählt bezeichnenderweise auf jene Elemente, welche solche Kunst nicht besitzt: zum Beispiel die Zentralperspektive, die

Farbperspektive, die Modellierung mit Licht und Schatten, die tastbare Stofflichkeit und den anatomisch richtigen Knochen- und Muskelbau.

Der Künstler *Juan Gris (1887–1927),* Hauptvertreter des spanischen sog. synthetischen, da methodisch-collagierenden Kubismus, hat sich in diesen Perspektivverlust, in diese ungewohnten Sehgewohnheiten, in das Abhandenkommen verbindlicher ästhetischer Kriterien hineinversetzt und sich den Anforderungen dissoziierter Gegenständlichkeit und ihrer Merkmale ausgesetzt. Darauf aus, die Bezüge der Dinge zueinander zu erfahren, war es für ihn den Europäer »eine neue Art, die Welt wiederzugeben« (Gris 1925, in: Anne Ganteführer-Trier: Kubismus, 2007, S. 56). Es war ein Blick, den die europäische Malerei verloren hatte – was vor ihm schon Paul Gauguin eingeklagt und in Tahiti gesucht hatte.

Aber wie der Grad der Bewusstheit sehr verschieden ist, ist Naivität unterschiedlich dokumentiert; sind die prähistorischen Maler von den kleinbürgerlich-naiven (Laienmalern, Freizeitmalern, Sonntagsmalern), aber auch von den an den europäischen Traditionen müde gewordenen Malern des 20. Jahrhunderts zu unterscheiden.

Und in der Folge werden aus Legitimitäts- und Abgrenzungsgründen der künstlerischen Standards der Moderne im Verlauf des 20. Jahrhunderts immer häufiger Vergleiche, Parallelen gezogen: Der neurotische, der geistig behinderte, der psychotische Mensch wird mit dem vorklassisch-primitiven Menschen gleich gesetzt – und damit wie schon in den Geschichten rund um die ›wilden Kinder‹ (Kaspar Hauser, Victor) eine Absetzung von dem sogenannten normalen europäischen Betrachter erreicht. Eine physiognomisierende Tendenz (animistische Emotionalisierung von Dingqualität), eine formalisierende Tendenz (stereotyp-schematische Affektverdrängung) sowie eine symbolisierende Tendenz (magische Verdichtungspraxen) werden in beider Schöpfungen entdeckt.

So werden die ›Outsider‹, die – 150 Jahren nach den Vereinnahmungs- und Distanzierungsversuchen um die ›wilden Kinder‹ – ihre sogenannte »Außenseiter-Kunst« (Theunissen, 2008) an den Außenplätzen der Gesellschaft, den Werkstätten einer psychiatrischen Klinik oder den Künstlerischen Ateliers der Einrichtung für Behinderte ausüben, weiterhin in ihrer die bürgerliche Insider-Kunst konstituierenden Rolle gehalten.

- *Für die einen sind sie die ›Naiven‹ der Kunst außerhalb der uns erkannten Zustände:* Sie leben nach den Worten L. Navratils in einer anderen Welt, in einer anderen, animistisch anmutenden Zuständlichkeit: »Schizophrenes Leben [äußert sich]« hiernach in »veränderten Zuständen des Bewusstseins«, so Navratil in »Gesprächen mit Schizophrenen« (1983, Ankündigung), äußert sich bildnerisch regressiv (primitiv-infantil dargestellt), verzerrt (barockisch-verschnörkelt), verdichtet (ornamental-überladen kombiniert), umgeformt (disproportional verändert), stereotyp (iterativ-figürlich perseverierend), erstarrt (geometrisch-schematisch) und verfallserscheinungshaft (kompositionell-räumlich aufgelöst) (vgl. Rennert 1962).

- *Für die anderen aber sind die ›Naiven‹ der Kunst außergewöhnliche Künstler:* »Man stelle sich vor, die zeitgenössische Kunst öffne nicht ein Fenster in die Zukunft, sondern in die Vergangenheit. Nicht im Sinne einer Rezeption, sondern in einem direkten Dialog, dem ›Augenaufschlag‹ von etwas, das sich ungerufen meldet«, so eröffnet der Kurator einen Ausstellungskatalog zum Thema ›Avatar und Atavismus‹ (Veit Loers, 2015). Was da in den Bildern »an die Oberfläche unseres Bewusstseins zu treiben« versucht, so Loers, beantworten die Zeilen eines Gedichts von Ezra Pound: »Wie wir in ihnen aufgehn und nichts sind / Nichts als ihrer Seelen Spiegelbild.« Loers zeigt, wie wir uns selbst in der Kunst der Naiven begegnen. Er zeigt, wie die industriellen Zerstückelungsriten und Deformationen, die die Romantik beklagt, eine tiefe, weit zurückreichende Sehnsucht nach der ganzen Gestalt erinnern. Die Gestalt- erscheint als Geister-Beschwörung, die in der europäischen Kunstgeschichte, beispielsweise schon in der renaissancehaften Idealisierung des Menschenbildes, aber auch in der barockischen Suche nach der richtigen Proportion der Körperteile zu finden ist und einen Ganzheitsmythos des heilen Menschen kolportiert.

Seit der Neuzeit, die sich mit dem Bild der manufakturiell zerstückelten Arbeitskraft Mensch schwer tut, speziell in ihrem immer wieder falsch verstandenen Epigonen, seit Descartes heißt die Aufforderung, »sich den Begriff der Vereinigung vorzustellen, den jeder in sich selbst ohne zu philosophieren empfindet, dass er nämlich eine einzige Person ist« (Brief Descartes' an Königin Christina von Schweden vom 28.06.1649; in: Descartes 1996). Die jenseits des Mainstream formulierenden, zuweilen vielfältig beeinträchtigten Literaten und Maler begreifen sich als zugehörig, teilhabend an dieser Gesellschaft, die sich keinesfalls in den Bildern dieser Künstler wiederfinden, spiegeln will.

Exkurs: Die Sehnsucht nach dem Naiven

Die Hinwendung zu archaischer Ausdrucksform entspricht einer Kultur- und Technikmüdigkeit der modernen europäischen Gesellschaft. So Jean Dubuffet: »Es entspricht der Absicht von ›art brut‹, dem, was das Abendland … seine ›Kultur‹ nennt, entgegenzutreten, mit ihr völlig aufzuräumen« (Presler 1981, S. 28). Aber es finden auch Projektionen in archaische Räume, Zeiten statt, welche heilbringend beliehen sind, die moderne Verrücktheit zu erlösen. Zünd (1990) nennt dies eine »Projektion eigener (Heils-)Erwartungen in fremde (Heils-)Systeme und die synthetische Darstellung dieses ›Anderen‹ nach Maßgabe der eigenen Bedürfnisse« (vgl. Zünd 1990, S. 13). Der Schamanismus, immer wieder verglichen mit einer ›psychoanalytischen Kur‹ (Pfister 1932, S. 81 f.; vgl. Enderwitz 1977), soll aus den verstellten Ordnungen symbolisch-rituell und seins-neuordnend erlösen. Hierzu werden überindividuell-kosmische Harmonisierungsprojekte in den Blick gebracht; darauf aus, besitzergreifend (in Besessenheit) im Bild die Szene zu bannen, den in ihr verfangenen Einzelnen zu erlösen: »Der Schamane bannt das Gefährliche durch dessen Bild« (Horkheimer und Adorno 1947, S. 28); er stellt eine analoge Beziehung her, greift dann in das Geschehen ein. Der Schamane gibt dem Verstörenden eine Sprache, macht es sprachlich-symbolisch fassbar im Hinblick auf den Umdeutungs-Vorgang (vgl. Enderwitz 1977).

Enderwitz (1977, S. 53) hat sich dagegen verwahrt, magisch-schamanistische Praxis psychotherapeutisch gleichzuschalten: Wo psychotherapeutisches Prozedere bewusstseins-übertragend, -deutend und –abreagierend agiere, sich erfahrungswissenschaftlich und -praktisch konstituiere, könne sie kaum in vornaturalistische Standorte zurückfallen; sei ihre Form von Naivität allenfalls partiell (vgl. Schmidt 1976, S. 76). Sie scheint auf die ihr angebotenen Bilder angewiesen, die zuweilen sprachlich-symbolisch, aber ohne explizite Bedeutung sind. Wiederum ist es Grandville, der den zur Verfügung stehenden Zeichenvorrat des europäisch-kulturellen Raums in seiner austauschbaren Marionettenhaftigkeit karikiert.

In der derzeitigen Zivilisationsperiode, so die vorgehend Zitierten, seien mythologische Qualitäten allenfalls erinnerbar; jedenfalls nicht realiter herzustellen. Solches aber meint Hans Prinzhorn vorzufinden, wenn er in den Zwanzigerjahren von der »anderen Seite der Wirklichkeit« spricht, welche der irre Künstler dokumentiere (vgl.

Presler 1981, S. 29). Solches gibt auch der Maler Jean Dubuffet vor, wenn er das Dokument des Irren »neuartig und unvorhergesehen« charakterisiert (Presler, ebd., S. 33).

Vor der Substantialisierung der irren-künstlerischen »ganz eigenen, inneren Welt«, so André Bréton (1924; zit. in: Presler 1981, S. 24), warnte schon der Psychiater und Philosoph Ludwig Binswanger (1955, Bd. 2, S. 21): »Schizophrene ›Kunst‹ im üblichen Wortgebrauch ist nicht Kunst, sondern Besessenheit von bildnerischem Betätigungsdrang«, – und wir fügen hinzu und fragen: Ob hier nicht auch erlösendes Anderes signalisiert werde (vgl. Menzen 1990, S. 241) – eben jener andere europäische Menschentypus, der sich in sein Produkt selbst verwandelt hat, der »nun beides, Objekt seiner oder ihrer eigenen subjektiven Arbeit«, geworden ist, zu einem belebten Warending, das seinen animistischen, vormodernen Status kaum noch zu reflektieren wagt (Diederichsen 2012, S. 297)?

Wir möchten an dieser Stelle ergänzen: Die Kunst mental kranker und behinderter Menschen, wo sie sich in wiederholbarer Ausdrucks- und Formkraft zeigt, kann durchaus ein gestörtes Verhältnis des Menschen zu sich, zu seinen raum-zeitlichen Bestimmungen signalisieren (vgl. Schmidt 1976, S. 58); kann aber auch durchaus jene *»andere Seite der Wirklichkeit«* zeigen; ist nicht einfach wie in der gutachterlichen Kritik André Bretons an Dali in ihrer – psychoanalytisch gesprochen – »Es-Haftigkeit« denunzierbar (es sei denn, um den Preis der Ausblendung erfahrungs- und kunstgeschichtlicher Ereignisse gerade wie der des Surrealismus, welche ein neues Ding-Verhältnis ankündigen; vgl. Gorsen 1980). Als überaus scharfer Selbst-Kritiker erweist sich angesichts dieses Substantialisierungsverdachts wieder der Karikaturist Grandville, der in der Lage ist, Brücken zwischen den Bewusstseinszuständen zu schlagen. Es ist wie eine Ironie seines Lebens, dass er sich am Ende selbst in einer psychiatrischen Anstalt befindet. Die folgende Abbildung Grandvilles zeigt eine Art Überbrückungsversuch des kulturbeflissenen Europäers, der in einer gewissen Selbstgefälligkeit – rauchend auf der Brücke stehend – die stahl-industrielle Anbindung der fremden anderen Welten immer noch vertritt – und das nach den bitteren Jahrhunderten der Zwangskolonialisierungen.

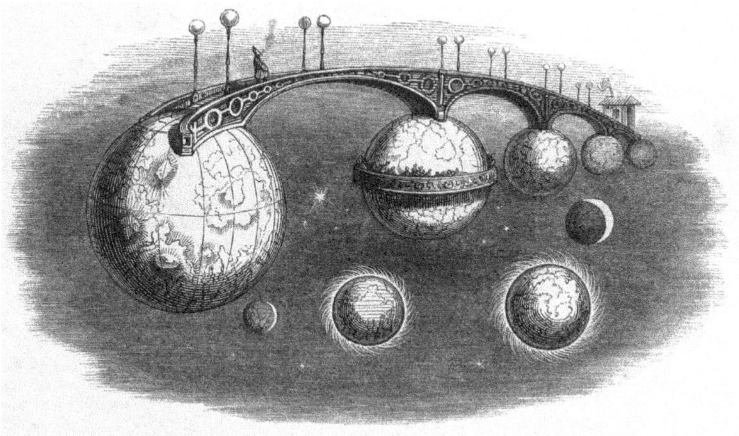

Abb. 47: Grandville, Planetenbrücke,
in: »Eine andere Welt«, aus dem Flick-Album von Blaque Jaques

5.2 Zum symbolisch-biografischen Neuansatz einer analytisch orientierten Kunsttherapie

Im Anfang steht die These Sigmund Freuds, dass im jeweiligen symbolischen Ausdruck sich das individuelle menschlich-natürliche Triebschicksal dokumentiere. Carl Gustav Jungs Antwort war, dass die These allzu leicht reduktiv-konkretistisch auf kindliche Triebgeschichte und dessen Komplexität bezogen sei; dass der Sinn des symbolischen Ausdrucks darin zu suchen sei, analogisch ein noch Unbekanntes und Werdendes zu präzisieren.

Die Erkenntnis Freuds und Jungs außerhalb dieser Kontroverse war, dass sich im Vorgang des Symbolischen seelisch-konflikthafte Sachverhalte dokumentierten: Im ästhetisch-bildnerischen Formausdruck verbärgen sich affektgeladene, seelische Vorgänge, die einer Konversion, Umleitung, Entladung bedürften. Die symbolischen Andeutungen wiesen auf einen ursprünglich beabsichtigten, aber nur anders ermöglichten und abgewehrten Ausdruck hin. Im Symbol, so C. G. Jung, werde eine Vorstellung virulent, die nach Bewusstwerdung, Gestaltung dränge. Freuds Annahmen, Maßnahmen therapeutischer Art, seien im semantischen Sinne eher indexikalisch-, also ursächlich-rückverweisend zeichenhaft gemeint, wollten allzu sehr

Erarbeitung inhalts- und formalästhetischer Bildassoziationen

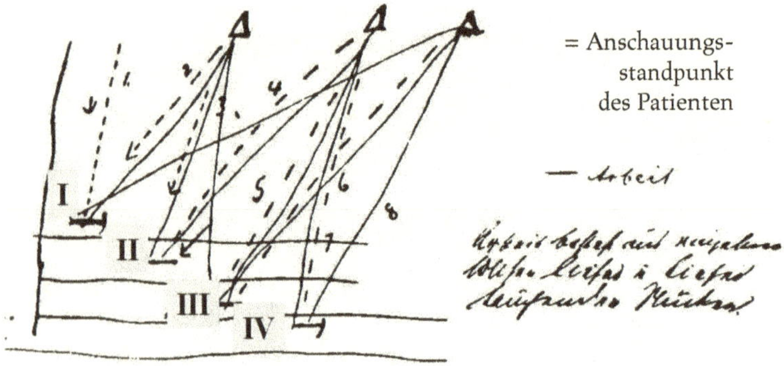

Freud an Fließ über die therapeutische Bildarbeit:
Die therapeutisch rekonstruierend-assoziative
»Arbeit besteht aus einzelnen solchen tiefer und tiefer laufenden Stücken.«
Anm.: Eine solche Arbeit sucht nach dem
die pathologische Reaktion auslösenden Bild.

Abb. 48: Schema aus: Freud-Fließ, Briefwechsel 1887–1904,
Zeichnung vom 25.05.1897

auf frühe Triebgeschichte hin diskutieren – so mit ihm die Kritiker. C. G. Jung argumentiere im semantischen Sinn, so die andere Sicht wiederum, allzu symbolisch-zeichenhaft, verweise zwar individual-, aber eher kollektiv-mythologisch, hierin synthetisch auf das andeutungsweise und sinnhaft zu Individuierende (vgl. dazu bes. Norbert Andersch, 2014).

Für Freud war es tatsächlich ein quasi archäologischer Akt, der über formal- und inhaltsästhetische Bild-Assoziationen sich auf die Suche nach dem die pathologische Reaktion auslösenden Bild begab. Die Zeichnung Sigmund Freuds zeigt, wie der Therapeut den Patienten anleitet, assoziativ immer tiefere Ebenen seines Bewusstseins zu betreten (I–IV), immer wieder die Ausgangsebene der Betrachtung einzunehmen, hierbei das Erarbeitete zu synthetisieren und das synthetisiert Assoziierte tiefergehend neu anzugehen.

Wo Freud Jung gegenüber das assoziiert Erarbeitete in der Regel weniger kultur- als individualgeschichtlich verstand, gab es durchaus einen Konsens zwischen den beiden Analytikern: Wo der kranke Mensch ästhetisch-bildnerisch produziere – das war gemeinsame Interpretation – wäre sein Ausdruck möglicherweise unzensiert-regres-

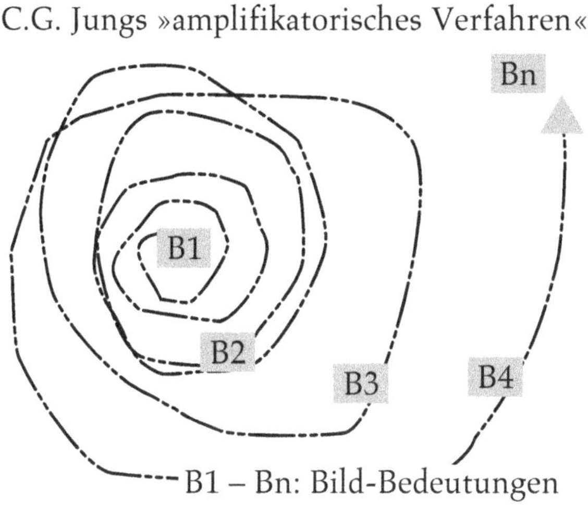

Abb. 49: Die Abbildung will das assoziativ-erweiternde (-amplifizierende) Verfahren C. G. Jungs illustrieren

siv; zeige sich dieser ichhaft-dedifferenziert; setze er verdrängte Affekte frei; leite er libidinös-entlastend eine Reduktion von Konfliktspannung, -abfuhr (Katharsis), von Triebenergie ein; überführe er angst- und konflikt-besetzte Vorstellungen in die Realität des Bildes; womit triebprozesshaft Impulse sublimiert und nicht-sozialisierte Impulse bewältigt werden könnten. Diese Zielsetzungen ästhetischer Produktion wurden in der Nachfolge Freuds und Jungs von den Schülern Kris, Müller-Braunschweig, Ehrenzweig, Mass, Fenichel, Dieckmann, Ulman, Henseler, Wellendorf, Benedetti u.a. vertreten (vgl. Menzen 1984).

Abb. 49 zeigt das Bemühen C. G. Jungs, die Bedeutung, die der Patient seinem in oder für die Therapiesitzung erarbeiteten Bild (B1) gibt, offen zu halten. Sie zeigt, wie der Therapeut sich bemüht, den Patienten zu ermuntern, weitere Bedeutungen (B2–Bn) assoziativ ins Spiel zu bringen, auf diese Weise das Bild als mehrdeutiges zu erhalten, um gegebenenfalls die eindeutige Antwort unter den sich anbietenden Bedeutungen selbst auswählen zu können.

Der symbolisch-individual- und kollektivgeschichtliche Ausdruck des geistig erkrankten, aber auch des geistig behinderten Menschen war nach solchen Maßgaben für die neuere Kunst- und Gestaltungstherapie interessant. Und entsprechend optierten beispielsweise

J. Jacobi (1969), G. Benedetti (1975, 1988), E. Dreyfuss-Kattan (1986), E. Tomalin (1989), H. Schrode (1988), E. Wellendorf (1984), G. Schottenloher (1989) und viele andere psychotherapeutisch und tiefenpsychologisch versierte Kunst- und Gestaltungstherapeuten für diese Methode. Diese Methode hatte erkannt, was C. G. Jung in einer Seminarsitzung erläutert hatte: »daß jedes Symbol nach einer festen Form drängt« und in die Frage münde: »Was bedeutet das für mich?« (30. 03. 1925; Jung 1995, 37 f.).

Das stellvertretende, noch nicht begrifflich eindeutige, semantisch-inter- wie intraindividuell nach Eindeutigkeit strebende Symbol stellte nach Freud und seinen Nachfolgern wie Jacques Lacan etwas zu einem real nicht mehr Erinnerbaren Asymmetrisches dar, also etwas, das nicht in Deckung gebracht werden konnte. Es zeigte, dass das sich Bedingende von Zeichen (im Sinne eindeutiger) und Symbol (im Sinne uneindeutiger, d. h. mehrdeutiger Erfahrungsgehalte) noch in der Schwebe sei, der Auflösung bedürfe, also »einer festen Form« (Jung 1925/1955, ebd.).

5.2.1 Neue Paradigmen psychoanalytischen Denkens – Daniel Stern

Was in der *Therapietheorie-Geschichte* auffiel, war eine allzu oft »verbreitete Verleugnung der Triebherkunft der technischen und institutionellen Objektivität«, d. h., es fiel eine allzu schnelle Verortung des Symptomatischen im Individuum auf, losgelöst von den es umgebenden sogenannten objektiven Verhältnissen. Diese Verleugnung, so der Philosoph und Psychoanalytiker Rudolf Heinz, grassiere geradezu unter den Therapeuten bis heute (Heinz 1987, S. 13). Was auffiel, war, dass die kranke Flucht aus den Produktionsverhältnissen auch den Therapeuten ergriff; dass diese Flucht den zu ermittelnden Symbolzusammenhang auf den kleinsten Ort der Krankheit reduzierte: auf ein räumlich-zeitlich-fiktives Individuum. Was zuweilen (wenn nicht allgemein) ausgeblendet wurde, war der symbolische Zusammenhang, die symbolisch-ökonomische Topik, die Ordnung eines umfassenden Realen (vgl. Baudrillard 1982, S. 209 f.). An- und Abwesendes waren symbolisch verzerrt, konnten, verfangen in »einer pathologiefixierten Sichtweise« (Andersch 2014, 33), ihr Ökonomisches nicht spezifizieren.

Dagegen optierten Vertreter einer phänomenologischen Psychotherapie bis heute, dass »sich psychisches Kranksein in Veränderungen der Leiblichkeit, des gelebten Raums und der persönlichen Welt eines Patienten insgesamt manifestiert« (Fuchs 2013, S. 124; Andersch 2014). Wie der Psychiater van den Berg es ausdrückte: »Der Patient ist krank, das heißt, seine Welt ist krank« (van den Berg 1972). Die phänomenologische Psychotherapie stellte sozusagen das Individuum wieder auf die Füße, in die Realität seines gelebten Raums.

Der Psychoanalytiker *Daniel Stern (1934–2012)*, 1999 ausgezeichnet mit dem Sigmund-Freud-Preis für Psychotherapie, war mit seinem Konzept einer immer mitschwingenden, das Soziale einbeziehenden Intentionalität diesem phänomenologischen Denken nahe. Er versuchte, mit der Ausklammerung des Sozialen, Kontextuellen Schluss zu machen.

Was sich ihm dem Kind mitteile, beispielsweise das Gesicht (Bild), der Ton (die Stimme), die Berührung (die Empfindung), das Körpergefühl (Kinästhetik), so D. Stern (1995), werde erregungshaft sozusagen ›getönt‹, ›vitalisiert‹ (Stern 2011); werde schließlich als erlebtes Schema das Kind dahin bringen, »das innere Erleben anderer Menschen zu verstehen« (Reid Melody, Yakeley 2013, 324); es werde also wesentlich zu dem beitragen, was wir Mentalisierung nennen, also ein – für uns hier bedeutsam – Sich-Einlassen-Können auf die unmittelbare Umgebung.

Schon in seinen Büchern ›Tagebuch eines Säuglings‹ (1991) und ›Die Lebenserfahrung eines Kleinkindes‹ (1992) wurde deutlich, dass das sich entwickelnde Kind, beispielsweise in zunehmender Erfahrung seiner selbst (nach der anfänglichen Stufe: das Kern-Selbst), die Veränderungen seines unmittelbaren Lebensraums in An- oder Abwesenheit seiner Bezugspersonen detailhaft vermerke (getrennt-kohäsiv-initiativ-kontinuierlich-begrenzt-physisch) und – durchaus mit dem Sartre'schen ›symbolischen Schema‹ vergleichbar – hierbei grundlegende Schemata entwickele, die für seine zukünftigen Interaktionen bestimmend würden.

In seinem Buch »Ausdrucksformen der Vitalität. Die Erforschung dynamischen Erlebens in Psychotherapie, Entwicklungspsychologie und den Künsten« (2011) konnte D. Stern zeigen, wie aufgrund der frühen intimen Bezogenheit sinneshaft-komplex erfahrene Stimuli neuronale, im Stammhirn angesiedelte Aktivierungssysteme – er nennt sie Arousalsysteme – den Ausdruck des Kindes im Rahmen seines Beziehungskontextes stimulierten und zunehmend kognitiv regulierten, intentional modulierten.

Im Einklang mit dem Neurologen Antonio Damasio und dessen

Buch »Selbst ist der Mensch. Körper, Geist und die Entstehung des menschlichen Bewusstseins« (2011) legte er nicht nur die theoretischen Grundlagen für eine Intersubjektivität, er zeigte die Grundlagen, die »Basis für das ›Zusammensein-mit-einem-Anderen‹« auf und eröffnete hiermit den Zugang zu einer auf intentionale Bezogenheit begründeten phänomenologischen Psychotherapie (Stern 2011, S. 72). Er machte in seinem Buch »Ausdrucksformen der Vitalität« vielleicht zum ersten Mal *ästhetische Erfahrung phänomenologisch* – ähnlich Cassirer (1929) und Sartre (1971) – *und neurologisch erklärbar.* Er verwies darauf, dass die allerfrühesten Ausdruckserlebnisse des Kindes sich als ein Netzwerk unterschiedlichster Repräsentanzen nur im leibhaften Bezug neuronal formieren und figurativ-repräsentional schematisch-abbildhaft aufgerufen werden können. Eine neue Begründung bildtherapeutischer Arbeit war getan.

Daniel Stern fragte, was es möglich macht, dass wir schon als Säuglinge lernten, »andere Menschen als ›wie ich‹ wahrnehmen« (2011, S. 72). Er fand die Antwort und die neurologischen Basisannahmen bei Antonio Damasio: Hiernach sind unsere Hirnstamm-Erregungssysteme evolutionsbiologisch durchaus vergleichbar; sie äußern sich in spezifischen Merkmalen der Aktivität des Hirnstamms.

Dem Denkschema liegen die Annahmen Daniel Sterns (1995; vgl. Abb.) zugrunde, dass die Affektregulation des Säuglings über die affektive Gestimmtheit der Bezugsperson geschieht. Der i. d. R. mütterliche Ausdruck wird hiernach neuronal ›markiert‹ und in den Gefühlszuständen des heranwachsenden Kindes bildhaft repräsentiert, schließlich gespeichert. Was zunächst auf einer neurophysiologischen Ebene sozusagen primär-affektregulativ geschieht, wird in den mütterlich-spiegelnden Verhaltensweisen in der Art eines Biofeedbacks verstärkt und dem Kind zunehmend bewusst. Das Kind weiß den mimischen Ausdruck der Mutter mit seinen gefühlshaft korrespondierenden Erregungen zu verknüpfen. Das Bild, das die Mutter abgibt, repräsentiert seine Gefühlszustände. Das anfängliche primäre Gefühl vermag in der Folge sekundär-repräsentanzhaft die Gefühlsausdrücke der Mutter jeweils im Kind zu initiieren und dessen Reaktion zu stimulieren (vgl. Volk 2010). Im Rückgriff auf die Arbeit des Neurologen Damasio legt Stern im Fortgang seiner Theorie die neurologischen Grundlagen dieses frühkindlichen Präge- und Lernvorgangs – und legt damit die Grundlagen für eine neurologisch

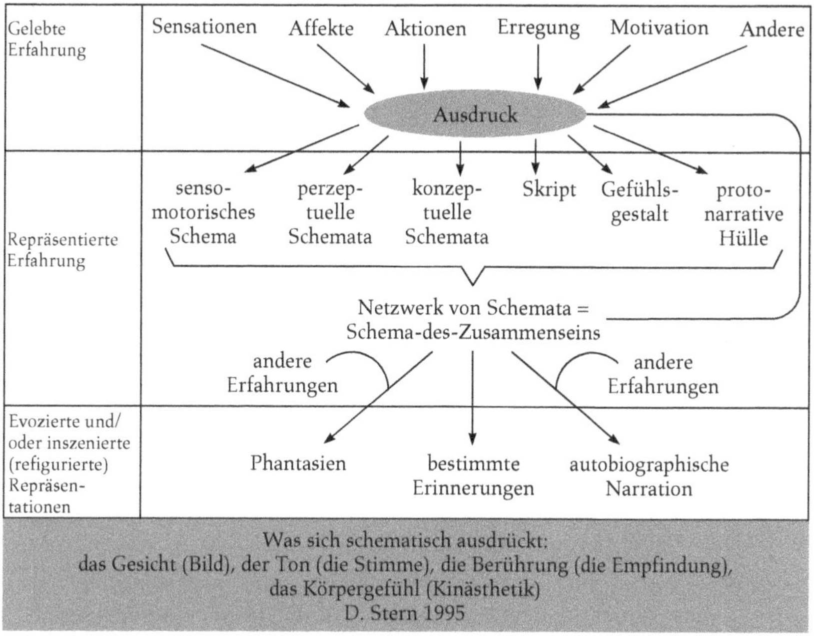

Abb. 50: Schema Daniel Sterns, 1995 (überarbeitet vom Autor)

orientierte Bildarbeit mit Betroffenen. Diese sind in den letzten zehn Jahren neurologisch bestätigt worden (vgl. Kelley et al. 2002, Bauer 2015).

Damasio und mit ihm Stern verdeutlichen, dass alle Sinneseindrücke zunächst im Hirnstamm moduliert, das heißt: neurotransmitterhaft ›getönt‹ werden, um über den Thalamus als dem Dispatcher des Gehirns an die verarbeitenden Hirnareale weitergereicht zu werden. In zwei aufsteigenden Bahnen sowohl für die konkreten wie für die allgemeinen Signale werden alle unsere Eindrücke konnotiert, d. h. im Prinzip kommentiert.

In folgendem Schema werden diese Erkenntnisse verdeutlicht: Die Signale, die allesamt den Hirnstamm erreichen, werden dort eingeschätzt und in ihrer Spezifität/Unspezifität hoch an den Thalamus zur Weitergabe an die entsprechenden Sinnes- und Motorik-Areale geleitet.

eher inhaltlich-spezifisch:
adrenerg: stark erregend,
serotonerg: wohlfühlig, positiv verstärkend,
dopaminerg: handlungsverstärkend, -belohnend etc.

eher formal-unspezifisch:
histaminerg: als starke/schwache/kurze/lange/regelmäßige Impulse aus dem Hirnstamm in den Cortex

Diese neurotransmitterhafte, inhaltliche oder formale ›Tönung‹ wird über spezifische Bahnen zum Thalamus geleitet, der sie den entsprechenden Seh-Hör-Handlungs-Hirnarealen mit der entsprechenden Botschaft, die der Information angeheftet ist, weiterleitet (Stern 2011, 83 ff.; 107 ff.;114).

Wir stellen fest, dass Daniel Stern beinahe unbemerkt eine Revolution des psychoanalytischen Denkens betreibt, wenn er die psychisch-reduktionistische Sicht auf das Ich psychodynamisch auflöst, in ihren psychosozialen Kontext stellt und die neuronalen wie – für uns bedeutsam – die *neuro-ästhetischen Entsprechungen* dazu liefert.

Was Daniel Stern wie geschildert auf der Ebene der neuronalen Impulse beschreibt, sieht er »erfahrungsabhängig und unentwegt« verändert (Stern 2011, S. 173). Kognitive, emotionale, sensorische oder motorische Inputs werden hiernach fortwährend verändert und umschrieben (ebd.). Stern beruft sich auf Ansermet und Magistretti (2004), die die neuronale Plastizität des Gehirns unter psychoanalytischen Hinsichten analysiert haben. Was sich also unentwegt als veränderlich und erfahrungsabhängig zeigt, erschüttert gegebenenfalls das traditionelle psychoanalytische Denken. Was sich nämlich in diesem ›auf einer tiefen Ebene‹ als originär und als ursprünglich immer dahinter liegend erweist, muss sich nach Stern dem Gedanken eines unentwegten Veränderungsprozesses stellen; muss konstatieren, dass die innere Szene im Vorgang der interaktionellen Erfahrung ›auf der lokalen Ebene‹ stetig, wie der Neurologe Gerald Hüther (2011) schon bemerkte, umgeschrieben wird. Das erscheint als schwere Kost für konservativ-psychoanalytisches Denken, das »die auf lokaler Ebene auftauchenden Bedeutungen als *oberflächlich* im Vergleich zu den *tiefen*« sieht (Stern 2011, 175. Die Feststellung heißt: Das Gehirn wird stetig umgebildet. In der Darstellung des Psychoneuroimmunologen Joachim Bauer bedeutet dies, dass Ich- und Selbstbildung an ständige Veränderungen des Gehirns gekoppelt sind; was bedeutet,

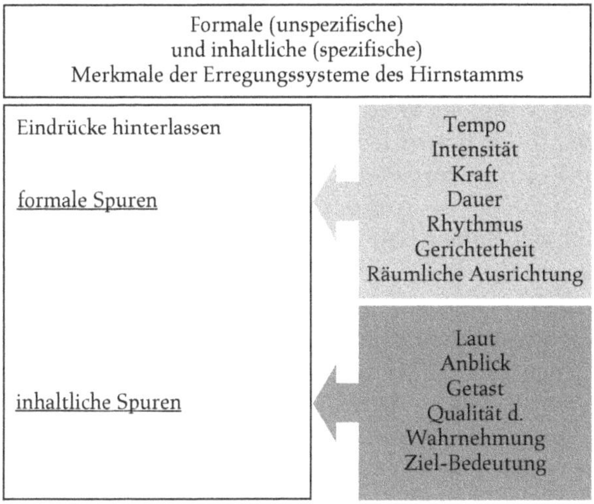

Abb. 51: Schema des Autors (nach Stern, 2011)
Die jeweilige Kommentierung bzw. ›Tönung‹ wird im Hirnstamm inhaltlich-spezifisch oder formal-unspezifisch moduliert

dass die Resonanz der Bezugsperson auf die Aktionen des Kindes dessen Gehirn stetig verändern (Bauer 2015, S. 209 / Anm. 51).

Diese das herkömmliche entwicklungspsychologische wie -therapeutische Denken revolutionierende Sicht betrifft besonders die Theorie der Kunsttherapie:

So war es im bildnerisch-therapeutischen Verhältnis immer geboten, zu regredieren, sich regressiv in vormalige Zustände zu versetzen, da die alte, tiefe, angeblich alles fundierende Ausgangsposition des psychischen Erlebnisses gefragt war. Dieses wurde geradezu zum auf den Grund-gehenden Therapieprinzip, das den eher tief liegenden Motiven verpflichtet war. Gegenwartsorientierte, strukturell-repräsentierende Codes, beispielsweise der Institution, der Person, der Zeit, des Ortes – solche Codes wurden in therapeutischen Zusammenhängen eher außer Kraft gebracht. So wurde ein Simuliertes, also nicht wirklich Reales, das uns alle alltäglich in unseren Lebensformen betreffen sollte, Gegenstand der symbolisch-bildnerisch optierenden Therapie: Die tiefenpsychologisch- und psychotherapeutisch-arbeitenden Kunst- und Gestaltungstherapeuten haben ›erinnernd – wiederholend – durcharbeitend‹ (Freud) die krankmachenden räumlich-zeitlichen Fehlprogramme durchweg seziert – aber eher die bloß

›inneren, tiefer liegenden‹. Und sie haben damit Einsprüche hervorgerufen: Da war besonders der Vorbehalt des Psychoanalytikers Rudolf Heinz, durchweg den Zusammenhang auf den individualisierten Ort des Symptombereichs zu reduzieren, der – so der Leiter des Zentrums für Psychosoziale Medizin Heidelberg, Thomas Fuchs, kritisch und R. Heinz bestärkend – zu einem »egozentrischen Raum«, zu einer »Art Kellergeschoß der Seele« verkommen sei (Fuchs 2013, S. 126); eine Reduktion, ein Regress, der nicht wahrnehme, dass dieses Kellergeschoss-Fundament stetig überformt werde, sich selbst hierbei ständig verändere.

Der Zeichner Grandville hat unnachahmlich diese Gefahr einer simulierenden und damit beschränkenden Welt-Sicht ins Bild gesetzt. Wir sind daran erinnert, wie Sigmund Freud die innerpsychischen Dramen wie auf einer Bühne dramatypisch inszeniert sieht. Simulativ ist das Bildszenen-Arrangement, die Bewusstseinsstruktur, welche der betroffene Mensch in Folge der vorgeschlagenen psychotherapeutischen Kur inner- und/oder außerfigürlich einnehmen soll.

Der Bewusstseinseffekt wird dramatisch angeordnet, inszeniert – als ein innerpsychischer, um ein Blick auf seine Ausgangslage zu erhaschen. Zu diesem Zweck hebe sich und senke sich der ›Stoff‹, der Vorhang wieder, ordnete Freud an und wies auf die notwendige Bereitschaft hin, den Akt in ›variierenden Situationen‹ zu wiederholen (Freud, Bd. 10, S. 166).

Die Illustration von Grandville legt nahe, den Bedeutungsgehalt der Bewusstseinseffekte, die Freud so faszinieren, genauer zu benennen. Sie legt nahe, über die Bedeutungen, über die kommunikativen Zeichen unserer alltäglichen Wahrnehmungen, seien sie gestört oder ungestört, nachzudenken.

5.2.2 *Von unbestimmten (ikonischen), eindeutigen (indexikalischen) und mehrdeutigen (symbolischen) Zeichen – Ein neuer Ansatz der Bildtherapie*

Der Entwicklungspsychologe und Analytiker Daniel Stern hat deutlich gemacht, wie die früh erfahrene Welt der Bedeutungen einer steten Veränderung unterliegt; wie die sinnesbasierten Interaktionsformen des kleinen Kindes fortwährend einen Deutungswandel durchlaufen, sich hierbei durchweg wie angedeutet neurobiologisch ›einfärben‹ und entsprechend je sich fortschreibende psychophysio-

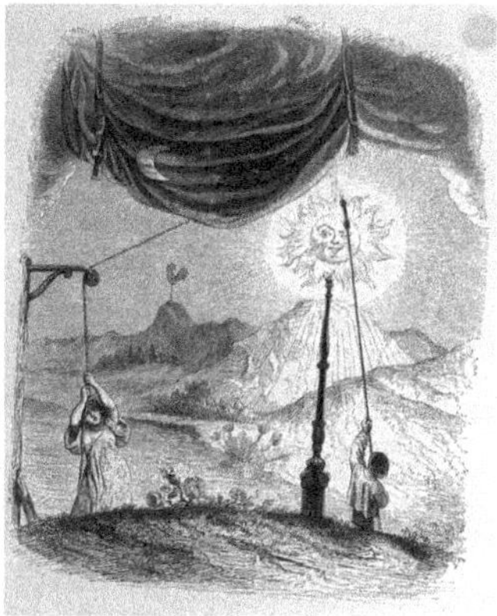

Abb. 52: Aurora zog ihre rosafarbenen Handschuhe an, um den Vorhang der Nacht zu lüften; in: Grandville, »Eine andere Welt« aus dem Flick-Album von Blaque Jaques

logische Zuständlichkeit einprägsam assoziiert. Die Theorien Kelleys (2002) und Bauers (2015) haben diese Annahmen bestätigt.

Der Philosoph Jürgen Habermas holte die Sternsche Argumentation zurück auf die Ebene der philosophischen Symbol- und Zeichentheorie. In seinem Buch »Vom sinnlichen Eindruck zum symbolischen Ausdruck« (1997) legte er dar, wie »Symbolisierungsakte … sich zunächst dadurch aus[zeichnen], dass sie … fluktuierende Sinneseindrücke in semantischen Sinn transformieren und derart fixieren, dass der menschliche Geist die Eindrücke im Gedächtnis reproduzieren und bewahren kann« (1997, S. 19). Diese Symbolisierungsakte, so wiederum Stern, stünden in einer Funktion – der eines Affektabgleichs, der »Affektabstimmungen« (Stern 2011, S. 175), die – in der Mutter-Kind- wie Patient-Therapeut-Beziehung durchaus vergleichbar (Stern 2011, S. 177) – eine Art Austausch von vitalen Ausdrücken darstellten (ebd., S. 178).

Beide Autoren, Habermas und Stern gehen davon aus, dass eine zunehmende Denomination, also eine immer näher zutreffende Bezeichnung einer Person, einer Sache, einer Handlung seitens des Säuglings geschieht. Sie gehen, wie der Psychosomatiker Uexküll präzisierte, davon aus, dass im Anfang des Lebens (aber auch in averbal geprägten, beispielsweise komatösen oder dementiellen Krankheitsphasen) ähnliche Qualitäten der Wahrnehmung noch nicht bezeichenbar sind, »Ähnlichkeiten im Sinne von angenehm, unangenehm,

Lust, Unlust … Mischungsprofile von Affekten und Verlaufsgestalten von Intensität, Mischung und Abfolge, d.h. Rhythmus-Phänomene« (Uexküll 2002, S. 55); dass diese mit der Zeit, sprich: im Laufe ihrer Wiederholung im Rahmen von Handlungsabläufen in ihrem Zusammenhang (z.B. Mama – im Arm gehalten werden – Lust) (wieder-) erkannt und also zunehmend benannt werden können. Der Zeichentheoretiker Charles Sanders Peirce (1839–1914) nannte solche, noch nicht nominierbaren, Gefühlszustände *›ikonisch‹*, benannte mit diesem Ausdruck sozusagen die unterste und erste *Zeichen*-Klasse unseres Lebens. Und konnte gleich, das lag auf der Hand, die zweite Klasse der Kommunikation mit Zeichen, also die, die zu deuten, zu bezeichnen in der Lage war, als *›indexikalisch‹* benennen: bloß affektive Befindlichkeiten waren nunmehr in ihrem kausalen Wirkzusammenhang beschreibbar, kausale Verhältnisse (z.B. Mama – Lust) aussagbar. Da lag auch die dritte Klasse der kommunikativen Zeichen, mit denen wir verkehren, nicht fern: Zeichen konnten mehrdeutig sein, dies oder jenes anzeigen, Peirce nannte dies *›symbolisch‹:* Ein solches mehrdeutiges Verhalten (z.B. Mama – auf den Arm hoch genommen werden) konnte durchaus Angenehmes wie Unangenehmes signalisieren, deutete sich in späteren Jahren als ›auf-den-Arm-genommen-Werden‹ sogar als eine Art der Täuschung an. Der Zeichentheoretiker Peirce, der Sprachphilosoph Habermas, der Entwicklungspsychologe Stern und der Psychosomatiker Uexküll bestätigten sich darin, dass es drei Stufen kommunikativen Zeichenaustauschs gebe.

Und alle drei Sichten, die des Philosophen, Psychologen und Mediziners, bestätigten gegenseitig, dass zuweilen die drei Kommunikationsformen aus zunächst nicht erkennbaren Gründen – beispielsweise denen des traumatisierten Menschen, der über das Erlebte nicht zu sprechen in der Lage war – zwar vorhanden seien, aber nicht gebraucht würden. Stern verdeutlichte, wie die konkreten Ausdrucksformen der sogenannten lokalen, oberflächlich benannten Ebene mit derjenigen der tiefen, abstrahierenden Ebene durchweg kommunizierten (Stern 2011, S. 175). Es sei ein ständiger »Dialog zwischen Oberfläche und Tiefe«, konstatierte er (ebd.), ein Dialog, der angelegt sei auf die »Aneignung sozio-affektiver Kompetenz« und auf die »Aufnahme von Bindungsbeziehungen« (Stern 2011, S. 176). Dazu bemerkte der Philosoph, dass »durch die symbolische Transformation der sinnlichen Erfahrung in Sinn … die Affektspannung zugleich abgeleitet und stabilisiert« werde (Habermas 1997, S. 20). Und ein Kollege Uexkülls sprach von Kommunikationsmodi (Zeichenklassen), die semiotisch regredieren oder progredieren könnten (Plassmann 1996), sozusagen eher auf das Innere, die Innenwelt der ikonischen Körperbefindlichkeit (Propriozeption) oder die Außenwelt des indexikalischen oder symbolischen sozial Ausdrückbaren verwiesen (vgl. Leininger, in: Uexküll, Geigges, Plassmann 2002, S. 76, 241).

Was bedeuten diese Gedanken für eine neu zu durchdenkende Grundlegung der bildnerischen Therapien? Eine *moderne Symbolauffassung* setzt sich langsam durch. Ein Zitat von Calogero Benedetti mag dies illustrieren: »Das *Zeichen* ist also ein Repräsentant seiner Quelle, ... impliziert die Quelle. Das *Symbol* hingegen impliziert die Quelle nicht; es kann nicht durch einen deterministischen Algorithmus abgeleitet werden; es ist ein freier Operator. Es wirkt, indem es den Gehalt eines Zeichens durch den Gehalt eines anderen Zeichens ersetzt« (C. Benedetti 1988, S. 53). Die »postsemiotische Wiederentdeckung des Bildes als komplexes Wechselspiel« (Mitchell, 2008a, S. 108), so der derzeit tonangebende Bildtheoretiker Mitchell, ist therapeutisch, so sehen wir zunehmend, von großer Bedeutung.

Eine solche *Symbolauffassung* impliziert ein Wechselverhältnis aller jener kommunikativer Zeichen, die Charles Sanders Peirce (1839–1914) beschreibt: die ikonisch-unbestimmten Affekte, die indexikalisch-definierten kognitiven und affektiven Zusammenhänge und die symbolisch mehrdeutigen, interaktionell bedeutungsvoll substituierten Bezüge (vgl. Uexküll, Geigges, Plassmann 2002, S. 31). Und sie wird da von großem Nutzen, wo sie Patienten auf ihren jeweiligen Zeichen-Ebenen abholt, da wo die Symptome der Patienten sich mehrdeutig (symbolisch), eindeutig (ursächlich-verweisend) oder eher affektiv unbestimmt (z. B. körpergefühlshaft) anbieten, therapeutisch sie anzugehen.

Eine so umschriebene Symbolauffassung gibt zu vielfacher Hoffnung Anlass: Nicht nur dass sie der Zeichen-Symbol-Kontroverse von Jungianern und Freudianern eine Ende setzt (wir erinnern den jungianischen Vorwurf an die Freudianer, zeichen-reduktionistisch den Symptomhergang auf seinen Ursprung hin zu verfolgen); sie kann ›praktisch‹ dazu beitragen, dass die individuelle und kollektive Symbolgeschichte jeweilig als eine begriffen wird, die ›von klein auf‹ im Rahmen von Beziehung, von Affektabgleichen im kommunikativen Ausdruck und hier von gelingenden oder scheiternden Resonanzen statthat und sich ständig, da psychisch regressiven oder progressiven Tendenzen infolge von entsprechenden psychischen Reaktionen unterliegend, dabei ist zu verändern.

Vielleicht deutet die Diskussion darauf hin, dass *eine kulturbasierte Symbolauffassung* im Fall psychisch schwerer Erkrankung, wie sie Norbert Andersch (2014) – seit über einem Jahrzehnt Leiter lokaler Psychoseteams im Zentrum Londons – vertritt, zum Verständnis psychischer Störungen bislang wenig verwandt, ja vernachlässigt wurde. Wir nehmen die Erfahrung des Neuropsychiaters sehr ernst, dass Menschen, die psychisch schwer betroffen und in der Regel traumatisiert sind, sich eher innengeleitet der ikonisch sicheren Gefühle vergewissern und sich in ein kulturell-symbolisches Sprech-, Ess-, Verhaltens-Repertoire zurückziehen, Andersch sagt: in sichere ›mentale Funktionsräume‹, wir wollen ergänzen: in gewohnte ›ästhetische Konfigurationsräume‹ ihres ehemaligen Lebens (das nunmehr eher ikonisch sich der alten Geborgenheiten vergewissert, nehmen wir nur das Beispiel der dementiell gewordenen türkischen alten Dame, die im Pflegeheim nur noch ›halal‹ zu essen bereit ist).

5.3 Zum gestaltpsychologisch-verhaltensorientierten Ansatz der Kunsttherapie

Wir haben mehrere Versionen von Kunst- und Gestaltungstherapie angesprochen, die wir geistes- und kulturgeschichtlich möglicherweise anders als bisher unter wissenschaftlichen Aspekten zu betrachten und nicht auszuschließen haben:

Die *erste Version,* hier *›naiv-primitivistisch‹* genannt, suchte darauf aufmerksam zu machen, dass eine bloß kognitive Betrachtung der Bilder die scheinbar beeinträchtigte Bilderfahrung und -ausdrücklichkeit des mental behinderten Menschen allzu intellektualistisch, d.h. gestalt-logisch betrachtet nach der Maßgabe dessen, wie logisch schlüssig, d.h. richtig oder falsch die Wahrnehmungs- und Bildgestalten des Menschen mit Behinderung zu bewerten sind. Der Hinweis einer neuen Konzeption des sogenannten Animismus mahnt an dieser Stelle, »die etwa in der Geste manifeste Medialität, die sich zwischen dem Expliziten (Sagbaren und Verhandelbaren) und impliziten (Vorausgesetzten) einer sozialen Situation bewegt«, den »mentalen Zustand … einer noch unzureichend vollzogenen Trennung von subjektiver und objektiver Welt« (Franke 2012, S. 203 f.) nicht außer Acht zu lassen und die unbewussten, hier *animistisch* genannten Zusammenhänge gerade in die Bildarbeit einzubeziehen.

Die *zweite Version*, der *symbolisch-biografische* Neuansatz einer analytisch-orientierten Kunsttherapie, suchte darauf aufmerksam zu machen, dass unsere Welt des kommunikativen Austauschs biografisch-beziehungsgeschichtlich geprägt ist und in ihrer zu unterscheidenden Zeichenhaftigkeit zu beachten ist. Wir konnten sehen, dass die Welt des ikonischen, indexikalischen und symbolischen Austauschs sich in unterschiedlichen, eher innen- oder außengerichteten Verhaltensweisen manifestieren und gerade in der Bildarbeit durchweg einer vorhergehenden Klärung bedürfen.

Die *dritte Version*, eine *verhaltensmuster-orientierte* Weise der Kunst- und Gestaltungstherapie, mit mental und psychisch beeinträchtigten Menschen umzugehen, greift zurück auf die Gestalt- und Ganzheitstheoreme des beginnenden 20. Jahrhunderts und verweist an ihren Schnittstellen von geistiger und psychischer Beeinträchtigung auf die derzeit weit verbreitete Schematherapie, die von den *biografisch geprägten Schemata*, den sozialisatorisch bedingten Mustern des gestörten Verhaltens ausgeht.

Diesem Modell liegt eine Vorstellung von Grundbedürfnissen zugrunde, die, ob im Leben erfüllt oder nicht erfüllt, selbst wenn auf einer bloß ikonischen Ebene sich äußernd, in ihrer Musterhaftigkeit gelesen werden können (vgl. Roediger 2009; 2011). Sartre hatte in seinem Buch »Das Imaginäre« (1971) auf die sogenannten *symbolischen Schemata* verwiesen, die durch Analogsetzung der sinnlichen und motorischen Ausdrucksmodalitäten (z. B. depressive Körperhaltung und bedrückte psychische Befindlichkeit) anschaulich und benennbar zustande kämen. Die Schematherapie sucht in ihren Aspekten (sie nennt diese »Domänen«) die typische Erfahrungen von beispielsweise ›Trennung und Zurückweisung‹ (Domäne 1), ›Beeinträchtigte Autonomie und Leistung‹ (Domäne 2), ›Beeinträchtigter Umgang mit Grenzen‹ (Domäne 3), ›Fremdbezogenheit / Unterwerfung / Streben nach Anerkennung‹ (Domäne 4) und ›Emotionale Gehemmtheit‹ (Domäne 5) als affektiven Zustand *schematisch* zu erfassen, – wir könnten auch, um die Nähe zu bildtherapeutischem Denken zu erinnern, sagen: *ins Bild zu setzen* und darüber bearbeitbar zu machen. Sie entwickelt Copingstrategien, wie die auf Erlebens- und Verhaltensebene sichtbar werdenden Modi (›states‹/Zuständlichkeiten) und Schemata (›traits‹/Persönlichkeitszüge) bearbeitbar sind. Sie ist in ihrem Vorgehen verhaltensmuster-orientiert und ähnelt in mancher Hinsicht unserer oben beschriebenen *zweiten Version*, dem *symbolisch-biografischen* Neuansatz einer analytisch-orientierten Kunsttherapie.

Alle drei Ansätze bildtherapeutischer Arbeit mit Patienten stehen durchaus in der Tradition der Gestaltungspädagogik und -therapie, die wir im Folgenden in ihren theoretischen wie praktischen Hinsichten beschreiben.

6. Gestaltungspädagogische, -therapeutische und psychosomatische Ansätze der Kunsttherapie

6.1 Zur Lehre der Gestalt- und Ganzheitstheorie

Zu Beginn der Abhandlung soll eine Begriffsklärung stehen: In der Geschichte der Psychologie sagt die Lehre von der ›*Gestalt*‹, dass das unserer Empfindung unmittelbar Gegebene eine Qualität besitze, welche nicht chaotisch sei, welche durch unser Vorstellen sich strukturiere; dass das, was wir wahrnähmen, geformt sei; und sofern es komplex und zusammenhängend erlebt wäre, ein ›*Ganzes*‹ spiegele (vgl. zur Geschichte der Ganzheits- und Gestalttheorie: K.-H. Menzen 1990, S. 160 f.).

Die Gestalt- und Ganzheitspsychologen der Grazer, der Berliner, der Frankfurter und der Leipziger Schule haben im letzten Jahrhundert die Gesetzmäßigkeiten erarbeitet, unter deren Hinsicht Ganzheiten entstehen. Gesetze wie Figur-Grund, Prägnanz, Nähe, Umschlossenheit, Ähnlichkeit, Güte u. a. m. formieren hiernach unseren Wahrnehmungsprozess; schließen das uns Gegebene zu einem System, zu einer Struktur, zu einem Feld gestalt- und sinnhaft zusammen. Die Neurophysiologie und -biologie bestätigte in den letzten zwei Jahrzehnten, was die Phänomenologie des sinnlich Gegebenen entwirft: wie Wahrnehmungsgegebenheiten prozesshaft identisch werden, wie sich Element- und Merkmalsrelationen bilden von einem Gegenstand, von einer Dingwelt (vgl. Menzen 1990, S. 83 f.; 2013 b, 143 f.); wie der Vorgang der Relationsbildung neuronal nachgewiesen werden kann.

Ein Beispiel aus Mariano Akermans ›Gestalt Educational Programm‹ (2011) zeigt ohne weitere Erklärung, dass in der Vielfalt der Signale, die uns erreichen, gemeinsame Merkmale des Wahrgenommenen zu erschließen, dann zusammenzuschließen sind: Es zeigt vor allem, dass immer Merkmalsgruppen auszumachen sind, wenn wir eine Wahrnehmungsleistung tätigen. Es zeigt auch, dass in der Folge eine Art der Gestalt-Schließung geschieht, dass nach bestimmten Gesetzmäßigkeiten wie Nähe (Elemente in bestimmten Abständen), Ähnlichkeit (zusammengehörige Elemente) oder Geschlossenheit (sich ein- bzw. ausschließende Elemente) sich das herstellt, was wir ›Gestalt‹ nennen. Die schwarzen Gestalten einer Gruppe heben sich im Zusammenschluss von der grauen Gestalt ab.

Der Phänomenologe *Wilhelm Schapp (1910/1976)* hat in seiner Arbeit »Beiträge zur Phänomenologie der Wahrnehmung« zur Theorie der Gestalt-Schließung beigetragen und wichtige Hinsichten gegeben: beispielsweise jenen Hinweis, dass »gewisse Bestimmtheiten, wie *Farben, Töne* die Vorstellung von anderen Bestimmtheiten, *flüssig, starr* in einer gewissen Ordnung mit sich führen …; indem sie streng dasselbe zur Vorstellung bringen, ohne die geringste Ähnlichkeit miteinander oder mit dem, dessen Vorstellung sie mit sich führen, zu besitzen« (Schapp 1910/1976, S. 41). Künstler der Moderne zeigen ähnliches: Beuys weist beispielsweise im Konzept der ›Sozialen Plastik‹ darauf hin, wie sinnesanaloge Wahrnehmungsgestalten (beispielsweise das Hören von gesehenen Dingen) uns die Formhaftigkeit, die Strukturiertheit einer Gegebenheit erschließen. Beuys und Schapp weisen auf eine lebendige Relation zwischen den Dingen hin, auf die farblich-gestalthaft-tonalen Zuordnungen von dinghafter Eigenschaftsstruktur, an der wir Dinge, Gegebenheiten ermitteln.

Die neueren neurologischen Forschungen zur Wahrnehmung von Gestalten haben diese Annahmen bestätigt: Neurologische und neurophysiologische Forschungen sprechen angesichts der neuronalen Gestalt-Leistungen von *Merkmals-Synchronisierung*. Sie sprechen davon, dass wir eine Vielzahl von Sinnesmerkmalen im Rahmen zeitlicher und räumlicher Modalität miteinander verschalten müssen, um zu einer Bildgestalt zu gelangen. Es liegt auf der Hand, dass dieses Prozedere einer neuronalen Verschaltung auch dann gestört sein kann, wenn einzelne Sinnesmerkmale in ihrer kognitiven oder emotionalen Gewichtung sich zu stark hervorheben, in den Worten C. G. Jungs: wenn »eine unwillkommene Interferenz von Seiten des Unbewussten« die Gestaltbildung verzerrt oder gar verhindert (C. G. Jung 1976, S. 99). Wie wir im Folgenden sehen, sind viele Hirnareale beteiligt.

Die phänomenologisch-synchronisierende Sicht, die sich der Komplexität der neuronalen Verschaltungen bewusst sein muss, hat inzwischen die Praxis der Kunsttherapie erreicht; hat diese angeleitet, die Aspekte eines miterlebten Gestaltungsverlaufs zusammenzuden-

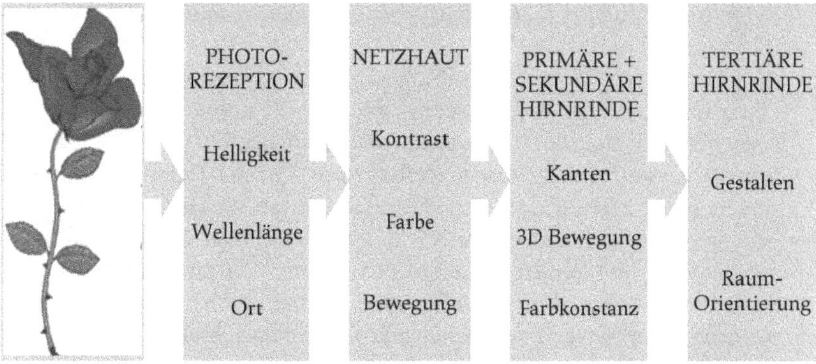

Abb.: Die Wahrnehmung einer Rose, dargestellt in ihrer neuronal-synchronisierenden Verarbeitung; nach Hülshoff 1996, 133 (modifiziert und vereinfacht vom Autor; zu beachten sind die Recherchen neuerer Forschung, nach der die Raumrichtungs- und Farbtendenz schon wesentlich in der Netzhaut bestimmt wird)

Abb. 53: Schema nach Hülshoff, 1996

ken und in ihrer Dynamik zu erschließen: Wenn F. M. Fischer (2005, S. 61 f.) eine solche Synthese in der künstlerischen Entwicklung der Malerin Elke Borcherts sucht, »wandert (zunächst) der Blick«, »tastet sehend die Oberfläche der Dinge ab«, erfährt in »Konsequenz einer veränderten Wahrnehmung des Innenraums ... eine Gleichzeitigkeit verschiedener Perspektiven in einem Bildraum«, erlebt Figuren, die »in einem Augenblick (offenbaren), was sonst nur hintereinander durch das Einnehmen verschiedener Perspektiven sichtbar geworden wäre«, erlebt einen Raum, der »zugänglich« wird. Wenn in dieser Beschreibung, diesem Nachvollzug von Bilderfahrung die Künstlerin die Stationen der Wahrnehmung abschreitet, findet sie »die Zusammenhänge in und zwischen den Bildern erst im Verlauf einer längeren Zeit« (Fischer 2005, S. 107). So »beschreibt sie immer wieder, dass sie sich in ihren Bildern voraus war« (vgl. einen Kommentar der Kunsttherapeutin M. Küwen, ebd.) und diese »im Geiste weiter aus [malt]« (Fischer 2005, ebd.). Der Autor stellt fest, dass sich »in den Bildern ... eine besondere und ungreifbare Zeitlichkeit eingelagert« hat (Fischer 2005, ebd.). Die an Morbus Hodgekin erkrankte Künstlerin hat eine malerisch inspirierte Weise des Bildermachens entdeckt, die hier für den phänomenologisch-synthetisierenden Blick auf die Welt steht, einen Blick, der gleichsam präreflexiv ist, also der

Reflexion vorausgeht, zunächst »etwas Unaussprechliches« andeutet (Böhm 2013, S. 103).

Vor Jahren hat eine israelische Kunsttherapeutin ähnliche Annäherungen an die Ausdrucksgebungen ihrer Patienten versucht; hat beispielsweise aus der fragmentierten Ausdruckshaftigkeit der betreuten Person, welche wie im Zeittakt mit scharfer Feder das Papier zerschneidet, zerritzt, zerreißt – Dreifuss-Kattan berichtet ein solches Ereignis (vgl. Dreifuss-Kattan 1986, zit. in: Menzen 1990, S. 244) – auf die inneren Gestaltbildungen, den inneren Zustand, die Befindlichkeit dieser Person zu schließen gesucht. Und auch ein kunsttherapeutisch orientierter Psychoanalytiker und Psychiater wie Gaetano Benedetti schildert, was in ihm abläuft, als er das Bild der Patientin vor Augen hat: »Ich malte in Worten ihre Bilder weiter, indem ich die unbewußten Intentionen der Patientin, die verborgenen Bedeutungen … formulierte« (1982, S. 43). Er illustriert wie im Nebenverweis die hier angedeutete phänomenologisch-gestaltermittelnde Methodik: Die Konkretisierung des Ausdrucks ist bildgestaltlich angeleitet und in Szene gebracht; sucht alltagspraktisch den Raum- und Zeitverlust des Kranken *gestalt-objekthaft* in einer Art Zusammenschau wiederzugewinnen.

»Und wenn ich meine Augen öffnete, so sah ich vor mir in der Richtung des Fensters, ohne aber dieses als ein Fenster aufzufassen, lauter Farben, grüne und hellblaue Flecken, ich wußte, daß dies die Blätter eines Baumes und der dazwischen hindurch sichtbare Himmel waren. Es war aber nicht möglich, diese Empfindungen auf verschiedene Dinge im Raum mit verschiedenen Ortswerten zu beziehen,

– so gibt Ludwig Binswanger den Erlebnisbericht einer schizophrenen Patientin wieder (1955, Bd. 2, S. 213). Diese Patientin ist darauf aus, sich therapeutisch in ihrem ästhetisch-bildhaften Raum- und Zeitkonzept zu reorganisieren.

Wir haben kunsttherapeutische Maßnahmen im Falle grundlegend gestörter Gestaltbildung benannt: Was hier ›verrückt‹ genannt wird, weil es in einem perspektivischen Missverhältnis zur Welt zu stehen scheint, ist im Falle der psychotischen Erkrankung, aber auch im Falle einiger Formen geistiger Behinderung oder neuronaler Beeinträchtigung, in seiner leibhaften Habitualisierung neu zu orientieren. Dieses bedeutet für den aus unterschiedlichsten Gründen gestörten Menschen mit entsprechender mentaler Beeinträchtigung, die nie gehabten (aufgrund von Mutation) oder physisch (aufgrund eines

Unfalls oder einer Hirnerkrankung) wie psychisch (aufgrund eines Traumas) verlorengegangenen Referenz- wie Synchronisationsfähigkeiten der Sinnes-, Verhaltens-, Ortsgestalt-Erkennung wiederzugewinnen. Seine zu unterscheidenden Beeinträchtigungen finden wir bei denen des psychotisch oder hirnorganisch erkrankten wie des geistig behinderten Menschen zuweilen vergleichbar. Wir merken allerdings an, haben es schon mehrfach angedeutet, die spezifischen Einschränkungen nicht ohne weiteres gleichsetzen zu wollen. Wir haben allerdings auch die Forschungsergebnisse der Humangenetikerin G. Rappold (2015) zu respektieren, nach denen neuerdings durchaus gleiche Protein-bzw. Signalstörungen in vielen der hier unterschiedenen Fälle gefunden worden sind.

Die kontroverse Diskussion um Verursächlichung und Ausdrucksverhalten der beeinträchtigten Menschen fordert in jedem Fall auf, angesichts der räumlich-zeitlichen Störungen sowohl des geistig erkrankten wie des geistig behinderten Menschen die jeweilig spezifisch (sub)kulturellen wie die kulturell allgemein verwehrten Zugänge zu anderer Ausdrücklichkeit zu eröffnen und zu fördern. Dieser Schluss legt im Sinne des Neuropsychiaters Norbert Andersch (2014) nahe, die mentalen Funktionsräume (d.h. die religiösen, mythischen etc. Bezugnahmen) wie die ästhetischen Konfigurationsräume (symbolische, bildhafte, rituelle etc. Bezugnahmen) des mental betroffenen und sich zurückgezogen habenden Menschen zu suchen.

6.2 Vorbildhafte Bildvorstellungen im ausgehenden 19. Jahrhundert: Eine Art ›Selfies‹ – Versuche der Selbst-Inszenierung in den ›tableaux vivants‹[1]

Um 1800 wird zum Zweck der Belehrung und Unterhaltung der Kinder des Herzogs von Orleans, vornehmlich von Madame de Genlis, der Erzieherin der Kinder des Herzogs, ein Bildungsinstrument erfunden, das erstaunt: Bilder von Malern wie Jacques-Louis David und Jean-Baptiste Isabey werden nachgeahmt, inszenatorisch auf die herzoglich-häusliche Bühne gebracht, verlebendigt. Die Bild-Arrangements mit lebenden Figuren sollen die Nachahmung anregen, mit-

[1] Frz. ›lebendes Bild‹; ich verdanke diesen Hinweis dem Kollegen W. Effelsberg.

unter auch durch nachahmendes, also sich selbst in die Gruppendarstellung inkorporierendes Tun eine moralische, beispielsweise ständische Haltung inspirieren, szenisch-gestaltend auf den Betrachter und/oder Mitakteur erzieherisch einwirken. Das Bildungsinstrumentarium wird schnell populär.

Es sind in der Regel Gruppenbilder, nicht Einzeldarstellungen, also vorbildhafte Präsentationen, die der Einfügung in den sozialen Konnex dienen und lehren wollen, was Sozialisation in anderen Kontexten verlangt. Sie werden in sogenannten Fastnachts- und Festspielen eingeübt und öffentlich vorgeführt.

Es entstehen im Laufe des 19. Jahrhunderts Bildvorlagen zum Nachstellen, zusammengefasst in ›Gruppenbüchern‹ (vgl. Edmund Wallner: Vierhundert Sujets zu lebenden Bildern. […] 2 Bde. Erfurt: Bartholomäus 1876–81. Gruppenbuch), die an beliebte Motive anknüpfen, seien sie gemalt, plastiziert, theatralisch oder literarisch dargestellt. Zuweilen geben beliebte Malermotive den Background, in denen die Gruppen-/Selbst-Darstellung sozusagen: erlaubtermaßen nachvollzogen und diskutiert werden können.

6.3 Ungehörige, kinderpsychiatrisch erfasste Bildvorstellungen im ausgehenden 19. Jahrhundert: *L. Carroll – H. Hoffmann – W. Busch – A. Schopenhauer – L. Strümpell*

Die Zeit des Viktorianismus ist geprägt von sublimer, aber durchbrechender Ausdruckskraft; hierfür stehen die ›Skizzen zur Illustration der Leidenschaften‹ von Richart Dadd (1854), die eine Welt des Irrealen manifestieren (vgl. Wunderblock 1989, S. 241 f.). Eine Welt wie ein Irrgarten der Gefühle ist inszeniert; sucht verzweifelt und trieb- und vernunftausgleichend ihre Phantasien, Träume zu kanalisieren. Was bei Gustav Hartlaub später (1921) »geistige Naturkraft«, »allwissendes Unbewußte« heißen wird – hier kann es in seiner Triebnatur kaum entäußert, umso mehr phantasmatisch aufgeladen werden.

Im Irrgarten der Gefühle: Lewis Carroll

Die Hauptrolle spielt »Alice im Wunderland«. Wie im Wahn (so heißt es dort: ›*Who am I?*‹; *auch:* ›*I'm mad, all are mad*‹) ist sie von *Lewis*

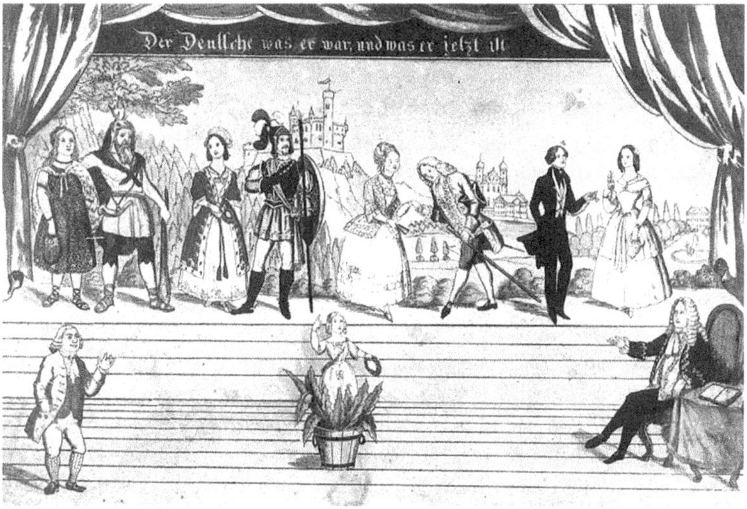

Abb. 54: Der Deutsche, was er war, und was er ist. Fastnachtsspiel in Altdorf-Weingarten am Fastnachtssonntag, 5. 3. 1848, von Joseph Bayer

Carroll alias Charles Lutwidge Dodgson (1832–1898) literarisch gezeichnet, entworfen: Ein chaotisches Märchen, kommentiert durch eine Figur; ein verrücktes Kind, das in den Irrgarten der Gefühle begleitet; ein chaotisierter Schriftsteller, der seine Kindheit, sein Verhältnis zu Kindern, vor allem zu den Mädchen kommentiert, sucht zu erinnern.

Wie in Walters Buch ›Victorianische Ausschweifungen‹ (›My secret Life‹, 1888) werden bei Carroll – aber sublimiert – die fotographisch-theatralisch angeregten Phantasien der Welt eines kleinen Mädchens ausgespielt. Der Theologie-Professor Dodgson (oder Carroll, wie er sich später nur nennen lässt) schminkt, verkleidet, inszeniert lebendige Bilder. Mittel, um einem kleinen Mädchen nahe zu sein; er verkleidet immer wieder seine triebhaften Absichten: Er schickt obsessiv-erotisch, aber sublimiert, per Post dem kleinen Mädchen Rätsel in Bildern. Entwirft Irrgärten, karikiert sie als Irrgärten bürgerlicher Vernunft. ›*Who am I?*‹, – fragt sich oft dieses kleine Mädchen, nimmt dann jeweils andere Gestalten an (mal groß, mal klein, mal gegenständlich, mal tierisch, mal menschlich). Es sind Formen eines theatralisch-selbstinszenatorischen Animismus, die dieses

Kind durchspielt, um diese ihrem erwachsenen Brieffreund vorzuführen.

Als Kinderbuchautor kann Carroll die bürgerliche Ordnung in Bild und Text anarchisch unterminieren: »Halt den Schnabel, brüllte die Königin (gemeint ist die Königin Victoria, 1819–1901; K.-H. M.) knallrot vor Wut. – Ich denke nicht daran, sagte Alice«, – und bringt es auf den Punkt. Einer viktorianischen Welt von Zwängen, Prüderien, Sadismen wird eine enthemmte Flut von Bildern (im Gewand einer Kindergeschichte) entgegengestellt. Die Trieb-Vernunft-Ineinssetzung holt bild-abwehrhaft das Zeitalter ein; fordert, ökonomisch kastrierter Triebsphäre, die wie buchstäblich das Wasser zum Halse steht, nicht mehr zu genügen.

Die ›*Zerrissenheit des Ich*‹ ist es, welche Carroll immer wieder illustriert; welche er demonstriert wie in der folgenden, von Isa Bowman biographisch überlieferten Geschichte: »one day … I began to make a picture of him«, schildert sie; darauf seine Reaktion: »He got up from his seat … he took my poor little drawing, and tearing it into small pieces threw it into the fire without a word« (zit. in: Stündel 1980, S. 244). Die ›Zerrissenheit des Ich‹ ist es, die der Kinder-Fotograf, der Kinder-Buch-Schreiber, die der Professor erzählt: Eine Zerrissenheit, die in vielen Gestalten, in phantastisch ausgeklügelten Kombinationen von Figuren, von Charakterzügen, von unsinnigsten Merkmalsverbindungen derer, die eigentlich so und nicht anders sind, wiederkehrt; eine Zerrissenheit, die gestalthaft sucht, die Fragmente zu bergen, sich als disparat zu einen.

Das Mammut im Eise: Heinrich Hoffmann

Es ist wie im Gedicht Heinrich Hoffmanns ›Das Mammut‹ (um 1879): *»Ein Mammut, das im Eise steckt, / hat unser Walter hier entdeckt; / Da saß es wohl viele tausend Jahr', / seit es dort eingefroren war. / Jetzt aber plötzlich aufgewacht, / hat es die Augen aufgemacht / und rief vergnügt trotz hohem Alter: / ›ei, guten Morgen, lieber Walter!‹« (zit. in: M. L. Könneker 1976, Bd. 2, S. 228).*

Das Gedicht stammt aus dem Nachlass *Dr. Heinrich Hoffmanns (1809–1894)* und signalisiert ein aufwachendes Vermögen: Eingefroren, an die Kette gelegt ist schon lange Zeit die Einbildungskraft; und gerade Heinrich Hoffmann ist es, der dafür sorgt, dass diese Bild-Kraft nur vorschriftlich in Zukunft gebraucht wird. Einbildungskraft wird mit Villaume, Campe, Basedow, Fröbel, Salzmann und vielen

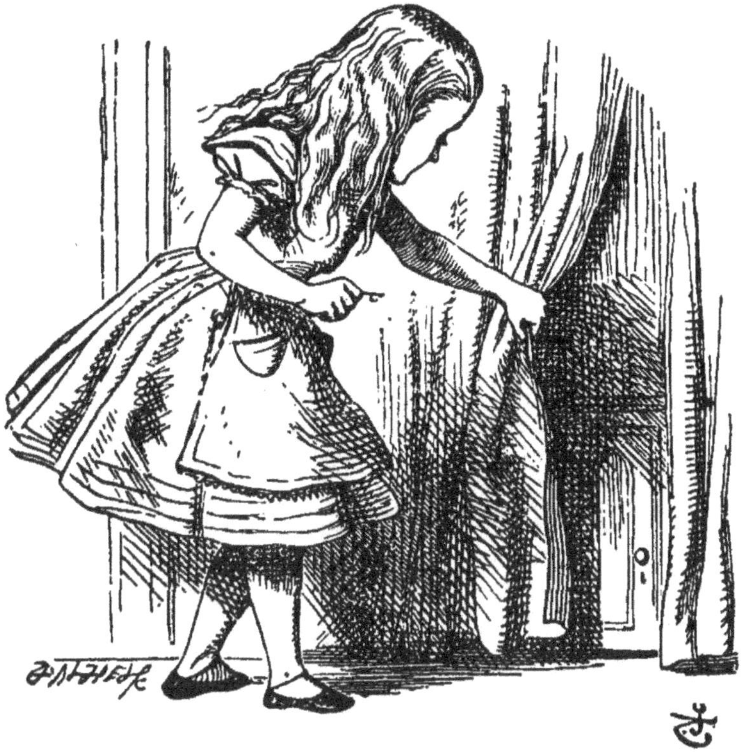

Abb. 55: »Alice« – Illustration von John Tenniel, Ed. 1869

anderen Erziehern kanalisiert. Wie wir sahen, kann die Bilder-Vorschrift alles Triebhafte regulieren.

Solche Bildanweisung bringt auch Heinrich Hoffmann ins Spiel. Er ist Arzt und Direktor der Irrenanstalt in Frankfurt am Main (1851–1888); richtet dort als erster eine Abteilung ein für sogenannte seelisch abnorme Kinder; wird durch seine Kinderbücher bekannt, berühmt. Sein meist verbreitetes ist ›Der Struwwelpeter‹ (1847). Heinrich Hoffmann konzipiert dieses Werk zur Ablenkung seiner kleinen, wie er sagt: widerspenstigen Patienten, zunächst für die eigenen Kinder.

Sechsunddreißigjährig beginnt er dieses Bilderbuch; kommentiert vor der Niederschrift scheinbar selbstkritisch zwei Verse: »Herr Hoffmann ist zu gar nichts nütz', und macht zu allem schlechte Witz'.«

Die Geschichten, welche er erzählt, behandeln den Erlebnisbereich kleiner, d.h. drei- bis sechsjähriger Kinder. Neu ist, wie das Bild vor dem Text dominiert, wie das Bildempfinden der Kinder angesprochen ist: »das Kind lernt einfach nur durch das Auge, und nur das, was es sieht, begreift es«, so sein Kommentar (zit. in: Krause 1987).

Hoffmann hat aus Rousseaus ›Emile‹ (1762) gelernt: »Die Natur will, daß Kinder Kinder sind, bevor sie zum Erwachsenen werden. Die Kindheit hat ihre eigene Weise, zu sehen, zu denken und zu empfinden. Nichts ist unsinniger, als ihr die unsere unterschieben zu wollen« (zit. in: Krause 1987). Aber er lernt die Lektion schlecht: Gerade er beginnt, moralische Unterweisungen seinen Bildfolgen zu unterlegen. Das ist ganz in der Tradition philanthropisch-erzieherischer Praxis (vgl. z.B. Basedows ›Elementarwerk‹). Das Kind soll nicht nur naturnachahmend, aber auch nicht nur vernünftig-argumentativ, sondern eben bildhaft angeleitet, reglementiert werden. Reglementiert werden sollen die kindlichen Triebregungen, Bedürfnisse; ausgetrieben werden sollen alle unkontrollierten kindlichen Lüste wie das Lutschen am Daumen.

»Wenn die Kinder artig sind …«, so beginnt das Werk. Und irgendwann, wenn Zappel-Philipp »gaukelt und schaukelt«, dann ist zweckbestimmt-motorische Erziehung angesagt. Die Strafe wird allenfalls umgangen durch den Hinweis auf die bitteren Folgen der Tat. Adäquanz des Verhaltens entsprechend der erwachsenerseits aufgestellten, elementaren Regeln will geboten sein, und die vorgeschriebenen Bildfolgen, -muster sind (bei Strafe als natürliche Folge unrechtmäßiger Handlung, so Rousseau) einzuhalten.

In deutschen Landen der Zeit Heinrich Hoffmanns herrscht über weite Gebiete Hungersnot; und entsprechend kann der Bild-Hinweis auf den Tod des Suppen-Kaspars sowohl fürsorglich als auch zynisch wirken. In deutschen Landen herrscht auch das viktorianische Lustverbot; ist Triebabwehr allgemeine erzieherische Praxis. Gar nicht liberal (Heinrich Hoffmann ist zwar zeitweise Abgeordneter des Frankfurter Parlaments, wandelt sich dann aber zum Radikal-Konservativen) sucht Hoffmann solche Praxis bildregulativ anzuleiten; vorbeugend schreibt er ein ›Handbüchlein für Wühler‹ unter dem Pseudonym Peter Struwwel.

Pädagogische Pathologie: Ziehen, Kraepelin, Strümpell

Hoffmann bereitet mit solchen Vorgaben eine Bewegung vor, die um 1890 im Zusammenschluss von Kinder- und Jugendpsychiatern der

Zeit (dazu gehören Ziehen, Kraepelin, Strümpell u.a.) sich darin versteht, ein »Verzeichnis über Kindesfehler« zusammenzustellen. »*Pädagogische Pathologie*« nennt sich diese Bewegung.

Diese Bewegung erstellt in Ludwig Strümpells Grundsatzprogramm »Die Kindheit als Krankheit« (1890) eine *Liste von kindlichen Abweichungen,* die dem kinder- und jugendpsychiatrisch moralischen Edikt verfallen, »weil betreffende Handlungen der Art möglicherweise mit einer geistigen Störung, einem psychischen Kranksein zusammenhängen können.« Wie die Schrift ausweist, ist die »Beurteilung ... solcher Subjekte« nötig: »In der Psychiatrie wird auch in Bezug auf Kinder von ›Gemütsidiotismus, Gemütsverrücktheit, Gemütswahnsinn, moralische[m] Irresein, Gemütsentartung‹ gesprochen« (Ludwig Strümpell zit. in: Rutschky 1977, S. 145).

Folglich haben nicht nur Lewis Carrolls sondern auch Heinrich Hoffmanns Entwürfe Schule gemacht. Letzterer bereitet das Terrain, mit den Mitteln der Kinderpsychiatrie die Verhaltensausdrücke der Zeit zu kanalisieren.

6.4 Geistig-geordnete, surrealistisch-paranoide und krankhaft-hysterische Bildvorstellungen im Übergang zum 20. Jahrhundert

Seit ca. 1800 sind die leidenschaftlichen Gefühlsbekundungen en vogue: Einerseits aufklärerisch geradezu kontraindiziert – die Gefühle rangieren in den Lehrbüchern der Zeit auf der untersten Stufe der Vorstellungsvermögen – andererseits begehrt von den Rechercheuren einer neuen Wissenschaft, der Psychologie. Quer durchs 19. Jahrhundert werden Literaten, Maler und, wie wir sehen, Performancekünstler durchweg gegensätzlich mit den Äußerungen der Gefühle umgehen – bis sie probehalber und unter bestimmten Bedingungen als hysterisch eingestuft und behandelt werden. Eine Künstler-, Ärzte-, Erzieher-Generation sucht um die Wende des 20. Jahrhunderts, die Erlebnis- und Ausdrucksbekundungen eines industriell zerrissen sich fühlenden Menschen auf dessen Gefühlslage hin zu sondieren und zu kanalisieren.

6.4.1 *Anthroposophisch-erzieherische Vorstellungsmuster des Lebens*

Nicht nur in erzieherischem Interesse geht Rudolf Steiner den Worten Friedrich Nietzsches von der Kunst wie einer Naturgewalt im Menschen nach: Er spürt, wie die Ausdrucksformen der Kunst in den Worten Nietzsches zu einem Tableau des Formen-Schaffens, Formen-Ausdrückens werden, in welchem diese Kunst »wie eine Naturgewalt im Menschen auftritt, über ihn verfügend, ob er will oder nicht: einmal als Zwang zur Vision, andererseits als Zwang zum Orgiasmus. Beide Zustände«, liest er bei Nietzsche, »entfesseln in uns künstlerische Gewalten, jede aber verschieden: ... die des Sehens, Verknüpfens, Dichtens; ... die der Gebärde, der Leidenschaft, des Gesanges, des Tanzes« (Nietzsche, Ed. Schlechta, Bd. 3, S. 788). Er, der beauftragt ist, in Weimar die naturwissenschaftlichen Schriften Goethes zu edieren, erfährt, dass der Mensch erst »durch das Anschauen einer immer schaffenden Natur zu geistiger Teilnahme an ihren Produkten« kommt (Goethe 1910, 38. Teil, S. 91); dass das ästhetisch betrachtende Subjekt erst durch die Betrachtung und ästhetischen Reflexion der Natur in ihrer Regelhaftigkeit zur Sprache kommt, die menschliche Natur zu sich kommt. Demzufolge bringt Rudolf Steiner Ansätze des Künstlerischen ins Spiel von Erziehung, von Therapie und von Bildung.

Erst gegen Ende seines Lebens wird er eine anthroposophische Maltherapie begründen, wird darauf aus sein, material-, form-, farbhaft-elementar ausgelöste Empfindung, Erregung anzusprechen, beispielsweise in der Technik des Lasierens anzuregen, mittels eines schichtweisen Aquarellfarbenauftrags innere-äußere Zuständlichkeiten, Befindlichkeiten deckungsgleich zu inszenieren. Er setzt die ›Farbe als Mittler zwischen Leib und Seele‹ ein (so R. M. Pütz, die Mitbegründerin der anthroposophischen Fachhochschule für Kunsttherapie, Bremen-Ottersberg, 1981). Und er und seine Schülerinnen untersuchen die Wirkung der geschichteten Farbe auf das Erleben, wobei Rudolf Steiner besonders eine vorgängige Qualifizierung der Farb-, Form- und Struktur-Darstellung interessiert, eine ontologische Bedeutung, die sich mit den wesentlichen, eher wesensgemäßen ästhetischen Vorgaben kolportiert, eine verobjektivierte Qualität der Farbe, Form und Struktur (vgl. Krsák 2007, 102 f.; R. M. Pütz 1981). »Jede Farbe löst eine andere Seelenbewegung aus, denn die Seele lebt in der Farbe, sie ist ganz eins mit ihr«, wird später eine seiner Schülerinnen, Margarethe Hauschka sagen (1978, Bd. 2, S. 55), die nicht ganz unumstritten ob der Zuordnungen von Farbe und psychischer Befindlichkeit die Korrelation in eine wesensgemäße Zuständlichkeit ontologisch verlängert.

Rudolf Steiners Vortragszyklen verkünden europaweit die geistige Wesenheit alles Körperlichen; sie lehren die Verkörperung des Geistigen. Entsprechend einer solchen Geist-Lehre weisen alle Wesen (mineralische, pflanzliche, tierische und geistige Wesen) auf ihre christlich-inspirierte, geistige Bestimmung hin: Die *mineralische Welt* (der sogenannte »physische Leib«: der Leib als ein vergehender), die *pflanzliche Welt* (der sogenannte »Äther-Leib«: der sich fortpflanzende Leib, der sich assoziativ in den Begriffen des vorherbestimmten Wachstums, der Fortpflanzung, des Stoffwechsels, der Zirkulation definiert), die *tierische Welt* (der sogenannte »Astral-Leib«: der begehrende, beseelte Leib; das von Leidenschaften getriebene Wesen, das Lust und Unlust empfindet und auf dieser Stufe als Mensch seine Bestimmung noch nicht findet) und die *geistige Welt* (das sogenannte »Ich«: »durch das der Mensch zum Menschen wird, dessen Besitz ihn von den Naturreichen unterscheidet und durch das er sich als Geist unter Geistern betätigen kann«), – alle Stufen des Natürlichen stehen in diesem Auftrag, der auferlegt, dass das menschliche Ich an den eigenen niederen Wesensgliedern läuternd und wandelnd arbeitet, diese zu höheren Wesensgliedern, über das ›Ich‹ hinauszuführen und dieses mit dem Göttlichen zu verbinden (so Rudolf Steiner in seiner »Theosophie«; vgl. Menzen 2008, S. 77 ff.).

Sich ganz in seiner Nachfolge verstehend, wird Rosemarie Pütz, eine der Begründerinnen der anthroposophischen Hochschule in Bremen-Ottersberg, ausdrücken, was in seinem Sinn ist: »Ordnendes und Harmonisierendes … durch die künstlerische Aktivität« zu bewirken, eine Metamorphose der menschlichen Natur (R. M. Pütz 1981, S. 23). Anthroposophische Kunsttherapie scheint derzeit dabei, angesichts einer immensen Naturzerstörung sich verstärkt auf ihre Grundannahmen zu besinnen; scheint derzeit dabei, gestaltungstherapeutisch und kritisch-aufgeklärt wie abseits anthroposophisch vorhandener Dogmatik, die wir ohne Zweifel in vielen anthroposophischer Statements auszumachen vermöchten, notwendige Reflexion zu bieten.

6.4.2 *Surrealistisch-paranoische Bild- als Wirklichkeitsinszenierungen*

Es handelt sich um »traumhafte Wirklichkeitsinszenierungen«, sagt Arthur Rimbaud, ein Wegbereiter des Surrealismus. »Ich gewöhnte mich daran zu halluzinieren«, verlautet Max Ernst 1919:

»Ich brauchte nur mit Pinsel oder Stift den … dargestellten Dingen etwas … hinzuzufügen, um das genau gesicherte Bild meiner Halluzination zu erhalten und die zuvor banalen Druckseiten in Dramen zu verwandeln, die meine geheimsten Wünsche verrieten. Dabei gab ich nichts anderes wieder als das, was ich in mir sah« (zit. in: Hughes 1981, S. 222).

Eine Art der Besessenheit, der Besitzergreifung des Geistes, Unterwerfung des Willens in der Form der *»Gestaltwerdung der gegensätzlichen Gefühlsregungen«* sieht Michel Leiris, der 1924 zu der Surrealistengruppe stößt, geschehen (vgl. Leiris 1977, S. 204); eine Weise der Wirklichkeitsoffenbarung, welche im Maße ihrer kopienhaften Inszenierung oder Theatralisierung (so die Kritik an de Chirico) in den Verdacht gerät, in die klassisch-geniale (ichhafte) Künstlertypographie überkommen rationaler Prägung zurückzufallen. Eine grundsätzliche Auseinandersetzung um Wesen, Formausdrücklichkeit, Zweck der Geistesstörung bricht an.

Diese für die Geschichte der Kunsttherapie außerordentlich wichtige, aber bislang kaum nutzbar gewordene Auseinandersetzung, welche Peter Gorsen präzisiert, dreht sich um die primär- bzw. sekundärhafte Widersprüchlichkeit und die Vorrangstellung der bewussten oder unbewussten Prozesse im Vorgang von deren Ästhetisierung (vgl. Gorsen 1980, S. 338 f.). *Ein Disput zwischen André Breton und Salvador Dali um die Stellung der »Vernunft … in ihrem Zerrbilde«* (vgl. Rosenkranz 1853/1968, S. 306) ist vorläufig, greift derzeitigem kunsttherapeutischen Diskurs voraus, wie wir anlässlich des Streits um die Produktionen der sogenannten Irrenkünstler sehen werden.

»Damals, als ich meine erste und einzige Halluzination hatte, empfand ich über jedes der Phänomene meiner zunehmenden psychischen Abnormität solche Befriedigung, daß ich mir alles dienlich machte, um sie zu stimulieren. Ich strengte mich verzweifelt an, jedes dieser Phänomene zu wiederholen« (Dali 1984, S. 271).

Salvador Dali (1904–1989) ist »bemüht, verrückt zu werden – oder vielmehr alles … zu tun, die Verrücktheit, die, wie ich fühlte, eindeutig vorhatte, in meinem Geist ihren Wohnsitz aufzuschlagen, willkommen zu heißen und zu unterstützen.« Solches Ansinnen besteht vor allem darin, Zustände von Lachanfällen zu provozieren: »Zu diesem Zeitpunkt bekam ich meine ersten Lachanfälle. Ich lachte so unbändig, daß ich mich oft aufs Bett legen mußte, um auszuruhen. … Worüber lachte ich? Fast über alles …« Mittels seiner Vorstellungs-, Einbildungskraft seziert er, kompiliert er Dinge, Personen, Situationen (vgl. Schema der widersprüchlichen Gestaltungen der Person in Salvador Dalis ›Das finstere Spiel‹; Dali 1974, S. 399).

»Konkrete Irrationalität« hat Dali dies später genannt, »schwindelerregende Prädisposition des menschlichen Geistes (1974, S. 199). Was er seit 1929 verkündet, eben den »Denkvorgang paranoischen, aktiven Charakters«, erhebt »die Verwirrung zum System« und kann »zum vollständigen Verruf der realen Welt beitragen« (1974, S. 196). Wo er den Dadaisten mechanistisch-programmatisch und zwanghaft erlebt, sucht er anamorphosenartig, d. h. blick-umstrukturierend seine poetischen Eingebungen auf ihre plastischen Möglichkeiten hin auszubilden (vgl. Gorsen 1980, S. 225 f.): »Wenn ich mit meinen Augen bei irgendeinem Detail stehenblieb, da vergrößerte sich dieses Detail, wie im Film, zu einer Nahaufnahme und gewann allerhöchste Plastizität«; und er spricht von einer »Oberfläche von Ozean, in dem alle poetischen Eingebungen schwimmen und wo sich alle plastischen Möglichkeiten herausbilden.«

Wo die Grenze zwischen Erlebnis und Interpretation verläuft, so Gorsen, ist nie sicher; Dali ziele auf den »Zusammenfall … von subjektiver Erfahrung und Tatsächlichem im *objektiven Zufall*« (ein Bewusstseinsereignis, dessen subjektiv-objektiver Charakter in der Gruppe der Surrealisten heiß umstritten ist entsprechend der eher ich- oder es-orientierten Haltung; vgl. Gorsen 1980, S. 225 f.).

Salvador Dalis ›kritisch-paranoide Aktivität‹ wird zum Prinzip seiner Welterkenntnis und -gestaltung. Hierin widersetzt er sich der naiv-realistischen Haltung einer erkenntnisreduzierten, psycho-physisch-parallelistisch und bezugsungebunden optierenden Psychologie seiner Zeit (wir schreiben die Phase der Gestaltpsychologie der Zwanzigerjahre, welche meint, die Erlebnis- wie die Bewusstseins-Gestaltbildung, d. h. jeden Erlebniseindruck aus dem Zusammenfall des physischen Eindrucks- bzw. Empfindungsmoments mit dem psychischen Erlebnismoment herleiten, erklären zu können).

Dali verunsichert herrschende Erkenntnistheorie mit solchen Annahmen: Was nämlich in deren Annahmen als ›räumlich-gekrümmt-bewegt-ausgerichtet-gruppiert-geformt-umrisshaft u. s. w.‹, also gestalthaft erlebt, allenfalls als transponierbar betrachtet wird – in kritisch-paranoischer, interpretierender Hinsicht beginnen solche Gestalten buchstäblich zu tanzen: Aufgehoben ist die Wahrnehmungskonstanz, die transponierbare Stabilität der Figuren. Und er wird von einer sich ausbreitenden Kunstrichtung, dem Kubismus, unterstützt.

Wahrnehmung und Gegenstand sind in der Dali'schen Erfahrensweise fallweise assoziiert; gehen die polymorph-perversesten Verbindungen ein; schreiben bewusstseinsmäßig-real fort, wovon die Symbolisten träumten.

Was sich in der Auffassung Dalis einfach und unmittelbar-präsentativ gibt (das was unmittelbar-anschaulich-gegeben erscheint, gehört zum damaligen Streit der Phänomenologie; vgl. Menzen 1990, S. 161); was in seiner Anschauung immer wieder gebrochen erscheint – es wird zum Gegenstand der Auseinandersetzung. Verkürzt heißt das kontrovers sich Darstellende: hier (bei Dali) als desorganisierendes, da (bei Breton) als organisierendes Prinzip des Bewusstseins zu erscheinen. Das unmittelbar Gegebene unserer Vorstellungen, unserer Einbildungskraft – es teilt die Auffassungen, die Gemüter.

André Breton (1896–1966) gerät zum surrealistischen Gegenspieler Dalis: Er bemüht im Rückgriff auf die eigenen Psychiatrie-Erfahrungen eine Kritik, die sich in dem Gutachten ›Der Fall Dali‹ äußert. Breton ist 1916 am neurologischen Forschungszentrum Nantes und arbeitet 1917 als Assistenzarzt im psychiatrischen Zentrum von Saint-Dizier. Er behandelt in dieser Zeit sogenannte Kriegsneurosen und beobachtet die sogenannten Hysteriker in ihrer Gefühlsausdrücklichkeit. Er wird aus dieser Kenntnis manches pathologische Bild auf Dali übertragen. Unverkennbar die theoretische, berufspraktische Vorgeschichte Bretons; unverkennbar, wie diese ihn prägt: So liest er schon früh Sigmund Freud (1919), besucht diesen gar in Wien (1921). So werden ihn lebenslang seine als Assistenzarzt in einer französischen Klinik gewonnenen psychoanalytisch-psychiatrischen Erfahrungen und Einstellungen leiten. Die Wahnvorstellungen, die er in der Klinik antrifft – er wendet sie in Wirklichkeitskritik; er setzt sie ein im Sinne einer Wirklichkeitssabotage; benutzt das Etikett, wo es um seine Stellungnahme ›Der Fall Dali‹ geht (1936).

Am Fall Dalis und Bretons offenbart sich eine grundlegende Option europäischer Kulturgeschichte: wie diese nämlich weiterhin mit der als nicht-vernünftig ausgewiesenen Seite des Menschen verfahren wird (diese Entscheidungsgeschichte scheint nicht abgeschlossen).

An einem Beispiel mag die Kontroverse illustriert werden: Wo Breton eine Methode, den sogenannten »automatischen Text« entwirft (er hat sie bei Lautréamont und als Anwendung der Freudschen *assoziativen Methode* recherchiert; er berichtet aus dem Jahre 1916, sich »eingehend mit Freud und ... mit seinen Untersuchungsmethoden« zu beschäftigen); wo Breton diese Methode entwirft, »einen so rasch wie möglich fließenden Monolog, der dem kritischen Verstand des Subjekts in keiner Weise« unterliege (zit. in: Lenk 1971, S. 26); da findet Dali die »automatischen Texte und Traumprotokolle« langweilig; da entwirft Dali vor den Augen der Surrealistengruppe provokant eine »Denkmaschine« (einen Schaukelstuhl). Das wird als Kritik an der patriarchal-kollektiven Ich-Konstitution der Gruppe unter Bretons Einfluss begriffen (und zeigt hier Dali in seiner polymorph-perversen, gewitzt-kreativen Art; vgl. dazu Gorsen 1980, S. 214).

Die Gegenspielerschaft der beiden surrealistischen Größen reflektiert das ästhetisch wie therapeutisch sich ausschließende Trieb- und Vernunftprinzip, wie wir es betreffs der Bewertung der spontanen Manifestationen von psychisch Kranken wie Gesunden durchweg in der Kulturgeschichte unseres Jahrhunderts finden. Surrealistische Diskussion hat die Kontroverse nutzbar gemacht; fragt nach dem Recht der sich manifestieren wollenden spontanen Vorstellung. Solches deutet ein früher Text des Surrealisten René Crevel an: »Züge festzulegen bedeutet, all das in ein Netz von Bildern einzufangen, was man nicht entkommen lassen will« (1979, S. 47). Die Verwirrung will sich einbildungskräftig-produktiv stiften.

6.4.3 *Krankhaft-inszenierte Gefühle in der Hysterie*

Rückblende: Eine Suggestionsmethode des Arztes Franz Anton Mesmer um 1800 und die per Suggestion erzeugten Patientenbilder des Chefarztes der Salpêtrière, Jean Martin Charcot, lassen eine Hypothese zu, die da heißt: In den Symptomen speziell der Patientinnen des ausgehenden 19. Jahrhunderts spiegele sich eine Art der Entleibung, umgekehrt: sexueller Körperlichkeit, welche im Raum der Klinik, der berühmtesten Klinik Europas, des psychiatrischen Klinikums Salpêtrière in Paris, ein Phänomen öffentlich mache, das theatralisch inszeniert und einer erweiterten Öffentlichkeit zugänglich gemacht werden müsse – das wir Hysterie nennen.

Ein Mythos, der *des hysterischen weiblichen Körpers* entsteht. Und eine doppelte Natur dieses Körpers zeigt sich: einerseits eingebildet-symptomatisch, andererseits real-symptomatisch. Christina von Braun hat in Ihrem Aufsatz »Das wandelbare Gesicht der Hysterie. Von der Hysterie zur Anorexie« (2007) auf den vergleichbaren Akt der Verwandlung bei der Transsubstantiation hingewiesen, auf »das Fleisch gewordene Wort«, das in der Salpêtrière real-symptomatisch per suggestiver Hypnose Lähmungen, Krämpfe, Erstickungsanfälle und Sprachverlust hervorruft. Das hierfür notwendige Wort spricht, selbstinduziert-hypnotische Trance anregend, der Therapeut, der – und das ist in dieser Klinik nicht unüblich – mit dem sexuellen Gegenwert, das begreift er als Teil des hypnotisch-in-damaligen-Vergewaltigungszustand-Versetzens, für seine Arbeit entlohnt wird. Wir sprechen über ein Fehlverhalten von Ärzten zu Beginn der Hypnosetherapie, wie sie in der die psychiatrische Klinik der Neuzeit begründenden Praxis der Salpêtrière verbürgt ist (Didi-Hubermann, 1997, S. 198).

In Deutschland wie in Frankreich des ausgehenden 19. Jahrhunderts sind die soziokulturellen Weihestätten der Gesellschaft ähnlich männerbündlerisch organisiert. Ob wilhelminisch-militärisch, jansenistisch-kirchlich, philanthropisch-reformpädagogisch oder klinisch-psychiatrisch – »innige persönliche Beziehungen« (so der Reformpädagoge Geheeb) suchen die distanziert-obrigkeitsstaatlichen zu kompensieren, liberal zu unterlaufen. Innige persönliche Beziehungen – das waren in der Klinik Salpêtrière Kompression des Uterus, Friktionen der Geschlechtsteile, Masturbationen und sogar Verordnungen des Beischlafs, wie Briquet, einer der Erfinder der Hysterie es schonungslos beschreibt (Didi-Huberman, 1997, S. 198). Was da auf Gongschlag assoziativ per Hypnose freigesetzt wurde, ereignete sich nicht selten auf dem Weg der Penetration.

»Die Geburt der Klinik«, wie sie Michel Foucault skizziert, lebte in ihren Anfängen von der sexuellen Initialisierung, lebte von einem Opferakt, dem die auffällig gewordene, zuweilen familiär widerständige Frau sich zu unterwerfen hatte. Wenn die beliebteste Versuchsperson der Klinik, Augustine, als ehedem vergewaltigte und nunmehr die psychischen Reaktionen reinszenierende Patientin in der für eine Öffentlichkeit freigegebenen Theaterszene hypnotischer Reaktualisierung auftritt, reißen sich die Assistenten Charcots um dieses Mädchen, solange, bis es ihr zu viel wird und sie als Mann verkleidet aus

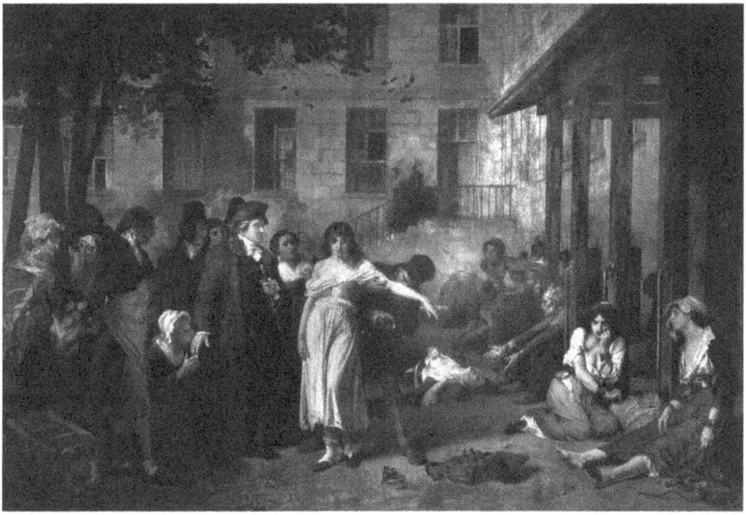

Abb. 56: Mitleid und Entsetzen angesichts eines hysterischen Phänomens

der Klinik flieht. Sie weiß warum: Die Beckendusche (Pelvicdouche), wie sie schon um 1860 zur Hysterie-Linderung angeboten wird, macht die sexuelle Absicht der Medizin-Männer überdeutlich.

Als Charcot die Klinik Salpétrière als Chefarzt übernimmt, liegen dort in den Bettensälen an die 20.000 Patientinnen – und wir müssen uns das Szenario vorstellen: schreiend, sich wälzend, stöhnend, sexuell sich gebärdend, eben so, wie man ihnen beigebracht hat, auf welchem Weg sie Beachtung finden.

Charcot reduziert ihre Zahl auf 4000 – und über die Aspekte, die Auswahlkriterien der zu Behandelnden brauchen wir uns keine sonderlichen Gedanken machen, sie sind u.a. sexueller Natur, richten sich auch danach, welchem wissenschaftlichen Wert die Patientinnen ersprechen, so der Chronist Didi-Huberman (1997).

Der Chefarzt und seine Assistenten installieren ein Fotolabor, legen eine »Iconographie photograpique de la Salpétrière« an, Dokumente, aus denen alle hineinzulesenden Anzüglichkeiten retouchiert sind. Didi-Huberman: »So bekommt man sie im Bildausschnitt, im Klischee, nie zu sehen. An vielen Details spürt man, dass sich die Berührung, einverständliche Liebkosung oder Brutalität, auslöschen will (ders. 1997, S. 199). Und Didi-Huberman fragt an: »Wie konnte die Beziehung zwischen einem Arzt und seiner Patientin in einem

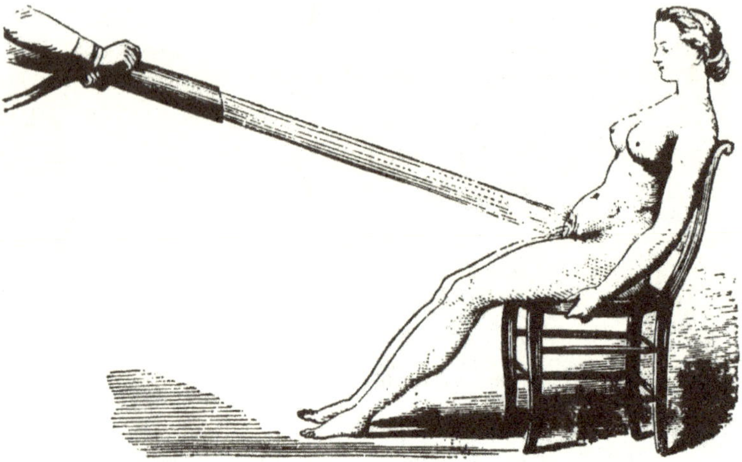

Abb. 57: Pelvicdouche/Die Beckendusche, eine Methode, das hysterische Symptom als Reaktion auf sexuellen Missbrauch neu zu provozieren, um anschließend hypnotisch tätig werden zu können (um 1860 in einem französischen Kurort angeboten)

Hospiz von viertausend ›unheilbaren‹ Körpern, eine Beziehung, die neben der Ehe fast als einzige die Betastung der Körper autorisierte, ja instituierte – wie also konnte diese Beziehungen zur Sklaverei, zum Besitz, zur Quälerei werden?« (ders. 1997, S. 198).

Die klammheimliche Inszenierung des öffentlich nicht zugelassenen Sexuellen

»Ich sage immer, dass sich Wahrheit, eine bestimmte, tiefere Schicht von Wahrheit, nur erreichen lässt durch Stilisierung und Inszenierung und Erfindung« (Werner Herzog, ZEIT-Interview, 04.02.2010). Das Krankheitsbild der Hysterie wird später Konversions-, Dissoziations-, Somatisierungsstörung genannt. Und wird damit ausdrücken, dass psychische Belastungen und Konflikte in körperliche Symptome umgewandelt werden – ohne dass eine eigentliche körperliche Störung entsteht.

Wir haben vielleicht von dieser Krankheit im Verlauf einer Schilderung von Anna O. gehört, der berühmtesten Patientin von Josef Breuer, der zum Ende des 19. Jahrhunderts in Wien diese Frau, mit bürgerlichem Namen Bertha Pappenheim, versuchte zu kurieren. Eine Redekur, ›talking cure‹ nannten beide diese Behandlungsart, in

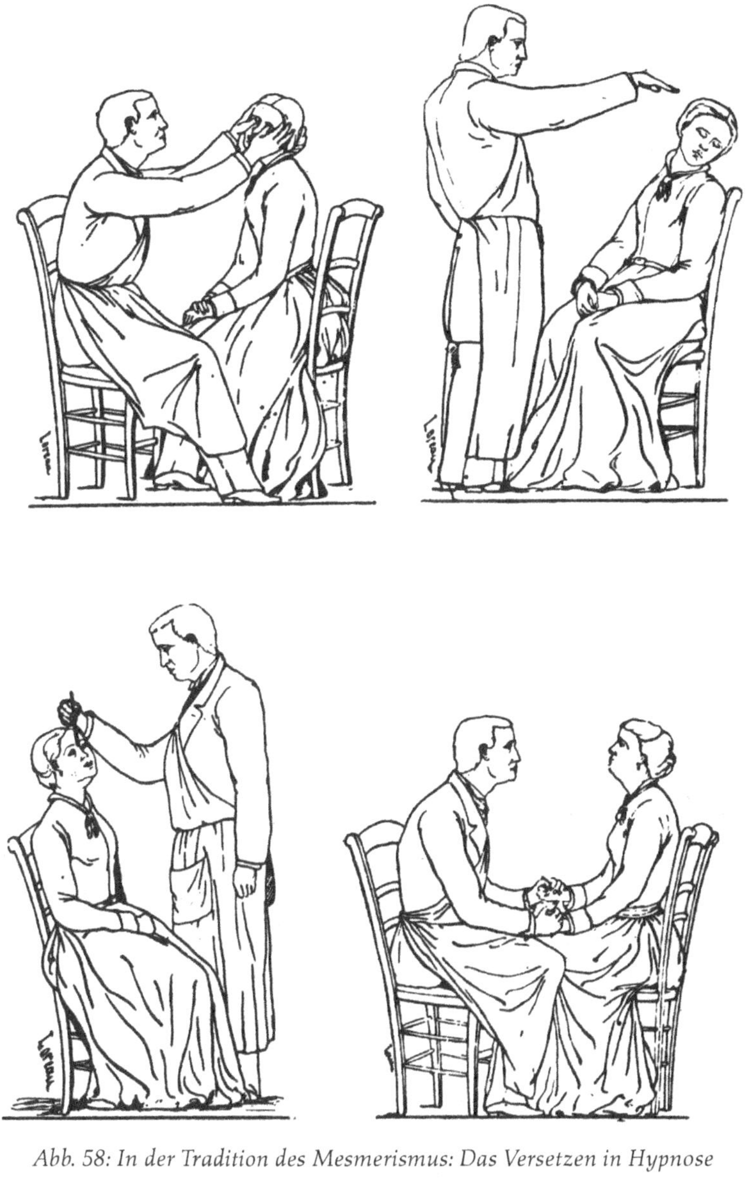

Abb. 58: In der Tradition des Mesmerismus: Das Versetzen in Hypnose

der die Patientin über belastende Erlebnisse, über Zustände der Vergangenheit sprach und nochmalig durchlebte. Das Krankheitssymptom, das Anna O. im Verlauf der Pflege ihres sterbenden Vaters annahm, ihr Sprachverlust und ihre Lähmungserscheinungen, wurden von Josef Breuer, einem der bekanntesten ärztlichen Diagnostiker seiner Zeit, als hysterische Symptome bezeichnet und mit einem der Wärmeenergetik Carnots entliehenen Modell vom Erhalt aber möglichen Verschiebungen der Energie erklärt: Hiernach verschöben sich nicht nur die physikalischen, auch die psychischen Erregungssummen, hier speziell auf abnormem Wege; der Organismus habe das Bestreben, das Niveau der Erregung fest zu halten und wieder zu erreichen, nachdem es überschritten worden sei. Die psychische Energie wird also in ihrer Summa als konstant betrachtet, wobei sie allenfalls durch Umwandlung der motorischen oder assoziativen Tätigkeit in kinetische Energie summativ veränderbar sei (Hirschmüller 1978, S. 13 f.).

Sigmund Freud wird bald diesem Konzept widersprechen und für die Tendenz zur Erniedrigung der Erregungssumme nach dem Prinzip der Abfuhr (Katharsis) plädieren. Wo von Summe die Rede ist, kann geteilt werden. Also liegt die Vermutung nicht weit, dass die Summe des Erregungspotenzials teilbar ist, also aufgespalten werden kann. Wir sind bei Breuers Erkenntnis, dass das hysterische Symptom sich durch eine Spaltung des Bewusstseins, der psychischen Tätigkeit definiert. Und tatsächlich stellen wir fest, dass zu der Zeit, in der Freud und Breuer ihre »Studien zur Hysterie« (1895) schreiben, vielen Patienten und Patientinnen in den Anstalten Europas ihre gespaltenen Bewusstseinsausdrücke auf Papier und Leinwand bringen. Und obwohl ein Teil dieses abgespaltenen, also dissoziativen Zustandes, in dieser Befindlichkeit dem bewussten Zugriff nicht mehr erreichbar ist, zeichnen, malen, plastizieren die Patienten in Reaktion auf ihre psychisch belastenden Erfahrungen. Solches wird nämlich jetzt immer deutlicher: Wer schwerwiegende – nunmehr kommt die Bezeichnung auf: traumatische – Erfahrungen in seinem Leben gemacht hat, musste sie unter Umständen wegblenden, abspalten, ist angesichts von deren schwer lähmenden Affekthaltigkeit in einen Zustand der sogenannten Amnesie, d. h. totalen oder partiellen Gedächtnisausblendung gegangen. Unter der Hand wird die Hysterie zunehmend als Dissoziation nach Psychotraumata bezeichnet. Und die Künstler und Künstlerinnen, solchermaßen betroffen, zeichnen, malen sich in totaler Isolation.

Freud und Breuer werden sich über den Realitätsgehalt des Erlebten so auseinandersetzen, dass sie sich trennen. Freud, der noch vor der Jahrhundertwende einen Arbeitskreis für die sexuell ausgebeuteten Mädchen gründete, die vornehmlich als Dienstkräfte in die großen Städte wie Wien oder Berlin strömten, dort an den Bahnhöfen abgefangen und zu sexuellen Dienstleistungen gezwungen wurden (wir sprechen von zirka einem Prozent der Bevölkerung, die auf den großen Bahnhöfen Europas von der aufkommenden Bahnhofsmission schließlich betreut wird), wird gegenüber Breuer schon bald diese Form der psychischen Traumatisierung eher der Fantasie zuschreiben. Darüber werden sich nicht nur diese beiden Männer trennen, darüber wird auch die große Zahl seiner Schülerschaft sich von ihm lösen. Sie wird Freud aber darin missverstehen, dass er traumatische Erfahrungen nicht in ihrer Faktizität ablehnt, wohl aber auf die gelingende bzw. misslingende Form ihrer Verarbeitung hinweist.

Die gemeinsame Erkenntnis der »Studien zur Hysterie« (1895) ist im Sinne Freuds und Breuers jedoch unumstößlich: Die Wirkungsweise psychischer Traumen ist durch eine Zurückhaltung von Affekt zu erklären; die Auffassung des hysterischen Symptoms erklärt sich als eine aus dem Seelischen ins Körperliche versetzte Erregung – und Freud setzt hinzu: Ideen, für welche wir die Termini »Abreagieren« und »Konversion« geschaffen haben (Freud 1904, »Über Psychotherapie«).

Immer noch hält die aufkommenden Psychoanalyse, wie Watzlawick einhundert Jahre später mahnend verdeutlichen wird (1980, S. 12 f.), an der ausschließlichen Betonung der mit Erhaltung und Umwandlung von Energie zusammenhängenden Phänomene fest, an den Merkmalen einer aus dem ersten Hauptsatz der Wärmelehre übernommen Theorie, die die psychische Energie (Libido) mit dem hydraulischen Modell einer zähen, geradlinigen und daher determiniert zu berechnenden Flüssigkeit vergleicht. Watzlawick wird Jahre später den evolutiven, systemischen, selbstregulativen und sich rückkoppelnden Charakter der Energie Bertalanffys herausheben. Dessen ungeachtet werden aber bis heute viele mit Traumaphänomenen Umgehende an dem alten psychischen Energiebegriff festhalten. Pierre Janet (1859–1947), einer der wohl begabtesten Schüler Charcots, wird den systemisch sich manifestierenden Charakter des Traumas erahnen: »Es ist, als hätte sich eine Vorstellung, ein partielles Gedankensystem emanzipiert, wäre unabhängig geworden und hätte sich auf eigene Faust entwickelt … es (scheint) nicht mehr vom Bewusstsein kontrolliert zu werden« (1906, Harvard-Vorlesung, ed. 1920). Er definiert die Hysterie als Spaltung der »Ideen und Funktionssysteme, die die Persönlichkeit konstituieren« (ebd.). Der Schriftsteller Antonin Artaud wird bald zu denen gehören, die ob ihrer ›Krankheitseinsicht‹ die Spaltung zu beschreiben und zu zeichnen in der Lage sind, wie das folgende Bild illustriert.

Janet erläutert, wie die Hysterie von einer »übermächtigen Vorstellung, die in abnormer Weise auf den Körper einwirkt«, bestimmt wird; er nennt eine solche Vorstellung »Suggestion«, die infolge nicht mehr vom Bewusstsein kontrolliert wird, »sich ohne Führung davonzumachen« sucht. (ebd.) Das Opfer eines Kutschenunfalls, das gegen alle Realität glaubt, so Pierre Janet, das Rad sei über sein Bein gefahren, ist als gelähmtes ein willkommenes Beispiel für seine Theorie. Nicht wenige der Opfer, die in den Psychiatrien Europas einsitzen, malen demonstrativ ihren Zustand als gespalten und werden oft infolge und zuweilen fälschlicherweise als psychotisch eingestuft.

Die Diagnosepraxis der Psychiatrie erweist sich nicht selten, so Gunter Herzog (1984), als willkürliche Zuschreibungsdiagnostik und -praxis, die sich mit der Zeit wohl differenziert: Mit großen wissenschaftlichen Interesse wird vermerkt, wie Bewusstseins- und Bewegungskomplexe zusammenhängen, aufeinander verwiesen sind. C. G. Jung, der 15 Jahre nach Freud die Pariser Klinik aufsucht, wird von Pierre Janet lernen, dass »in der Hysterie … besonders physiologische … Funktionen gestört (werden)«, dass es sich um »Projektionen der primitiven Psyche« handelt (Anm.: primitiv = »im Sinne von ›ursprünglich‹«; Jung, GW Bd. 8, 1979, S. 123, 401, 143). Und in unseren Tagen werden Koma-Patienten, die wegen psychischen Unfallfolgen behandelt werden, auf Grund ihrer Körperhaltungen diagnostiziert, die sich nach ihren traumatischen Erlebnissen im Körpergedächtnis des autonomen Körperselbst eingeschrieben haben (Stammhirn, Hypothalamus, Hypophyse, Basalganglien; vgl. Johnson 1980, S. 364). Das aus allen Fugen geratene sexuelle Erregungspotenzial weiß selbst in der komatösen Rückzugsposition eine Antwort auf die traumatisch-isolative, dissoziative Situation, es inszeniert sich körperhaft (Zieger, 2002).

Um die Wende zum 19. Jahrhundert wird ein Heilmittel erfunden, wir hatten es kurz erwähnt: der *animalische Magnetismus*. Er beruft sich auf ein universal verbindendes Fluidum, also eine Substanz, die alle miteinander verbindet. Sie ist quasi magnetisch, so die romantische Einsicht, bringt alles mit allem zusammen, erschafft

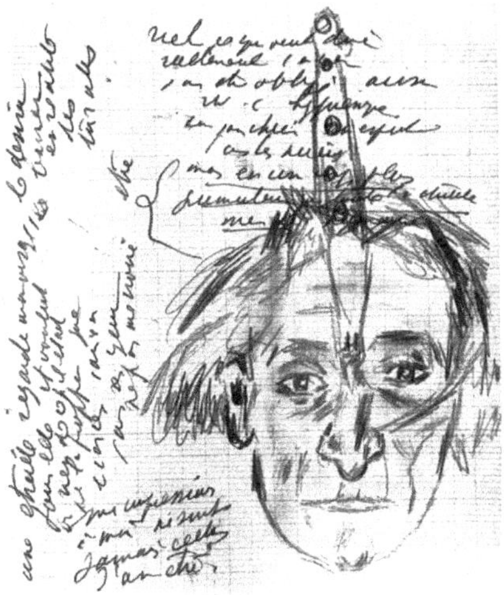

Abb. 59: Antonin Artaud (1896–1948),
Literat, Künstler, Theaterschriftsteller,
seinen gespaltenen Bewusstseinszustand beschreibend und zeichnend

Korrespondenzen, so wie Sonne und Mond, Wasser und Erde, Kälte und Wärme etc. Die Naturmedizin der Romantik geht von einem dieseswegs bewerkstelligten Gleichgewicht aus, einer Homöostase der Naturprozesse. Animalisch heißt diese Lehre, weil auch die Menschen miteinander verbunden sind in Anziehung und Abstoßung auf der Grundlage dieses Stoffes, den man Fluidum oder Äther nennt. Ist der Mensch gesund, ist er offenbar im Gleichgewicht; ist er krank, ist die Regulation der Beziehungskräfte gestört. 1775 entdeckt Franz Anton Mesmer, der 1766 eine Dissertation über den Einfluss der Planeten (des Makrokosmos) auf die Krankheiten (des Mikrokosmos) geschrieben hat, den medizinalen und finanziellen Nutzen dieser Theorie. Er setzt sie in eine gesundheitliche Praxis um, in deren Gebräu aus astrologischen, alchemistischen, elektro-physikalischen und anfänglich-psychosomatischen Erkenntnissen jene feinstofflich durchdringende und verbindende Substanz, eine Art Lebenselixier, der Gesundheitszustand des Menschen garantiert sein soll.

Mit Hilfe eines Zubers oder Bottichs, in dem Wasser mit magnetisierten Spänen vermischt eben jenes Fluidum abbildet und – wenn man seine vielleicht kranken Gliedmaßen in es eintaucht – heilsam zu wirken in der Lage ist, wird der Gesundheits- als Gleichgewichtszustand wiederhergestellt. Der Magnetiseur – später wird er heißen: Hypnotiseur, noch später: Psychotherapeut – hat für den Ausgleich, das ungestörte Zusammenwirken der Regulationskräfte des Körpers zu sorgen.

Die Theorie ist nicht ganz ohne Hintergrund, bezieht sich auf Isaac Newton, der eine Anziehungskraft zwischen allen Massen (Gravitation) gelehrt hat und dabei von einer Art Äther ausgegangen ist – eben von jenem Fluidum, in welchem Kräfte zwischen lebendigen Körpern aufeinander wirken. Chinesische und indische Vorstellungen, die in den Großstädten Europas der damaligen Zeit umlaufen, Vorstellungen von jenem Lebensstoff, der wie das indische Prana oder das fernöstliche Chi unseren Körper durchströmt und reguliert, finden sich wieder wie die Lehre des Schweizers Johann Samuel Halle, der 1784 ein Buch mit dem Titel »Magie oder die Zauberkräfte der Natur« verfasst. Magnetismus ist in aller Munde. Wundersam geformte Magnete sollen spezifische Einflüsse auf spezifische Organe bewerkstelligen, herzförmige Magnete beispielsweise das Herz beeinflussen, alle kleinen und großen Körper beseelen und beleben, so Professor Wolfart in seinem Buch »Mesmerismus oder System der Wechselwirkungen, Theorie und Anwendung des tierischen Magnetismus als die allgemeine Heilkunde zur Erhaltung des Menschen« (1814). Wolfart weiß, dass ein solcher Magnetismus wieder Ordnung in den Zusammenhang der Körperteile bringt. Das bringt ihm den Applaus der französischen und deutschen Oberschicht ein und macht ihn populär, obwohl Napoleon die Lehre als eine Art adligen Okkultismus zu unterdrücken sucht.

Trotz der Ablehnung einer wissenschaftlichen Kommission der französischen Regierung (1784) erhält der Magnetismus Zuspruch aus Philosophie, speziell der Naturphilosophie (Schelling), der Literatur (Edgar Allan Poe) wie der Musik (Mozart: Così fan tutte) und revolutioniert das Gesundheitswesen der Zeit. James Braid wirkt auf dieser Grundlage 1843 in England, Hyppolite Bernheim um 1865 in Frankreich, – und eine durchgehende These der Praktizierenden lautet: *die suggerierten Vorstellungen in den Séancen der mesmerischen Praxen strebten danach, »zur Empfindung, zum Bild, zur Bewegung zu werden«* (Bernheim,[1] 1893). Sie können solchermaßen heilsam auf die dysregulierten Kräfte des Körpers wirken. Pierre Janet wird sich später gerade diesen regulativen Kräften der Suggestion, die er in der

1 Vgl. ⟨http://www.gleichsatz.de/b-u-t/begin/bernheim.html⟩.

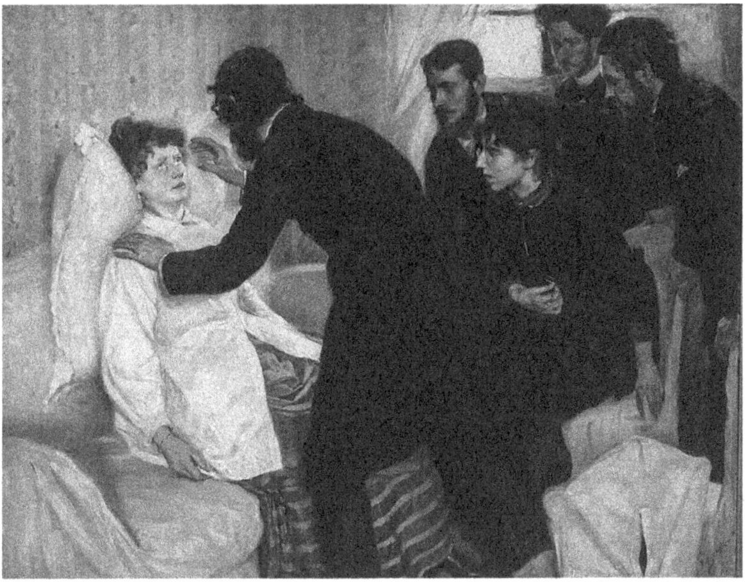

Abb. 60: Hypnosesitzung

Hysterie gestaltgebend vorfindet, widmen. Und die neurologische Forschung wird entdecken, dass Hysterie und Suggestion im denselben präfrontalen Arealen des Cortex und des Precuneus wirken. Axel Munthe (1857–1949), Leibarzt der schwedischen Königin und Mitarbeiter in der Salpétrière um 1880, wird in seinem berühmten Werk »Das Buch von San Michele« (1929) die diagnostischen und suggestiv-hypnotischen Praxen der Zeit so schildern, dass eine breite europäische Oberschicht von den Phänomenen der Hysterie und ihrer Heilungsversuche fasziniert ist.

Warum sind die Leute so fasziniert? Was lässt dieses Buch so verbreitet werden? Es ist das stille Einverständnis einer breiten Käuferschicht, die sich in der Zeitschilderung des Buches wiederfindet, die findet, dass hier etwas ausgesprochen ist, was gemeinhin unerwähnt bleibt. Das 19. Jahrhundert ist eines der großen innerfamiliären und zwischengeschlechtlichen Tabus. In den sozial- und erziehungsphilosophischen Entwürfen von dem, was den Menschen ausmacht, was ihn aufklärerisch-moralisch und -pragmatisch auszeichnet, werden innere Regungen, werden *Gefühle* erst um die Wende zum 19. Jahrhundert benannt. Sie finden sich allerdings begrifflich in den aufkommenden Lexika der Aufklärer nur *im Rang der unteren Vorstellungsvermögen* wieder, entsprechend jener Auffassung, nach der triebhafte Äußerungen vor allem den Tieren, aber auch eher den Frauen als den Männern zuzusprechen sind. Hier ist einer der Gründe zu suchen, warum vornehmlich Frauen als Patientinnen in den Psychiatrien der Zeit anzutreffen sind. Entsprechend dem allgemein geltenden Tabu kommen Gefühle sowohl im privaten wie im öffentlichen Leben oft nur gewaltsam zum Ausdruck, brechen eben aus.

Die Krankheitslehren der Zeit bezeichnen solche explosiven, überzeichneten Gefühlsausbrüche als »*hysterisch*« und haben umgangssprachlich diese Bezeichnung bis heute beibehalten. Karl Philipp Moritz, Aufklärer der ersten Stunde und auf dem Höhepunkt seiner Karriere Professor für Ästhetik in Berlin, beginnt um 1780, Gefühlsausdrücke aller Art zu sammeln. Sein »Magazin zur Erfahrungsseelenkunde als ein Lesebuch für Gelehrte und Ungelehrte« (1783–1793) listet solche umgangssprachlichen Ausdrücke des Gefühls auf und macht sie einer lesenden Ober- und Mittelschicht zugänglich. Mit den pädagogischen Schriften eines Herbart oder den psychologischen Schriften eines Carus werden die emotionalen Befindlichkeiten zum ersten Mal wissenschaftlich erfasst und erhalten eine solche Dignität, dass man darüber redet – und nunmehr klinisch erörtert, wenn sie allzu leidenschaftlich, d. h. bar jeder Vernunft geäußert werden. Offenbar werden ganz im Sinne der Aufklärung Unterschiede gemacht in den vernünftigen und sinneshaften Äußerungsformen, wird zwischen vernünftiger und sinnlicher Anschauung unterschieden. »Körperliche Ekstase« als »Symbol der explosiven Ankunft«, hat diese Mary Douglas in ihren sozialanthropologischen Studien genannt, annonciert als »Vermischung von Göttlichem und Menschlichem« (Douglas 1974, S. 9) – eben den Beginn der Inthronisation Gottes auf symbolhaftem Weg.

Schemen des Blicks: Von Bild-Einfällen, rationalen und sinnlichen Weltsichten und dem Jonglieren zwischen Wort und Bild

Immanuel Kant (1724–1804) fordert in seinem aufklärerischen Aufruf, aus selbstverschuldeter Unmündigkeit auszusteigen, dazu auf, die Welt mit autonomem Verstand zu betrachten. Er weiß darum, dass wir die Welt mit unseren Sinnen erfassen und ihr gleichzeitig eine Struktur, eine vernünftige Ordnung geben. Immanuel Kant entwirft eine Bild- und Erkenntnistheorie in drei Kritikentwürfen

(1781–1790) und fordert dazu auf, die innere wie äußere Welt in ihrer Allgemeinheit wie auch in ihrer Besonderheit zu erkennen. »Den Begriffen hängen … doch immer bildliche Vorstellungen an«, sagt er und ergänzt in seiner Kritik der reinen Vernunft (B 181), dass die Bilder der Dinge und Ereignisse im Kopf der Betrachter entstünden. Es ist ein denkwürdiger Satz, der uns bis heute beschäftigt:

Das Bild ist ein Produkt des empirischen Vermögens der produktiven Einbildungskraft, das Schema sinnlicher Begriffe ein Produkt und gleichsam ein Monogramm der reinen Einbildungskraft apriori, wodurch und wonach die Bilder allererst möglich werden … (I. Kant, Kritik der reinen Vernunft, B 181)

Kant teilt uns hier seine Annahme mit, dass aus dem Schema der Dinge sozusagen ein Monogramm, schließlich ein Bild entstehe; oder umgekehrt: dass der Schnittpunkt von Monogramm, also einem grafischen Zeichen, und dem Bild die Schemata seien, welche die Sinnes- und Verstandesdaten miteinander vermittelten. Das Problem, das Kant uns hier mitteilt, ist nicht nur ein Problem der Philosophen, sondern auch der Therapeuten. So lesen wir bei Freud:

Ich legte der Kranken die Hand auf die Stirne oder nahm ihren Kopf zwischen meine beiden Hände und sagte: »Es wird Ihnen jetzt einfallen unter dem Drucke meiner Hand. Im Augenblicke, da ich mit dem Drucke aufhöre, werden Sie etwas vor sich sehen oder wird Ihnen etwas als Einfall durch den Kopf gehen und das greifen Sie auf. Es ist das, was wir suchen.- Nun, was haben Sie gesehen oder was ist Ihnen eingefallen?« (Freud, GW Bd. 1, S. 168).

Und Freud benennt das Problem des Patienten wie des Therapeuten in diesem Vorgang: Beide können mit der Flut von Einfällen bzw. Bildassoziationen, welche sie überkommen, kaum umgehen. Freud: »Es war wie eine Reihe von Bildern mit erläuterndem Texte« (GW Bd. 1, S. 246). Es ist eben nicht leicht, die Bildeinfälle – dies im Sinne der damaligen Heilkunst gesagt – »auf die Reihe zu kriegen«.

Es ist wie ein Jonglieren Freuds zwischen Wort und Bild. Dieses zeigt sein Bemühen, verbal die bildhaften Produktionen seiner Patienten zu konstellieren: »Benehmen Sie sich so, wie zum Beispiel ein Reisender, der am Fensterplatze des Eisenbahnwagens sitzt und den im Innern Untergebrachten beschreibt, wie sich vor seinen Blicken die Aussicht verändert« (GW Bd. 8, S. 468). Wir kennen solche Anweisung aus dem hypnotischem Um-Arrangement, bei dem der Wiener Analytiker Josef Breuer seine Patientin Anna O. das Schlafzimmer ihres Vaters umräumen lässt. Der Patient Sigmund Freuds: »Ich könnte es zeichnen, ... aber ich weiß nicht, wie ich es sagen soll« (GW Bd. 11, S. 86). Freud begreift offensichtlich jene Schwierigkeit, Bild in Wort rückzuübersetzen: Er weist darauf hin, »daß ein Bewußtwerden der Denkvorgänge durch Rückkehr zu den visuellen Resten möglich ist« (GW Bd. 13, S. 248); berichtet aber auch von den Schwierigkeiten, die sich hierbei bieten: »Man erlebt es (den Traum) vorwiegend in visuellen Bildern ... Ein Teil der Schwierigkeit des Traumerzählens kommt daher, daß wir diese Bilder in Worte zu übersetzen haben« (GW Bd. 11, S. 86).

Die Vorstellungen, die dem Patienten einfallen, repräsentieren, d.h. machen wieder präsent, bilden sozusagen eine Zeitbrücke, welche die Vorstellungen von jetzt und damals verbinden, also die vergangenen Bilder mit ihren noch erhaltenen – wir wissen heute: neuronalen – Spuren, Resten synthetisieren. In diesem Vorgang sind die Schemata sowohl erkenntnismäßig wie psychisch-kognitiv und -emotional außerordentlich wichtig. Synthetisieren sie doch die Elemente der Wahrnehmung und Gefühle – Kant sagt: einbildungskräftig. Sie versetzen also in ein Bild, in dem sich sinnliches und verstandesmäßiges Begreifen treffen. Schemata, das hat uns Kant, der diese wiewohl nicht psychologisch verstanden wissen wollte, gelehrt, bestimmen alle eingehenden Informationen, füllen die Informationslücken und entscheiden darüber, wie wir das Gesehene verstehen. Wenn die momentane Realität sich von den alten aktiven Schemata unterscheidet, werden sie nur wahrgenommen, wenn sie nicht zu übersehen sind. Schemata umreißen also in der Psychologie grundlegende mentale Wissensstrukturen, die einen Gegenstand, eine Situation bzw. ein Konzept in abstrakter, generalisierter Form enthalten. Für Kant, der wie gesagt die Schemata als grundlegendes Werkzeug des Verstandes begreift, ist die Kategorie der Zeit die Hauptdimension, in der sich das sinnliche und das verstandesmäßige Erfassen im Bild treffen.

Ein Bild, das will uns Kant sagen, ist die Darstellung derjenigen »Vorstellung der Einbildungskraft, die viel zu denken veranlasst, ohne dass ihr doch irgendein bestimmter Gedanke, d.i. Begriff, adäquat sein kann, die folglich keine Sprache völlig erreicht und verständlich machen kann.« Eine solche Darstellung repräsentiert ein »unabsehliches Feld verwandter Vorstellungen« (Kant, KdU §49). So kann Freud, der die Schema-Lehre auf sein System überträgt, zu der Feststellung kommen: »Es ist möglich, den somatischen Effekt eines Gedankens festzustellen, ohne dass das Ich darum wisse …« (Freud, vgl. rororo-Biografie, nach seinem Aufenthalt bei Charcot, 1886). Sowohl im Traum wie in der Rekonstruktion des Traums via Psychoanalyse wird die zeitliche Reihung der Eindrücke, von der anfänglichen Wahrnehmung über die Spuren dieser Wahrnehmung (Erinnerungsspuren) bis zu ihrer Umsetzung in Handlung, insofern wichtig, als sie zurückverfolgt werden kann. Die Zeitversetzung von vorher und nachher bleibt also im Blick – das Bild als bleibendes bildet also das sichtbare und bleibende Konstrukt jener Zeitbrücke, welche die zu rekonstruierenden Vorstellungen miteinander verbindet.

Wenn sich der Vorhang hebt: Die Nacht der Triebe und der Tag des Bewusstseins

In einem Brief an Romain Rolland vom Januar 1936 schreibt Freud:

> Sie wissen, meine wissenschaftliche Arbeit hatte sich das Ziel gesetzt, ungewöhnliche, abnorme, pathologische Erscheinungen des Seelenlebens aufzuklären, das heißt, sie auf die hinter ihnen wirkenden psychischen Kräfte zurückzuführen und die dabei tätigen Mechanismen aufzuzeigen. Ich versuchte dies zunächst an der eigenen Person, dann auch an anderen, und endlich in kühnem Übergriff auch am Menschengeschlecht im Ganzen. (Freud S: Brief an Romain Rolland. Eine Erinnerungsstörung auf der Akropolis. GW, Bd. 16)

Wie sollen diese psychisch wirkenden Kräfte auf unsere Vorstellungskomplexe greifbar werden, fragt Freud sich und erfährt viele Antworten.

So handelt Carl Gustav Carus' (1789–1869) Anschauungslehre unentwegt von diesem einen Aspekt: Aus der Dämmerung der sogenannten Nachtvölker der Triebe treten die Tagvölker des Bewusstseins hervor; und »der dunkle Körper« ist es hier, welcher des »reinen … Lichts« harrt (Carus 1963, S. 194); entsprechend korrelieren den unbewussten die bewusste Aspekte »der Natur- und Seelenwirkungen« (Carus 1963, S. 158). Seit Leibniz, seit Sulzer, seit Tetens, seit Schelling und Carus lesen wir; bei Immanuel Kant, bei Jean Paul, bei Arthur Schopenhauer, bei Friedrich Nietzsche erfahren wir: Eine Sphäre des Triebhaften ist mit einer entsprechend wilden, unheimlichen, dunklen, verworrenen, unbewussten Sphäre zu assoziieren; dieser Sphäre ist, wie Kant sagt, die Einbildungskraft verschrieben (vgl. Lütkehaus 1991). Vorstellungs- und Bewusstseinsformen sind kaum mehr nur ›rein und hell‹ zu entwerfen. Und Sigmund Freud fragt konsequent aber metaphorisch danach, was den sogenannten ›dark continent … psychisch ur-bevölkere‹, – während er dabei ist, diese unerklärliche unbewusste Sphäre zu skizzieren (zu der Zeit liest er des Afrikaforscher Stanleys ›Through the dark continent‹, wie er am 14. August 1878 an Silberstein schreibt).

Es handelt sich um eine »unaufhörlich fließende Quelle sexueller Erregung« – so malt Freud das zu erkundende, einprägsame Bild (Freud, Stud. Ausg. Bd. 5, 126). Seine Bild- und speziell: Symbol-Auffassung orientiert sich bekanntlich an einer abgewehrten und analytisch zu erarbeitenden Triebrealität. Sein Bild- und Symbol-Begriff stehen zeichenhaft für elementare Triebvorgänge. Dieses Verständnis fragt danach, welchen Sinn, welche Richtung das individuelle Triebschicksal schon im kindlichen Zeichen-, Symbol-Ausdruck offenbare; welche unbewusst seelisch-konflikthaften Sachverhalte sich hierin manifestierten. Das ästhetisch-bildnerische Produkt scheint deutbar als konflikt-ersatzweiser Interpretationsversuch. Das symbolisch Manifeste scheint hinzudeuten auf ein Leidens-Symptom. »Zerrbild einer Kunstschöpfung« heißt nach Freud beispielgebend dieses Symptom, welches er »Hysterie« nennt; welches ihm in seiner Bildhaftigkeit, in seinem »als-ob-Charakter« (Mentzos 1982) zu entzerren, aufzulösen ist. Welches, so die Tochter Freuds, Anna, neu zu zentrieren ist – insofern es im symbolischen Ausdruck seine innere, umgeleitete Erregung dokumentiert. Was liegt näher, als auf den symbolisch zu hebenden Bildwert des Symptoms einzugehen? Sigmund Freud aber tut sich schwer mit der Deutbarkeit der Bilder auf der Ebene des bildnerisch-Ästhetischen. Er, der jüdische Analytiker, folgt hier vielleicht dem Bilderverbot seiner Vorfahren (Menzen, 2009, S. 176).

Freuds schematische Darstellung der umgeleiteten Erregung, der primären Abwehr (Verdrängung) ist uns »Aus den Anfängen der Psychoanalyse« (Freud, 1895) überliefert.

In seiner »Psychologie des Unbewussten« (Freud 1975, S. 172) erscheint die Wortvorstellung als ein abgeschlossener Vorstellungskomplex, die Objektvorstellung mit ihren visuellen, akustischen oder klanglichen Assoziationen aber als ein offener Komplex. In dem Vorgang der Hinterfragung der Bild-Wort-Assoziation geht es ihm immer um »die Art der Verknüpfung, die sich zwischen dem gesuchten Namen und dem verdrängten Thema … hergestellt« hat.[2] Ihm

[2] Vgl. Freuds Spurensuche, beispielsweise seine Assoziationen um das im Verlauf der

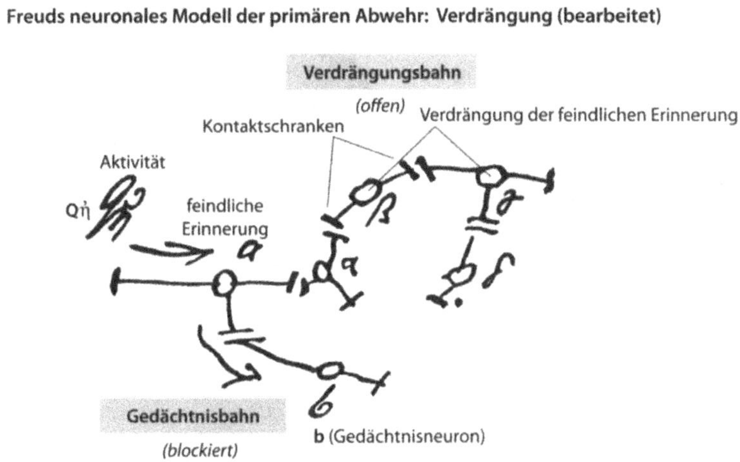

Abb. 61: Freuds neuronales Modell der Verdrängung

geht es um einen psychisch bedingten, d. h. lebensgeschichtlich verstörend-bedingten Gestaltszerfall der Wahrnehmung und deren Äußerung. Ihm geht es um die Umwege des Bewusstseins und die Verstellungen jener aus Gründen des psychischen Überlebens notwendig gewordenen Neuorganisation des Bewusstseins.

Es gehört zu den visuellen Bildtechniken Freuds, die Ur-Szene, die den psychischen Zerfall initiiert hat, wiederaufleben zu lassen in einer Art Schauspiel. Freud sagt: Der »Zweck des Schauspiels« gehe dahin, eine »Reinigung der Affekte« herbeizuführen; ... diene »vor allem dem Austoben intensiver vielfacher Empfindungen« (Freud 1905/6; Bd. 10, 1969, S. 163 f.). Ganz im Banne der psychologischen Introspektionstheorie entwirft Freud ein Modell der inneren »bewußten und ... verdrängten« Teilhabe an einem »Schau-Spiel«: »... infolge der Bekanntheit der Stoffe hebt sich der Vorhang ... immer gleichsam mitten im Stück« (Bd. 10, S. 165). Es gehe hierbei darum, meint er, »uns ... wiederzufinden«, was bedeute: »den Akt der Verdrängung zu wiederholen«, dabei den »Verstand ... zu verlieren« (Bd. 10, S. 165 f.). Bedingung sei in diesem Vorgang, dass der Zuschauer mindestens zu ›erregtem Mitleiden‹ fähig ist; den ›Wunsch‹

Analyse fallende Wort Signorelli; vgl. S. Freud, »Zum psychischen Mechanismus der Vergesslichkeit«, 1898, in: »Zur Psychopathologie des Alltagslebens«, 1901.

kenne, ›gesund zu werden, den Zustand zu verlassen‹. Wir werden an die Anfänge des Mesmerismus erinnert, in denen der in Berlin neu bestallte Professor K. Ch. Wolfart mit seinem Buch »Mesmerismus oder System der Wechselwirkungen, Theorie und Anwendung des thierischen Magnetismus als die allgemeine Heilkunde zur Erhaltung des Menschen« (1814) davon redet, dass kranke Menschen sozusagen außer Takt geraten sind – wir sagen umgangssprachlich »nicht mehr auf der Reihe sind« – und einer neuen inneren Ordnung bedürfen: Solche »Reihe ist von einer Ordnung, welche die Nervensubstanz durchdringt und mit der gesammten Natur in Wechselverhältniß bringen kann« (Wolfart 1814). Die erkenntnis- und gefühlsmäßige Neuordnung, Rekonstruktion der Psyche ist hier begründet.

Der erregte weibliche Körper und sein Wert – Szenen des Hysterischen

Wenn wir hier von Hysterie sprechen, dann sind damit zunächst jene in der »Gedankenlosigkeit des Schocks« (Gorsen 1980, S. 21) auftretenden, ekstatischen Körperverrenkungen, Krämpfe, Lähmungserscheinungen, Anfälle von Erstickung, auch der Verlust des Sprechens gemeint, wie wir sie aus der psychiatrischen Literatur des 19. Jahrhunderts, besonders aber in der methodisch-therapeutischen Umsetzung als »Prinzip aller Suggestion« (ebd.) kennen. Peter Gorsen umreißt jene »Darbietungen der ästhetischen Deformation« (ebd.): Jene Unsicherheiten beim Gehen und Stehen, jene Empfindungslosigkeit der Haut, des Sehvermögens – und immer wieder: jene Gebärden sexueller Exaltation, die wie in einem Horrorgemälde Tausende von Frauen, in den Betten der Salpêtrière stöhnend und sich verrenkend liegend, befallen haben. Sind es männliche Wunschbilder, die in jenen Geburtsort der psychiatrischen Klinik des ausgehenden 19. Jahrhunderts hinein projiziert werden? In der viel weiter zurückreichenden Geschichte jenes hier angenommenen Wunschbildes ist es das Bild von dem Tier, das ruhelos im Körper der Frau umherwandere, bis es, wenn die Geschlechtsteile eingerieben, also behandelt sind, seinen Ort im unteren Teil des Körpers wieder eingenommen hat. Besonders ist es das Bild von der Gebärmutter, die ein Eigenleben führt und, der Verfügung der Frau entzogen, dem rationalen Zugriff des Mannes anheimfällt. Die in Hexenprozessen hunderttausendfach verbrannten Frauen müssen die Austreibung jenes Tieres, genannt Teufel, sprachlos erdulden. Selbst die Saubermänner der Renaissance (besonders Paracelsus und Rabelais) zeichnen gierig dieses Bild, das zunehmend seiner animalischen Besessenheit auch im Kopf gewahr wird.

Im letzten Drittel des 19. Jahrhunderts ist es endlich so weit, ist endlich eine Methode entdeckt, die jene besessenen Köpfe in der hypnotischen Suggestion sprechen lässt. Kolportage eines Behandlungsprotokolls:

> Die ersten Experimente mit Frauen nennt Charcot Experimente mit Hypnotismus. Das Wort war ungefährlich. Deshalb benutzt er es. Er wählt zwei junge Frauen als Objekte aus, Augustine (der Nachname fehlt, und sie verschwindet nach diesem Experiment aus der Geschichte) und Blanche Wittmann. Assistenten sind Gilles de la Tourette, Joseph Babinski und Désiré-Magloire Bourneville, zwei von ihnen (sind) spätere Monumente der Geschichte der Medizin. Er bezeichnet die Ausgangslage der Objekte, also der Patientinnen, als labil. Augustine hatte sich seit dem Vortag in einem trance-ähnlichen Zustand befunden, und Blanche war aggressiv, hatte gewiehert, kurze Lacher ausgestoßen und Charcot mit beinah feindlichen Augen betrachtet. Das Experiment wurde jedoch mit Blanche eingeleitet, die ein Pendel betrachten mußte und bereits nach fünf bis acht Minuten schläfrig zu werden schien, die Augen schloß und einschlief. Sie blieb sitzen.
> Augustine war auf ein Bett gelegt worden: Als Charcot für einige Sekunden ihre Augenlider hochhob, reagierte sie sofort und streckte die Beine aus; eine Bewegung, die ihr Nachthemd zur Seite gleiten ließe und ihren nackten Unterleib und das bloße Geschlecht enthüllte. Charcot gab daraufhin Bourneville die Anweisung, ihren Körper zu bedecken.
> Blanche schlief jetzt. Charcot blies leicht über ihr Gesicht und sagte ihr, wenn sie aufwachte, würde sie sich wohl fühlen. Sie verblieb jedoch in einem kataleptischen Zustand [Zustand, in dem aktiv oder passiv eingenommene Körperhaltungen übermäßig lange beibehalten werden – Anm. d. A.]. Charcot preßte daraufhin seine Hand auf Punkte an ihren Eierstöcken: dies ist also, bevor Charcot die Ovarienpresse erfand, die aus Metall und Leder, die benutzt wurde, um Hysterie zum Stillstand zu bringen. Sie erwachte und sah Charcot mit einem eigentümlichen Lächeln an. »Wie fühlst du dich jetzt«, hatte Charcot gefragt. Sie antwortete: »Ich hätte nichts dagegen, jetzt ein Stück Brioche zu essen« (Schott, H., 2006; 103(34–35): A-2254 / B-1955 / C-1889).

Wenn wir hier von *Hysterie* sprechen, dann sind damit besonders Frauen gemeint, deren Gebärfähigkeit hinterfragt, man könnte auch mutmaßen: eher männlicherseits beneidet wird. In dem Augenblick, als die Weiblichkeit des männlichen, literarisch-bildnerisch-theatralisch sich gebärden könnenden Körpers en vogue ist – Christine von Braun hat in dem bemerkenswerten Artikel »Das wandelbare Gesicht der Hysterie. Von der Hysterie zur Anorexie« (2007) dies herausgearbeitet – schmücken sich Flaubert, Baudelaire oder Mallarmé, hier für viele stehend, mit diesem Etikett.

Aber der angesichts einer feindlichen Übermacht ›kriegszitternde‹ Mann, der sich in den Lazaretten der Weltkriege als ›Simulant‹ und ›Drückeberger‹ eher die männliche Ehre als die eher weibliche Sexualität nehmen lässt, will sich die gemeinhin anerkannte Frauenkrankheit der Hysterie nicht zuschreiben lassen. Auf einem der ersten Psychoanalysekongresse im Budapest wird der Kriegszitterer hinter verschlossener Tür verhandelt, nur Männer sind zugelassen. »Kriegsneurose« heißt jetzt diese Krankheit, die trotz aller Vorsicht der Organisatoren höchste öffentliche Aufmerksamkeit erhält (vgl. Freud, Zur Psychoanalyse der Kriegsneurosen. Internationaler Psychoanalytischer Verlag, Wien 1919). Über die Hysterie des Mannes darf vernünftig und wissenschaftlich geredet werden. Sie erhält ihre Bühne, ihre nur sublim, d. h. verdeckt sexuelle, fachwissenschaftliche Form – und beginnt, sich gegen das Bild der verirrten, da nicht beheimateten weiblichen Gebärmutter, in übermächtiger Grenzerfahrung aus den Grabenkriegen des Ersten Weltkrieges her zu definieren – aus jenen, um es metaphorisch zu sagen, dunklen Löchern buchstäblich an das alles zerreißende Licht tretend.

6.5 Experimentelle, lebensreformerische Bildvorstellungen im Übergang zum 20. Jahrhundert

In den letzten Jahrzehnten des 19. Jahrhunderts ist europaweit eine Reaktion auf die Industrialisierung, Technisierung, Rationalisierung, Klinisierung des Lebens zu vermerken. Daraus entsteht eine Praxis, die sich lebensreformerisch nennt und sich eher praktisch-experimentell als theoretisch tradiert. Wir wollen versuchen, die grundlegenden Ideen dieser Bewegung zu verstehen und verfolgen die Phasen der Diskussion, in denen sie sich fortschreibt.

6.5.1 Zu den theoretischen Grundlagen der Bewegung

Phase 1 der Diskussion: Angesichts der überraschenden Entdeckungen der Naturwissenschaft und der Fortschritte der Technik, auch der Höchstleistungen in den neu zu organisierenden Wirtschaftsverhältnissen, erstaunt es nicht, dass um 1900 ein bislang extremer Rationalismus alle Gebiete des Lebens durchzieht: »Notwendig musste die Aufklärung die irrationalen Seelenkräfte und die ihr adäquaten Objekte hintansetzen und verkümmern lassen« (Meyer 1949, S. 243). Der Philosoph Max Scheler wird um »eine neue Verteilung der Gesamtenergie des Menschen zwischen Hirnrinde und dem übrigen Organismus ringen« (zit. ebd.). Die Willens-, Lebens-, Verstehens- und Existenzphilosophien der Zeit werden aus diesem Interesse an einer »Umwertung der Werte« (Friedrich Nietzsche) in diesem kurzen Abriss zusammengedacht. Immer wieder wird hier in dem Vorliegenden die Frage sich erheben, »welcher Kategorie der seelischen Phänomene der Wertungsakt, dem der Wertbegriff entnommen wird, zugehört« (Meyer 1949, S. 232). Seelische Akte wie Verstehen, Wollen, Fühlen, Erleben, Einfühlen, Intuition und andere bieten sich an. Immer wieder setzt sich die Erkenntnis durch, dass Werte ein An-sich-Sein haben und damit eine objektive, absolute Geltung: »Wenn Werte sich entwerten, schaffen und vernichten lassen, dann sind sie willkürliches Menschenwerk gleich Phantasien, dann ist ein Nachsinnen über das Wertreich gegenstandslos.« Dies wird von Max Scheler und Nikolaus Hartmann gegen Friedrich Nietzsche gesagt, gegen das Reden von der »Umwertung der Werte.« »Werte lassen sich nicht umwerten, sie sind das, was sie sind; nur die Stellungnahme des Menschen zu den Werten ändert sich« (Meyer 1949, S. 234). So lautet die Paraphrase dieses Konflikts.

Die Auseinandersetzung um die Geltung der Werte endet schließlich in W. Diltheys »Die Typen der Weltanschauung und ihre Ausbildung in den metaphysischen Systemen« (1911, S. 3 ff.). Typologien entstehen, in denen »verschiedene Wertrichtungen durch die Einheit des Ich-Bewusstseins aufeinander bezogen sind«, so Eduard Spranger in seiner Konzeption der beiden »beispielhaften Versuche, zu einer Psychologie des sinnbezogenen Erlebens durchzustossen« (1921, zit. in: W. Ritzel 1980, S. 154).

Kulturhistoriker wie Georg Simmel und Karl Jaspers ziehen sich auf das Logische als das einzig geltende Wertgebiet wieder zurück. Schließlich gibt es Intellektuelle, die überhaupt die absolute Geltung von Werten leugnen. Max Schelers »Wertgefühle«, Nicolaus Hartmanns »Wertgefühl«, – die beiden Philosophen bezeichnen Krisensymptome des Rationalismus und verweisen auf eine neue Denkrichtung, die sich dem Wesentlichen, genauer gesagt: dem Wesen der Dinge, der inneren wie der äußeren, zuwendet: die Phänomenologie.

Phase 2 der Diskussion: Es ist der französische Philosoph Henri Bergson, der in seinem Werk »Matière et mémoire« (1896/1964) die Welt als eine von Bildern (images) begreift, als eine Verstofflichung dessen, was nicht stofflich ist (Bergson 1964, S. 240). Das ist eine provokante Absage an den Objektbegriff des naturwissenschaftlichen Denkens: »Intuition ist jene Art von geistiger Einfühlung, kraft derer man sich in das Innere eines Gegenstandes versetzt, um auf das zu treffen, was er an Einzigem und Unausdrückbarem besitzt«, sagt Bergson. Dies bedeute die Möglichkeit, »sich durch eine Intuitionsanstrengung in das Objekt selbst zu versetzen«, »durch eine Art intellektueller Auspultation seine Seele kochen zu fühlen« sagt er (zit. in: Meyer 1949, S. 250–151). Aber schließlich bedauert er resigniert: »In der Menschheit aber, an der wir teilhaben, ist tatsächlich die Intuition dem Intellekt fast vollständig geopfert worden« (Bergson 1921, S. 271).

Somit ist die Aufgabe gestellt: »Dieser entschwindenden, dieser ihren Gegenstand nur je und je beleuchtenden Intuitionen muss die Philosophie sich bemächtigen« (Bergson 1921, S. 272). Intuition wird bei Bergson zum sympathetischen Kontakt mit den Dingen und Organismen, ist hier die Fähigkeit, sich verstehend in die Lebensmitte der Dinge zu versetzen (vgl. Meyer 1949, S. 251). Sie wird schließlich vergleichbar der idealistischen Schellingschen »intellektuellen Anschauung«; erhält eine metaphysische Bestimmung:

> Je weiter … die Philosophie in diesem Werke fortschreitet, um so klarer erkennt sie, dass die Intuition der Geist selbst, ja in gewissem Sinne das Leben selbst ist: Während sich der Intellekt in Nachahmung des, die Materie erzeugenden Prozesses von ihm abschnürt. Damit wird die Einheit des geistigen Lebens sichtbar. Erkannt aber wird sie nur, wenn man in die Intuition eingeht, um von ihr zum Intellekt vorzuschreiten. (Bergson 1921, S. 272)

Als Gegner der mechanischen Anpassungstheorien Darwins, Spencers, Lamarcks u.a., wird die Intuition zum wichtigsten Lebensprinzip (›élan vital‹) erklärt; und wenn »das gesamte Leben als eine ungeheure, von einem Zentrum her sich ausbreitende Woge« beschrieben wird, wird dieser Elan offenbar: »Das ganze Leben … wird hier als eine ansteigende, der niedersteigenden Bewegung der Materie entgegengestemmte Woge sichtbar. … Diese ansteigende Woge ist Bewusstsein, und birgt wie jedes Bewusstsein ungezählte Möglichkeiten, die sich durchdringen …« (Bergson 1921, S. 270; 273) Wir haben Henri Bergson ausführlich zitiert, um die Zeitströmung deutlich zu schraffieren: immer wieder eine Überlegung, die in der Kritik an der Moderne heute zu Ende gekommen ist (vgl. Welsch, 1987); eine Entwicklung, die alle progressive Naturbeherrschung, allen naturalistischen Experientalismus in Frage stellt.

Nach den französischen wollen wir einen Vertreter der deutschen Lebensphilosophie zitieren. Hermann Nohl hat in seinem Buch »Die ästhetische Wirklichkeit« (1961) Wilhelm Dilthey als einen solchen schlagwortartig beschrieben, dem es um Folgendes gehe: Erleben, Ausdruck, Gestaltung und Verstehen als Momente jedes vollen Erlebnisses. W. Dilthey (1833–1911) führt wie H. Bergson einen Kampf »für die Empire gegen den Empirismus«; für »die ganze, volle, unverstümmelte Erfahrung«; er setzt ähnlich wie Bergson einen neuen Zusammenhang (Dilthey 1921 ff., Bd. 8, S. 175).

Er gesteht durchaus »ein unersättliches Verlangen nach Realität« (Bd. 1, S. 123; Bd. 6, S. 105). Aber er setzt hinzu »eine aus eigener Tiefe heraus einheitlich gestaltende Macht über den Stoff des Wirklichen, welche im Denken denselben konstruiert, im ästhetischen Vermögen ihn beseelt und im Handeln ihm die Form des Ideals … aufprägt« (Dilthey, 1957, S. 332). Immer wieder wird beschworen »die ganze, volle, unverstümmelte Erfahrung« (Bd. 8, S. 171); und das »Leben …, wie es ist … Das Leben … in seinem unergründlichen Zusammenhang sichtbar [zu] machen« (Bd. 5, S. IV).

Phase 3 der Diskussion: Die Lebens-, Erlebens-, Intuitions-, Gefühls-, Empfindungs- und Stimmungssphäre gerät am Ende zum Existenzial dieser Philosophien. Das ist vielleicht erst dann verstehbar, wenn wir Hermann Nohl über seine Zeit als Schüler Diltheys hören:

Es war für die jungen Menschen tief erregend, zumal sie oft den Zusammenhang nicht kannten, in den die Diktate gehörten, und überhaupt bei den sehr schwer zugänglichen Arbeiten Diltheys das Ganze seiner Philosophie nicht voll übersahen. Man stürzte sich abends in den jeweils behandelten Gegenstand, um den Kopf über dem Wasser zu behalten, und fand sich am nächsten Tag an ganz anderer Stelle bei ihm wieder, oft berauscht und beglückt, oft tief bedrückt, aber man lebte bei aller Problematik und oft Hilflosigkeit im Äther des Geistes und bei allem Wissen um die Relativität jedes

Geschichtlichen ohne jeden Skeptizismus in der Gewissheit eines höheren Lebens von metaphysischer Tiefe. (H. Nohl, Wilhelm Dilthey, in: Die großen Deutschen, Bd. 4, 1983, S. 218 f.)

Für die benannte Generation von Intellektuellen ist klar: »Ein Gebiet des sich ins-Verhältnis-Setzens ist auch die Pädagogik« (Wagner 1924, S. 70). Und hier werden der Neukantianer R. Hönigswald (1913) wie der Lebensphilosoph W. Dilthey (1888) zitiert: Immer wieder der Hinweis auf das Problem allgemein gültiger Ideale (W. Dilthey) wie der Hinweis auf das Problem der tatsächlichen Anerkennung von Geltungswerten (R. Hönigswald; vgl. J. Wagner, 1924, S. 70–71). Nach dem bisherig Gesagten wird deutlich geworden sein, dass eine kulturpädagogisch orientierte Werttheorie sich vor allem mit den gefühlshaften Bestrebungen auseinandersetzen muss: »So tritt der Wertbegriff mit dem Gefühlserlebnis in Verbindung« (Wagner 1924, S. 78). Dieses Zwecks wegen werden die wichtigsten Theorievertreter aus Neukantianismus, Phänomenologie und Lebensphilosophie zitiert.

Immer mehr wird die Kultur zum »Inbegriff aller Werte« (Wagner 1924, S. 46). Sie bedeutet vor allem die »Gewinnung einer Lebensform« (ders., 1924, S. 23) – wozu die ästhetisch-geschichtliche Recherche nach zeitgemäss-typischen Grundeinstellungen wesentlich anleitend ist: Kunst als lebensgeschichtliche Betrachtung, wie bei W. Dilthey zu Händen des Erziehers, speziell des Kunstphilosophen und -didaktikers.

Phase 4 der Diskussion: Hermann Nohl hat in seinem Buch »Die Weltanschauungen der Malerei« (1908), das in seiner zweiten Auflage unter dem Titel »Stil und Weltanschauung« (1920) erschien, in Anklang an Wilhelm Dilthey dessen Typen von Weltanschauung in »typischen Kunststilen« wiedergefunden. Resumierend stellt er 1923 fest: »In früheren Arbeiten habe ich versucht, bestimmte Stile künstlerischer Welten nachzuweisen, die sich aus typischen metaphysischen Bewusstseinseinstellungen ihrer Schöpfer interpretieren lassen« (»Über den metaphysischen Sinn der Kunst«, in: Nohl 1961, S. 126). Seine explizite Bild-Theorie will existentialiter verstanden sein. Es ist nicht nur seine Verzweiflung an der Zerrissenheit des ›Zeit‹-Bewusstseins, des ›Zeit‹-Gefühls, das auf ›ursprüngliche‹ Kulturmuster greifen lässt – und geradezu Kunsttheoretiker wie H. Wölfflin und W. Worringer auf den Plan ruft; er sucht ein Existenzial, das sein Leben begründet.

Heinrich Wölfflins »Kunstgeschichtliche Grundbegriffe« (1915) wollen »das verwirrende Durcheinander überwinden und das Aug' in ein festes, klares Verhältnis zum Gegebenen bringen« (Moos 1931, S. 235). Wölfflin entwickelt Kategorien der Anschauung mittels der neueren Kunst; macht an Kategorien wie denjenigen des Linearen und des Malerischen, der Fläche und Tiefe, der geschlossenen und offenen Form, der Vielheit und Einheit, der Klarheit und Unklarheit, ästhetisch-geistige Empfindungskomplexe fest; deren Gefühlswerthaftigkeit unmittelbar-einleuchtend (vgl. Wöfflin 1976, S. 248), reinigend (vgl. Wöfflin 1976, S. 254) oder verunklart (vgl. Wöfflin 1976, S. 239) sein kann; aber immer so, dass darin eine geistig-stilistische Kategorie zum Vorschein kommt. Typische Bedeutungen sind es, worum sich H. Wölfflin müht; Bildfantasien sind es, die an eine gleichbleibende Formenwelt gebunden sind (vgl. Wöfflin 1976, S. 280).

Wir stehen an einem Beginn der Geschichte von Kunsttherapie. Aus einer Verwirrung an einer alogischen Welt, wie H. Nohl einmal sagt, wird in den Äußerungsformen der Kunst ein untrüglicher Blickpunkt gefunden. Die Perzeption erscheint in ihrer Gesetzlichkeit, die Einzelhinsichten sind einem Gesamt unterworfen; das Auge stellt sich auf die Wahrnehmung der Gesamterscheinung ein, leistet seinen spezifischen Beitrag in der Aneignung des Gegenständlichen.

Dieses Interesse ist bei Wilhelm Worringer (1881–1965) besonders zu finden: In seinem Buch »Abstraktion und Einfühlung: Ein Beitrag zur Stilpsychologie« (Worringer 1908; 1959; 1976) ist der psychisch-ästhetische Einfühlungsvorgang – in Anknüpfung an den damals führenden Einfühlungstheoretiker Theodor Lipps (Von der Form der ästhetischen Apperzeption, 1902; Von Fühlen, Denken, Wollen, 1907, 2. Aufl.) – eine Art »Übersetzung des Wechselnden und Bedingten in unbedingte Notwendigkeitswerte«, wie Paul Moos (1931, S. 244) sagt. Ästhetisch genießen heißt demnach bei Wilhelm Worringer, wie in der Theorie Theodor Lipps formuliert, das ästhetisch-Einfühlsame in seiner Allgemeinheit zu begreifen: »Was ich in ihm einfühle, ist ganz allgemein Leben … Leben ist mit einem Wort Tätigkeit. Tätigkeit aber ist das, worin ich einen Kraftaufwand erlebe«, ist im ästhetischen Rezeptionsvorgang als apperzeptive Tätigkeit gleichzeitig ein abstrakt-produktiver Vorgang (Worringer, 1976, S. 37). Und noch einmal schärfer: »Die Form eines Objekts ist immer das Geformtsein durch mich, durch meine innere Tätigkeit … Diese Apperzeption ist keine beliebige und willkürliche, sondern mit dem

Objekt notwendig verbunden.« (1976, S. 39) Was wohl heißt, auf der einen Seite subjektiv-psychologisch-ästhetisch begriffen zu sein, angeeignet im individuellen Vollzug, auf der anderen Seite aber apperzeptiv erfasst in seiner überlogisch-allgemeinen Eindrücklichkeit, als ein Ausdruck transzendenten Verlangens.

Der über alle Konkretheit hinausgehende Abstraktionsvorgang, der mit dem Vorgang des Einfühlens korreliert, ist bei Worringer als »Folge einer großen inneren Beunruhigung des Menschen durch die Erscheinungen der Außenwelt« (Worringer 1976, S. 49) ein Versuch, das nicht bloß Relative im ästhetischen Ausdruck zu fassen, sondern seine Eigentümlichkeit, wie die Stileigentümlichkeit, die sich in der Kunst einer Zeit durchsetzt (vgl. Worringer 1976, S. 42). Worum es Worringer geht, heißt immer »Annäherung an die Wirklichkeit«, bedeutet, »sich aus dem so kleinen und beschränkten Kreise unserer Vorstellungsbahnen herauszubegeben und die Möglichkeiten anderer Voraussetzungen anzuerkennen« (Worringer 1976, S. 43, 44).

Wie schon bei H. Wölfflin, ist das auch hier bei W. Worringer der Versuch, einen Zugang zum ästhetischen Ausdruck zu gewinnen, ohne den subjektiv-ästhetischen Verzerrungen ausgeliefert zu sein. Die apperzeptiv begriffene ästhetisch-künstlerische Tätigkeit, subjektiv- wie objektiv-stilistisch begriffen, hat in dieser Form kunstwissenschaftlicher und kunstdidaktischer Betrachtung Entscheidendes für die Kunst- und Gestaltungstherapeutik formuliert: auf das Wesentliche dieses Vorgangs aus zu sein, ihn als Repräsentation bestimmter Zusammenhänge von Erscheinungen zu betrachten und dabei auf die subjektiven Brechungen zu achten. Die verzweifelten lebens- und wertphilosophischen Bemühungen um ein Existenzial, das ein Stück Orientierung sein könnte in einer Krisenzeit, sind einfühlungstheoretisch-kritisch gewendet, vergleichbar der eidetisch variierenden Phänomenologie in ihrer Antwort auf die neukantianischen Logizismen.

Phase 5 der Diskussion: Die Diskussion zieht sich weit bis ins 20. Jahrhundert, zumal nach der Erfahrung zweier Weltkriege, hin. Jean-Paul Sartre hat als Existenzialphilosoph und psychologischer Phänomenologe in seinem Buch »L'Imaginaire« (1940; dt. Das Imaginäre, 1971) wie die Vor- und Nachkriegsgeneration des 1. Weltkrieges aus einer ähnlich verzweifelten Befindlichkeit an die vorstehenden kulturphilosophischen Gedanken angeknüpft.

Die Bilder unserer »Vorstellung«, sagt er, sind »von Affektivität und Wissen durchdrungen; ... eine synthetische Organisation« (Sartre 1971, S. 46–47). Was da in einem Bewusstseins- als Beziehungsakt, denn nichts anderes meint er in einem Vorstellungsbild zu sehen, zusammenkommt, definiert »ein bestimmtes Verhältnis unseres psychischen Seins zur Welt«, so Jean-Paul Sartre (1982, S. 270); steht für einen Kontext, »eine bestimmte Art«, »die Welt zu erfassen«, sie zu »transformieren« (Sartre, 1982, S. 289). Merleau-Ponty konnotiert mit dem Blick des malenden Renoir: »Sein Blick war weniger eine bestimmte Art, das Meer zu betrachten, sondern die verborgene Elaboration einer Welt« (Merleau-Ponty 1984, S. 83).

Die Inventionen Sartres und Merleau-Pontys sind besonders nachhaltig. Sie beantworten nämlich eine fast hundertjährige deutsche und französische kulturphilosophische Diskussion: In der Folge von Sartres Recherche steht die »Gerichtetheit« des Vorstellungsgefühls, so im Vernehmen mit einem der einflussreichsten Theoretiker deutscher Psychologiegeschichte (vgl. Krueger, 1953, S. 262): Es geht darum – wie schon William James in »What is an Emotion« (1884) und C. G. Lange »Über Gemütsbewegungen« (1855/1887) sagten –, die physiologisch-vasomotorischen Störprozesse in ihren Bewusstseinsentsprechungen zu analysieren. W. B. Cannon (1915), D. B. Lindsay (1960) und Elizabeth Duffy (1963) haben die physiologische Seite dieses Störprozesses, E. Claparede (1928), P. Janet (1928), F. Krueger (1928), und nicht zu vergessen S. Freud (1948) haben die psychische Seite des Gefühlserlebens recherchiert. Merleau-Ponty hat den psycho-physiologischen Gleichklang attestiert: »Das Sichtbare ist aus dem Berührbaren geschnitzt« (1948/2006, S. 28 f.).

Schon Wilhelm Wundts »Grundzüge der physiologischen Psychologie« (1893) hatte das »Gefühl« eine »Reaktion der Apperzeption auf den einzelnen Bewusstseinsinhalt« genannt; Ganzheits- und Gestalttheoretiker wie Christian v. Ehrenfels hatten das Bewusstseinsmäßig-Gestalthafte eines solchen Bewusstseinsprozesses als ihr zentrales Forschungsinteresse beschrieben. Die Entdeckung der »Umstrukturierung eines Bewusstseins- und Erlebnisinhaltes« gehört zur Forschungsleistung der Gestalttheorie (vgl. A. Wellek). Davon konnte die psychoanalytische Theoriebildung leben: Hiernach steht ein Bewusstseinszustand möglicherweise für etwas anderes; legt ein Bewusstseinszustand seine symbolische Präsentation, symbolumweghafte Realisation nahe; hiernach zeigt das Gefühl – so Freud (1948) – eine innere Spannung an; will das Gefühl aufdeckbare unbewusste, verdrängte Affekte anzeigen.

6.5.2 *Zu den praktischen Schlussfolgerungen der Bewegung*

Die sich aus den Diskussionen ergebende Reformbewegung versteht sich als eine Art von Fluchtbewegung, die der zivilisatorischen, vor allem städtischen, industriellen Zentren des Lebens entsagt. Stichworte wie ›verlorener Ursprung‹ (Cooper), ›unberührte Landschaft‹ (Vogler), ›paradiesische Zustände‹ (Erven) werden weitergereicht. Eine ideell überhöhte, projektiv religiös aufgeladene Naturvorstellung geistert buchstäblich durch die Kolportage. Die »verborgene, heilige Einheit der Natur« (Hesse, 1913) sucht sich neu, u.a. mit Hilfe der Kunst, zu konzipieren: »So wie diese Maler arbeiten, die das Ganze zerstückeln, das Feste auflösen, die Formelemente durcheinander schütteln und zu neuen, verantwortungslosen, aber oft wunderbar reizvollen Kombinationen umbauen, so arbeitet unsere Seele im Traum ...« (Hesse 1970, Bd. 8, S. 419f.) Und der Literat entdeckt angesichts und in Staunen vor der Natur jenen künstlerisch wie psychoanalytisch wesentlichen »Austausch zwischen Bewußtem und Unbewußtem ...« (ebd.).

Schriften wie die Kandinskys, »Das Geistige in der Kunst«, sind en vogue. Literatur-, kunst- und performancehaft, mit einem neuzeitlichen Ausdruck: ästhetisch-multimodal wird die Sehnsucht nach Unberührtheit, Reinheit gesucht – und gefunden: Im »Kind als Künstler« (Kerschensteiner), in der »Naturkraft des Naiven« (Hartlaub), in den »Formen eines einfachen Lebens« (Rudolf von Laban) wird das noch nicht zivilisatorisch Verunreinigte gefunden und künstlerisch inszeniert: Jakob Flach berichtet von dem, »was durch eine anmutige Verschmelzung von Bewegung, Musik, Farbe, Rhythmus und Verzückung in einer entsprechend mitsingenden Landschaft und Naturstimmung« gesamtkunstwerkhaft entsteht. Begeistert berichtet er, wie er mitgerissen wird – »mit nichts im Kopf als Rhythmus und Ekstase, ... rasend von Sinnen« (Flach, vgl. Szeemann 1978, S. 130).

Dort auf dem Monte Verità, dem Berg der Wahrheit bei Ascona, wo die Bewegung ihr Zentrum findet, werden tatsächlich »Urgefühle der Menschheit« zitiert, da geschieht eine »Mitteilung des Menschen an die Menschheit« (Mary Wigman, vgl. Sorell 1967, S. 185). Das bislang für ›krank‹ Erklärte erfährt eine ganz andere Deutung:

Beim jähen Unterbrechen der Musik folgt Katalepsie; die letzte Bewegung erstarrt. Verfolgen wir den Faden vom Beginn der Hypnose an rückwärts, in den Wachzustand … hinein, so sehen wir ihn in zahlreichen Fällen sich auflösen, die da heißen: außerordentlich große Vorliebe und Empfänglichkeit für Musik seit frühester Jugend, geübte Fertigkeit im Tanzen, Zugehörigkeit zu einer in Gebärden und Ausdrucksbewegungen eminent gewandten Rasse, eine ausgesprochene hysterische Erkrankung und die dieser entsprechende enorme Affektiererregbarkeit und Fähigkeit, rasch jeden Affekt mit einem beliebigen anderen zu wechseln, schließlich noch die wohlbekannte Neigung der Hysterischen zum Theatralischen und Auffallenden.

Ähnlich auch der Theaterkritiker Kerr in diesem Zusammenhang: »eine Darstellerin der Hysterie …, eine stark hysterische Darstellerin …« (Winther 1919, S. 65, Herv. v. m.). Hysterie als »Darstellung einer seelischen Entwicklung« (Winther 1919, S. 67) – die Entdeckung bringt eigene therapeutische Überlegungen ins Spiel, ringt der tonangebenden Therapeutik ein Herrschaftsinstrument ab, das in reformerischer Manier fortan zum Integral der Bewegung gezählt wird.

Die *Gestaltungstherapie* des 20. Jahrhunderts wird von diesen Erfahrungen zehren: Gymnastik-, Tanz-, Rhythmik-, Theater-, Körper- und Gestalttherapien werden bis in die späten Achtzigerjahre der humanistischen Psychologie auf die Erfahrungen dieser Bewegung zurückgreifen. Und sie werden sich darauf besinnen, dass hier ein organismisch-ganzheitliches Konzept geboren ist, das die klinisch- (Kurt Goldstein, 1926) wie körper- (Wilhelm Reich, 1927) und gestalttherapeutisch orientierten Praktiker (Fritz Perls, 1969) methodisch in der ›Arbeit an der Gestalt‹ umsetzen. Formal- wie konkretästhetisch wird eine Kunst- als Gestaltungstherapeutik (Rhyne, 1991) an diese Vorarbeiten und Erfahrungen anknüpfen und sie an ihre kultur- und geisteswissenschaftlichen Grundlagen erinnern (Petzold, 1985). Die Genannten tragen dazu bei, dass eine Psychosomatik, die sich als klinisch versteht, über mehr als die Einsicht ›wechselnder affektierter Erregtheit‹ (siehe oben) verfügt. Die Tradition der Bewegung steht für einen theoretischen wie praktischen Neubeginn der psychosomatischen Klinik.

6.6 Kunst- und Gestaltungstherapie in der Psychosomatik des 20. und 21. Jahrhunderts

Im Fokus des psychosomatischen Blicks stehen die Patienten, die wesentlich psychisch bedingte körperliche Symptome aufweisen. Wir unterscheiden seit den Einlassungen Hoffmanns und Hochapfels (2004) vier Gruppen von Menschen mit psychosomatischen Störungen, die Deneke (2013, S. 407 f.) zusammenfasst:

Die erste Gruppe umfasst jene Patienten, die, psychosozial mitbedingt, organerkrankt sind: Personen mit Asthma bronchiale, Essenzieller Hypotonie, Ulcus pepticum, Colitis ulcerosa, Atopischer Neurodermitis, Hyperthyreose (Schilddrüsenerkrankung), Rheumatischer Arthritis, Koronarer Herzerkrankung, Morbus Crohn und Abakterieller Prostatitis u. a. m.

Die zweite Gruppe umfasst jene Patienten, die körperliche Symptome als Ausdruck eines abgewehrten Affektes und in der Regel ungelöster Konflikte bilden. Die Symptome dieser Patienten bestehen in Konversions- oder dissoziativen Störungen des Bewegungs- und Sinnesvermögens, in Hör- und Sehstörungen, Sensibilitätsstörungen und psychogenen Lähmungen.

Die dritte Gruppe umfasst jene Patienten mit somatoformen, autonomen Funktionsstörungen. Dazu gehören alle dysfunktionalen Störungen der Organe, die vegetativ also über Stammhirn und Hypothalamus gesteuert werden: respiratorische, kardiovaskuläre, gastrointestinale, urogenitale Funktionen sind davon und ohne organpathologischen Befund betroffen.

Die vierte Gruppe umfasst jene Patienten mit somato-psychischen Störungen. Dazu gehören alle Patienten mit primär organischen Störungen und entsprechenden psychischen Reaktionsformen (z. B. krebskranke Patienten).

Die *Somatisierungsstörungen* erscheinen insofern für die bildtherapeutische Aufarbeitung angezeigt (indiziert), als sie in beinahe eineinhalb Jahrhunderten langer Tradition immer wieder die kunsttherapreutische Kompetenz herausgefordert haben. Die Schmerzsymptome des Körpers und seiner Funktionen, die gastrointestinalen Symptome einschließlich Übelkeit, Völlegefühl, Erbrechen, Durchfall u. a., die sexuellen Symptome wie Erektions-, Ejakulations-, Menstruationsstörungen, oder die so genannten pseudoneurologischen Symptome wie Koordinations- oder Gleichgewichts-, Seh-, Empfindungs-, Berührungs-, Bewegungs- oder Schluckstörungen, vor allem aber auch dissoziative Bewusstseins- und/oder Vergessensstörungen – diese Somatisierungsstörungen wurden infolge dieser umfangreichen Beschwerdeliste auch als polysymptomatische Störungen bezeichnet. Zu Beginn ihrer diagnostischen Erfassung in der letzten Hälfte des 19. Jahrhunderts bezeichnete man sie schlichtweg als ›Hysterie‹. Die beispielsweise ängstliche, zwanghafte, hypochondrische, hysterische Weise, mittels derer die Patienten auf konfliktbeladene Situation reagieren und diese körperhaft-dysfunktional ausagieren, kann, wie wir das bei der dritten Gruppe der Erkrankten gesehen haben, körper-organhaft-autonom ablaufen.

Auch wenn die *hysterische* Art und Weise, mit der der Patient gegebenenfalls seinen Konflikt zu bewältigen sucht, nicht mehr in den modernen Klassifikationssystemen des DSM und des ICD auftaucht – als allgemeiner Konsens gilt: erst das Zusammenkommen von Bewusstseinsstörung, hysterischer Persönlichkeitsstruktur und Konversionssymptomatik hätte die Indikation gerechtfertigt – steht historisch neben der Hypochondrie die Hysterie als Sammelbezeichnung am Anfang der psychosomatischen Indikationenlehre. Was von den Diagnostikern der ersten Generation als ›Dissoziation‹ (Pierre Janet) oder ›Konversion‹ (Sigmund Freud) zur psychopathologischen Verhaltensform erklärt wurde, wurde schon Ende des 19. Jahrhunderts als Folge schwerer Traumatisierungen erkannt. Die Art und Weise der *Affektregulierung* fiel in der Regel dramaturgisch-agitativ, also auffallend-inszenatorisch, ja schaustellerisch aus. In ihrer überbetont-körperhaften Theatralisierung fand sie bis in die schwer dissoziativen Körperschema-Störungen unserer Tage in einem feststellbar erheblich psychodramatischen Hintergrund eine Erklärung (Böker, Hell, 2002). Der Hinweis Pierre Janets (1859–1947), dass es sich um eine übermächtige Vorstellung handele, die als unverträgliche abgespalten werde und als solche in abnormer Weise auf den Körper einwirke (Janet, Harvard-Vorlesungen, 1906), trägt für viele Psychotherapeuten bis heute. Die infolge unverarbeitbarer Traumaeinwirkung sich einstellende *psychische Dysregulation* und Identitätsstörung (vgl. Deneke 2013, S. 418) wurden infolge der Forschungen Janets in Breuers und Freuds »Studien über Hysterie« (1895) als die Bewusstseinstätigkeit spaltend und für den bewussten Zugriff nicht mehr erreichbar dargestellt – was Freud in seiner Schrift »Über Psychotherapie« (1905; GW V, S. 13–26) veranlasste, die Manifestation des psychischen Erlebens in körperlicher Gestalt als Folge einer aus dem Seelischen ins Körperliche versetzten Erregung zu erklären und mit den Begriffen ›Abreaktion‹ und ›Konversion‹ zu bezeichnen.

Friedrich-Wilhelm Deneke (2013, S. 419) hat aus der Sicht einer neuzeitlichen Diagnostik nach dem *Hintergrundsmotiven* einer solch identitäts-unsicheren, sich den Menschen der unmittelbaren Umgebung theatralisch als interessant, attraktiv und begehrenswert inszenierenden Person gefragt – und die Frage damit beantwortet, dass die betreffende Person ihre ich-identitätsgestörten Anteile in der Regel einer *früh gestörten Entwicklung* verdanke.

Wenn wir im Anschluss an diese Überlegungen die frühe Entwicklung des Kindes zum Bewusstsein des eigenen Selbst und zur Erkenntnis der Objekte seiner näheren Umgebung genauer betrachten, dann sehen wir schon bald aufgrund der vielen einschlägigen Studien, dass die affektiven Zustände des Kindes in seinen ersten Lebensmonaten und die seiner mit ihm interagierenden Mutter eine wesentliche vermittelnde Rolle in der Entstehung dessen spielen, was wir *somatoforme Störung* nennen. Wir wissen es nicht erst seit den Befunden der empirischen Säuglingsforschung, dass die frühen kindlichen mit mütterlichen Affektzuständen korrelieren.

Die Arbeiten zu den *interaktionell-affektregulativen Entwicklungsfaktoren* von Beebe und Stern (1977), Stern (1985), Lichtenberg (1991), Dornes (1993), Papousek (1998) und letztlich Reck (2013) haben gezeigt, dass, wie in früheren Jahren schon Daniel Stern beobachtete (Stern 1995; 1998), zwischen Mutter und Kind ein kontinuierlicher, wechselseitig verlaufender Regulationsprozess stattfindet. In diesem Prozess, so erbrachten die Recherchen, sind Aspekte von Bindung, Projektion und Spiegelung wesentlich – Aspekte, die schon in den Bindungstheorien von Harlow, Spitz, A. Freud, Ainsworth und Bowlby in der Mitte und zweiten Hälfte des letzten Jahrhunderts erörtert worden sind. Hiernach schien es erwiesen, dass die frühe Objektbeziehung des Kindes mehrere Stadien durchläuft und, wenn gestört, zu verschiedenen psychischen und psychosomatischen Störungen führen kann (vgl. Reck 2013, 121 f.).

Was in den ersten Untersuchungen nur beobachtet werden konnte (lang anhaltendes Weinen, Schreien, Wimmern, gravierende Kontaktstörung und apathischer Rückzug, also das ganze Spektrum eines psychosozialen bis hin zu einem totalen physischen Kollaps), konnte in späteren Untersuchungen präzisiert werden: Eine frühe Separation des Kindes von der Mutter führte auf Seiten des Kindes hiernach zu folgenden körperlichen Reaktionen: 1. erhöhter Noradrenalinspiegel, 2. leicht erhöhter Blutdruck, 3. Rückgang der Rezeptoren für Serotonin (Wohlgefühle) und Cortison (Stressbewältigung) im Hippocampus (dem Erinnerungs- und Gefühlsspeicher des Gehirns), 4. erhöhte Aktivierung des Vasopressin-Gens, das im Hypothalamus als Stress-Regulator fungiert. Diese neurobiologischen Befunde der Universität Zürich aus dem Jahr 2009 (vgl. Nelson 2007) wurden in dem breit angelegten ›Bucharest Early Intervention Project‹ (BEIP, 2012)[1] von neurobiologischer und neurogenetischer Seite bestätigt: Mangelnde Zuwendung, so die Studie, zeigt sich in verminderter Hirnaktivität. Diese Studie ist letztlich in einer Zusammenfassung von Bauer (2015) verifiziert worden: »Entzug der Zuwendung oder andere Maßnahmen – können Kleinkinder in dieser frühen Phase allenfalls traumatisieren und die anstehende Reifung des Präfrontalen Cortex be-, wenn nicht gar verhindern« (Bauer 2015, S. 47).

Die Hirnaktivitäten der Kinder, die von früh auf in rumänischen Waisenhäusern groß geworden waren, waren deutlich vermindert. Jene unter zweijährigen Kinder, die von einer Pflegefamilie aufgenommen worden waren, zeigten dagegen eine deutliche Stimulation der Hirnaktivität. Die von Pflegefamilien aufgenommen Kinder zeigten Hirn-Aktivitätsmuster vergleichbar mit solchen Kindern, die von Geburt an bei ihren Eltern aufgewachsen waren. Die BEIP-Studie erbrachte ein Forschungsresultat, das zeigte, welche schwerwiegenden Folgen eine frühe Deprivation hat: Jene Kinder, die längere Zeit in den Waisenhäusern zugebracht hatten, wiesen Telomere[2] auf, die in der Regel verkürzt waren und damit morphogenetisch, d.h. gestalt-entwicklungsgemäß zeigten, wie die frühe Separation von der Mutter den Säugling bis in seine biologische Grundausstattung verändern kann (BEIP-Studie: DIE ZEIT 51, 13.12.2012, S. 41).

Die Arbeiten von Melanie Klein (1935), die – das sei der Seriosität halber vermerkt – nach Deneke durch die Forschung vorläufig als unbewiesen gelten müssen (2013, S. 6), verdeutlichten, dass das Kleinkind im Verlauf der unumgänglichen Separationserfahrung zwei Grundpositionen durchlaufen muss, eine *paranoid-schizoide Position* und eine *depressive Position*. Melanie Klein zeigte im Ver-

---

[1] Vgl. ⟨http://www.bucharestearlyinterventionproject.org/About-Us.html⟩.

[2] Telomere – so werden die Enden der Chromosome in den Zellen bezeichnet, die unsere Entwicklung, die Proteinreaktionsbereitschaft unserer Gene, insgesamt das Altern steuern; sie gelten als Indikatoren für mentale Probleme, da sie in erschwerten Situationen von ihren Enden her abgenutzt werden.

lauf der Arbeit an ihrem Entwicklungsmodell (1946), dass das Kind die Ich-Zuschreibungen, also die Teil-Erfahrungen seines Selbst, die es erlebt (z. B. Scham- oder Wutgefühle), immer wieder versuchsweise als partielle abspaltet und *projektiv-identifikatorisch* sozusagen seinem Gegenüber (der Mutter) anhängt, also zuschreibt. In der paranoid-schizoiden Position spaltet es dieses Gegenüber in einen guten und bösen Part beispielsweise, um sich nicht selbst als entsprechend gespalten erfahren zu müssen. In der darauf folgenden depressiven Position nimmt es seine destruktiv-verletzende Haltung wahr. Melanie Klein hat also schon früh erkannt, dass die werdende Persönlichkeit sich aus verschiedenen Ich-Anteilen (Ego-States) zusammensetzt.

Kleins Theorie ist in der Folge von John und Helen Watkins (seit ca. 1980) weiterentwickelt und als Ego-State-Theorie von Gordon Emmerson therapeutisch nutzbar gemacht worden.[3] Für uns, die wir hier über die frühen Affekt-Regulationsstörungen und ihre Auswirkungen auf die psychosomatische Verfassung der Betroffenen nachdenken wollen, ist interessant zu verfolgen, wie der Psychoanalytiker Otto Kernberg in der Tradition des Ehepaars Watkins die Introjekte, d. h. die Selbst-Zuschreibungen des Kindes auf dem Weg zu seiner Ich-Bildung als unbewusst internalisierte Aspekte von Merkmalen seiner Umgebung beschreibt und ganz im Sinne einer phänomenologischen Psychotherapie feststellt, wie diese nach schweren Traumatisierungen teilweise abgespalten, dissoziiert und als Anteile der Bezugspersonen identifiziert werden können (vgl. Peichl 2013, S. 66 f., S. 119). Die sog. *Ego-States,* also Ich-Anteile, wie sie hier als abgespaltene beschrieben werden, wurden schon früh von dem Freud-Schüler Sandor Ferenczi dafür verantwortlich gemacht, dass sie sich in der Mutter-Kind-Matrix als das Beziehungsverhältnis affektiv total verstörend erweisen könnten (Peichl 2013, S. 63), aber als dissoziierte, so Emmerson, durchaus therapeutisch aktiviert werden könnten in dem Versuch, »to facilitate functional communication among ego states (the statement ›I hate myself when I am like that‹ indicates two states lacking in proper communication« – vgl. http://www.egostatetherapy.com). Die Theorie der Ego-States, das können wir mit dem Wirtschaftsjournalist Paul Mason (Thadden 2016, S. 43 f.) festhalten, scheint sich auch sozial- und kulturgeschichtlich zu bewähren: »Die neuen Individuen sind in sich vielfältig und plural, privat,

---

[3] Vgl. ⟨http://www.egostatetherapy.com⟩.

politisch, beruflich«, sagt er. »Heute ist der soziale Kitt dahin [...], viele tragen nur einen Teil ihres Selbst zur Arbeit, spielen perfekt die professionelle Rolle, dann verschwinden sie mal kurz ins Netz oder in eine andere Identität.«

Halten wir fest: Die Theorie der Psychosomatik versucht, den Zusammenhang zwischen affektivem Erleben und neuronaler wie somatischer Entsprechung zu erklären. Als Begriff 1818 von Johann Christian August Heinroth (1773–1843) zum ersten Mal benutzt, suchte sie Psychisches und Somatisches kausal miteinander zu verknüpfen – was nie zufriedenstellend gelang, es sei denn in der sogenannten ›Kausaltherapie‹ (Fischer 2007), die in der Tradition der somatischen Zeichentheorie Uexkülls diese Verknüpfung in ikonischer, indexikalischer und symbolischer Hinsicht zu erklären vermochte (vgl. Kap. 5.2.2; Deneke 2013, S. 428).

Georg Groddeck versuchte 1923 in seinem »Buch vom Es«, die physischen Symptome von Krankheiten als Symbole und damit als unbewusste Repräsentanten eines Konflikts bzw. Traumas zu beschreiben. Im Grunde blieben die Erklärungen bis auf jene Uexkülls (2002) aber wenig schlüssig. Vor allem das Konzept einer sich vom Psychischen ins Körperliche verschiebenden Energie (Freud) wurde, zunächst als Lösung gefeiert – dann von vielen Kritikern verworfen. Zitat des Psychoanalytikers Deneke: »Eine psychische Energie gibt es nicht. Es gibt nur eine Form von Energie und das ist die physikalische« (Deneke 2013, S. 6). Was Deneke »pseudophysikalische Vorstellungen« nennt, »die jeder empirischen Begründungsmöglichkeit entbehren« (Deneke 2013, ebd.), hatten schon Watzlawik und Weakland in den 1980ern als unwissenschaftlich herausgearbeitet (Watzlawick, P., Weakland, J. H., 1980, S. 12 f.). Deren These war: Breuers und Freuds Diskussion der Hysterie als einer abgespaltenen ›umgeleiteten Erregung‹, fußend auf dem 1. Satz der Wärmelehre, dem Energiebegriff der Thermo-Dynamik (Carnot), der freien und gebundenen Energie von Helmholtz (Energie als ›vis viva‹ = lebendige Kraft) wie Newtons Bewegungsgesetzen (Kraft-Gegenkraft-Bewegung-Richtung), sei kausal-deterministisch und weise notwendig in Vergangenes als verursachend zurück. Das energetisch-deterministische Modell sei durch ein informationell-selbstregulatives Erklärungsprinzip im Sinne des 2. Hauptsatzes der Wärmelehre zu ersetzen. Das psychoanalytische Konzept von der Erhaltung und Umwandlung der Energie in Libido sei obsolet.

Freuds Fehler, so lautet das Urteil, sei es gewesen, »den Energiefluss im Zentralnervensystem als energetisches Phänomen missverstanden zu haben und nicht als Informationstransport« (König 1981); Ich- und Objektbesetzung seien nicht von quantitativem Energie-Zuflüssen abhängig, sie basierten auf einem autoregulativ-informationsverarbeitenden neuronalen System unseres Gehirns (Peichl 2013, S. 80). Die Qualitäten meines Selbst definierten sich nicht durch einen Energiebetrag, »sondern durch Beziehungserfahrungen im Kontext mit anderen« (Peichl 2013, 80). Klassische Psychoanalytiker wie Wolfgang Loch pflichteten bei (vgl. Loch 1976; 1977). Aber trotz solcher Einsprüche wurde das Konzept über lange Jahre begründend für eine Kunsttherapie, die nach wie vor das energetische Besetzungs-/ Verschiebungsmodell des Psychischen und damit ein Modell der psychosomatischen Symptombildung pflegt, das überholt und falsch zu sein scheint, auf jeden Fall aber zu überdenken.

Worauf kann sich nach dieser Kritik eine Theorie der psychosomatischen Symptombildung stützen? Versetzen wir uns in die Vorstellungswelt jenes kleinen Mädchens, die, erwachsen geworden, als circa Dreißigjährige mir gegenüber sitzt. Sie wird ihre Zwangsgedanken nicht los. Es sind stereotyp ablaufende Vorstellungsbilder, Bilder, die angesichts – wie es sich im Laufe einer längeren Behandlung herausstellt: inakzeptabler – hoch aufgeladener erotischer Inhalte phobisch-abgewehrt, d.h. angst- und zwangsstörungshaft und infolge mit Schwitzen, Herzklopfen, Zittern etc. beantwortet werden. Sie reagiert in ihren Angstvorstellungen besonders darauf, dass diese Gedanken öffentlich werden könnten. Nachweislich in ihre Kinderjahre zurückdatierbare Übergriffe des Vaters auf die Mutter, die sie erleben musste, bei gleichzeitig großer erotischer Hingezogenheit zu diesem Vater, das kennzeichnet die Ausgangsposition dessen, was wir jetzt erleben.

Der Kinderpsychiater Ansermet und der Neurowissenschaftler Magistretti (2005) haben sich ähnlichen biografischen Ausgangskonstellationen gewidmet, um deren somatische Auswirkungen zu analysieren. Sie konstatieren, »dass eine bestimmte Wahrnehmung, die eine bestimmte Spur hinterlässt, mit einem bestimmten somatischen Zustand assoziiert werden kann«, der Spuren markiert, die »Elemente eines unbewußten Szenarios von Phantasievorstellungen« darstellen (Ansermet, Magistretti 2005, 126).

Ansermet und Magistretti erläutern:

Betrachten wir ein einfaches Beispiel, um diese Assoziationen zwischen einem somatischen Zustand und der Wahrnehmung zu illustrieren: Wenn ein Säugling unter der Spannung von Hunger und Durst steht, erlebt er einen markierten somatischen Zustand der Hilflosigkeit, den die Brust der Mutter stillen kann (was Freud als Urerlebnis der Befriedigung auffasst). Vom somatischen Standpunkt aus betrachtet, ist der Glucosespiegel niedrig (Hypoglykämie), denn die Energiereserven wurden verbraucht. Der Säugling hat Durst, was biologisch gesehen einer Hyperosmolarität seines Plasmas entspricht, d. h. die Salzkonzentration seines Blutes ist höher als in einem physiologischen Zustand: Er ist dehydriert. Diese biologischen Variablen, Glykämie und Osmolarität, werden vom Gehirn auf der Ebene des Hypothalamus registriert, wo spezialisierte Neuronen, die jeweils für Glykämie und Osmolarität empfindlich sind, aktiviert werden. Wie wir gesehen haben, ›liest‹ das Gehirn in jedem Moment den Zustand des Körpers. (Ansermet, Magistretti 2005, S. 127 f.)

Wir können nach diesem Bericht auch unsere oben begonnene Geschichte der phobisch geplagten Patientin fortsetzen – mit dem Hinweis, dass das Gehirn des inzwischen erwachsen gewordenen Mädchens Situationen markiert hatte, die, wenn erinnert, einen bestimmten neurophysiologischen und psychosomatischen Zustand aufriefen. Eine hirnphysiologische Zuständlichkeit, gebunden an leidvoll aufrufbare Erinnerungen, die fast schon rituelle Handlungsreaktionen provozierten, – ein Zusammenhang, den es therapeutisch aufzulösen galt.

Um die psychosomatischen Störungen und ihre neurophysiologischen Marker zu verstehen, müssen wir uns das psychovegetative System anschauen. Das psychovegetative Nervensystem, deren zentrale Anteile im Hirnstamm, Hypothalamus und Rückenmark liegen, gliedert sich in einen interagierenden sympathischen Anteil (Sympathikus) und in einen parasympathischen Anteil (Parasympathikus), welche als Antagonisten wirken. Wir müssen also das periphere Nervensystem in seinen sympathicus-basierten (erregenden) und parasympathicus-basierten (entspannenden) Signalen versuchen zu decodieren: Hiernach werden bei Anspannung und Stress besonders Herz-Lunge-Leber-Muskel-Extremitäten innerviert; werden bei Entspannung und Erholung Magen und Darm innerviert.

Die Koordination der entsprechenden Reaktionsmuster übernimmt der Hypothalamus im Verein mit den vegetativen Zentren des Hirnstamms, die besonders Kerngebiete für die Produktion der erregenden oder entspannenden Neurotransmitter beherbergen.

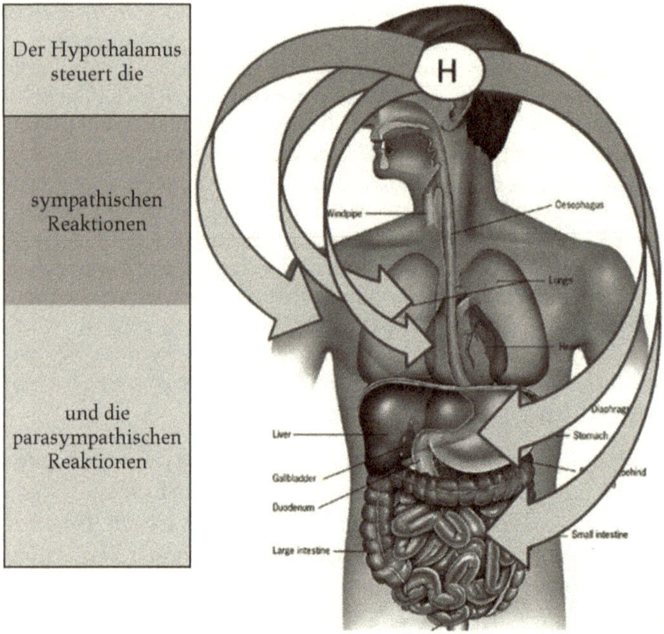

Abb. 62: Aktivierung des Sympathicus und Parasympathicus durch den Hypothalamus

Wir sind dabei, Orte der Markierung psychovegetativ-belastender Ereignisse zu suchen, haben eine erste Verortung in dem Komplex des Psychovegetativums ausgemacht. Im Folgenden weisen wir auf zwei andere, die in ständigem Kontakt miteinander sind und unsere Verhaltensdispositionen grundlegend prägen – die *Insula* und die *Basalganglien:*

Beide Hirnareale speichern unsere erlebten Handlungsweisen *(Basalganglien)* wie Körper-Rückmeldungen *(Insula)* und sind aktiv, wenn diese in ihrer bestimmten Ausprägung wieder aufgerufen und erinnert werden (im *Hippocampus*). Wir haben also mit dem *Psychovegetativum*, einem den *Hirnstamm* und *Hypothalamus/Hypophyse* umfassenden Steuerungskomplex, mehrere wesentliche Areale benannt, in denen Markierungen vorgenommen werden, die auf bestimmte – in unserer Diskussion hier wichtig: auf verhaltens- und affektregulative – Anforderungen hin reagieren. Wir haben erfahren, dass Markierungen, also Assoziationsketten, die psychosomatische

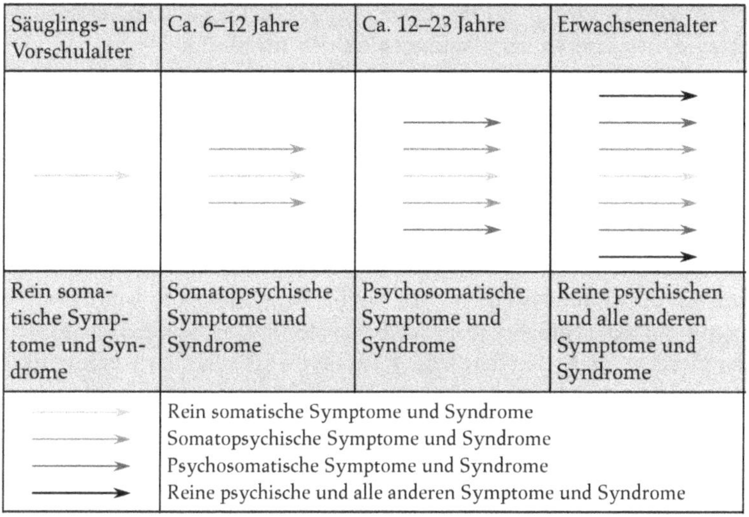

Abb. 63: Körperliche und psychische Symptome und Syndrome bei affektiven Störungen in verschiedenen Lebensaltern. Psychogenetisch-strukturelles Modell nach Cornalglia, 2013

Initiierung einer affektregulativen Reaktion bestimmen und können mit Ansermet und Magistretti (2005, S. 136) davon ausgehen, dass »auf diese Weise … im Laufe der Zeit eine komplexe Folge von Repräsentationen (entsteht), die mit einem bestimmten somatischen Zustand assoziiert sind.«

Eine zentrale Rolle spielt aber auch eine weitere Instanz, die *Amygdala,* sozusagen in unserem Gehirn ›der Vorkoster am Tisch‹, der Situationen, Stimmungen und Gefühle bewertet und »die Wahrnehmung und ihre Aufzeichnung mit der Auslösung somatischer Reaktionen in Verbindung bringt, indem er zugleich dem *Arbeitsgedächtnis* Informationen durch seine Verbindungen *mit dem präfrontalen Kortex* (und mit den neurovegetativen und endokrinen Systemen – Anm. d. A.) bereitstellt. Dieses neuronale System verbindet die Amygdala, die neurovegetativen und endokrinen Systeme und den präfrontalen Kortex mit den handlungsspeichernden Arealen der Insula und der Basalganglien (Ansermet und Magistretti 2005, S. 217) – und das ›von klein auf‹. Jetzt können wir nachvollziehen, warum unsere zunächst kleinkindhaft-körperlichen somatischen

Symptome immer mehr ›psychisieren‹. Das zeigen auch neue nosologische, also krankheitsphänomenale Erkenntnisse.

Der Direktor des Internationalen Psychotherapeutischen Zentrums Cordoba hat 2013 darauf hingewiesen, dass sich die kindlich früh ausbildenden somatischen Symptome infolge einer noch nicht ausgebildeten psychisch-kognitiven Verfassung zunächst körperhaft, erst später psychosomatisch zeigen (Cornaglia, in: Fuchs/Berger 2013, S. 90).

Der Mediziner Franz Alexander hat in den Fünfzigerjahren des letzten Jahrhunderts einen Versuch gemacht, die psychosomatischen Symptome der Störung je nach Überforderung des Sympathicus (»Ich kann nicht mehr leisten«) oder Parasympathicus (»Ich kann mich nicht mehr entspannen«) zu spezifizieren. Mit dieser Spezifikationstheorie ist er zwar gescheitert, da beide innervierenden Stränge des psychovegetativen Systems stärker als gedacht zusammenarbeiten, seine krankheitsspezifischen Zuweisungen sind dennoch diskutierbar.

Alexander (1951) hat gezeigt, dass eine psychosomatisch orientierte, also auch eine Bild-Therapie sich an den beiden Antagonisten Sympathicus und Parasympathicus in deren jeweiliger Überforderung ausrichten muss. Er hat verdeutlicht, wie sich zwei Erkrankungsmuster herausbilden: Zum sympathischen Formenkreis gehören die Erkrankungen der Gefäße (vaso-vagale Erkrankungen), des Bluts, der Schilddrüse, des Herzens; zum parasympathischen Formenkreis die der Atmung, des Darmtrakts und des Magens.

Der hier vorgestellte gestaltungstherapeutische Ansatz der Kunsttherapie will verdeutlichen, dass er sich an den möglichen krankmachenden psycho-somatischen Mustern orientiert; besonders da brauchbar ist, wo sich Lebens- als Konfliktsituationen in all ihren Faktoren zu verstörenden Komplexen verdichten – in der Begleitung jener, die körperliche Beschwerden haben, welche nicht ausschließlich auf organische Ursachen zurückzuführen sind. Im Folgenden wollen wir eine Gruppe dieser Betroffenen in den Blick nehmen, die ihr Leiden, da schwer traumatisiert, zuweilen nicht anders als somatisch ausdrücken können.

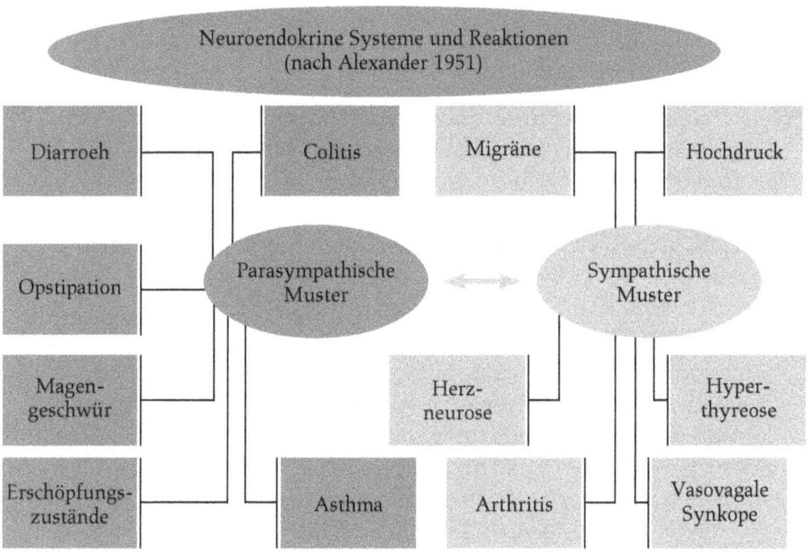

Abb. 64: Erkrankungsmöglichkeiten nach Franz Alexander, 1951

Exkurs: Kunst- und Gestaltungstherapie mit psychotraumatisierten Menschen

Ein Bericht über das Krisenmanagement eines schwer traumatisierenden Ereignisses:

In einem Pflegeheim verletzt sich ein Achtzigjähriger schwer. Als Einziger darf der ehemalige ›Direktor‹ in seinem Zimmer im ersten Stock rauchen. Der auf den Rollstuhl angewiesene Senior leidet zunehmend an Altersdemenz und kann die brennende Zigarette, die ihm auf die Hose fällt, nicht entfernen. In kurzer Zeit brennt seine Kleidung, der Rauchmelder alarmiert die Belegschaft. Der Koch hört die Schreie, stürzt die Treppe hinauf und versucht, die Flammen zu löschen. Eine Pflegefachfrau kommt zu Hilfe, will den Mann aber auf das Bett heben. Eine Lernende kommt dazu und gerät in den Konflikt der beiden Rettenden, den Mann am Boden mit Wasser zu kühlen oder zuerst auf das Bett zu legen. Eine dritte Pflegefachfrau im zweiten Stock beruhigt die aufgeschreckten Heimbewohner und verhindert, dass einige die Treppe hinunterlaufen. Die Feuerwehr kommt auffallend zu spät, die Rettung nimmt das Opfer noch lebend mit. Wenig später erfährt die Belegschaft, dass der Mann gestorben ist. Die Heimleitung nimmt noch am gleichen Tag alle Mitarbeitenden zusammen, sie reden über den Vorfall und beschließen, falls nötig, professionelle Gesprächshilfe zu organisieren. (Gerngroß 2015, S. 54)

Ein Praxisdokument über eine schwere sowohl individuelle wie kollektive Traumatisierung: Als Beispiel für psychologisches Krisenmanagement in Organisationen berichtet es von den Schuld- und Wutgefühlen des Kochs, der Hilflosigkeit der Lernenden, die infolge den ehemaligen Raum des ›Direktors‹ aus einer Vermeidungshaltung heraus nicht mehr betreten will, von den unkontrolliert wiederkehrenden heftigen Gefühlen der Pflegefachfrau; letztere ist die erste, die sich zum Einzelgespräch meldet. Hier ist ein Bericht, bei dem der kunsttherapeutisch Tätigen in der Einrichtung für alte und hilfsbedürftige Menschen zunächst wenig einfällt. Was könnte eine kunsttherapeutische Begleitung auch angesichts dieser unterschiedlichen Betroffenheiten ausrichten? Es ist ein Bericht, der schildert, wie angesichts einer konkreten traumatisierenden Situation die akute psychische Belastung eines einzelnen Menschen sich zu anhaltender posttraumatischen Belastungssituation einer ganzen Gruppe entwickeln kann und von der in unserem Fall kunsttherapeutisch Intervenierenden so bald wie möglich mit allen Betroffenen expositionell bearbeitet werden sollte, d.h. durch die Detaillierung der Erlebnisaspekte bildnerisch aufgearbeitet werden kann, jedenfalls in all ihren wesentlichen Hinsichten erinnert werden muss.

Vorbei sind also die Zeiten, wo eine Traumatherapie jene erste notwendige Phase der Stabilisierung unnötig lange hinauszögerte, teils aus dem Respekt vor den Betroffenen, teils aus der Angst des Therapeuten, das Krisenereignis in all seinen Momenten anzugehen; und so wird dieses Krisenereignis als Erlebnis in all seinen Aspekten quasi emotional eingekapselt.

Die Lehre, die Traumatherapeuten wie Tanja Michael aus dieser Erkenntnis gezogen haben, werden in der krisenmanagenden Notfallpsychologie virulent:

Das muss man sich so vorstellen, dass die Leute so kurze Flashbacks haben an die Momente des Traumas, die sind meistens visuell, die sind entweder wie ein kurzer Film oder auch manchmal wie Fotografien. Das heißt, sie sehen Sachen, die sie im Trauma gesehen haben, die spüren auch das gleiche, die können die gleichen Körperempfindungen spüren, die riechen das gleiche, die spüren auch die gleichen Schmerzen, und vor allem, ganz wichtig ist, die gleichen Emotionen kommen wieder, sagt Tanja Michael, Professorin für klinische Psychologie und Psychotherapie an der Universität des Saarlandes. Ihr Kollege aus Konstanz, Prof. Elbert, bringt es auf den Punkt und formuliert daraus den Ansatz eines Einsatz-Konzepts:

> Das Problem bei dieser Stabilisierung, die da vorgeschaltet wird, ist, dass häufig, und fast in der Regel würde ich sagen, diese Stabilisierungsphasen bis über Jahre hinweg durchgezogen werden und Personen dann über Jahre hinweg leiden müssen und es dann praktisch nie zur Traumafokusbehandlung kommt … Das eigentliche Ziel soll doch auf jeden Fall sein die Auseinandersetzung mit dem, was passiert ist. Und es gibt leider sehr viel Therapien oder Therapeuten, die das vermeiden. Die also selbst diese Vermeidungstendenzen haben, und damit wird dem Patienten nicht geholfen, mit Sicherheit nicht. (Interviews M. Degen 2014)

Die im Krisenmanagement tätige Johanna Gerngroß weiß, dass die Helfer nicht ohne genaue Kenntnisse und Erfahrungen in den Hilfsprozess eintreten sollten. Aus diesem Grund legt sie in ihrem Buch »Notfallpsychologie und psychologisches Krisenmanagement. Hilfe und Beratung auf individueller und organisationeller Ebene«, insbesondere in dem Kapitel »Psychophysiologie und Neuropsychologie des Traumas«, die gedächtnistheoretischen Grundlagen.

Sie zeigt, wie unser explizites, deklaratives Gedächtnis vom Hippocampus und unser implizites, nicht deklaratives Gedächtnis von der Amygdala gesteuert werden (Gerngroß 2015, S. 10). Sie zeigt, wie eben diese letzteren gegebenenfalls die für den Wahrnehmungs- und die für den Handlungsvorgang zuständigen Gedächtnisleistungen nur ungenügend in das autobiografische Gedächtnis integrieren – was zur Aufgabenstellung des Therapeuten gerät, der die sensorischen Informationen und Gefühle explizit machen muss und so dem Betroffenen hilft, diese selber wieder zu integrieren (Gerngroß 2015, S. 17).

In einem Beispiel, dem Amoklauf eines Schülers an ihrer Schule, findet die im schulisch-institutionellen Zusammenhang betroffene Lehrerin von Winnenden, Marie-Luise Braun, schnell Hilfe bei einer entsprechend geschulten Traumatherapeutin. Sie erzählt:

> Ich musste dann – was mir jetzt einfällt, gleich am ersten oder zweiten Tag danach einen Sitzplan schreiben, genauen Sitzplan schreiben, wie die Schüler in dem Klassenzimmer an dem Tag gesessen haben. Und mir ist das sehr schwer gefallen, aber ich hab's hinbekommen, und ich musste dann auch sagen, welche Schüler welche Verletzungen hatten und was ich dabei empfinde, wenn ich das aufzähle. Und da kamen dann natürlich diese körper-

lichen Symptome wieder hoch, als ich das sagen musste. Etwa so: ›Was empfinden Sie, wenn Sie beschreiben, wie Sie die Jana Schober da liegen sahen?‹ Und dann hatte ich sofort Verkrampfungen. Ich konnte kaum sprechen. Herzrasen. Und so wurde es dann durchgearbeitet. Und sie gab mir dann aber Tipps, was ich tun kann, wenn ich die Bilder vor mir sehe. Also das wurde mit der Zeit besser, aber es geht nie weg. Wenn ich zum Beispiel das Wort Gehirn höre oder lese, habe ich sofort dieses Bild vor mir mit der Jana. Wie sie am Boden liegt. Und das krieg ich nicht weg. (Interview M. Degen 2014)

Auseinandersetzung mit dem, was passiert ist, was dabei ist, sich gedächtnishaft einzukapseln, lesen wir; in das autobiografische Gedächtnis integrieren, beschreiben, wo die Betroffene gerade saß oder stand, ihre damalige Befindlichkeit aktualisieren, so lautet der bisherige Hinweis.

Was ist der neurologische Hintergrund für diesen Hinweis? Die Antwort heißt: Bilder entstehen im Kontext von durch Netzhaut- und Gehirn-Verschaltungen weitergeleitete und synchron gebündelte, zusammengefasste Sinneseindrücke – nachdem sie in der Netzhaut detektiert, im primären visuellen Cortex präzisiert und in den Okzipitallappen parallelverarbeitet worden sind (Engel/Singer 1997, S. 69; Damasio 1993, S. 53; Vidyasagar, Eysel 2015). Der Wahrnehmungsvorgang der Objektbildung, so haben wir schon in Bezug auf die Objektbildungen des Säuglings erfahren, kann durch unangemessene oder aber emotional verstörende Signale, in der Regel durch einen emotional nicht einzuordnenden, das neuronale Netzwerk verstörenden Eindruck paralysiert werden, der in der Zeitphase des traumatisierenden Ereignisses alle anderen Wahrnehmungseindrücke überlagert und deren Synchronisierung zu sogenannten Assemblies zunichte macht. Das Erregungsmaß des Ereignisses kann die Gedächtnisfunktionen, die für die Erkennungs-, Dekodierungs-, Vergleichs- und Einspeicherungsfunktion zuständig sind, außer Funktion setzen; ist also in der Lage, die notwendigen Erinnerungs- und Speicherfunktionen bei der Objekt- und Ereignisbildung außer Kraft zu setzen. So werden bildhafte Eindrücke in Retina, Vorder- und Hintergehirn zwar gespeichert, können aber bei hochgradigen erregenden Bildern, da nicht synchronisierbar, einzuordnen, auch nicht als Gestalten abgerufen werden; können sich aber, wenn sinneseindrücklich assoziiert (Trigger), als Fragmente durchaus bildeindrücklich einspielen.

Wir haben also ein gespaltenes Gehirn: *eines*, das sich der Gestaltbildung wehrt, da es unverträgliche Eindrücke reaktualisieren und in die Gestaltbildung einbeziehen müsste; *ein anderes*, das immer wieder Teileindrücke (Trigger) assoziiert und in Folge psychophysisch davon beeinträchtigt wird.

Aus dieser Feststellung versteht sich die Definition: Ein Trauma ist ein vitales Diskrepanzerlebnis zwischen bedrohlichen Situationsfaktoren und den individuellen Bewältigungsmöglichkeiten, das mit Gefühlen von Hilflosigkeit und schutzloser Preisgabe einhergeht und so eine dauerhafte Erschütterung von Selbst- und Weltverständnis bewirkt.

In der traumatischen Situation sind die Regeln der normalen Erlebnisverarbeitung verstört, zuweilen außer Kraft gesetzt. Viele neuronale Areale schalten ob der Überforderung ab. Einzelne Hirnareale aber, die in steter Notbereitschaft sind – es handelt sich um das auf einen eventuellen Einsatz wartende nicht bewusst steuerbare Netzwerk von Amygdala, Hypothalamus, Hypophyse, Hirnstamm und Gyrus Cingulum (der hintere Cinguläre/Gürtel-Cortex) – bleiben aktiv.

Die Anfrage der Klinik, das ist die Erfahrung der letzten Jahre, geht nicht selten an die mit Bildern arbeitenden Therapeuten, eben an die, die in der Lage sind, mit ihrem Herangehen die Bilder des psychisch überfordernden Ereignisses zu erinnern. Wir können ermessen, wie wichtig die Erfahrung eines sicheren Erlebnisraumes für den Therapieprozess wird – als eine sich wiederherstellende Erfahrung von Sicherheit und Stabilität in einer Situation, die die schwer erträglichen, destabilisierenden Bilder wieder erinnert.

Was könnte das Ziel eines solchen Herangehens sein? Der Psychiater Alain Bruner von der McGill University in Montreal möchte als Behandlungsziel erreichen, »aus traumatischen Erinnerungen normale schlechte Erinnerungen« zu machen, möchte wie Richard McNally von der Harvard University die traumatischen Erinnerungen zum Verblassen bringen (vgl. Kara 2013).

Um das therapeutische Vorgehen ist eine fachliche Diskussion entbrannt:

- *Den Kontrahenten ist gemeinsam die Überzeugung,*
  - *entweder* dass eine psychotraumatische Belastungsstörung zu eingeschränkten Hirn-Funktionen, zu Beeinträchtigungen der Hirnareale führen kann, d.h. zu einer deutlichen Beeinträchtigung/Verkleinerung des Hippocampus (bis zu 40 Prozent; Funk-

tion: Dekodierung und Weiterleitung der Informationen), des Vorderhirns (Funktion: Handlungsprogramme und -speicherung), des hinteren Cingulären Cortex (Funktion: Aktivierung und Fokussierung der Aufmerksamkeit), der Scheitellappens des Gehirns (Funktion: Verortung der Information) und der neurobiologischen Regelkreise für Stressbewältigung;
– *oder dass* eine traumatische Belastungsstörung zu eingeschränkten Gen-Funktionen führen kann: Epigenetische Veränderungen der Erb-Substanz (sog. Methylierungen) bringen die Genregulation (sprich: die Genreaktionen auf Stresssituationen) aus dem Takt. »Die Erlebnisse in früher Kindheit markieren das Gehirn«, so der Pharmakologe und Neurobiologe Moshe Szyf von der McGill University in Montreal (Blech 2008, S. 41) Sie können am Ende dazu führen, dass die entsprechenden Genabschnitte nicht nur außer Kraft gesetzt werden, sondern andauernd auf ›Aus‹ geschaltet bleiben (vgl. Blech 2010, S. 41; Grabe, Spitzer 2012, S. 55).

Die Kontrahenten widersprechen sich im Vorgehen der Behandlung. Der Widerspruch hat entsprechend ein unterschiedliches Vorgehen der Bild-Therapeuten zur Folge:

- *Die erste Fraktion* der Traumatherapeuten geht davon aus, dass mit jedem Abruf von Erinnerungen sich diese neuronal verändern. Sie optiert für das Vergessen der Erinnerung, um die traumatischen Eindrücke, im Vorgang der Behandlung sich immer neu bildhaft inszenierend, nicht zu verfestigen: »Wenn beim gezielten Erinnern die Emotionen so richtig hochkochen, wird der Schrecken verfestigt« (McNally, a.a.O., 2015). Die Arbeit mit Bildern entspräche im Sinne dieser Traumatherapeuten möglicherweise einer Verstärkung, einer Reaktualisierung der schrecklichen Erfahrungen.
- *Die zweite Fraktion* der Traumatherapeuten wie Tanja Michael (Universität. Saarbrücken) oder Thomas Elbert (Univ. Konstanz) widerspricht, setzt auf eine, so bald es die Befindlichkeit der Betroffenen zulässt, baldige Durcharbeitung der Erlebnisse, widerspricht den auf das Vergessen setzenden Maßnahmen einer psychischen Stabilisierung.
- *Die mit Bildern arbeitenden Therapeuten unterstützen in der Regel diese zweite Gruppierung.* Aber beiden Gruppierungen

ist insofern beizupflichten, als das traumatisierende Ereignis in seiner Mächtigkeit tatsächlich nur dann verblasst, verschwindet, wenn seine Erinnerung ertragbar wird. Die weiter oben zitierte Behandlung einer nach Traumatisierung phobischen jungen Frau konnte nur in dem Maße glücken, wie diese Frau in Gegenwart des Therapeuten die aufs Papier gebrachten Bilder anzuschauen in der Lage war – und lernte, dass er wie sie dieses auszuhalten bereit und beide dies auszuhalten fähig waren. Mazen Kheirbek und René Hen (2015, S. 48f.) beschreiben in ihren Recherchen diese Bildarbeit als eine Art der neuronalen Umcodierung im Zuge der Aktivierung bislang hemmender Neurone des Hippocampus.

Ziel: Die Stabilität und Wiedergewinnung des Selbst

Inzwischen gehört es zum Standardrepertoire der psychotherapeutischen, auch der bild-therapeutischen Behandlung, traumaexpositionell, d.h. in dem Vorgang der innerbildhaften Reinszenierung des traumatischen Eindrucks den psychisch-überbelastenden Eindruck mit einem anderen, diesen belastungsgemäß neutralisierenden zu korrelieren. Kheirbek und Hen (2015, S. 48f.) haben den neuronalen Umkodierungsvorgang beschrieben, der in der Lage ist, psychisch belastende Erfahrungen mit neuen positiven Erfahrungen zu verknüpfen. Sie haben untersucht, wie alle Sinneseindrücke auf dem Weg über den sogenannten Gyrus dentatus (neuronale Areale unterhalb des Hippocampus, die die Sinneseindrücke quasi vorsortieren) zu unserem Erinnerungs- und Gefühlsareal, dem Hippocampus, verlaufen. Ein Resultat ihrer Forschung war, dass neue, den alten belastenden Eindrücken verwandte nunmehr positive Eindrücke an die ehemalige traumatisierenden andocken und quasi das neuronale Traumaskript umzuschreiben in der Lage sind.

Aus dieser Erkenntnis ist die folgende bildnerische Übung hervorgegangen, die zunächst eine Wohlfühlszene mit Papierbögen und Farben bauen lässt, um in einem zweiten Schritt sich einschleichende Missempfindungen in Gestalt einer kleinen Dose in die Szene einbauen zu lassen, in einem dritten Schritt dem angenommenen Klienten zu versichern, dass die Dose nur von dem Patienten geöffnet werden darf, wenn möglich in Begleitung des Therapeuten.

Diese Übung kann und will die sogenannte Traumaexposition, das Sich-Versetzen in die bildnerische Szene des Ereignisses, nicht ersetzen. Aber sie kann eine Art der Versicherung sein, dass der Betroffene sich auf mich, den Therapeuten, verlassen kann, dass ich sorgsam mit dem, was ihn belastet, umgehe.

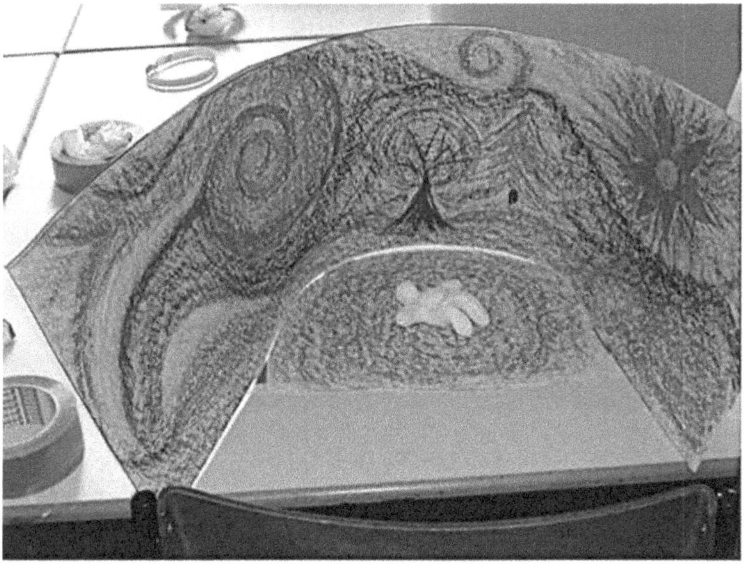

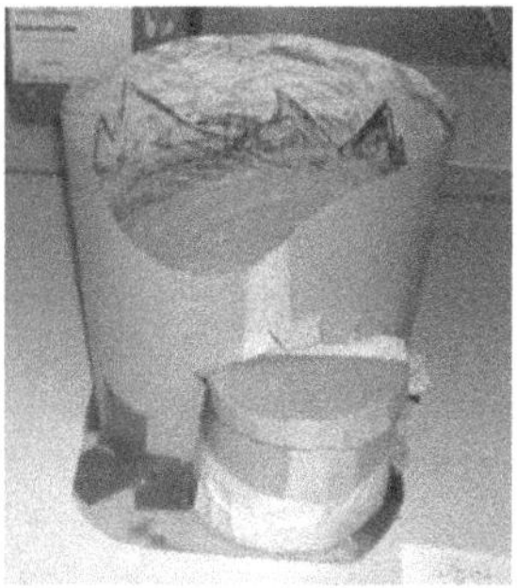

Abb. 65a, b: Zwei Bilder einer traumatherapeutischen Übung: Bild a zeigt einen Menschen, der sich rundum wohlzufühlen scheint, wiewohl hingestreckt auf einer Wiese liegend; das Bild vermittelt gleichermaßen einen Zustand des Ausgesetztseins; Bild b zeigt, wie in den Gesichtshorizont sich eine Verunsicherung schiebt – hier in Gestalt einer runden Dose, die sich durch die Außenwand hindurchdrückt.

7. Tiefenpsychologische und psychoanalytische Ansätze der Kunst- und Gestaltungstherapie

7.1 Kunsttheorie und Psychoanalyse – Über Begriffs-, Ersatz- und Bildbeziehungen

Als Sigmund Freud D. S. Mereschkowskis Buch ›Leonardo da Vinci‹ (1928) liest, hat er ein spezifisches Interesse, das ihn seit mehreren Jahrzehnten begleitet: Er sucht Spuren des Unbewussten, die sich zuweilen literarisch, bildnerisch, skulptural oder performancehaft maskieren. Er hat sie zum erstenmal in grossem Maßstab anlässlich seines Pariser Aufenthalts in der Klinik Salpétrière 1885 gesehen, jene Spuren in den Gesten sogenannter hysterisch gewordener Frauen und Männer, auf die ihn der Chefarzt der psychiatrischen Klinik, Jean Martin Charcot, aufmerksam gemacht hat. Er hat gelernt, das »Spektakel reiner Äußerlichkeit« (M. Schneider) mit anderen als den gewohnten Augen zu sehen, dieses perspektivisch »vom medizinischen in den künstlerischen und kulturellen Rezeptionsbereich« zu verlagern, wie es der Kunstwissenschaftler Peter Gorsen sagt; er hat gelernt, »die Körpersprache der Hysterie« mit den »symbolistischen und stilisierenden Tendenzen der Literatur und Kunst der Jahrhundertwende« zu vergleichen (Gorsen 1990, S. 45). In diesem Sinn formulierte Sigmund Freud in seiner Schrift »Totem und Tabu« (Freud 1956, S. 48; GW Bd. 9, 1974, S. 363): Es gelte das Krankheitsphänomen der Zeit (Hysterie), das »Zerrbild einer Kunstschöpfung«, wieder zu entzerren.

Was Freud sozusagen als ›komplex‹ erlebt und stilistisch auf die psychische Grundaussage wieder zurückführen möchte, hat er in seiner Beschäftigung mit dem Kunsttheoretiker Theodor Lipps gelernt. Sigmund Freud bezieht sich in seinem Traktat »Der Witz und seine Beziehung zum Unbewussten« intensiv auf den Kunsttheoretiker Lipps (1851–1914; vgl. Freuds Briefe an Fliess, 1898). So lesen wir in Freuds Brief an Wilhelm Fliess zu Lipps Buch »Grundtatsachen des Seelenlebens« (26.08.1889, S. 354; vgl. Weissberg 2009, S. 159 f.):

»Bei Lipps habe ich die Grundzüge meiner Einsicht ganz klar wiedergefunden, vielleicht etwas mehr als mir recht ist … Das Bewusstsein nur Sinnesorgan, aller psychische Inhalt nur Vorstellung, die seelischen Vorgänge sämtlich unbewusst …« Freud liest neun Bücher von Lipps, u.a. »Die ästhetischen Faktoren der Raumanschauung« (1891) sowie »Raumästhetik und geometrisch-optische Täuschungen« (1897), besonders aber »Komik und Humor« (1885; vgl. Weissberg 2009, S. 166), in welch letzterem Lipps schreibt: »Eine ästhetische Untersuchung ist immer psychologisch« (Vorwort, vgl. Weissberg 2009, S. 167). Und was uns hier dezidiert interessiert: Lipps schreibt von *»Begriffsbeziehungen«* (Weissberg 2009, S. 168), worauf sich Sigmund Freud bezieht, wenn er diese als »Verdichtung mit Ersatzbildung, … Ersatzbildung in der Herstellung eines Mischwortes« (ebd., S. 169) versteht. Wenn Freud also von den *Zerrbildern der Kunstschöpfung* redet, ist ihm daran gelegen, die psychisch-begründete Mischung von Begriffen, also die entstandenen Ersatzbildungen des literarischen Ausdrucks, im klinischen Zusammenhang des Patienten-Ausdrucks, auf ihren Grund zu führen.

Und genau dies interessiert ihn noch Jahre später, wenn er Mereschkowski (1928) liest. Lassen wir uns in eine der wichtigen Passagen des Buches hineinziehen:

Giovanni, der Schüler Fra Benedettos, ist besessen von seinem Wunsch, Anatomie, Perspektive, die Gesetze von Licht und Schatten bei Leonardo zu erlernen. Zweifelnd an der Proportionslehre Fra Benedettos, lässt ihn der Wunsch nach der neuen Lehre nicht los. Dieser Wunsch nistet sich wie ›ein neuer, aufrührerischer Geist‹ ein. In Zweifel und Verwirrung gerät er an den bibliophilen Hofgerichtsschreiber Giorgio Merula aus Mailand. Der zeigt ihm ein »zerfetztes Buch, das einem Ritualbuch oder einem Psalter gleicht« und greift zu einer Technik: »Mit einem feuchten Schwamme fuhr er vorsichtig über das dünne Pergament, das zum allerfeinsten gehörte …, rieb einige Zeilen mit Bimsstein ab, glättete sie mit der Schneide eines Messers und einem Poliereisen und beobachtete sie dann wieder, das Blatt gegen das Licht haltend.« Der Hofschreiber winkt Giovanni heran: »Er zeigte ihm eine Seite, die mit den engen, spitzwinkligen Buchstaben der Kirchenschrift bedeckt war … Dann nahm er das Buch, schlug eine andere Seite auf, hob es ans Licht in gleiche Höhe mit seinen Augen, und Giovanni gewahrte an den Stellen, wo Merula die Kirchenschriftbuchstaben abgeschabt hatte, kleine, kaum sichtbare Zeichen, farblose Abdrücke, Vertiefungen im Pergament –

blasse, zarte Scheinbilder längst verschwundener Schriftzeichen … ›Was ist das?‹ fragte Giovanni … ›Es scheint ein Fragment einer alten Anthologie zu sein … unter den Lobgesängen und Bußpsalmen verborgen …‹« Was herauskommt, sind griechische Zeichen, heidnischen Bacchuskult nachbuchstabierend, nicht nur dem Schüler des Künstlers Benedetto, auch dem Mönch ein Gräuel, der ihn dennoch anzieht: »Ruhm dir, goldfüßige Aphrodite«, heißt es da, »Freude der Götter und Menschen … Die Strophe brach ab, die Schrift verschwand unter den Kirchenbuchstaben; Giovanni, der das Buch in die Hand genommen hatte, ließ es sinken, die Abdrücke der Buchstaben verblichen, die Vertiefungen verschwanden, sie versanken in die glattgelbe Farbe des Pergaments.« (Berlin 1928, S. 21; 23; 12–14) Mehr und mehr wird das bisher Unbekannte ent- und geborgen, formt sich nicht nur *Kulturtechnik* mit stetem Zugriff neu, schärfen sich Blick und Instrument, um das Verblassende ans Licht zu bringen, um die Graustufen des Entschwindenden zu sondieren. Wir haben es in dem Sigmund Freud interessierenden Absatz mit einem Palimpsest zu tun. Umberto Eco definiert einen solchen: »Ein Palimpsest ist eine Handschrift, die einen Originaltext enthielt, der abgeschabt worden ist, um einen anderen darüber zu schreiben« (In: Die Zeit 45, 31.10.86, S. 77). Freuds Interesse ist dahingehend geweckt, als im neurotischen, zuweilen psychosomatischen Vorgang eine ähnliche, neuronal erklärbare Überschreibung, Umkodierung geschieht.

Das Interesse Freuds an der Schilderung der Entschlüsselung des Palimpsests, hier bei Mereschkowski, der Aufdeckung einer Überschreibung eines nicht gott-wohlgefälligen, zu verwerfenden Textes, kann sein Interesse an den Ausführungen des Kunsttheoretikers Lipps erklären: Es geht Freud vornehmlich darum, nach den detaillierten Verbindungen zu suchen, die die nicht bewusste als die eigentlich intendierte Aussage (einschließlich der nicht bewussten Bildaussage) mit der bewusst getätigten Aussage, dem Ausdruck (hier besonders uns interessierend: dem bildnerischen Ausdruck) verbindet. Es handelt sich im Sinne Freuds um *das Verdrängte,* das nicht erscheinen mag oder darf, aber als *Begriffsbeziehung* und *Mischwort* aufscheint. Freud geht es um die Verwerfung, die Verdrängung von Vorstellungen, deren Wiederherstellung, Rekonstruktion seinem Begriff von Heilung dienlich ist.

Die Verbindung zwischen Lipps und Freud betreffs des nicht erscheinen dürfenden, also verdrängten, dennoch andeutungsweise kolportierten Ausdrucks ist schnell ausgemacht: Der Kunsttheoretiker

Lipps, der eine neue Psychologie entwerfen möchte, und der die Psychoanalyse erfindende Theoretiker Freud, sie beide beziehen sich auf den Philosophen Franz Brentano, der »die Frage des Unbewussten … als die Zentralfrage der Psychologie« (Weissberg 2009, S. 224) zu stellen anregt; hierbei in seinen phänomenologischen Traktaten über die »Verwerfung« (in dem hier interessierenden Duktus ist die sogenannte »Verdrängung« als eine Form der »Verurteilung« von Vorstellungen gemeint) seine Theorie der Intentionalität grundlegend (vgl. Augusta 2005, S. 82 f.).

Es ist nicht ganz im ontologisierenden Sinne des Begründers der Phänomenologie, *Edmund Husserl* (1859–1938), der seit seinem Werk »Ideen zu einer reinen Phänomenologie« (1913) »Phänomenologie … nicht bloß als Lehre von den Erscheinungen, sondern vom Erscheinen, d.h. als Wesenslehre vom ›Bewußtsein von‹ Gegenständen bestimmt und dabei die Zusammengehörigkeit von Gegenstandsart und spezifischen Bewußtseinsakten betont« (vgl. H. Meyer, 1949, S. 225). Es geht um die Frage der Referenz, d.h. um die Frage, mit welchem Begriff *die Eigenschaft des Referenzobjektes* zu bezeichnen ist und ob – was in der Lehre Brentanos diskutiert wird – diese Eigenschaft auch *anders bezeichnet* werden kann, eben: intentional-begrifflich auf etwas anderes verweisend (vgl. Chrudzimski 2013, S. 198). Wir können unschwer erkennen, dass wir, wenn wir das Referenzobjekt ›Palimpsest‹ *kirchlich* oder *heidnisch* dechiffrieren, die Intentionalität zu beachten haben, den Verweisungscharakter der Begriffe, in dem die Bedeutungsrichtung des Erscheinenden wichtig wird. Und unschwer sehen wir, wie gleichermaßen die leidenschaftlichen Gebärden der Hysterikerinnen, die Sigmund Freud in verwirrendem Ausmaß in der Klinik Salpêtrière 1885 erfährt, ihn nach der Intentionalität der Gebärden, der Abweichungen vom normalen Ausdruck fragen lassen. Wir haben den Schnittpunkt wissenschaftlich-philosophischer, -literarischer und -psychoanalytischer Diskussion an jenem Punkt der Diskussion befragt, der uns Auskunft über die Entstehung wie die Rekonstruktion psychisch krankmachender Beziehungssetzung, in den Worten des Psychoanalytikers: *von Ersatzbildungen,* geben kann.

Wenn wir das Vorhergehende noch einmal rekapitulieren, ganz in dem Bewusstsein, dass es nicht ganz ›leichte Kost‹ ist, die der Leser zu bewältigen hat, können wir Folgendes konstatieren: Auf den ersten Blick mag es wenig gerechtfertigt sein, den *Verwerfungs*-Begriff Brentanos in seiner philosophischen, mit dem künstlerischen *Ersatz-*

Begriff Lipps' in seiner literarischen, mit dem *Verdrängungs*-Begriff Freuds in seiner psychologischen Verwendung gleichzusetzen. Aber Lipps wie Freud finden sich wissenschaftlich in dem frühen phänomenologischen Konzept Franz Brentanos wieder und beziehen sich in ihrer Rezeption darauf. Sie fordern geradezu auf, die phänomenologische Reduktion von bedeutungsanzeigenden Vorstellungen im psychologischen Bewusstseins- bzw. im psychoanalytischen Prozess zu gebrauchen. Sie fordern dazu auf, eine Art der »Ausfilterung variabler Empfindungeselemente« (Fellmann 1989, S. 131) im Sinne der phänomenologischen Reduktionslehre zu betreiben. Sie begreifen den *assoziativen Erkenntnisprozess*, wie ihn zu ihrer Zeit um 1900 der Assoziationspsychologe Theodor Ziehen (1989) versteht, als eine Weise der Um- und Neuformung – und dies durchaus in der Absicht Husserls, die Bilder von ihren »imaginativen Zutaten« zu befreien (Husserl, Log. Unters.; vgl. Fellmann 1989, S. 133). Wir wollen uns im Folgenden dem hier verwendeten Assoziationsbegriff näher zuwenden, ist er doch der Schlüssel zum Verständnis der bildtherapeutischen Arbeit, die dem Patienten vornehmlich hilft, die bildhaft-imaginativen Zutaten des krankmachenden Ereignisses in ihren assoziativen Konnotationen begreifbar zu machen.

7.2 Die Zusammensetzung der Bilder: Assoziation in Kunst und psychoanalytischer Bildarbeit

7.2.1 Von der Assoziation als Art der Zusammenfügung im Raum der Therapie

Die Assoziation ist ein ästhetischer Grundbegriff der Romantik, der nicht nur einen Zusammenschluss, eine Verknüpfung von Vorstellungen andeutet. Der Begriff ist schon gegen Ende des 18. Jahrhunderts im Repertoire der psychiatrischen Klinik zu finden, will, wie in der Vereinigung mehrerer gleichartiger Moleküle zu einem Molekülkomplex, eine Gruppe von Menschen bezeichnen, die sich krankheitshalber zu therapeutischen Zwecken unter der Leitung des Psychiaters, in diesem Fall des Erfinders der Methode, des Mediziners Johann Christan Reil und seiner Kollegen, um 1803 zusammenfindet. Was sich hier wie klanglich, eben wie in einer angenommen assoziativ-tonalen, gleichstimmigen Beziehung, zusammentut (tatsächlich wird in der psychiatrischen Gruppenaktion Musik verwendet), will das gemeinschaftlich Organische wieder rekonstituieren, will verkörpern, was vordem in Krankheit zerfallen ist.

Der in Berlin neu bestallte Professor Karl Christian Wolfart beschreibt dieses Verfahren aus seiner Sicht des Mesmeristen, d.h. eines Therapeuten, der nach der Mesmer'schen hypnotischen Methode arbeitet. Er redet in seinem Buch »Mesmerismus oder System der Wechselwirkungen, Theorie und Anwendung des thierischen Magnetismus als die allgemeine Heilkunde zur Erhaltung des Menschen« (1814) davon, dass kranke Menschen einer neuen inneren Ordnung bedürfen. Er versteht den Begriff der ›Reihe‹ nicht nur psychophysiologisch, sondern eben auch psychosozial, womit sich die Methode des Gruppensettings erklärt: Die »Reihe ist von einer Ordnung, welche die Nervensubstanz durchdringt und mit der gesammten Natur in Wechselverhältniß bringen kann«, erläutert Wolfart (1814). Er bringt eine Reihe von Menschen dazu, sich zu assoziieren, sich also der krankmachenden Vereinzelung zu begeben.

Wie Eckhard Lobsien (1999) in seiner Abhandlung »Kunst der Assoziaton. Phänomenologie eines ästhetischen Grundbegriffs vor und nach der Romantik« darlegt, versteht sich die *Assoziation* als eine Kunst, die schon in früher Romantik poetisch (Oleridge), d.h. als eine Weise der künstlerischen Imagination, schliesslich psychophysikalisch (Fechner, Wundt), sodann literarisch (Valéry) und semiotisch, genauer: syntagmatisch (Saussure) gebraucht wird. Am Jahrhundertende ist sie, wie Ralf Dorst in einer Buchrezension zu Lobsien sagt, zu »einer vorbewussten Operationsform umgeschrieben, die im fortlaufenden An- und Ausschluss von Bewusstseinszuständen dazu beiträgt, dass sich Bewusstsein zeitlich durchhalten kann.« Assoziation wird nun eingebunden in die Konzeption einer assoziativen Zeichenbeziehung.[1]

An- und Ausschluss von Bewusstseinszuständen, von Vorstellungsprädikaten, hatten wir gesagt; und mit Brentano, Lipps und Freud darauf verwiesen, dass die Verwerfung respektive Verdrängung aus dem wirkenden Bewusstseinsbild die Arbeit des Kunsttherapeuten auf den Plan ruft, der mit den Betroffenen daran arbeitet, *im*

[1] Vgl. Dorst: Was soll ich sein? FAZ-E-Paper/Feuilleton, Online-Fassung, 05.05. 2016.

Sinne einer zeichentheoretischen Passung (vgl. 5.2/Exkurs; Uexküll 2002, S. 31; 76) das Verworfene, Verdrängte dem Bewusstsein wieder verfügbar zu machen, es sozusagen wieder ins Bild, in den Blick zurück zu holen.

7.2.2 Von der Assoziation als Art der Zusammenfügung im Raum der Kunst

Wir haben die Rolle von Theodor Lipps (1851–1914) erwähnt, der sich in der Tradition Franz Brentanos als Phänomenologe versteht, der allerdings von Husserl als ›psychologisch‹ abgelehnt wird (vgl. Hirschberger 1949f., S. 595–597). Er stellt als solcher eine Verbindung zum psychoanalytischen Denken her. Er gründet das Psychologische Institut Münchens, macht sich einen Namen durch seine Beiträge zur Erkenntnistheorie und Logik, trägt besonders zur Kenntnis der Bewusstseinstätigkeiten des Menschen bei, speziell zu den Aspekten einer *psychologischen Ästhetik*. Sein Begriff der »assoziativen und unmittelbaren Einfühlung« bringt im Sinne des ihn rezipierenden und hier zitierenden großen Ästhetikers Johannes Volkelt (1848–1930) *als »ästhetische Einfühlung«* (Volkelt 1905, S. 282) das sinneshafte und affektive Erleben bildhaft zusammen und liefert einen wichtigen Beitrag zum Entstehen der Psychoanalyse. Lipps geht davon aus, dass sich der Mensch selbst in seiner Ichhaftigkeit unmittelbar bewusst zu erleben vermag, in einem Zusammenschluss der sinnlichen Empfindungen und des affektiven Erlebens. Dazu bedarf es des sozusagen assoziativen ›Kurz-Schlusses‹, der ein inneres Bild meiner selbst in seiner Einheit vorstellt (vgl. Lipps 2015, S. 180–182) und nicht nur das Gefühl meiner selbst »auf Grund der associativen Vorbereitung« produziert (ebd. S. 106f.; vgl. Kap. V), sondern auch gegebenenfalls falsch, d.h. irrefführend »reproduziert« (ein Begriff Lipps').

Wir befinden uns mit diesem Hinweis an der Nahtstelle zu den Entwürfen Freuds zur »Psychopathologie des Alltagslebens« (1904), in denen das Versprechen, Vergessen und Verdrängen eine Rolle spielt. Im Jahrgang 1898 der ›Monatsschrift für Psychiatrie und Neurologie‹ schreibt Freud unter dem Titel »Zum psychischen Mechanismus der Vergeßlichkeit« einen kleinen Aufsatz, dessen Inhalt er in der oben zitierten Abhandlung wiederholt. Es geht in Freuds Schrift um »die Art der Verknüpfung, die sich zwischen dem gesuchten

Namen und dem verdrängten Thema« herstellt, so Freud in seiner Abhandlung zur Psychopathologie (Freud 1904, S. 5). Freud schlägt vor, angesichts des vorher abgelaufenen Unterdrückungsvorgangs die Möglichkeit in Betracht zu ziehen, »eine äußerliche Assoziation zwischen dem betreffenden Namen und dem vorher unterdrückten Element herzustellen« (Freud 1904, S. 7). Es ist eine Art des rekonstruktiven Zusammenschlusses, der, von Franz Brentano nahegelegt und von Theodor Lipps unterstützt, die psychoanalytische Rekonstruktion des Verdrängten einleitet.

Anmerkung: Es würde sich lohnen, in unserem Zusammenhang auf die Widersprüche des hier ausgebreiteten psychologisierenden Modells der Assoziation zu verweisen und diese genauer zu betrachten. Beispielsweise auf den des Analytikers Otto Weininger, der in seinem Traktat über »Geschlecht und Charakter« (1903, veröff. 1920) – ganz vehement die antipsychologische Position Husserls verteidigend – über die assoziationspsychologische Begründung des Verdrängten herfällt: »Mit der Assoziationspsychologie, welche das psychische Leben zuerst zerspaltet, und wähnt, im Tanze der einander die Hände reichenden Bruchstücke es dann noch zusammenleimen zu können« (Weiniger 1920).[2] Aber wir wollen dem bis dato sich durchhaltenden Widerspruch zwischen phänomenologischer und psychologischer Erkenntnis nicht nachgehen, sondern dem Modell nachspüren, das der Lipps'schen ›ästhetischen Psychologie‹ folgt und damit die Grundlage für die tiefen- und psychoanalytische Betrachtung der Bildassoziationen der Patienten legt.

Dieses Modell steht einer Kunsttheorie nahe, die sich der neu aufkommenden Semiotik, wie wir sie im Kap. 5.2.2 eröffneten, verpflichtet weiß und – wie wir in den psychologischen Vertretern Theodor Lipps und Johannes Volkelt sehen – sowohl die philosophische wie psychologische Version ermöglicht, aber auch ein Missverständnis nahelegt. Um aber jedem Missverständnis in der Bewertung des ästhetisch-psychologischen Ansatzes vorzubeugen, möchte eine Analyse wie die C. G. Jungs das Kunstwerk keinesfalls unter pathologischen Verdacht nehmen. Er nennt es »ein beklagenswertes Kuriosum«, wenn dies geschieht (Jung 1979, S. 402). Wovor er warnt, ist eine »intellektuelle Analyse und Deutung ..., wodurch der essentiell symbolische Charakter des Objekts in Verlust gerät« (Jung 1979,

[2] Vgl. den Originaltext unter Weininger, Otto: Geschlecht und Charakter, 1920. ⟨http://gutenberg.spiegel.de/buch/geschlecht-und-charakter-7794/15)⟩.

S. 101); wovor er warnt, ist aber auch eine »Ästhetisierung«, die die Patienten in den »Wahn, Künstler – natürlich verkannte – zu sein«, versetzt (Jung, ebd., S. 102). »Die Neurosenbehandlung«, so C. G. Jung, »[ist] keine psychologische Badekur, sondern eine Erneuerung der Persönlichkeit« (Jung, ebd., S. 105). Und diese kann nur geschehen, so der Analytiker, wenn nicht von vorneherein das Urteil im Raum ist, dass »der vorgebrachte psychologische Zusammenhang ›wahr‹ oder ›richtig‹ sei« (Jung, ebd. S. 107). Der *Zusammenhang des Ausdrucks* – er steht im Mittelpunkt des Interesses. Ihn zu erkennen, »seiner eigentlichen Bedeutung« gewahr zu werden, wird der Ästhetik-Theoretiker Volkelt sagen (Volkelt 1905, S. 287), bedarf es nach Meinung der Kunsttheorie des ausgehenden Jahrhunderts eines Blicks, der die *Zeichen in ihrem Zusammenhang* zu lesen vermag – der *Semiotik*. Dieser Blick scheint wie zwiegeteilt, einmal inhaltlich, bildthematisch, zum anderen formal-ästhetisch angeleitet – ein Widerspruch, den es zu klären gilt.

7.2.2.1 Widersprüche in der Bildauffassung des ausgehenden Jahrhunderts: Der semiotische und der symbolische Blick

Von einem neuen Hinsehen ist die Rede: Hiernach »werden wir den Begriff des Ästhetischen dahingehend erweitern«, sagt die Kunstwissenschaftlerin Eleonore Kühn (1909), »daß Farbe und Klang sowie Inhalte einer Dichtung … zu formalen Elementen erhoben werden, wenn es sich nämlich um das Verhältnis von Farben, von Klangfarben, von poetischen Inhalten handelt« (Kühn 1909, 16 f.). Ihr Beitrag steht neben dem von Karl Groos, der über »Das ästhetische Miterleben und die Empfindungen aus dem Körperinneren« (ebd., S. 161–182) schreibt, seitens der Redaktion der Zeitschrift signalisierend, dass der neue semiotische Blick keineswegs den psychologischen ausblendet, sondern einbezieht, wenn er wie in einem der nächsten Beiträge »Die Autonomie der Kunst« (Isemann) zum Thema erhebt.

Wir wollen den neuen Blick des ausgehenden Jahrhunderts auf das Bild vermitteln; einen Blick, den die Mitarbeiterin und Lehranalytikerin Jungs, J. Jacobi, bald zu ihrem eigenen machen wird. Einen Blick, den Paul Cézanne wie folgt von den mit den Bildern Umgehenden fordert: »Maleraugen …, die in der Farbe allein den Gegenstand sehen, sich seiner bemächtigen und ihn sich mit den anderen

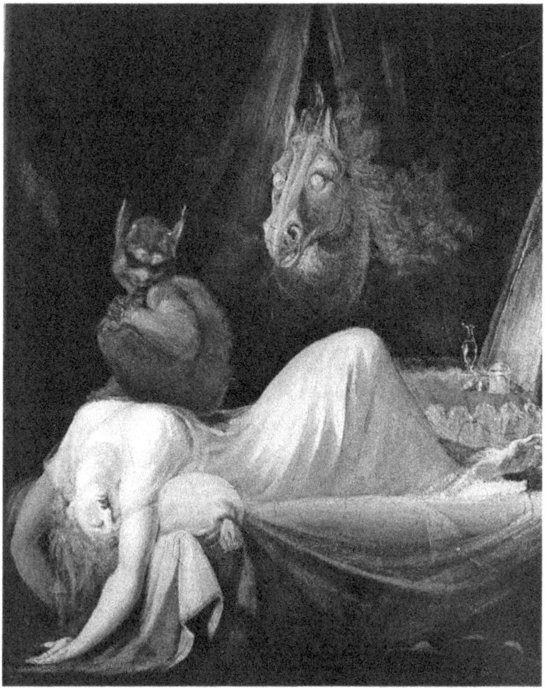

Abb. 66: Johann Heinrich Füssli: Der Nachtmahr, 1782

Objekten verbinden lassen«; und weiter: unsere »Augen denken« zu lassen, um schließlich die »Natur [zu] repräsentieren durch gestaltenden farbige Äquivalenten« (Cézanne 1904). Cézanne fordert, »in sich verstummen [zu] lassen alle Stimmen der Voreingenommenheit«, sodass sich die »Logik eines Farbtextes« durchsetzt, ein Blick, der wenig voreingenommen, wenig prädizierend daherkommt, sich hierbei den Bild-Räumen um sich herum scheinbar entziehend (Cézanne 1904/1988, S. 54–66).

Das hier Gesagte steht geradezu widersprüchlich in einem kulturellen Raum, der, symbolistisch-mythologischer Kunst verhaftet, den verruchten Blick auf das Unheilige inszeniert (vgl. Abb. 66); der den melancholischen Blick im Bild auf die überdauernden Themen des Lebens und Sterbens richtet (vgl. Abb. 67), der uns lustvoll dahin Treibende dessen erinnert, was uns unbewusst lenkt (vgl. Segantini: Die Strafe der Wollüstigen, 1896). Dieser Widerspruch, einerseits ge-

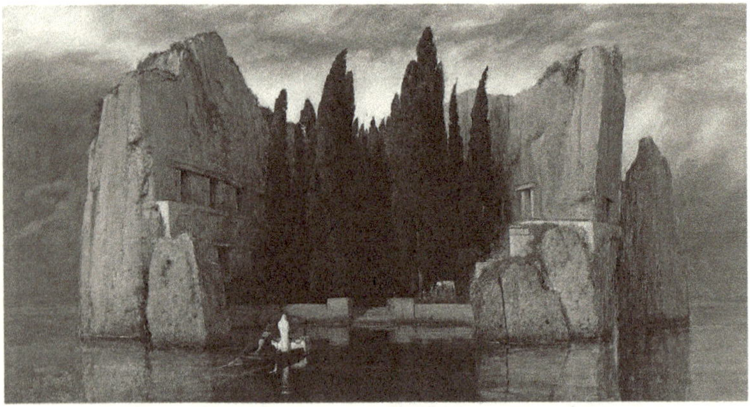

Abb. 67: Arnold Böcklin, Die Toteninsel, 1880

radezu logisch-ästhetisch sich den Farben und Formen der Bilder ausliefernd, andererseits besessen von der Inhaltsschwere des bildhaft dokumentierten Innen- und Außenlebens – dieser Widerspruch löst sich da auf, wo der Mensch des ›fin de siècle‹ sich tatsächlich ausgeliefert sieht, wo die »Alpträume des Arnold Böcklin »sich hineinträumen in die dunkle Welt der Schatten«.

Umgekehrt werden die Bilder assoziativ-rekonstruktiv zum Steinbruch des Lebens. Hier ist sie, die Wende, die Kehre, die die Neubesinnung möglich macht: »Kunst ist Abstraktion. Sucht sie in der Natur, indem ihr vor ihr träumt« (vgl. Ponente 1965, S. 148), sagt Paul Gauguin, der gar nicht abbildhaft-realistisch, sondern symbolisch-synthetisch seine Bilder setzt. Und der Kunsttheoretiker erklärt: »weil der Traum sich nicht völlig vom Wirklichkeitsrelikt lösen und befreien kann« (Hofstätter 1972, S. 59).

Nicht Abwendung von der Welt, von der Natur, sondern eine Neukonzipierung im Freud'schen Sinn: eine Entzerrung der komplexen Bildinhalte ist hier angedacht, ein Deutungsversuch, in dem die Zusammenhänge klarer werden. So auch der Maler Segantini, der der neuen Wissenschaft der Psychoanalyse, herkommend aus der Neurologie, geradezu den Boden bereitet: Segantini sucht das einerseits irrationale, andererseits durchaus logische Unbewusste nicht nur in Worte zu fassen, er malt es – und legt eine der ersten Grundlagen für das Fach, das heute Kunsttherapie heißt:

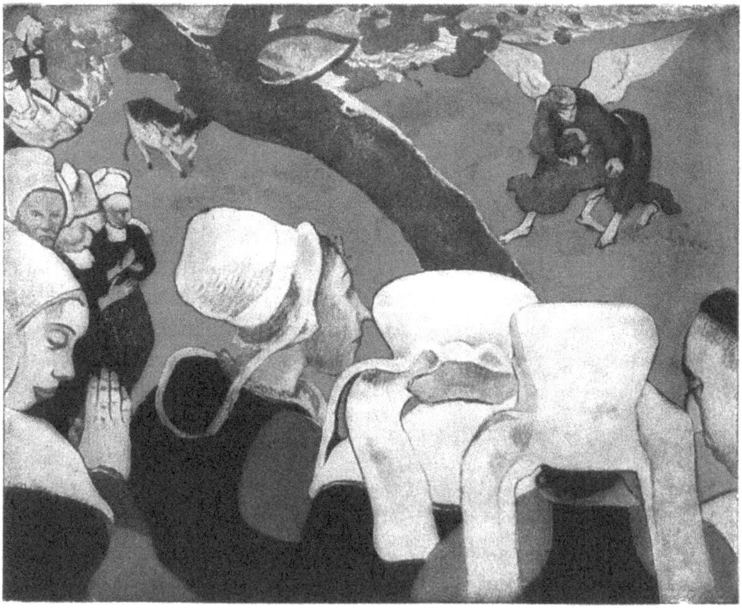

Abb. 68: Paul Gauguin, Vision nach der Predigt oder Jakobs Kampf mit dem Engel, 1888

> Um meine Gefühlsbewegungen zu stärkerem Ausdruck zu bringen und auch das ganze Milieu meines Werkes durch die poetisch-malerischen Empfindungen meines Geistes beleben zu können, emanzipierte ich mich in der ersten Zeit von den kalten Modellen, ging abends in den Stunden des Sonnenuntergangs aus und nahm die Stimmung in mich auf, die ich am Tage der Leinwand mitteilte. (Segantini, in: Gottardo Segantini 1949, S. 52)

»Was ich sehe, fühle ich«, sagt er – und »[verknüpft] die Kunst … mit Leidenschaften«, überträgt »Empfindungen auf die Leinwand«, auf jene Fläche nebeneinander gesetzter Farben, jene Fläche komplementär-farbig verbundener reiner Farben, die, in kleinen Punkten und Strichen gesetzt, mithilfe der Netzhaut des Betrachters verschmelzen sollen (Originalzitate Segantinis aus dem Film ›Segantini. Magie des Lichts‹ von Christian Labhart, 2015; vgl. G. Segantini 1949).

Was diese Gruppe semiotisch denkender Künstler im Sinn hat, wollen wir an einem Bild Gauguins, dem ›Kampf Jakobs mit dem Engel‹ zeigen:

Hier die konkrete Farbe – in einem Brief an van Gogh zählte Gauguin sie auf: die Trachten pechschwarz, der Boden rot, der Engel in Ultramarinblau und Jakob in Flaschengrün (Gauguin, in: Ellridge 2001, 44) – da das allgemein Grundlegende, Einstimmende der Farbe: Sein Lehrer Pissarro hatte auf den Primat der Farbe gepocht, und Gauguin hatte entsprechend die Farbe in kurzen aber opaken, d. h. zusammenhängenden Pinselstrichen gesetzt. Es entsteht »eine durch Farbe bewirkte Bindung von Feldern, … Verkettung insularer Formfelder« (Winter 1992, S. 48). Zwei Figuren, geradezu zusammenhängend, und die Gruppe der Zuschauer, im Gestus wie farb-formhaft vereint; beide Gruppen zwei unterschiedene Bildhälften ausfüllend: Gauguin, der die Szene malt, steht in diesem Wissen um den Abstand der gesetzten Farbausdrücke. Er kommentiert, es gebe »Zusammenstellungen« von Farbtönen, die psychisch unterschiedlich wirkten, ruhige, tröstliche, aufregende Farbtöne; und es gebe Linien, die ihre je eigene Sprache, d. h. Ausdrucks- wie Wirkkraft hätten, unendliche, abgrenzende usf. (Gauguin 1960, 23 f.). Er kommentiert – farblich, formhaft.

Gauguin folgt nicht nur in der Farb-, sondern auch in der Form- und Inhaltssetzung gleichermaßen Pissarro, der sagt: »Es ist unnötig, eine Form zu umgrenzen; sie kann auch ohne dies zur Geltung kommen.« Baudelaires Wort, dass »die Malerei … eine Beschwörung« sei (Pissarro, in: Rewald 1957, 2, S. 180), findet in der geschlossenen und doch durch einen länglichen Gegenstand (Baum) getrennten zinnoberroten Fläche seine Entsprechung. Auf ihr erscheinen die Gegenstände, Personen in den Details eher reduziert, eher plakativ das Hier und Da der Szene untermalend. Einer der Zeitgenossen, der die Szene kommentiert, meint, dass dies eine Malerei sei, die ihre Gegenstände nicht um ihrer selbst willen darstelle, sondern »als Buchstaben in einem unermesslichen, grenzenlosen Alphabet, welches nur der geniale Mensch zu buchstabieren versteht« (Aurier 1891, S. 160). Ganz in der Tradition Cézannes erläutert Baudelaire: »Es ist, als ob die Farbe … von sich selber her denke, gleichviel, welche Dinge sie umkleide« (Baudelaire, in: Gauguin 1960, S. 23 f.).

Der das Bild zu übersetzen sich Anschickende muss begreifen, dass die Übersetzungsregeln nicht nur vom Produzent und Betrachter in subjektivischer Manier gesetzt sind, sondern dass »nach-allen-Regeln-der-Kunst« das Bild eine Eigenaussage impliziert, die es nachzubuchstabieren gilt. Gundolf Winter (Winter, 1992, 106 f.) hat zu dieser Art eines Entsubjektivierungsversuches gemeint, Gauguin versetze sich zurück »auf eine primitive Kulturstufe«, suche »die unvoreingenommene, unverformte … Weltanschauung des primitiven Menschen.« Diese unvoreingenommene, unverformte, primitive Sicht der Dinge verlangt den sich selbst zurücknehmenden Betrachter, den Übersetzer, der die religiöse Haltung Gauguins – »Ich habe gerade ein religiöses Bild fertig gestellt« (Gauguin, a. a. O.) – erkennt. Die Bildschrift Gauguins will gegen den Strich, sprich: gegen die versachlichenden Tendenzen Ende des 19. Jahrhunderts gelesen, buchstabiert sein, die technisch immer präziser bestimmte Welt auf ihr Wesentliches verweisend.

7.2.2.2 Zur semiotischen Zusammensicht und -setzung der Dinge – Eine neue Bildauffassung im ausgehenden 19. Jahrhundert

Octavio Paz (1979, I, S. 243) hat uns wiederholt darauf aufmerksam gemacht, was es heißt, mit den Augen des physikalisch aufgeklärten Menschen »Wirklichkeit als … System … synchroner Beziehungen …, jede Einheit« als »eine Verbindung von Partikeln« zu begreifen; er sieht jene »Zonen der Wechselwirkung, Bezugsfelder« (ebd.), wie sie seit Einstein nicht anders zu denken sind, sieht, dass »jedes Partikel … eine Reaktion« (ebd.) ist und entsprechend Gestalt, Form, Bild diachronisch und nicht linear, stetig in ihren Bezügen – heißt: nicht mehr in Bezug auf ihren Ausgangspunkt – zu sehen sind:

> Alle Werke, die in diesem Jahrhundert wirklich zählen, sei es in der Literatur, in der Musik oder in der Malerei, sind auf eine ähnliche Inspiration zurückzuführen. Nicht der Kreis um einen fixen Mittelpunkt noch die gerade Linie: eine schweifende Dualität, die sich zerstreut und zusammenzieht, eine und tausend, immer zwei und immer vereint und einander entgegengesetzt, Beziehung, die sich weder in der Einheit noch in der Trennung auflöst, Bedeutung, die sich zerstört und in ihrem Gegenteil wiederentsteht. Eine Form auf der Suche nach sich selbst. (ebd., S. 248)

Was Octavio Paz hier beschreibt als »das Erscheinen einer offenen Form, die … sich unaufhörlich zerstört und neu schafft« (ebd.), bezeichnet den Nachklang einer Kunst der Moderne, die um Cézanne ihren Ausgang nimmt. Dieses Phänomen in der Übersetzung moderner Bilder, selbst der Bilder nichtprofessioneller Zeitgenossen, unberücksichtigt zu lassen, heißt einen schweren Übersetzungsfehler zu begehen.

Sandro Bocola (1997, S. 127) beschreibt jenen Augenblick, der die Übersetzungsanleitung unseres Sehens verändert, er umschreibt in den Worten Merleau-Pontys eine Bildszene Claude Monets (1840–1926), wie »das Sichtbare den Blick ergreift«, und obwohl dieser Blick jenes Sichtbare »enthüllt hat«, nunmehr begreift, dass er »ein Teil von ihm ist« (Merleau-Ponty 1964):

Die Oberfläche des bewegten Wassers zerlegt sich in eine Unendlichkeit von Lichtreflexen, die Sonne löst alles Feste auf, verwischt die Umrisse, färbt die Schatten, enthebt die Dinge ihrer körperlichen Schwere und nimmt dem Raum jede Tiefe. Die Natur verliert ihre Objekthaftigkeit und verwandelt sich in eine Flut sinnlicher Eindrücke.

Hier ist Gestalt-, Form-, Raumauflösung und Wiederzusammenschau. Und ein Bemerkenswertes tritt ein: »Der Wahrnehmungsprozess kommt zur Darstellung, nicht mehr das Wahrgenommene« (Bocola 1997, a.a.O.). Ist es verwunderlich, dass wie im Falle der Kantischen Erkenntnistheorie, die der Objektivität entsagt, auch hier eine vielleicht unzulässige Subjektivierung, Psychisierung des »nicht-mehr-Objektiven« statthat – und den Übersetzer verleitet, seine subjektiven Erkenntnisweisen ins Bild zu setzen?

Eine neue Bildauffassung im ausgehenden 19. Jahrhundert: Bildsynthese und Gefühl

Wir haben an früherer Stelle die Integrationsleistung des Betrachters unter neurologischen Aspekten analysiert (vgl. Exkurs: Kunst- und Gestaltungstherapie in der Neurologie und Gerontopsychiatrie des 21. Jahrhunderts). Hier erfahren wir über den Hinweis dieser in der Tradition des Neoimpressionismus stehenden Maler, dass dieser Aspekt nicht mehr als ein Hilfsmittel sein kann, eine methodische Näherung an die Erfahrung der Liebe:

Als ich den Schmerz der Eltern eines toten Kindes lindern wollte, malte ich den ›Schmerz vom Glauben getröstet‹; um das Band zweier Liebenden zu weihen, malte ich die ›Liebe am Lebensborn‹; um die volle Innigkeit der Mutterliebe fühlen zu lassen, malte ich ›die Liebesfrucht‹, den ›Lebensengel‹; als ich die schlechten Mütter strafen wollte und die eitlen und unfruchtbaren Wollüstigen, malte ich die ›Strafe im Fegefeuer‹; und als ich endlich die Quelle aller Übel andeuten wollte, da malte ich die ›Eitelkeit‹. (Segantini, in: Bianca Zehder-Segantini, 1912)

Die kontrastierenden Komplementärfarben der Bilder (Rot-Grün, Gelb-Violett, Blau-Orange), die der Maler Segantini *bildanalytisch-synthetisch* in Szene setzt, sind auf eine Steigerung des Erlebens angelegt, sind aber auch auf *symbolisch-emotive* Konnotationen aus. Und die formalästhetische Bewältigung dieser Inszenierung ist einerseits Teil dieses neuen Blicks, der sich einstellt, ist andererseits auch eine neue Form der Vergewisserung, die der Logik, der Bestätigung bedarf. Wo der Blick des Betrachters die synthetische Leistung der komplementären Farbzusammensetzung seiner Netzhaut überlässt (vg. Segantini, in: Lardelli 1991), da erlebt er die Zusammensetzung von reinen und komplementären Farben gesteigert.

Die Maler des sogenannten Symbolismus suchen generell das Erlebnis der Bildbetrachtung farbspektral und materialhaft zu steigern. Wenn James Ensor seine »Engel und Teufel« malt (1888), braucht er »nichts als eine wenig ölhaltige schwarze Säure ..., die mittels des Pinsels und des Steins auf ein weißes Papier gebracht [wird] ... zu dem Zweck, bei dem Beschauer eine Art von verschwommener beherrschender Anziehungskraft in der dunklen Welt des Unerforschlichen zu bewirken« (Ensor; vgl. Hofstätter 1972, S. 56), um an die andere Wirklichkeit zu erinnern, die Nachtseite des Bewusstseins, die Odilon Redon, wiederum vergleichbar, in ein tiefes Schwarz setzt, aus welchem Formen und Gestalten »la lumière de la spiritualité« (Das Licht des Geistes: Titel des Bildes) hervorquellen. Apollinaire (1917) wird bald von einem ›espèce de sur-réalisme‹, einer Art Überwirklichkeit sprechen, die nach der Desillusionierung eines Weltkrieges offenbar nicht mehr der mythologischen, der metaphysischen Vergewisserung bedarf.

Eine neue Sicht der Dinge greift um sich. Der formalästhetische, irrationale Vorgänge nicht ausschließende Blick erfasst scheinbar selbst die dunkelsten, unbewussten Plätze der Seele. Er bringt all das zusammen, was scheinbar assoziativ dieser dunklen Seelenkammer zugefallen war, wird dem analytischen Rechercheur noch eine Weile suggerieren, Seelenkunde zu betreiben, krankmachende Verknüpfungen zu entflechten – wo er eigentlich dabei ist, im Sinne des Psychiaters Johann Christian Reil, die ›soziale Assoziation‹, die Verflechtungen mit der Welt wieder zu rekonstruieren, die Bilder auf die Welt zu rekonstituieren. Die nicht immer rationale, eher irrationale Logik psychisch belastender Assoziation wird nunmehr phänomenologisch angeleitet, ihre wesentliche Fehlverknüpfung in der Welt zu suchen, mit den Worten van den Bergs: Nicht der Mensch, seine Welt sei krank (van den Berg, 1972, S. 46) und müsse in ihrer Logik berichtigt werden.

Zu diesem neuen Denken trägt – kaum nachvollziehbar, da selten diskutiert – eine Zeichentheorie bei, die wir vormals (vgl. in Kap. 5.2.2) erörtert haben. Eine neue Malergeneration steht für dieses ein: Turner, Seurat, Segantini, Gauguin, am Ende der alle beeinflussende Pissaro, schließlich Cézanne, – sie lassen *die Zeichen der Natur*, all die Zeichen der Welt sich in ihren Bildern finden. Sie gehen den malerischen Impressionen, Assoziationen nach. Sie folgen den unbewussten Vorgaben.

7.3 Psychoanalytische Ansätze der Kunsttherapie: Von der Integration abgespaltener, inkompatibler Vorstellungsbilder

Der Ästhetik-Theoretiker Johannes Volkelt spricht in seinem »System der Ästhetik« (1905, S. 293) von »Assoziation nach Bewusstseinsnachbarschaft«.

Es ist eine Art des »Hinzutretens« von Vorstellungselementen, genauer unter dem Aspekt »der symbolischen Bedeutung der Formelemente« (ders., 1905, S. 285). Volkelt setzt voraus, »daß der angeschaute Gegenstand in seiner eigentlichen Bedeutung vor uns steht« und zuweilen einer Prädikation bedarf (ders., 1905, S. 287). Wir haben an dieser Stelle noch immer die Misch- und Ersatzbildungen Freuds im Sinn, gleichermaßen *die imaginativen Zutaten* der Phänomenologie, die uns bewegt haben, bis hierhin – zugegeben: den Leser herausfordernd – dem schwierigen Sachverhalt zu folgen, der behauptet, dass es *»Ähnlichkeitsassoziationen«* gibt (Volkelt 1905, S. 293), die den Tatbestand *der verdrängenden und ersetzenden Vorstellungen* im Sinne der Psychoanalyse Freuds und Tiefenpsychologie Jungs zu erklären in der Lage sind. Die *These* steht also hier im Raum: dass Vorstellungen aus bisher nicht genannten Gründen – wir nehmen an, dass dies unverträgliche psychische Tatbestände sind – nicht ins Bewusstsein treten (dürfen), verdrängt werden und darüber krankmachend sind.

Von dieser Hypothese gehen Freud und Jung aus. Sie begründet unser argumentatives Vorgehen in der Beschreibung der Ausgangslage der bildnerisch-therapeutischen Arbeit. Sie findet in Volkelt

(1905) einen Theoretiker, der »*die Assoziation nach Bewußtseinsnachbarschaft*« (ders., 1905, S. 297) in literarischen (Eichendorff) oder bildnerischen (Rembrandt) Motiven daraufhin analysiert, »wie die Verschmelzung *zwischen den Gliedern der symbolischen Einfühlung*« (ders., ebd., kursiv v. A.) form-, farb- und inhaltselementarhaft zustande gekommen ist. Die den Psychoanalytikern zu Händen gehende These heißt: dass es eine Art »*Vorstellungsüberschuss*« gebe (Volkelt 1905, S. 398 ff.), der dem Menschen ereignishaft zufällt – und wir ergänzen: der ihn gegebenenfalls krank macht; der jener Fachkraft bedarf, die bereit ist, den Betroffenen dahin zu begleiten, dass er die formhaften, farblichen wie inhaltlichen Konnotationen im Bild – die Psychoanalytiker werden von ›Überdetermination‹ sprechen (Gombrich 1979, S. 418) – neu zu gewichten in der Lage ist und sich im nicht-pathologisch gemeinten und dennoch zutreffenden Sinn Volkelts ein »*Entlastungsgefühl*« einstellt, das »uns durch den Kontrast erleichtert, entlastet, ... reinigt, befreit, erlöst« (Volkelt 1905, S. 495 f.).

7.3.1 Tiefenpsychologische Einsicht in die ästhetisch und psychisch komplexe Ausgangslage

C. G. Jung hat in seiner Erörterung über »Psychologische Determinanten des menschlichen Verhaltens« (1936–1942) die oben geschilderte ›Assoziation nach Bewusstseinsnachbarschaft‹ aus der Sicht des Diagnostikers beschrieben, der das nicht unbedingt zugehörige, sondern erlebnishalber zugefügte assoziierte Element als nunmehr vorherrschend krankmachendes und das originäre Element zuweilen verdeckendes (vgl. Decksymptom) unter dem Aspekt eines inkompatiblen, da als abgespalten agierenden Bewusstseinselements in den Blick nimmt: »Spaltbarkeit heißt, daß Teile der Psyche sich vom Bewusstsein dermaßen ablösen, daß sie nicht nur als fremd erscheinen, sondern ... psychische Fragmente (sind), die ihre Abspaltung ... gewissen inkompatiblen Tendenzen verdanken«, sagt er (Jung 1979, S. 143 f.).

Und Jung setzt hinzu, für uns hier interessant: »Im Bereiche *künstlerischer ... Phänomene* erscheinen solche Inhalte ... als sogenannte *archetypische Figuren ...,* typisierte Lebenssituationen« (Jung 1979, S. 144). Jung nennt die fragmentierten Elemente *Komplexe* (ebd., S. 143) und akzentuiert deren allgemeinen, typischen

Charakter, der es ihnen ermöglicht, im Sinne des bisher Beschriebenen mit anderen schon bestehenden Bedeutungen zu *assoziieren*, sich mit den vorfindlichen Bewusstseinselementen zu verbinden und darüber »die Ichpersönlichkeit zu beeinflussen« (Jung, ebd.).

Es versteht sich, dass im Sinne einer therapeutischen Zielsetzung C. G. Jung darauf aus ist, die »Verwickeltheit der psychischen Phänomenologie« (ebd., S. 147) aufzulösen, bis schließlich der originäre, durch ein – vielleicht traumatisches Ereignis verstellte – *Bedeutungskern* (Jacobi 1919, S. 130) rekonstruiert ist.

7.3.2 Zugänge zu krankmachenden Bewusstseinelementen: Die psychoanalytische Assoziations- und die tiefenpsychologische Amplifikationsmethode

Ausgerechnet in einer Zeit, die sich voller symbolischer Deutungen zeigt und sich traut, in symbolistischer Nazarenerkunst theologisch-historistisch zu argumentieren – als ›nazarenische Kunst‹ bezeichnet die Wende zum 20. Jahrhundert eine romantisch-religiöse Kunstrichtung, die die Kunst und mit ihr die diese Betrachtenden mit Hilfe religiöser, katholisch-orthodoxer Motive erneuern will – entsteht der Wunsch, symbolische Darstellung in ihrer Zeichen- und Bedeutungshaftigkeit zu hinterfragen. Selbstredend ist eine neukantianische, da in der Tradition Kants formallogisch denkende, Philosophie als erste auf dem Plan: Ernst Cassirer (1874–1945) schreibt die »Philosophie der symbolischen Formen« (1929) und ist einer derjenigen, denen es um »die Repräsentation des Gesamtsinnes« geht (ders., 1929, Bd. 3, S. 129), welcher Sinn im »Akt der Rekognition« nicht unbedingt symbolisch auszufallen hat (ders., ebd. S. 135). In seinem Blick sind die »Misch- und Übergangsformen« der Ausdrucksgebungen (ders., ebd. S. 525), die, »je weiter sie die ›Ähnlichkeit‹ mit den Dingen aus den Augen« verlieren, über das Symbolische ihrer Bedeutungshaftigkeit nachdenken Anlass geben (vgl. ders., ebd. S. 529).

Von diesen Übergängen zur symbolischen Ausdrucksform berichtet, wie wir in Kap. 5.2.2 darlegten, Charles Sanders Peirce (1839–1914), der die Vorformen des Symbolischen, besonders des Ikonischen und Indexikalischen beschreibt, um auch die Mischverhältnisse aller Ausdrucksformen – wir erwähnten: beispielsweise in mental eingeschränkter Situation – darzulegen. Charles William Morris (1901 bis 1979) hat vor allem im Blick den semiotischen Status der nicht ohne weiteres dekodierbaren abstrakten Bilder, die das symbolische Interpretament nur über das Verständnis möglicher Bildassoziationen zulassen. Er entwickelt einen »Begriffsapparat, mittels dessen sich auch … nicht-gegenständliche Bildlichkeiten *semiotisch* verstehen lassen« (Wiesing 1997, S. 23).

Charles William Morris beschreibt diesen Ansatz als Teil eines kommunikativen Zeichenaustauschs, in dem beispielsweise dem Bild eine syntaktische Bildbeschreibung, eine semantische Bilddeutung und eine pragmatische Bildabsicht bzw. soziale Funktion zukommen. Er stellt einen Zusammenhang her zwischen der Struktur des Bildes und den Prozessen, in denen das Bild angeeignet bzw. rezipiert wird.

Dieser kultur- und geisteswissenschaftliche Hintergrund ist zu bedenken, wenn wir in tiefenpsychologischer und -analytischer Hinsicht auf die spielerischen und traumhaften Bilder der Patienten lenken, die ab der Jahrhundertwende Psychotherapie in den Blick nimmt und damit eine über hundert Jahre währende und noch anhaltende Tradition der Bildtherapien begründet.

Wir haben den phänomenologisch-assoziationspsychologischen, den symbolistischen und zeichentheoretischen Hintergrund dieser Art von Bildtherapie ausgemacht. Wir können auf diesem Hintergrund ermessen, dass die Hinwendung zu den gegenständlich-symbolischen Bildproduktionen, die ab der Jahrhundertwende Gegenstand der analytischen Behandlungen sind, möglicherweise eine Art der Vereinfachung des Umgangs mit den Bildern darstellt, insofern sie weitesgehend auf die semiotische Dekodierung, zuweilen auch auf die kulturhistorischen Konnotationen der Bilder verzichtet (eine deutliche Ausnahme bildet die Jungsche Tiefenpsychologie) – möglicherweise ein ›Konstruktionsfehler‹ früher Psychotherapie, die dem Verständnis des Therapeuten einen weiten Ermessensraum bietet.

Wir wollen im Folgenden die unterschiedlichen Behandlungsmodelle der psychoanalytischen Freud'schen und der tiefenpsychologischen Jung'schen Psychotherapie auf den Vorwurf hin diskutieren, ob sie, wie wir es oben hypothetisch erörterten, unter zeichentheoretischen Kommunikationsaspekten die Äußerungen der Patienten gegebenenfalls unkritisch, d. h. allzu symbolistisch rezipierten.

- Wenn Sigmund Freud in »Totem und Tabu« (1912–13) ausführt, es gelte, das semantisch detailliert beschriebene, symbolisch sich sexuell ausweisende Phänomen seiner Zeit, das hysterisch sich zeigende »Zerrbild einer Kunstschöpfung«, wieder zu entzerren

(Freud 1956, S. 48; GW Bd. 9, 1974, S. 363), dann sucht er das Symptom biografisch-archäologisch zurückzuverfolgen, reduktiv-konkretistisch auf kindliche Triebgeschichte und dessen Komplexität zu beziehen; dann heißt die These Sigmund Freuds, dass im jeweiligen symbolischen Ausdruck sich das individuelle Triebschicksal dokumentiere.

- Wenn C. G. Jung in »Die Struktur der Seele« (1928; GW Bd. 8) über das gleiche Symptom redet, er dieses in vielen Varianten beschreibt, spricht er von einem »Bewusstseinsrest«, einem »Fragment einer psychischen Tätigkeit«, welche »mit der modernen Individualität … nichts mehr zu tun« haben, welche »in einer tieferen Schicht« zu finden sind, zu deren Verständnis wir »eine Kenntnis der Mythologie [brauchen], um den Sinn eines tieferen Schichten entstammenden Stückes erfassen zu können« (Jung, ebd., S. 168, 171). Es ist wie beim Phänomen des Schattens: »Wie das Bild«, sagt Wendlandt-Baumeister (2010, S. 35), »besitzt auch der Schatten eine besondere Seinsweise … Der Schatten bezeugt und verweist auf etwas, das ist. Dabei weist er über … die sinnlich erfahrbare Welt hinaus und eröffnet die Dimension des Transzendenten« – eben jene Seinsweise des Bewusstseins, die C. G. Jung so am Herzen lag (vgl. Jung, Die transzendente Funktion, 1916).
- Beide Analytiker, der tiefenpsychologisch argumentierende C. G. Jung und der psychoanalytisch ausgerichtete S. Freud, beide partizipieren in ihren Konzepten von dem assoziationspsychologischen Modell, wonach die kausale Beziehung eines ›verworfenen‹, ›verdrängten‹ Elements des Bewusstseins unterschiedlich gedeutet ist: hier eindeutig-kausal bei S. Freud, da mehrdeutig-kausal bei C. G. Jung.

So kommt es, dass die Grundlage der Behandlung, die ›verzerrten Bildelemente‹, nicht nur unterschiedlich aufeinander bezogen sind, sondern auch entsprechend unterschiedlich gedeutet werden. Im Falle Freuds wird das assozierte Element zwar streng, aber frei-assoziativ, bild-, sprach-, klang-, riech- usw. assoziativ zurückverfolgt im Leben der Betroffenen; im Falle Jungs wird das assoziierte Element nicht frei-assoziativ, sondern eher analog angeleitet, nicht nur vom Betroffenen, sondern auch vom Therapeuten gelenkt.

Natürlich gebrauchen beide Analytiker die *Assoziationsmethode*. Diese wird bei Jung aber nur verwandt, um das Komplexhafte und dessen Symptomatologie aufzusuchen. Die bei Jung darüberhinaus eine gewisse Rolle spielende *Symptomanalyse* ist der Freuds vergleichbar: Sie sucht die den Symptomen zugrunde liegenden Erinnerungen, wie sie gegebenenfalls in einer Trauma-Exposition nötig sind, wie sie von Freud im Fall des hysterischen Symptoms verwendet wird. Jungs *anamnesische Methode* rekonstruiert in der Art einer detaillierten Anamnese die vorliegende Grundstörung – und leitet oft erst jetzt über zur *Analyse des Unbewussten,* die zum Eigentlichen der Behandlung zählt. (vgl. Jacobi 1959, S. 105 f.).

Kritische Anmerkungen zu den vorgestellten Modellen der Behandlung
Natürlich setzen, versetzen beide Analytiker sozusagen ›ins Bild‹. Aber sie zeigen uns auch die Gefahr, dass eine simulierte und damit beschränkte Welt-Sicht ins Bild gesetzt werden könnte. Wir sind daran erinnert, wie Sigmund Freud die innerpsychischen Dramen wie auf einer Bühne dramatypisch inszeniert sieht; Jean-Francois Lyotard hat es gesagt: »wie Freud dazu [kommt], das gesamte Problem des Bildes in Begriffen der Repräsentation, der Darstellung, der Vorstellung« vorzuführen (Lyotard 1982, S. 93). Wir hatten die Frage des Strukturalisten weitestgehend beantwortet: *Freud* übernimmt das Bewusstseinsmodell von dem Phänomenologen Franz Brentano; in dem er verwiesen ist auf die die Vorstellungen prädizierenden Eigenschaften, die assoziativ sich verbinden. Und auch *Jung* hängt grundsätzlich diesem Bewusstseinsmodell an. Jolande Jacobi sagt es: »dass die einzelnen … Elemente eine ›Entstellung‹ ursprünglich anderer Inhalte darstellen« (Jacobi 1959, S. 132).

- Die ernstzunehmende Anfrage an dieses Modell, wir hatten diese angedeutet, stammt aus dem Mund des Sozialmediziners Thomas Fuchs: dass die psychopathologische Praxis der psychotherapeutischen Behandlung zuweilen »von den lebensweltlichen und biographischen Zusammenhängen isoliere« (Fuchs 2015, S. 140), also in der Gefahr sei, die Prädizierung krankmachender Vorstellungen zu sehr auf das Innenleben der Betroffenen zu fokussieren.
- Und eine weitere These steht hier seit symbolistischen Zeiten im Raum: dass es auch eine weitere Einschränkung des angenommenen Bewusstseinshorizonts der Betroffenen gebe; dass es mitunter eine Form der kunsttherapeutischen Bildarbeit gebe, die sich form-, farb- wie inhaltsästhetisch überholter Bildgebungen bediene – und dass in dieser Hinsicht der jungianisch assoziativ

mitgestaltende Therapeut sich inne sein muss, dass er gegebenenfalls seine eigenen Bildvorstellungen assoziativ in die des Patienten hineinträgt. Ein Beispiel wäre die »Zuordnungen der Farben zu den jeweiligen Funktionen ... und sogar unter einzelnen Individuen«, wie Jolande Jacobi anmerkt (vgl. Jacobi 1959, S. 149, Anm. 75).

- Weit mehr für den hier Schreibenden aber zählt die Kritik, dass »Wirklichkeit ... einzig eben durch das Symbol zureichend ausgedrückt werden kann«, eine Aussage, die angesichts der klinischen Ansätze der psychosomatischen Arbeit Uexkülls und seines KollegInnenkreises mit Hinweis auf die ikonischen und indexikalischen Aussagemöglichkeiten als überholt gelten kann (vgl. Jacobi 1959, S. 147). Die vorstehende Aussage ist von einer der verdientesten Analytikerinnen, Jolande Jacobi (1890–1973) getan, deren Verdienst es ist, als erste dem semiotischen Ansatz in der ersten Jahrhunderthälfte bedingt gefolgt zu sein.

Um die triviale Aussage zu verdeutlichen, sei Rudolf Wittkower (1901–1971; Mitglied des Warburg-Instituts) zitiert, der mit seinem Beitrag »Die Interpretation visueller Symbole in der visuellen Kunst« (1955) den mit Bildern praktisch Arbeitenden etwas Wichtiges gesagt hat:

> ... daß nämlich Zeichen, bei denen die formale, beschreibende Seite (die Zeichenform) von der begrifflichen Seite (der Bedeutung) abgelöst ist [und das gilt immer im Fall der psychischen Erkrankung, – Anm. d. A.], entweder nicht interpretiert werden können oder mehrdeutig werden können. (Wittkower 1979, S. 236)

Der Experte für die symbolische Deutung schreibt den Bildtherapeuten ins Stammbuch, dass »für eine Interpretation ... ein bestimmter Abstand des Wahrnehmenden zum Werk nötig« ist. Und er begründet diesen Satz: »Konzentriert man die Aufmerksamkeit von einem nahen Standpunkt auf einen kleinen Ausschnitt eines realistischen Gemäldes, wird dieser sich in bedeutungslose Zeichen auflösen ... Der Wahrnehmende muß ... einen ... Schlüssel zur Gesamtheit des Vorstellungsbildes besitzen« (ders. 1979, S. 238 f.), damit er seine eigenen Bilder nicht in denen des Patienten wiederfindet, diese, in aller Regel von der ursprünglichen Bedeutung gehaltlich losgelöst und verdrängt, ins Symbol zwängend.

Nach den kritischen Anmerkungen bleibt festzuhalten:
Die tiefen- und psychoanalytische Verwendung einer sich wandelnden Zeichentheorie in der Wende zum 20. Jahrhundert hatte einen anderen Blick auf die bildhaften Äußerungen von Patienten möglich gemacht. Jolande Jacobi, Jungianerin der ersten Generation, zählte auf: Das Material, das die Aussage benutze; die Technik ihrer Darstellung; die Farbe, Form, Perspektive, die Proportion, – um nur einige der Zugriffsweisen zu nennen (Jacobi, 1969). Das war so revolutionär wie die methodisch-assoziative/amplifikatorische Ergründung des Psychischen. Das war nur verstehbar auf der Basis von C. G. Jungs Grunderfahrung von dem Symbol als einer bewusst-unbewussten Vermittlungsinstanz; das war nur als Forschungsansatz ermöglicht durch C. G. Jungs, auch Erich Fromms (1957) Hypothese von der synthetischen Kraft des Symbols, welche »die Gegensätze in einem Bild vereinigt« (Dieckmann 1972, S. 36). In der symbolisch-bildnerischen Manifestation, so die frühe Tiefenanalyse vor allem, drückten sich mitunter phantasievolle als *neurotische Interpretationsversuche* aus. Die psychoanalytische Erkenntnis Freuds, dass sich im Vorgang des Symbolisierens seelisch-konflikthafte Sachverhalte zeigten, dass solch konflikthafte Sachverhalte *durch ästhetisch-bildnerische Produkte ersetzt* werden könnten, blieb durchweg gewahrt. Aber es zieht sich bei ihm ein Vorbehalt durch: dass die »Schwierigkeit … [daher] kommt, daß wir diese Bilder in Worte zu übersetzen haben« (GW Bd. 11, S. 86).

Unterschiedlich bezeichnet waren aber die ästhetisch-produktiv erreichbaren Ziele: Regressionen würden angeregt, das heißt, es würde hingelenkt auf eine unzentriertere, emotionalere Stufe (Kris, 1952); ichhafte Denk- und Bewusstseinsstrukturen würden entdifferenziert (Müller-Braunschweig, 1974; Ehrenzweig, 1974); verdrängte Affekte wären freigesetzt (Maaß, 1964); auch könne der bildnerische Prozess zur Bewältigung von Konfliktspannungen auf dem Wege der Reduktion und der Abfuhr von Triebenergie (Kartharsis) dienen (Hoffmann, 1979); angstbesetzte Vorstellungen würden in eine äußere bildnerische Realität überführt (Fenichel, 1974); und bei Beibehaltung der Triebziele könne das Triebobjekt ausgetauscht werden, dadurch nicht-sozialisierte Impulse bewältigt sein (Ulman, 1975); schließlich sei im Sinne narzisstischer Regulation eine Möglichkeit zum affektiven Selbst-Gleichgewicht, zur Erweiterung der Ich-Grenzen gegeben (Henseler, 1974; Benedetti, 1979; zu den Zielen des ästhetischen Produzierens: vgl. Menzen, 1984, S. 213).

C. G. Jungs Diktum war ein weithin vernommenes Signal: »Die affektive Störung kann … anschaulich gestaltet werden. Patienten, die etwelche malerische oder zeichnerische Begabung haben, können dem Affekt durch ein Bild Ausdruck verleihen« (Jung, GW VIII, S. 168). Und Freuds Ergänzung, »das so gewonnene Bild des pathogenen psychischen Materials« könne so rekonstruiert werden (Freud 1969–1979, Stud.-Ausg., Erg. Bd., S. 83), war wie eine Bestätigung – auch wenn Freud sich mit dem Bildausdruck in der Behandlung bekanntermaßen schwer tat und dessen Verbalisierung favorisierte. Jolande Jacobis fast hymnisch zu nennende Abhandlung über »Bildgestaltungen« (Jacobi 1959, S. 150 ff.), in der es hieß, dass »dem Unausdrückbaren und Unbestimmten Form« verliehen werde, verhalf schließlich dem bildnerischen Ausdruck in der psychotherapeutischen Behandlung zu einem Durchbruch, der bis heute andauert (Jacobi 1959, S. 153).

8. Zusammenfassung. Über die Geschichte einer Bewegung: Wege zu einer Heil-Kunst

Nach den Phasen von Mythologisierung, d.h. einer Art kulthaft praktizierter Kategorialisierung, Überhöhung von fundamentalen Erfahrungsgehalten; nach den Phasen von Mythologie-Kritik, d.h. der schonungslosen Aufklärung von Erfahrungsgehalten: nach solchen Erfahrungs-, Bewusstseinskonzentrierungen geschieht in der Regel eine Form der Remythologisierung (vgl. Adornos und Horkheimers »Dialektik der Aufklärung«, 1981).

In der Geschichte des Bild-Gebrauchs können wir diese Aussage bestätigt finden: Gerade das Bild, gerade die Bilder werden zu mythologischen Zwecken gebraucht. Antike Vor-Bilder beherrschen mythisch humanistische Vorstellungsweisen bis in unsere Zeiten. Sie haben sowohl eine archetypisch-mythologische wie eine neuzeitlich-remythologisierende Funktion; sie verändern sich, passen sich den Erfordernissen, den Gegebenheiten der Geschichte an.

Die aufklärerische Erziehung benutzt die antiken Vor-Bilder zu remythologischem Zweck: Moralisch-mythologisch werden die Kinder in J. S. Stoys ›Bilder-Akademie für die Jugend‹ (1794) mit antiken Vorgaben gebildet. Wilhelm v. Humboldt beschwört geradezu jenes klassizistische Bild: Als »Ganzes«, sagt er, »wie eine Statur oder ein Gemälde« soll es da stehen (Werke, 1903, Bd. 14, S. 221). Von der von Rousseau und Pestalozzi inspirierten pädagogischen Bewegung des 18. Jahrhunderts bis zu derjenigen des 19. Jahrhunderts, besonders der ›pädagogischen Pathologie‹, werden die heranwachsenden Kinder mittels ›Bilder-Akademien‹, Bilder-Büchern, Vor-Bildern belehrt, werden die normativen oder abweichenden Bild-Vorgaben zu pädagogischen und zuweilen auch therapeutischen Zwecken festgeschrieben (vgl. Schlaffer 1986, S. 177 f.). Die französisch inspirierten ›tableaux vivants‹ inszenieren bis weit ins 20. Jahrhundert bildhafte Vorgaben des allgemeinen Verhaltens und leben in der Fotokunst des kanadischen Künstlers Jeff Wall, hier aber kritisch gewendet, bis heute auf.

In dem Maße allerdings, wie die Kenntnis der Götter-Welt verlorengeht, müssen remythologisierte Gestalten germanischer, asiatischer, ozeanischer Herkunft herhalten: Johann Jakob Bachofens ›Mutterrecht‹ (1861) geht auf die Gestalten, Praktiken der ›frühen Gesellschaften‹ zurück; mit ihm erhofft sich angesichts ›einer völlig entzauberten Bildungsmenschheit‹ eine Generation von Intellektuellen, dass ein ›bildgefesselter Mensch‹ wieder ›die unterirdischen Quellen rauschen höre‹, sie erlebe (vgl. Heinrichs 1975, S. 14). Das archaische, das klassizistisch-antike, das fernöstliche (zuweilen: esoterische) Vor-Bild wird wiederbelebt.

Die Tiefenanalyse spricht davon, dass solche Vor-, Urbilder nicht der Kontrolle des Bewusstseins unterlägen (vgl. Jung 1979, S. 82). Erzieher wie Rudolf Steiner, Therapeuten wie C. G. Jung lassen sich von archaischen, die individuellen Ausdrucksformen überlagernden, gesellschaftlich übergreifenden Wesenhaftigkeiten leiten.

›Schöpfungen der Einbildungskraft‹ sagt Tito Vignoli dazu (1880, S. 137); ›Fetische, welche personificirt die vielen Formen des universalen Polytheismus erzeugen, in denen die menschliche Gestalt sich incarnirt‹, bemerkt er kritisch; auch dass ›der Mythus den Inhalt des sinnlichen Eindrucks entificire‹, also quasi substantialisiere, transzendiere: Wieder einmal sind Mythen in ihrem gegenaufklärerischen Wesen aufgedeckt; harren wieder ihrer nicht immer willkommenen Remythologisierung. Wir haben gesehen, wie im künstlerischen Symbolismus, in der pädagogischen Lebensreform, auch in den frühen Ansätzen der therapeutischen Psychoanalyse diese Hinwendung zu den Ursprüngen, zu den reinen Wesenheiten, zu den kulturellen Unverstelltheiten geschieht. Wie die Bild-Orientierungen immer wieder pädagogisch- und therapeutisch-ideologisch eingesetzt werden. Wir haben aber auch erfahren, dass solche Rückwendung zuweilen heilsam ist: Gerade neuere Untersuchungen über Adolf Wölfli (1864–1930), jenen zitierten ›Irren-Künstler‹, der in der psychiatrischen Anstalt Waldau bei Bern um die Jahrhundertwende lebt, suchen das Produktive solcher Rückbesinnung zu zeigen, zu gewinnen (vgl. Hampe 1990; 1991).

An den Schöpfungen, den Erlebnis- und Erfahrungsdokumenten von Adolf Wölfli (vgl. Adolf-Wölfli-Stiftung 1985) sind kulturhistorisch wie -pathologisch und bildhermeneutisch die Rückbezüglichkeiten, die wiederholungszwangshaften Ausdrucksgebungen eines psychisch erkrankten Menschen thematisiert. In den Kreationen Adolf Wölflis sind aber auch solche Wiederherstellungsversuche bildhaft aufzufinden, einzuklagen, wie sie heute von dem in London praktizierenden Neuropsychiater Norbert Andersch (2014) erinnert werden – als *ästhetisch-mentale Konfigurationsräume,* die in der Funktion stehen, Menschen in Krisensituationen eine Ressource, einen vertrauten Rückhalt zu bieten.

Eine Kunsttherapeutin macht den Versuch: Sie verweist auf ›die Transformation lebendiger Struktur‹; darauf, wie archaische Symbolausdrücke einen Raum- und Zeit-Bezug zu regenerieren vermögen (Hampe 1990, S. 44). So ist am Schluss dieser Abhandlung neu die Frage gestellt: Ob die bildhaft-mythologische Rück-Wendung, quasi ›re-ligio‹, nicht zu Recht im Vorgang des Therapeutischen ihren Platz hat? Ob die symbolische Indienstnahme zuweilen nicht notwendig ist, da, wo Menschen aus ihren Alltagsbezügen herausgefallen sind? Ob Heil-Kunst nicht da beginnt, wo wir in den Bildern Orte der Geborgenheit finden, um erst dann den notwendigen Schritt aus deren Mauern zu tun?

Literatur

Adolf-Wölfli-Stiftung Bern (Hg.): Adolf Wölfli: Von der Wiege bis zum Graab. Oder, Durcharbeiten und schwitzen, leiden, und Drangsal bettend zum Fluch. Schriften 1908–1912. 2 Bde. S. Fischer Verlag: Frankfurt a. M. 1985.

Agazzi, E. (Hg.): Tropen und Metaphern im Diskurs der Geisteswissenschaften des 18. Jahrhunderts. Felix Meiner: Hamburg 2011.

Aissen-Crewett, M.: Kunsttherapie: Zusammenfassung von internationalen Zeitschriftenaufsätzen 1972–1984. Claus Richter Verlag: Köln 1986.

Ahrbeck, R.: Jean Jacques Rousseau. Pahl-Rugenstein: Köln 1978.

Alexander, Fr.: Psychosomatische Medizin: Grundlagen und Anwendungs-gebiete. De Gruyter Verlag: Berlin 1951.

Andersch, N.: Symbolische Form und psychische Erkrankung. Königshausen & Neumann: Würzburg 2014.

Andersch, N.: ›Symbolische Form‹ im klinischen Kontext. Vgl. e-Journal: Philosophie der Psychologie http://www.jp.philo.at/texte/AnderschN3.pdf Dezember 2014.

Arnheim, R.: Anschauliches Denken. DuMont Buchverlag: Köln 1972.

Arnheim, R.: Kunst als Therapie. In: Petzold, H. u. Orth, I. (Hg.): Die neuen Kreativitätstherapien. Bd. 1. Paderborn 1990, S. 257–265.

Arnheim, R.: Gestaltpsychologie und künstlerische Form. In: Henrich, D. u. Iser, W. (Hg.): Theorien der Kunst. Suhrkamp Verlag: Frankfurt/Main 1982, S. 132 ff.

Augusta, G.: Die Verwerfung bei Freud und Lacan. Diss. Fak. f. Phil. Wien: 2005.

Augustin, A.: Ergotherapie bei überaktiven Kindern. In: Franke, U. (Hg.): Aggressive und hyperaktive Kinder in der Therapie. Springer-Verlag: Berlin 1988, S. 43–70.

Aurier, A.: Le symbolisme en peinture – Paul Gauguin. ARH 452: Oregon 1891.

Ayres, A. J.: Bausteine der kindlichen Entwicklung. Springer Verlag: Berlin 1984.

Bader, A., Navratil, L.: Zwischen Wahn und Wirklichkeit. Kunst, Psychose, Kreativität. Bucher C. J.: München 1988.

Baldwin, J. M.: Mental development in child and the race (1895). Dt.: Die Entwicklung des Geistes beim Kind und bei der Rasse. Berlin: 1898.

Barow-Bernstorff, E. u. a. (Hg.): Beiträge zur Geschichte der Vorschulerziehung. Volk und Wissen: Berlin-O 1971.

Barthes, R.: Die Lust am Text. Suhrkamp Verlag: Frankfurt/M. 1982.

Barthes, R.: Lecon/Lektion. Suhrkamp Taschenbuch Verlag: Frankfurt/M. 1980.

Barthes, R.: Fragmente einer Sprache der Liebe. Suhrkamp Verlag: Frankfurt/M. 1984.

Barthes, R.: Der entgegenkommende und der stumpfe Sinn. Suhrkamp Taschenbuch Verlag: Frankfurt/M. 1990.

Basedow, J. B.: Elementarwerk mit den Kupfertafeln Chodowieckis u. a. Kritische Bearbeitung in drei Bänden, herausgegeben von Theodor Fritzsch. Dritter Band. Ernst Wiegand, Verlagsbuchhandlung Leipzig 1909.

Baudelaire, Ch.: Sämtliche Werke. Hg. v. F. Kemp und C. Pichois: München 1977.

Baudrillard, J.: Der symbolische Tausch und der Tod. Matthes & Seitz Verlag: München 1982.

Bauer, J.: Prinzip Menschlichkeit. Warum wir von Natur aus kooperieren. Hoffmann und Campe: Hamburg. 3. A. 2007.

Bauer, J.: Das Gedächtnis des Körpers. Wie Beziehungen und Lebensstile unsere Gene steuern. 16. A. Piper: München 2010.

Baukus, P.: Kunstformen, Naturformen und endogene Bildmuster: Auf dem Weg zu einer Biologie der Kunst. In: Musik-, Tanz- und Kunsttherapie: Zeitschrift für künstlerische Therapien, 2, 1991, S. 86–96.

Bäuml, J.: Psychosen: Aus dem schizophrenen Formenkreis (1. A. 1994): Ein Ratgeber für Patienten und Angehörige. Springer: Berlin 2008.

Beck, U.: Risikogesellschaft: Auf dem Weg in eine andere Moderne. Suhrkamp Taschenbuch Verlag: Frankfurt/M. 1986.

Benedetti, Cal.: Annahmen zu einem axiomatischen Verständnis von Zeichen und Symbol. In: Benedetti, G. u. Rauchfleisch, U. (Hg.): Welt der Symbole. Vandenhoeck & Ruprecht: Göttingen 1988.

Benedetti, G.: Die Symbolik des schizophrenen Patienten und das Verstehen des Therapeuten. In: Hartwig, H. und Menzen, K.-H. (Hg.): Kunst-Therapie. Ästhetik und Kommunikation: Berlin 1984.

Benedetti, G.: Über die Kreativität des schizophrenen Leidenden. In: Psychologie Heute 6 (1982) 32 f.

Benedetti, G.: Das Symptom als kreative Schöpfung. In: Buchheim, P., Cierka, M., Seifert, Th. (Hg.): Symptom und Persönlichkeit im Kontext. Ressourcen – Aspekte der Wirklichkeit. Springer: Berlin 1999.

Benedetti, G., Peciccia, M.: Die Funktion des Bildes in der gestaltenden Psychotherapie bei Psychose-Patienten. In: Petzold, H. u. Orth, I. (Hg.): Die neuen Kreativitätstherapien. Bd. 1. Paderborn 1990, S. 317–328.

Benjamin, W.: Gesammelte Schriften (hg. v. Tiedemann, Schweppenhäuser) Bd. I/1: Abhandlungen (Der Begriff der Kunstkritik in der deutschen Romantik). Suhrkamp Verlag: Frankfurt/M. 1974.

Berg, J. H. van den: A different existence. Principles of phenomenological psychopathology. Pittsburgh: Duquesne Universsity Press: 1972.

Berger, J. u. a.: Sehen: Das Bild der Welt in der Bilderwelt. Rowohlt Taschebuch Verlag: Reinbek 1974.

Bergson, H.: Matière et mémoire (1896); dt. Materie und Gedächtnis (Düsseldorf, 1908). Frankfurt/M. 1964.

Bergson, H.: L'évolution créatrice (Paris, 1907); dt. Schöpferische Entwicklung (1912). Jena: 1921.

Bernheim, H.: Hypnotismus und Suggestion, Zeitschrift für Hypnose, Berlin 1893.

Binswanger, L.: Ausgewählte Vorträge und Aufsätze. 2 Bde. Francke Verlag: Bern 1955.

Blech, J.: Gen-Forschung: Bruch des bösen Zaubers. In: Spiegel-Online 32, 2008. Vgl. http://www.spiegel.de/spiegel/a-569871.html (abgerufen: 23.8.2015).

Blech, J.: Gene sind kein Schicksal. Wie wir unsere Erbanlagen und unser Leben steuern können. S. Fischer: Frankfurt/M. 2010.

Blinkert, B.: Aktionsräume von Kindern in der Stadt. Eine Untersuchung im Auftrag der Stadt Freiburg (Freiburger Kinderstudie). Centaurus: Pfaffenweiler 1993.

Blinkert, B.: Aktionsräume von Kindern auf dem Land. Eine Untersuchung im Auftrag des Umweltministeriums Rheinland-Pfalz (unter Mitarbeit von Christian Achnitz, Katja Schwab, Jürgen Spiegel, Lothar Zischke). Centaurus: Pfaffenweiler 1997.

Blinkert, B.: Zerstörte Stadt – zerstörte Kindheit? In: Umwelt. Medizin. Gesellschaft, H. 3 (2001) S. 232–241.

Blinkert, B.: Quality of the City for Children: Chaos and Order Children. In: Youth and Environments 14(2) 2004.

Blum, K., Löffert, S., Offermanns, M., Steffen, P.: Psychiatrie-Barometer. Einsatz von Kreativtherapien in Psychiatrischen Krankenhäusern. Deutsches Krankenhaus Institut: Düsseldorf 2011.

Bocola, S.: Die Kunst der Moderne. Zur Struktur und Dynamik ihrer Entwicklung. Von Goya bis Beuys. München: Prestl 1997.

Böhme, G.: Atmosphäre. Essays zur neuen Ästhetik. Suhrkamp: Berlin 2013.

Böhme, H. u. G.: Das Andere der Vernunft: Zur Entwicklung von Rationalitätsstrukturen am Beispiel Kants. Suhrkamp Verlag: Frankfurt/M. 1983.

Böker, H., Hell, D.: Therapie der affektiven Störungen: Psychosoziale und neurobiologische Perspektiven. Schattauer Verlag: Stuttgart 2002.

Bonin, W. F.: Die großen Psychologen: Von der Seelenkunde zur Verhaltenswissenschaft. Forscher, Therapeuten und Ärzte. Econ Verlag: Düsseldorf 1983.

Brandstetter, Fr.: Pädagogischer Jahresbericht. Bearb. von H. Scherer. Bd. 54. Styria: Graz 1902.

Brand-Claussen, B., Michely, V. (Hg.): Irre ist weiblich. Künstlerische Interventionen von Frauen in der Psychiatrie um 1900. Sammlung Prinzhorn. Verlag Das Wunderhorn: Heidelberg 2005.

Braun, Chr. v.: Nicht Ich. 2. A. Neue Kritik: Frankfurt/M. 1988.

Braun, Chr. v.: http://www.bzw-weiterdenken.de/2007/02/das-wandelbare-gesicht-der-hysterie/ (abger. am 10.7.2016)

Braun, Chr. v.: Das wandelbare Gesicht der Hysterie. Von der Hysterie zur Anorexie; vgl. web: www.bzw-weiterdenken.de/2007/02(das-wandelbare-gesicht-der-hysterie, 2010.

Breyer, Th., Fuchs, Th., Holzhey-Kunz, A. (Hg.): Ludwig Binswanger und Erwin Straus. Beiträge zur psychiatrischen Phänomenologie. Alber: Freiburg 2015.

Briganti, G.: Phantastische Malerei im 19. Jahrhundert. Schuler Verlagsges.: München 1974.

Brodt, S. et al.: Rapid and independent memory formation in the parietal cortex. In: Proceedings of the National Academy of Sciences (PNAS), DOI 10.1073/pnas.1605719113 – idw 2. 11. 2016

Broicher, Ch.: John Ruskin und sein Werk. Kunst-Kritiker und Reformer. Essays – Zweite Reihe. Diederichs: Jena 1907.

Brüning, P.: Katalog. (Hgg. v. M.-L. Otten u. Manfred de la Motte). Galerie Nothelfer: Berlin 1989.

Büntig, W. E.: Die Gestalttherapie Fritz Perls. In: Eicke, D. (Hg.): Individualpsychologie und Analytische Psychologie. Kindlers ›Psychologie des 20. Jahrhunderts‹. Bd. 4, S. 534 f. Beltz Verlag: Weinheim 1982.

Buber, M.: Ich und Du. 11. A. Reclam: Stuttgart 1995.

Busch, W.: Gesamtwerk in sechs Bänden. (Hg. von J. H. Werner) Xenos-Verlag: Hamburg 1986.

Campe, J. H.: Allgemeine Revision des gesammten Schul- und Erziehungswesens von einer Gesellschaft praktischer Erzieher. Wien und Wolfenbüttel 1786.

Campe, J. H.: Über die früheste Bildung junger Kinderseelen. Ullstein Taschenbuch Verlag: Berlin 1985.

Carroll, L.: Alice im Wunderland. Insel Verlag: Frankfurt/M. 1973.

Carus, C. G.: Zwölf Briefe über das Erdenleben. Niels Kampmann Verlag: Celle 1926.

Carus, C. G.: Vorlesungen über Psychologie (1831). Rotapfel Verlag: Erlenbach. Zürich u. Leipzig 1931.

Carus, C. G.: Denkwürdigkeiten aus Europa (eh. ›Lebenserinnerungen‹ 1865/66). Marion von Schröder Verlag: Hamburg 1963.

Carus, C. G.: Briefe über Landschaftsmalerei (2. Aufl. 1835). Verlag Lambert Schneider: Heidelberg 1972.

Cassirer, Ernst: The concept of the group and the theory of perception. In: Philosophy and Phenomenological Research V(1), (1944) 1 ff. (zuerst ediert in: Journal de psychologie 1938, 369–414).

Cassirer, Ernst: Philosophie der symbolischen Formen (1929). 3 Bde. Bd. 3. Phänomenologie der Erkenntnis. Wissenschaftliche Buchgesellschaft: Darmstadt 1954.

Cassirer, Ernst: Das Erkenntnisproblem in der Philosophie und Wissenschaft der neueren Zeit. 3 Bde. Bd. 1. Darmstadt 1974.

Cassirer, Ernst: Nachgelassene Manuskripte und Texte. Bd. 18. Ausgewählter wissenschaftlicher Briefwechsel. Hg.: Krois J. M., Schwemmer O., Meiner, Hamburg 2009.

Cézanne, P.: Montagne Sainte-Victoire. Eine Kunst-Monographie von Gottfried Boehm. Insel: Frankfurt/M. 1988.

Charcot, J.-M.: (Nouvelle) Iconographie photographique de la Salpétrière. Paris 1875 f.

Charcot J.-M., Richer, P.: Études cliniques sur l'hystéro-épilepsie, ou Grande hystérie. Précédé d'und lettre-pref. De J.-M. Charcot. Salpétrière: Paris 1881.

Charcot, J.-M., Richer, P.: Die Besessenen in der Kunst (franz. 1887; neu hg. v. Manfred Schneider). Steidl Verlag: Göttingen 1988.

Chasseguet-Smirgel, J.: Kunst und schöpferische Persönlichkeit: Anwendungen der Psychoanalyse auf den außertherapeutischen Bereich. Verlag Internationale Psychoanalyse: München 1988.

Chrudzimski, A.: Die Ontologie Franz Brentanos. Springer: Berlin 2013.

Ciompi, L.: Affektlogik. Klett-Cotta /J. G. Cotta'sche Buchhandlung Nachfolger: Stuttgart 1998.

Clair, J.; Pichler, C.; Pircher, W. (Hg.): Wunderblock: Eine Geschichte der modernen Seele. Löcker Verlag: Wien 1989.

Claus, J.: Theorien zeitgenössischer Malerei in Selbstzeugnissen von Pollock, Hartung, Tapiès, Nay, Baumeister, Michaux, Vedova, Mathieu, Wols u. a. Rowohlt Taschenbuch Verlag: Reinbek 1963.

Cohn, R. C.: Von der Psychoanalyse zur themenzentrierten Interaktion: Von der Behandlung einzelner zu einer Pädagogik für alle. Ernst Klett Verlag: Stuttgart 1976.

Corsini, R. J. (Hg.): Handbuch der Psychotherapie. 2 Bde. (hier ausschl. Bd. 1). Beltz: Weinheim und Basel 1983.

Czerny, M.: Die Tierstimme des Unbewußten. In: Kurz, H. (Hg.): Gestaltungstherapie Almanach. Verlag Deutscher Arbeitskreis Gestaltungstherapie: Stuttgart 1988.

Crevell, R.: Revolution, Surrealismus, Spontaneität. Edition Tiamat: Nürnberg 1979.

Crick, F., Koch, C.: Das Problem des Bewusstseins. In: Spektrum der Wissenschaften Spezial: Gehirn und Geist, 1993, 106–114.

Dali, S.: Das geheime Leben des Salvador Dali. Schirmer: München 1984.

Dali, S.: Gesammelte Schriften. Rogner & Bernhard: München 1974.

Damasio, A. R. u. H.: Sprache und Gehirn. In: Spektrum der Wissenschaft, Spezial 1, 1993, 46–55.

Damasio, A.: Selbst ist der Mensch. Körper, Geist und die Entstehung des menschlichen Bewusstseins. Siedler: München 2011.

Dannecker, K.: Psyche und Ästhetik. Die Transformationen der Kunsttherapie. Medizinisch Wissenschaftliche Verlagsgesellschaft: Berlin 2010.

Degen, M.: Die letzte Schlacht. Amok, Teil 2: Überleben. Deutschlandradio/ Produktion: Axel Scheibchen, 21. 04. 2014, Redaktion: Christiane Knoll, 2014.

Deinhardt, H. M. u. Georgens, J. D.: Die Heilpädagogik mit besonderer Berücksichtigung der Idiotie und der Idiotenanstalten. 2 Bde. Leipzig 1861/1863; Neuaufl. Institut für Heilpädagogik: Gießen 1979.

Deinhardt, H. M.; Georgens, J. D.; Gayette v. J. M. (Hg.): Medizinisch-Pädagogisches Jahrbuch der Levana für das Jahr 1858. Bd. 1. Wien 1858.

Deneke, F.-W.: Psychodynamik und Neurobiologie. Dynamische Persönlichkeitstheorie und psychische Krankheit – Eine Revision psychoanalytischer Basiskonzepte, Stuttgart: Schattauer 2013.

Descartes, René: Meditationen über die erste Philosophie (1641). Hg. und übers. von Christian Wohlers. Meiner: Hamburg 2009.

Descartes, René: Die Leidenschaften der Seele (1649). Hg. und übers. Von Klaus Hammacher. Meiner: Hamburg 1996.

Dewey, J.: Die Erneuerung der Philosophie. Junius Verlag: Hamburg 1989.

Dewey, J.: Kunst als Erfahrung. Suhrkamp Verlag: Frankfurt/M. 1980.

Diderot, M., d'Alembert, M.: Encyclopédie ou Dictionnaire raisonné des sciences, des arts et des métiers. Mis en ordre & publié par M. Diderot, de l'Académie Royale & des Belles-Lettres de prusse; & quant à la Partie Mathematique, par M. d'Alembert, de l'Academie Royale des Sciences de Paris, de celle de Prusse & de la Societé Royale de Londres. Paris 1751–1780. (Reprint in 35 Bänden: Frommann-Holzboog, Stuttgart-Bad Cannstatt 1968–1995.)

Didi-Hubermann, D.: Ästhetik und Experiment bei Charcot: Die Kunst, Tatsachen ins Werk zu setzen. In: Clair, J. u. a.: Wunderblock, 1989, S. 281 f.

Didi-Huberman, G.: Vor einem Bild. Hanser: München 1990.

Didi-Huberman, G.: Die Erfindung der Hysterie: Die photographische Klinik von Jean-Martin Charcot. Fink: München 1997.

Dieckmann, H.: Träume als Sprache der Seele. Eine Einführung in die Traumdeutung. Benz: Stuttgart 1972.

Diepold, B.: Schwere Traumatisierungen in den ersten Lebensjahren – Folgen für die Persönlichkeitsentwicklung und Möglichkeiten psychoanalytischer Behandlung. In: Endres, M., Biermann, G. (Hg.): Traumatisierung in Kindheit und Jugend. Reinhardt: München 1998.

Dietzsch, St.: Friedrich Wilhelm Joseph Schelling. Pahl-Rugenstein: Köln 1978.

Dilthey, W.: Die Typen der Weltanschaung (1911). In: Frischeisen-Köhler, M. (Hrsg.): Weltanschauung: Philosophie und Religion in Darstellungen. Berlin 1911.

Dilthey, W.: Von deutscher Dichtung und Musik. 2. A. Stuttgart 1957.

Dilthey, W.: Das Erlebnis und die Dichtung: Lessing-Goethe-Novalis-Hölderlin. Reclam Verlag: Leipzig 1991.

Dörner, K.: Bürger und Irre: Zur Sozialgeschichte und Wissenschaftssoziologie der Psychiatrie. Fischer Taschenbuch Verlag: Frankfurt/M. 1969.

Dörner, K. u. Plog, U.: Irren ist menschlich oder Lehrbuch der Psychiatrie/Psychotherapie. Psychiatrie Verlag: Wunstorf 1978.

Domma, W.: Kunsttherapie und Beschäftigungstherapie: Grundlegung und Praxis-Beispiele klinischer Therapie bei schizophrenen Psychosen. Maternus Verlag: Köln 1990.

Dornes, M.: Der kompetente Säugling. Die präverbale Entwicklung des Menschen. Fischer: Frankfurt/M. 1993.

Dornes, M.: Die frühe Kindheit. Entwicklungspsychologie der ersten Lebensjahre. Fischer: Frankfurt/M. 1997.

Dornes, M.: Die emotionale Welt des Kindes. Fischer: Frankfurt/M. 2000.

Dornes, M.: Die Seele des Kindes. Entstehung und Entwicklung. Fischer: Frankfurt/M. 2006.

Dreifuss-Kattan, E.: Praxis der klinischen Kunsttherapie: Mit Beispielen aus der Psychiatrie und aus der Onkologie. Huber: Bern 1986.

Dreßen, W.: Die pädagogische Maschine: Zur Geschichte des industrialisierten Bewußtseins in Preußen-Deutschland. Ullstein Taschenbuch Verlag: Frankfurt/M. 1982.

Dubois, J.-P.: Das Geheimnis der Sinne. In: Die Zeit 31 (1991) 60.

Duketis, E.: Autistische Störungen; in: http://www.kgu.de/kliniken-institute-zentren/einrichtungen-des-klinikums/kliniken/zentrum-fuer-psychischegesundheit/psychiatrie-psychosomatik-und-psychotherapie-des-kindes-und-jugendalters/forschung/autistische-stoerungen.html; Frankfurt: 2011.

Duketis, E.: Das Autismus-Spektrum. Erscheinungsbilder und Ursachenforschung. Interdisziplinäre Fachtagung. Winsen 2011 (vgl.: http://www.gesundheit-nds.de/CMS/images/stories/PDFs/Duketis.pdf; abger. am 11.7.2016).

Dux, G.: Die Logik der Weltbilder: Sinnstrukturen im Wandel der Geschichte. Suhrkamp Verlag: Frankfurt/M. 1982.

Edwards, M.: Kunsttherapie in Anlehnung an die Analytische Psychologie C. G. Jungs. In: Rubin (Hg.): Richtungen und Ansätze der Kunsttherapie: Karlsruhe 1991, S. 111f.

Egger, B.: Malen als Lernhilfe: Malen und bildnerisches Gestalten in der Schule und mit geistig und körperlich behinderten Kindern. Zytlogge: Bern 1982.

Ehrenzweig, A.: Ordnung im Chaos: Das Unbewußte in der Kunst. Kindler: München 1974.

Eibl-Eibesfeldt, I., Sütterlin, C.: Weltsprache Kunst. Zur Natur- und Kunstgeschichte bildlicher Kommunikation. Christian Brandstätter: Wien 2007.

Eimer, G. (Hg.): Caspar David Friedrich. Kritische Edition der Schriften des Künstlers und seiner Zeitzeugen I. »Äußerungen bei Betrachtung einer Sammlung von Gemählden von größtentheils noch lebenden und unlängst verstorbenen Künstlern« (Frankfurter Fundamente der Kunstgeschichte Bd. XVI), Frankfurt/M. 1999.

Elias, N.: Mozart. Suhrkamp Verlag: Frankfurt/M. 1991.

Ellridge, A.: Gauguin und die Nabis. Paris: Finest S. A. / Editions Pierre Terrail 2001.

Enderwitz, U.: Schamanismus und Psychoanalyse: Zum Problem mythologischer Rationalität in der strukturalen Anthropologie von Claude Lévy-Strauss. D. Heymann Verlag: Wiesbaden 1977.

Endres, M., Biermann, G. (Hg): Traumatisierung in Kindheit und Jugend. Reinhardt: München 1998.

Erdmann, J. E.: Psychologische Briefe (1851). 7. Aufl. Georg Reichardt Verlag: Leipzig 1896.

Ernst, Max: Retrospektive: Katalog (hg. v. W. Spies). Prestel: München 1979.

Eschenmayer, C. A.: Psychologie. Ullstein Taschenbuch Verlag: 1982.

Esquirol, J. E. D.: Von den Geisteskrankheiten (hg. v. E. H. Ackerknecht). Huber: Bern 1968.

Faber, R.: Apokalyptische Mythologie: Zur Religionsdichtung des Novalis. In: Dischner, G. u. Faber, R. (Hg.): Romantische Utopie – Utopische Romantik. Gerstenberg Verlag: Hildesheim 1979.

Federn, P.: Ausblicke. In: Meng, H. (Hg.): Psychoanalyse und Kultur: Darstellungen namhafter Wissenschaftler. Wilhelm Goldmann Verlag: München 1965.

Fegeler-Felkendorff, P.: Neudeutsche Kunsterziehung. Wilhelm Gottlieb Korn Verlag: Breslau 1934. Feist, P. H.: Geschichte der deutschen Kunst: 1760–1848. Prisma Verlag: Gütersloh 1986.

Fellmann, F.: Phänomenologie als ästhetische Theorie. Alber: Freiburg 1989.

Ferenczi, Sandor: Zur Ontogenese der Symbole. In: Bausteine zur Psychoanalyse. Bd. 1, 101f., Internationaler Psychoanalytischer Verlag: Leipzig – Wien – Zürich, 1927.

Fetscher, R.: Grundlinien der Tiefenpsychologie von S. Freud und C. G. Jung in vergleichender Darstellung. Frommann-Holzboog: Stuttgart-Bad Cannstatt 1978.
Fichte, J. G.: Sämtliche Werke. 8 Bde. (hg. v. I. H. Fichte). Leipzig o. J. (1844–46).
Fichtner, G.: Psychiatrie zur Zeit Hölderlins: Ausstellung anläßlich der 63. Jahrestagung der Deutschen Gesellschaft für Geschichte der Medizin, der Naturwissenschaften und Technik in Tübingen. Universitätsbibliothek: Tübingen 1980.
Fischer, F. M.: Von Kunst und Heilung. Auf dem Weg zu einer systematischen Phänomenologie künstlerischer Therapien. Shaker: Aachen 2005.
Flach, S. M.: Berufs- und Leistungsrecht für Künstlerische Therapien. E. Reinhardt-Verlag: München 2009.
Flossdorf, P.: Heilpädagogische Beziehungsgestaltung – Trainingskonzept für die Aus- und Weiterbildung. In: Greving, H. (Hg.): Kompendium der Heilpädagogik. Bildungsverlag EINS: Troisdorf 2007.
Fonagy, P. et al.: Bindung und Persönlichkeitsstörung. In: Clarkin, J. F., Fonagy, P., Gabbard, G. O.: Psychodynamische Psychotherapie der Persönlichkeitsstörungen. Schattauer: Stuttgart 2013.
Foucault, M.: Psychologie und Geisteskrankheit. SV Ed Suhrkamp: Frankfurt/M. 1969.
Foucault, M.: Wahnsinn und Gesellschaft. Wiss. Sonderausgabe. Suhrkamp: Frankfurt/M. 1969.
Foucault, M.: Archäologie des Wissens. Suhrkamp: Frankfurt/M. 1973.
Foucault, M.: Die Geburt der Klinik: Eine Archäologie des ärztlichen Blicks: Carl Hanser Verlag: München 1973.
Foucault, M.: Sexualität und Wahrheit. Suhrkamp: Frankfurt/M. 1977.
Foucault, Michel: Was ist Aufklärung?, in: Eva Erdmann u. a. (Hg.): Ethos der Moderne. Foucaults Kritik der Aufklärung, Frankfurt/Main u. a. 1990. S. 35–54.
Franke, A.: Kippbilder. Animismus als ästhetisch-politischer Umschlagpunkt. In: Albers, I., Franke, A. (Hg.): Animismus. Revisionen der Moderne. Diaphanes: Zürich 2012, S. 199–210.
Franke, U. (Hg.): Aggressive und hyperaktive Kinder in der Therapie. Springer-Verlag: Berlin 1988.
Franzen, G. (Hg.): Kunst und Seelische Gesundheit. Medizin. Wissensch Verlagsgesellschaft: Berlin 2009.
Franzke, E.: Der Mensch und sein Gestaltungserleben: Psychotherapeutische Nutzung kreativer Arbeitsweisen. Huber: Bern 1977.
Frecot, J.; Geist, J. Fr.; Kerbs, D. (Hg.): Fidus 1868–1948: Zur ästhetischen Praxis bürgerlicher Fluchtbewegungen. Rogner & Bernhard: München 1972.
Freud, S.: Gesammelte Werke (GW). Hg. von A. Freud. London und Frankfurt/M.: S. Fischer Verlag: Frankfurt/M. 1940–1968.
Freud, S.: Studienausgabe: Zehn Bände und ein Ergänzungsband. S. Fischer Verlag: Frankfurt/M. 1969–1979.
Freud, S.: Einzelausgaben der S. Fischer Edition:
Bd. 1: Vorlesungen zur Einführung in die Psychoanalyse Und Neue Folge. Frankfurt/M. 1969.
Bd. 2: Die Traumdeutung. Frankfurt/M. 1980.

Bd. 3: Psychologie des Unbewußten. Frankfurt/M. 1975.
Bd. 4: Psychologische Schriften. Frankfurt/M. 1970.
Bd. 8: Zwei Kinderneurosen. Frankfurt/M. 1969.
Bd. 9: Fragen der Gesellschaft-Ursprünge der Religion (hier ›Totem und Tabu‹). Frankfurt/M. 1974.
Bd. 10: Bildende Kunst und Literatur. Frankfurt/M. 1969.

Freud, S.: Totem und Tabu (1912). Routledge and Kegan Paul: London/ New York 1956.

Freud, S.: Zur Psychopathologie des Alltagslebens. Über Vergessen, Versprechen, Vergreifen, Aberglaube und Irrtum. Mit einer Einleitung von Ricardo Steiner. Fischer Taschenbuch Verlag, Frankfurt am Main 2009.

Freud, S., Breuer, J.: Studien über Hysterie (1895). Fischer Taschenbuch Verlag: Frankfurt/M. 1970.

Freytag, G.: Bilder aus der deutschen Vergangenheit: Absolutismus und Aufklärung. Orbis Verlag: München 1987.

Fuchs, Th.: Leib und Lebensraum – Das eingebettete Selbst in der Psychotherapie. In: Psychotherapeutenjournal 2, 2013, 124–130.

Fuchs, Th., Vogeley, K., Heinze, M. (Hg.): Subjektivität und Gehirn. Pabst: Berlin 2011.

Fuchs, Th., Berger, M.: Affektive Störungen. Klinik – Therapie – Perspektiven. Schattauer: Stuttgart 2013.

Fuchs, Th.: Die Ästhesiologie von Erwin Straus. In: Breyer, Th., Fuchs, Th., Holzhey-Kunz (Hg.): Ludwig Binswanger und Erwin Straus. Beiträge zur psychiatrischen Phänomenologie. S. 137–155. Verlag Karl Alber: Freiburg 2015.

Furrer, W. L.: Neue Wege zum Umbewußten. Huber: Bern 1970.

Gaedt, C.: Psychisch kranke geistig Behinderte – Das Problem der »dual diagnosis«. Erschienen in: Mauthe, J. J., Krukenberg-Bateman, I. (Hg.) (1990) Psychiatrie in Deutschland. Tagungsband zu den 8. Psychiatrie-Tagen Königslutter 1990. 2. Auflage. 1992, Vereinsverlag Königslutter 1990.

Gauguin P.: Briefe, hg. v. M. Malingue. Rembrandt: Berlin 1960.

Gehlen, A.: Zeit-Bilder. Athenäum-Verlag: Frankfurt/M. 1965.

Gaebel, W., Wölwer, W.: Schizophrenie. Gesundheitsberichterstattung des Bundes. Heft 50. Hg. v. Robert-Koch-Instut/Statistisches Bundesamt: Berlin 2010.

Ganteführer-Trier, A.: Kubismus. Taschen Verlag: Köln 2007.

Gerngroß, J.: Notfallpsychologie und psychologisches Krisenmanagement. Hilfe und Beratung auf individueller und organisationeller Ebene. Stuttgart: Schattauer 2015.

Goethe, J. W. v.: Werke. 12 Bde. (hg. v. d. Nationalen Forschungs- und Gedenkstätten der klassischen deutschen Literatur in Weimar). Aufbau Verlag: Berlin und Weimar 1966.

Goethe, J. W. v.: Werke. Vollständige Ausgabe in vierzig Teilen. Auf Grund der Hempelschen Ausgabe. Hg. K. Alt. Deutsches Verlagshaus Bong & Co: Berlin Leipzig Wien Stuttgart, 38. Teil. 1910.

Goethe, J. W. v.: Die Leiden des jungen Werthers. Amerbach Verlag: Basel 1947.

Goethe, J. W. v.: Aus meinem Leben: Dichtung und Wahrheit. 2 Bde. (hier Bd. 1). Amerbach Verlag: Basel 1949.

Goldstein; J.: Kontingenz und Rationalität bei Descartes: Eine Studie zur Genese des Cartesianiamus. Meiner: Hamburg 2007.
Gombrich, E. H.: Ziele und Grenzen der Ikonologie (1972). In: Kaemmerling, E.: Bildende Kunst als Zeichensystem. Ikonographie und Ikonologie. S. 377–433. Dumont: Köln 1979.
Gorsen, P.: Kunstkritik und Psychopathologie. Probleme ihres Zusammenhangs. In: Ders.: Kunst und Krankheit. Metamorphosen der ästhetischen Einbildungskraft. EVA: Frankfurt/M. 1980.
Gorsen, P.: Transformierte Alltäglichkeit oder Transzendenz der Kunst. Europäische Verlagsanstalt: Frankfurt/M. 1981.
Gorsen, P.: Kunst und Krankheit: Metamorphosen der ästhetischen Einbildungskraft. Europäische Verlagsanstalt: Frankfurt/M. 1980.
Gorsen, P. u. Benkert, O.: Von Chaos und Ordnung der Seele: Ein interdisziplinärer Dialog über Psychiatrie und moderne Kunst. Springer Verlag: Berlin 1990.
Gorsen, P.: Sexualästhetik: Grenzformen der Sinnlichkeit im 20. Jahrhundert. Rowohlt Taschenbuch Verlag: Reinbek 1987.
Grabe, H. J., Spitzer, C.: Wenn die Kindheit krank macht. In: Gehirn & Geist, 7–8, 50–55, 2012.
Gramsci, A.: Gedanken zur Kultur. Verlag Philipp Reclam Jr.: Leipzig 1987.
Griesinger, W.: Gesammelte Abhandlungen. 2 Bde. Hirschwald: Berlin 1871–1872.
Groddeck, N.: Essentials für die Klientenzentrierte Kunsttherapie. In: GwG-Zeitschrift 76 (1989) 325–330.
Grünbaum, R.: Die Grundlagen der Psychoanalyse. Eine philosophische Kritik. Philipp Reclam Verlag: Stuttgart 1988.
Grunberger, B. u. Chasseguet-Smirgel, J.: Freud oder Reich? Psychoanalyse und Illusion. Ullstein Verlag: Frankfurt/M. 1979.
Gstettner, P.: Die Eroberung des Kindes durch die Wissenschaft. Aus der Geschichte der Disziplinierung. BIDOK/Rowohlt: Reinbek: 1981.
Günter, M.: Gestaltungstherapie: Zur Geschichte der Mal-Ateliers. In: Psychiatrische Kliniken. Huber: Bern 1989.
Günther, K.-H. u. a. (Hg.): Quellen zur Geschichte der Erziehung. Volk und Wissen: Berlin-O. 1971.
Günther, K.-H. u. a. (Hg.): Geschichte der Erziehung. Volk und Wissen: Berlin 1966.
Habermas, J.: Vom sinnlichen Eindruck zum symbolischen Ausdruck. Suhrkamp: Frankfurt/M. 1997.
Hampe, R.: Ikonische Symbolisierungsprozesse im kunsttherapeutischen Bereich. In: Petzold, H. u. Orth, I. (Hg.): Die neuen Kreativitätstherapien. Bd. 1. Paderborn 1990, S. 269–300.
Hampe, R.: Bild-Vorstellungen: Eine kunst- und kulturpsychologische Untersuchung bildlicher Formgebungen. Verlag an der Lottbek-Peter Jensen: Ammersbek 1990.
Hampe, R., Stalder, P. B.: Multimodalität in den Künstlerischen Therapien. Frank & Timme: Berlin 2011.

Hartmann-Kottek-Schroeder, L.: Gestalttherapie. In: Corsini, R. J. (Hg.): Hdb. d. Psychotherapie. Beltz: Weinheim 1983, Bd. 1, S. 281 f.
Hartwig, H.: Kultur als Therapie – Therapie als Kultur. In: Hartwig, H. u. Menzen, K.-H. (Hg.): Kunst-Therapie. Ästhetik und Kommunikation: Berlin 1984.
Hasan, M. T.: Cortical circuits in learning and memory. In: https://www.projekte.hu-berlin.de/en/larkum/people/hasan 28.05.2014 (abgerufen am 24.08.2015).
Hauschka, M.: Zur künstlerischen Therapie: Wesen und Aufgabe der Maltherapie. 2 Bde. Schule für Kunsttherapie und Massage: Boll 1978.
Head, Henry: Aphasia and kindred disorders of speech. 2 Bde. Cambridge University Press: London 1926.
Heer, Fr.: Das Wagnis der schöperischen Vernunft. Kohlhammer Verlag: Stuttgart 1977.
Heide, P. v. d.: Zur künstlerischen Therapie. 3 Bde. Ulrich & Co.: Nürnberg 1978.
Heidegger, M.: Der Feldweg (1953). Vittorio Klostermann: Frankfurt/M. 1962.
Heiland, H.: Friedrich Fröbel in Selbstzeugnissen und Bilddokumenten. Rowohlt Taschenbuch Verlag: Reinbek 1982.
Heim, R.: Die Rationalität der Psychoanalyse. Eine handlungstheoretische Grundlegung psychoanalytischer Hermeneutik. Stroemfeld/Nexus: Frankfurt/M. 1993.
Heinrich, K.: Dahlemer Vorlesungen. 2 Bde. Stroemfeld Verlag: Frankfurt/M. 1981 (Bd. 1); 1986 (Bd. 2).
Heinrichs, H.-J.: Zur Psychoanalyse-Auffassung Jacques Lacans. In: Psyche 7 (1978) 595–632.
Heinrichs, H.-J.: Innen und Außen. Oder: Der Versuch einer kleinen Philosophie des Seins. Sendung Süddeutscher Rundfunk 18.02.91.
Heinz, R.: Pathognostische Studien. 2 Bde. Verlag Die blaue Eule: Essen 1987.
Heller, A.: Der Mensch der Renaissance. Hohenheim-Verlag: Köln-Löwenich 1982.
Hemleben, J.: Rudolf Steiner in Selbstzeugnissen und Bilddokumenten. Rowohlt Taschenbuch-Verlag: Reinbek 1975.
Hernegger, R.: Wahrnehmung und Bewusstsein. Ein Diskussionsbeitrag zur Neuropsychologie. Spektrum Akademischer Verlag: Berlin 1995.
Herzog, G.: Krankheitsurteile: Logik und Geschichte in der Psychiatrie. Psychiatrie-Verlag: Rehburg-Loccum 1984.
Hesse, E., Main, M.: Desorganisiertes Bindungsverhalten bei Kleinkindern, Kindern und Erwachsenen: Zusammenbruch von Strategien des Verhaltens und der Aufmersamkeit. In: K.-H. Brisch, K. E. Grossmann, K. Grossmann, L. Kohler (Hg.): Bindungen und seelische Entwicklungswege: Grundlagen, Prävention und klinische Praxis. S. 219–248. Übersetzung und Neudruck aus: »Disorganized infant, child, and adult attachment«, JAPA, 2000. Klett-Cotta: Stuttgart 2002.
Hesse, H.: Das Stumme spricht: Herkunft und Heimat. Natur und Kunst. Suhrkamp Verlag: Frankfurt/M. 1986.
Hesse, H.: Jubiläumsausgabe zum 100. Geburtstag. 8 Bde. Suhrkamp Verlag: Frankfurt/M. 1977.

Hesse, H.: Über Schmetterlinge. Essay in: Über das Glück. Suhrkamp: Berlin 2013.

Heuft, G., Kruse, A., Radebold, H.: Lehrbuch der Gerontopsychosomatik und Alterspsychotherapie. München 2000.

Himmler, M.: Lebenscollagen – Erinnerungsarbeit mit ästhetisch- bildnerischen Ausdrucksmitteln in der stationären Altenpflege. Herbert Utz Verlag: München 2015.

Hirschberger, J.: Geschichte der Philosophie. 2 Bde., hier: Bd. 2. Herder: Freiburg 1949–1952.

Hirschmüller, A.: Physiologie und Psychoanalyse in Leben und Werk Josef Breuers. Huber: Bern 1978.

Hocke, G. R.: Die Welt als Labyrinth: Manier und Manie in der europäischen Kunst. Rowohlt Taschenbuch Verlag: Hamburg 1977.

Hocke, G. R.: Malerei der Gegenwart: Der Neo-Manierismus. Limes-Verlag: Wiesbaden 1975.

Hölscher, Th.: Bild und Exzeß: Näherungen zu Goya. Matthes & Seitz: München 1988.

Hörmann, K.: Musik in der Heilkunde. Künstlerische Musiktherapie als Angewandte Musikpsychologie. Taschenbuch. Pabst: Berlin 2004.

Hörmann, K.: Tanzpsychologie und Bewegungsgestaltung: Grundlagen der Tanztherapie. Pabst: Berlin 2009.

Hofmann, W. u. a.: Goya – »Alle werden fallen«. Europäische Verlagsanstalt: Frankfurt/M. 1981.

Hofmann, W. (Hg.): Europa 1789: Aufklärung – Verklärung – Verfall. DuMont Buchverlag: Köln 1989.

Hofmann, L., Roesler, C.: Der Archetyp des verwundeten Heilers. In: Transpersonale Psychologie und Psychotherapie, 16 (1) 2010, S. 75–90.

Hoffmann, S. O., Hochapfel, G.: Neurotische Störungen und Psychosomatische Medizin. Schattauer: Stuttgart 2004.

Hofstätter, H. H.: Idealismus und Smybolismus. Verlag Anton Schroll & Co.: Wien und München 1972.

Hoof, D.: Handbuch der Spieltheorie Fröbels. Untersuchungen und Materialien zum vorschulischen Lernen (Erziehung und Didaktik), Braunschweig 1977.

Huber, H. D.: System und Wirkung: Rauschenberg – Twombly – Baruchello. Fink: München 1989.

Hubert, M.: Wie wir Zeit erleben – Im Strom des Augenblicks. Sendung des DLR vom 1. 1. 2016/Wissenschaft im Brennpunkt. In: http://www.deutschlandfunk.de/wie-wir-zeit-erleben-im-strom-des-augenblicks.740.de.html?dram:article_id=341280 (abger. am 11. 07. 2016).

Hülshoff, Th.: Das Gehirn. Funktionen und Funktionseinbußen. Huber: Bern 1996.

Hülshoff, Th.: Medizinische Grundlagen der Heilpädagogik. Ernst Reinhardt Verlag, München 2005.

Hüther, G.: Die Macht der inneren Bilder. Wie Visionen das Gehirn, den Menschen und die Welt verändern. Vandenhoeck & Ruprecht: Göttingen 2011.

Hughes, R.: Der Schock der Moderne: Kunst im Jahrhundert des Umbruchs. Econ Verlag: Düsseldorf 1981.

Jacobi, J.: Die Psychologie von C. G. Jung. 5. erg. A. Rascher Verlag: Zürich 1959.
Jacobi, J.: Vom Bilderreich der Seele: Wege und Umwege zu sich selbst. Walter Verlag: Olten 1969.
Janet, P.: The Major Symptoms of Hysteria. Fifteen Lectures given in the Medical School of Havard University. The Macmillan Company: New York 1920.
Jung, C. G.: Gesammelte Werke. Rascher Verlag: Zürich 1967.
Jung, C. G.: Analytische Psychologie. Nach Aufzeichnungen des Seminars 1925 von William McGuire. Walter Verlag: Solothurn 1995.
Jung, C. G.: Der Mensch und seine Symbole. Walter Verlag: Olten 1979.
Jung, C. G.: Die transzendente Funktion (1916). In: Geist und Werk. Zum 75. Geburtstag von D. Brody. Rhein-Verlag: Zürich 1958.
Jung, C. G.: Erinnerungen, Träume, Gedanken. Aufgezeichnet und herausgegeben von A. Jaffé. Walter Verlag: Olten 1971/1984.
Jung, C. G.: Die transzendente Funktion (1916). In: Ges. Werke Bd. 8: Die Dynamik des Unbewussten. Walter-Verlag: Solothurn 1979.
Jung, C. G.: Psychologische Determinanten des menschlichen Verhaltens (1936–1942). In: Ges. Werke Bd. 8: Die Dynamik des Unbewussten. 3. A. Walter-Verlag: Solothurn 1979.
Junge, M.: Metaphern in Wissenskulturen. Springer: Berlin 2009.
Kahnweiler, D.-H.: Der Gegenstand der Ästhetik. Heinz Moos Verlag: München 1971.
Kamper, D. u. Wulf, Chr.(Hg.): Der Schein des Schönen. Steidl Verlag: Göttingen 1989.
Kant, I.: Werke (hg. v. Weischedel). 10 Bde. Wissenschaftliche Buchgesellschaft: Darmstadt 1968.
Kant, I.: Ges. Werke. Vorkritische Schriften Bd. I u. II. Akademieausgabe. Königlich Preußische Akademie der Wissenschaften, Berlin 1900 ff. (bisher 29 Bände), Reimer, ab 1922 de Gruyter. Bd. I (1902), Bd. II (1905).
Kara, S.: Vergiss Es! In: Zeit-Online 33, 2013, S. 7.
Kathola, A. M. G.: Einflussfaktoren auf Jean-Jacques Rousseaus Entwicklungstheorie. Diss. Fachbereich Pädagogik/LMU München 1971.
Kellerer, Chr.: Objet trouvé und Surrealismus: Zur Psychologie der modernen Kunst. Rowohlt Taschenbuch Verlag: Reinbek 1968.
Kemp, W.: John Ruskin: Leben und Werk. Fischer Taschenbuch Verlag: Frankfurt/M. 1987.
Kemp, W.: ›einen wahrhaft bildenden Zeichenunterricht überall einzuführen‹: Zeichnen und Zeichenunterricht der Laien 1500–1870. Ein Handbuch. Syndikat Verlag: Frankfurt/M. 1979.
Keyser, E. de: Das Abendland der Romantik: 1789–1850. Skira: Genf 1965.
Kheirbek, M., Hen, R.: Zu viel Gespür für die Gefahr. Neue Nervenzellen helfen unserem Gedächtnis auf die Sprünge. In: Gehirn & Geist 10, 2015, S. 48–53.
Kläger, M.: Jane C.: Symbolisches Denken in Bildern und Sprache. Ernst Reinhardt Verlag: München 1978.
Klein, J.-P.: Penser L'Art-Thérapie. Presses Universitaires de France: Paris 2012.
Knill, P.: Neue Entwicklungen der Therapie mit kreativen Medien. In: Petzold, H. u. Orth, I. (Hg.), 1990.

Knill, P., Eberhart, H.: Lösungskunst. Lehrbuch der kunst- und ressourcenorientierten Arbeit. Vandenhoeck & Ruprecht: Göttingen 2010.
Knopf, D.: Gedächtnisleistung und Gedächtnisförderung. In: Kruse, A. (Hg.): Psychosoziale Gerontologie. 2 Bde. Göttingen. Bd. 1, 1998, S. 131–146.
Koch, S.: Mentalisierungsfähigkeit der Mutter und kindliche Bindung. Dissertation, Philosophische Fakultät der Universität Düsseldorf, 2010.
Könneker, M.-L. (Hg.): Kinderschaukel II: Ein Lesebuch zur Geschichte der Kindheit in Deutschland 1860–1930. Sammlung Luchterhand: Neuwied 1976.
Kott, J.: Gott-Essen: Interpretation griechischer Tragödien. R. Piper Verlag: München 1975.
Kraft, H. (Hg.): Psychoanalyse, Kunst und Kreativität heute: Die Entwicklung der analytischen Kunstpsychologie seit Freud. DuMont Buchverlag: Köln 1984.
Krause, G.: Der Struwwelpeter. Fernsehfilm WDR: Köln 1987.
Krecker, M.: Quellen zur Geschichte der Vorschulerziehung. Volk und Wissen: Berlin-O. 1971.
Kris, E.: Die ästhetische Illusion: Phänomene der Kunst in der Sicht der Psychoanalyse. Suhrkamp Verlag: Frankfurt/M. 1977.
Krsák, C.: Anthropologie und ›Outsider Art‹. Eine Untersuchung zum bildnerischen Gestalten im Kontext anthroposophischer Kunsttherapie. Diss. Universität Düsseldorf: 2007.
Kühn, E.: Das Problem der ästhetischen Autoniomie. Dissertation; veröff. in: Zeitschrift für Ästhetik und Allgemeine Kunstwissenschaft, 4, 1909, 16–77, hg. v. Max Dessoir.
Kükelhaus, H.: Leben ist Schwingung – Vortrag vom 23.6.1984: Film von P. Goedel. Südwestfernsehen 23.01.1990.
Kükelhaus, H. u. zur Lippe, R.: Entfaltung der Sinne: Ein ›Erfahrungsfeld‹ zur Bewegung und Besinnung. Fischer Taschenbuch Verlag: Frankfurt/M. 1982.
Kurz, H. (Hg.): Gestaltungstherapie Almanach. Verlag Deutscher Arbeitskreis Gestaltungstherapie: Stuttgart 1990.
Lacan, J.: Schriften I. Suhrkamp Taschenbuch Verlag: Frankfurt/M. 1975.
La Manna, Fr.: Die anatomische Metapher in den Wochenschriften des 18. Jahrhunderts. In: Agazzi 2011, S. 196f.
Lamszos, W.: Vom Aufsatz und vom Kinde. In: Pädagogik vom Kinde aus. Beltz: Weinheim 1961.
Landgarten, H. B.: Klinische Kunsttherapie: Ein umfassender Leitfaden. Gerardi: Karlsruhe 1990.
Landwehr, R. u. Baron, R. (Hg.): Geschichte der Sozialarbeit. Beltz: Weinheim 1983.
Lane, H.: Das wilde Kind von Aveyron: Der Fall des Wolfsjungen. Ullstein Taschenbuch Verlag: Frankfurt/M. 1985.
Lang, H.: Die Sprache und das Unbewußte: Jacques Lacans Grundlegung der Psychoanalyse. Suhrkamp: Frankfurt/M. 1973.
Lange, K.: Das Wesen der künstlerischen Erziehung (1901). In: Hermann Lorenzen (Hg.): Die Kunsterziehungsbewegung. Bad Heilbrunn: Klinkhardt: 1966.
Lardelli, D.: Segantinis Panoramen und andere Engadiner Panoramen. Segantini-Museum, St.Moritz 1991.

Lay, W. A.: Experimentelle Didaktik. Verlag von Quelle & Meyer: Leipzig 1910.
Lehmann, H.-Th.: Über Lacan. In: Merkur 9/10 (1988) 828–837.
Leibbrand, W.: Romantische Medizin. Goverts: Hamburg 1937.
Leibbrand, W.: Die spekulative Medizin der Romantik. Claassen Verlag: Hamburg 1956.
Leiris, M.: Die eigene und die fremde Kultur. Syndikat Verlag: Frankfurt/M. 1977.
Lenk, E.: Der springende Narziß: André Bretons poetischer Materialismus. Rogner & Bernhard: München 1971.
Leuner, B.: Psychoanalyse und Kunst: Die Instanzen des Inneren. DuMont Buchverlag: Köln 1977.
Leuner, Hanscarl: Lehrbuch des katathymen Bilderlebens. Huber: Bern 1985.
Leuner, Hanscarl (Hg.): Katathymes Bilderleben: Ergebnisse in Theorie und Praxis. Huber: Bern 1980.
Leuner, Hanscarl u. a.: Katathymes Bilderleben mit Kindern und Jugendlichen. Ernst Reinhardt Verlag: München 1977.
Levin, F. M.: Mandelkern, Hippocampus und Psychoanalyse. In: Psyche, 9/10, 1998, 1004–1013.
Lichtenberg, A.: Bildnerisches Gestalten von schwerst- und mehrfach behinderten Menschen in der Kunsttherapie. In: Zur Orientierung 1 (1987) 24–25.
Lichtenberg, A.: Kunsttherapeutische Arbeit mit schwerst- und mehrfach behinderten Heimbewohnern. In: A.K.T. Forum News 9 (1990) 2–12.
Lipps, Th.: Ästhetik, Psychologie des Schönen und der Kunst. Zwei Bände. Hamburg u. Leipzig: 1903/1906.
Lipps, Th.: Von der Form der ästhetischen Apperzeption. Halle. 1901.
Lipps, Th.: Von Fühlen, Denken, Wollen. 2. A. Leipzig: 1907
Lipps, Th.: Vom Fühlen, Wollen und Denken. Vero Verlag: Norderstedt 2015.
Llinás, R.: Churchland, P. S. (Hg.): The Mind-Brain Continuum. Cambridge: London 1996.
Lobsien, E.: Kunst der Assoziation. Phänomenologie eines ästhetischen Grundbegriffs vor und nach der Romantik. Wilhelm Fink Verlag: München 1999.
Loch, W.: Psychoanalyse und Wahrheit. Psyche, 30, 1976, 865–898.
Loch, W.: Die Krankheitslehre der Psychoanalyse. Hirzel: Stuttgart 1977.
Loers, Veit: Monstra der Phantasie. Von Köpfen, Lemuren, Wichten und Hasshauben. In: Kunsthalle Düsseldorf: Katalog zur Ausstellung »Avatar und Atavismus. Outside der Avantgarde« (22.08.2015).
Lorenzer, A.: Der Analytiker als Dedektiv. In: Psyche 39 (1) 1985, S. 1–11.
Lorenzer, A.: Tiefenhermeneutische Kulturanalyse. In: König, H.-D.; Lorenzer, u. a. (Hg.): Kultur-Analysen. Fischer Taschenbuch Verlag: Frankfurt/M. 1986.
Lütkehaus, L.: ›Dieses wahre innere Afrika‹: Entdeckungsreise der Tiefen- psychologie ins Unbewußte. Süddeutscher Rundfunk S 2, 08.09.1991.
Lyotard, J.-Fr.: Essays zu einer affirmativen Ästhetik. Merve Verlag: Berlin 1982.
Lyotard, J.-Fr.: Ökonomie des Wunsches: Economie libidinale. Impuls Verlag: Bremen 1984.
Magasin Encyclopédique: Magasin encyclopédique, ou Journal des sciences, des lettres et des arts. Millin, Noel et Warens (Hg.). J. P. Sajou: Paris 1792–1816.

Maldiny, H.: Verstehen. Turia & Kant: Wien 2006.
Mall, W.: Kommunikation ohne Voraussetzungen mit Menschen mit Schwersten Beeinträchtigungen. Ein Werkheft. Universitätsverlag Winter: Heidelberg 2008.
Mall, W.: Sensomotorische Lebensweisen: Wie erleben Menschen mit geistiger Behinderung sich und ihre Umwelt? Ein Werkheft. Universitätsverlag Winter: Heidelberg 2014.
Mangold, I.: Religion ist kein Wunschkonzert. In: DIE ZEIT, 15, 08.04.2010, 47
Mannoni, U.: Freud in Selbstzeugnissen und Bilddokumenten. Rowohlt Taschenbuch Verlag: Reinbek 1971.
Manthey, J.: Wenn Blicke zeugen könnten: Eine psychohistorische Studie über das Sehen in Literatur und Philosophie. Carl Hanser: München 1983.
Markowitsch, H. J.: Neuropsychologie des menschlichen Gedächtnisses. In: Spektrum der Wissenschaft, 24–33, 1997.
Markowitsch, H. J., Welzer, H.: Das autobiografische Gedächtnis. Hirnorganische Grundlagen und biosoziale Entwicklung. Klett: Stuttgart 2005.
Matthies, Kl.: Schönheit, Nachahmung, Läuterung: Drei Grundkategorien für ästhetische Erziehung. Peter D. Lang: Frankfurt u. Bern 1988.
McNiff, Sh.: Education of the Creative Arts Therapist, a Profile of the Profession. Charles Thomas: Springfield 1986.
Menzen, K.-H.: Entwürfe subjektiver Totalität: Dargestellt am psychologisch-ästhetischen Gestaltbegriff des frühen 19. Jahrhunderts. Peter D. Lang: Frankfurt/M. 1980.
Menzen, K.-H.: Zum Verhältnis von ästhetischer Theorie und ästhetischer Psychologie. In: Berichte zur Wissenschaftsgeschichte 4 (1981) 143–148.
Menzen, K.-H.: Eine Erziehungsgeschichte der Ästhetik: Beiträge zur Entwicklung des kindlich-symbolischen und jugendkulturellen Ausdrucks. Beltz Verlag: Weinheim 1982.
Menzen, K.-H., Hartwig, H. (Hg.): Kunst-Therapie. Ästhetik und Kommunikation: Berlin 1984.
Menzen, K.-H.: Kunsttherapie in den Bereichen heil- und sozialpädagogischen Handelns. In: Freiburger Notizen 1 (1988) 4–17.
Menzen, K.-H.: Verschüttete Bilder: Aspekte der Beratungsarbeit. Lambertus Verlag: Freiburg 1988.
Menzen, K.-H.: Zur Deutung jugendlicher Ausdrucksformen: Ein hermeneutisch orientierter Versuch, Jugend zu verstehen. In: Menne, Kl. u. Alter, K. (Hg.).: Familie in der Krise: Sozialer Wandel, Familie und Erziehungsberatung. Juventa Verlag: Weinheim 1988, S. 89–99.
Menzen, K.-H.: Vom Umgang mit Bildern: Wie ästhetische Erfahrung päd- agogisch und therapeutisch nutzbar wurde. Claus Richter Verlag: Köln 1990.
Menzen, K.-H.: Kunsttherapie mit wahrnehmungsgestörten und geistig behinderten Menschen. In: Petzold, H. u. Orth, I. (Hg.): Die neuen Kreativitätstherapien. Bd. 1. Paderborn 1990, S. 499–514.
Menzen, K.-H.: Der ganzheitliche Ansatz in der Heilpädagogik. In: Köhn, W. (Hg.): Auf der Suche nach dem Verbindenden in der Heilpädagogik. Studiengang Heilpädagogik KFH Köln: Köln 1991.

Menzen, K.-H.: Kunstunterricht zwischen Pädagogik und Therapie. In: Unterrichtswissenschaft. Zeitschrift für Lernforschung 23. Jahrgang / Heft 1, S. 21–41, 1995.

Menzen, K.-H.: Alt, verwirrt, behindert – und dennoch kreativ? In: Theunissen, G., Großwendt, U. (Hg.): Kreativität von Menschen mit geistigen und mehrfachen Behinderungen. Klinkhardt: Bad Heilbrunn 2006.

Menzen, K.-H.: Kunsttherapie mit altersverwirrten Menschen. 2. A. E. Reinhardt: München 2008 (a).

Menzen, K.-H.: Das Bild in Kunst, Pädagogik und Therapie. LIT: Münster 2008 (b).

Menzen, K.-H.: Das Produkt der Kunsttherapie. Neuro-ästhetische Reflexionen über einen Nachmittag in der Klinik. In: Kunst & Therapie 2, 2008 (c).

Menzen, K.-H.: Grundlagen der Kunsttherapie. 3. A. / 4. A. 2016. UTB f. Wiss., E. Reinhardt-Verlag: München 2008 (d).

Menzen, K.-H.: Neuro-Ästhetik. Aspekte einer Neurologie der Wahrnehmung und deren ästhetische Repräsentanz. In: Sinapius et al.: Bildtheorie und Bildpraxis in der Kunsttherapie. Peter Lang: Frankfurt/M. 2010.

Menzen, K.-H.: Kunsttherapie in der sozialen Arbeit. Verlag Modernes Lernen: Dortmund 2013 (a).

Menzen, K.-H.: Kunsttherapie in der Heilpädagogik. SFU-Universitätsverlag: Wien 2013 (b).

Menzen, K.-H.: Therapie mit Bildern. Neurobiologische Grundlagen der klinischen Heil-, Sonder- und Förderpädagogik. Winter Verlag: Heidelberg 2016.

Menzen, K.-H., Dufern, R., Beier, A. (Hg.): Kunsttherapie im sozialen Brennpunkt. Verlag Modernes Lernen: Dortmund 2014.

Menzen, K.-H., Rech, P.: Geschlechterdifferenz und Kunsttherapie. Wissen und Selbsterfahrung. In: Kunst & Therapie, 1, 2013, S. 58–96.

Mereschkowski, D. S.: Leonardo Da Vinci. Büchergilde Gutenberg: Berlin 1928.

Merleau-Ponty, M.: Causerien. Radiovorträge. Köln: 1948/2006.

Merleau-Ponty, M.: Die Prosa der Welt. Fink: München: 1969/1984.

Mesmer, F. A.: Kurze Geschichte des thierischen Magnetismus (1781). Michael Macklos: Carlsruhe: 1783.

Mesmer, F. A.: Allgemeine Erläuterungen über den Magnetismus und den Somnabulismus. Als vorläufige Einleitung in das Natursystem. Hallisches Waisenhaus: Halle und Berlin 1812.

Mette, A.: Wilhelm Griesinger: Der Begründer der wissenschaftlichen Psychiatrie in Deutschland. Teubner Verlagsgesellschaft: Leipzig 1976.

Meyer, H.: Die Weltanschauung der Gegenwart. Verlag Ferdinand Schöningh: Paderborn 1949.

Mieth, G.: Vom Beginn der großen Französischen Revolution bis zum Ende des alten deutschen Reiches 1789–1806. Rütten & Loening: Berlin 1988.

Miske-Flemming, D: Theorie und Methode zur Behandlung von perzeptionsgestörten Kindern. 4. A. Modernes Lernen: Dortmund 1980.

Mitchell, W. J. T.: Bildtheorie. Suhrkamp: Frankfurt am Main 2008 (a).

Mitchell, W. J. T.: Das Leben der Bilder: Eine Theorie der visuellen Kultur. Beck: München 2008 (b).

Moor, P.: Was ist Heilpädagogik? – Grundfragen vom Pädagogen aus gesehen. In: Röhrs, H. (Hg.): Erziehungswissenschaft und Erziehungswirklichkeit. 2. A. Frankfurt/M. 1967.

Moos, E.: Die deutsche Ästhetik der Gegenwart: Versuch einer kritischen Darstellung. Zwei Bände. Berlin: 1931.

Moravia, S.: Beobachtende Vernunft: Philosophie und Anthropologie in der Aufklärung. Carl Hanser Verlag: München 1973.

Moritz, K. Ph. u. a.: Magazin zur Erfahrungsseelenkunde als ein Lesebuch für Gelehrte und Ungelehrte. 10 Bde. (1783 f.). Nachdruck Greno: Nördlingen 1986.

Müller, R. W.: Geld und Geist: Zur Entstehungsgeschichte von Identitätsbewußtsein und Rationalität seit der Antike. Campus: Frankfurt a. M. 1977.

Müller-Braunschweig, H.: Aspekte einer psychoanalytischen Kreativitätstheorie. In: Psyche 9 (1977), 821–843.

Munthe, A.: Das Buch von San Michele (1929). List: München 1978.

Museumspädagogischer Dienst Berlin (Hg.): Packeis und Preßglas: Von der Kunstgewerbebewegung zum Deutschen Werkbund. Ausstellung Berlin: 02. 05.–23. 11. 1987: Museumspädagogischer Dienst Berlin: Berlin 1987.

Nagera, H.: (Hg.): Psychoanalytische Grundbegriffe: Eine Einführung in Sigmund Freuds Terminologie und Theoriebildung. Fischer Taschenbuch Verlag: Frankfurt/M. 1977.

Navratil, L.: Gespräche mit Schizophrenen. Die Brücke: Neumünster: 2000.

Negt, O. u. Kluge, A.: Geschichte und Eigensinn. Zweitausendeins: Frankfurt/M. 1981.

Nelson, Ch. A. et al. (2007): Cognitive Recovery in Socially Deprived Young Children: The Bucharest Early Intervention Project. In: Science 318, 1937, DOI: 10.1126/science.1143921.

Nestler, E.: Ins Erbgut eingebrannt. Psychische Belastungen senken durch epigenetische Veränderungen die Stressresistenz. In: Geist & Gehirn 11, 2013, S. 72 f.

Nietzsche, Fr.: Werke. 3 Bde. Ausgabe Schlechta (1954–1956). Carl Hanser Verlag: München 1962.

Nietzsche, Fr.: Werke. 15 Bde. Ausgabe Colli/Montinari. Deutscher Taschenbuch Verlag; de Gruyter: München 1980.

Nohl, H.: Stil und Weltanschauung (Beigebunden: Die Weltanschauungen der Malerei. Jena, 1908/1920.

Nohl, H.: Pädagogik aus 30 Jahren. Frankfurt/M. 1949.

Nohl, H.: Die ästhetische Wirklichkeit. Schulte-Bulmke: Frankfurt/M. 1961 (a).

Nohl, H: Vom Sinn der Kunst. Göttingen: 1961 (b).

Nohl, H.: Die deutsche Bewegung: Vorlesungen und Aufsätze zur Geistesgeschichte von 1770–1830. Hrsg. von O. Fr. Bollnow und Fr. Rodi. Göttingen: 1970.

Nohl, H.: Wilhelm Dilthey. In: Heimpel, H.; Heuss, Th.; Reifenberg, B. (Hg.): Die grossen Deutschen. Deutsche Biographie. Bd. 4. Frankfurt/M.: 1935–36/1983.

Novalis (Fr. v. Hardenberg): Dichtungen und Fragmente. Philipp Reclam jun.: Leipzig 1989.

Oaklander, V.: Gestalttherapie mit Kindern und Jugendlichen. Klett-Cotta: Stuttgart 1984.

Orth, Joh.: Gefühl und Bewusstseinslage. Vero Verlag: Norderstedt 2015, Erstveröffentlichung 1903.

Osborn, C., Schweitzer, P., Trilling, A. (Hg.): Erinnern. Eine Anleitung zur Biographiearbeit mit alten Menschen. Freiburg 1997.

Oster, J.: Berufsgruppenanalyse Künstlerische Therapeutinnen und Therapeuten (BgA-KT). Ergebnisberischt zu den Fachbereichen Kunsttherapie–Musiktherapie–Tanztherapie–Eurythmietherapie–Theatertherapie–Sonstiges. Nürtingen/Ulm 2015.

Pally, R,: The mind-brain relationship. Karnac Books: London 2000.

Payer, M.: Wort und Bild auf der Waage. Zum Verhältnis von Sprache und Bild in der Kunsttherapie. Masterarbeit (MA) am Universitätslehrgang Kunsttherapie an der Sigmund-Freud-Privatuniversität, Wien 2016.

Paz, Octavio: Der Surrealismus. In: Ders.: Essays. Bd. 2. Suhrkamp: Frankfurt/M. 1980, S. 260ff.

Paz, O.: Der Bogen und die Leier. Suhrkamp: Frankfurt am Main 1983.

Paz, O.: Das Bild In: Der Bogen und die Leier. In: Essays. 2 Bde. 2. A. Frankfurt a. M.: Suhrkamp 1990.

Peichl, J.: Die inneren Trauma-Landschaften. Borderline-Ego State-Täter- Introjekt. 2. A. Schattauer: Stuttgart 2013.

Penth, B. u. Franzen, G.: Last exit: Leben im toten Herz der Städte. Rowohlt Taschenbuch Verlag: Reinbek 1982.

Perls, F. S.: Gestalt, Wachstum, Integration. Junfermann Verlag: Paderborn 1980.

Perry, B., Szalavitz, M.: Der Junge, der wie ein Hund gehalten wurde: Was traumatisierte Kinder uns über Leid, Liebe und Heilung lehren können. – Aus der Praxis eines Kinderpsychiaters. Kösel: München 2008.

Pestalozzi, J.-H.: Ausgewählte Werke. 4 Bde. (hg. v. O. Boldemann). Volk und Wissen: Berlin-O. 1962.

Petersen, P.: Der Therapeut als Künstler: Ein integrales Konzept von Künstlerischen Therapien und Psychotherapien. Mayer: Stuttgart 2000.

Petzold, H.: Die modernen Verfahren der Bewegungs- und Leibtherapie und die ›Integrative Bewegungstherapie‹.In: Petzold, H. (Hg.): Leiblichkeit: Philosophische, gesellschaftliche und therapeutische Perspektiven. Junfermann Verlag: Paderborn 1985, S. 347–389.

Petzold, H.: Überlegungen und Konzepte zur Integrativen Therapie mit Kreativen Medien und einer intermedialen Kunstpsychotherapie. In: Integrative Therapie 2/3 (1987) 104–140.

Petzold, H., Orth, I.: Körperbilder in der Integrativen Therapie. Darstellungen des phantasmatischen Leibes durch ›Body Charts‹ als Technik projektiver Diagnostik und kreativer Therapeutik. In: 1/2 (1991) 117–146.

Petzold, H., Orth, I. (Hg.): Die neuen Kreativitätstherapien: Handbuch der Kunsttherapie. 2 Bde. Junfermann Verlag: Paderborn 1990.

Pfluger-Jakob, M.: Kinder mit Wahrnehmungsstörungen erkennen, verstehen, fördern. Herder: Freiburg 2007.

Pfluger-Jakob, M.: Wahrnehmungsstörungen bei Kindern: Hinweise und Beobachtungshilfen. Herder: Freiburg 2012.

Piaget, J.: Einführung in die genetische Erkenntnistheorie. Suhrkamp: Frankfurt/M. 1973.
Piaget, J.: Abriss der genetischen Epistemologie (1970). Walter: Olten 1974.
Piaget, J.: Die Äquilibration der kognitiven Strukturen. Klett: Stuttgart 1976.
Piaget, J.: Das Unbewußte bei Freud und bei Piaget. Das affektive und das kognitive Unbewußte. In: Inhelder, B., Chipman, H. (1978) Von der Kinderwelt zur Erkenntnis der Welt. Akademische Verlagsgesellschaft, Wiesbaden 1978.
Pinocy, L.: Die Expression: Der Mensch zwischen Kommunikation und Ausdruck – Ausdrucksmalerei nach Arno Stern. Unveröff. Semesterarbeit. Nürtingen 1991.
Pöppel, E.: Temporal mechanisms in perception. In: International Reviews in Neurobiology 37 (1994), S. 185–202.
Ponente, N.: Die Struktur der modernen Welt: 1850–1900. Skira: Genf 1965.
Presler, D.: L'Art Brut: Kunst zwischen Genialität und Wahnsinn. DuMont Buchverlag: Köln 1981.
Prinzhorn, H.: Bildnerei der Geisteskranken (1922). Springer: Berlin 2001.
Prinzhorn, H.: Leib-Seele-Einheit: Ein Kernproblem der neuen Psychologie. Müller & Kiepenheuer: Potsdam 1927.
Produktionsgemeinschaft Schrift, Ton u. Bild (Hg.): Wilhelm Reich über Sigmund Freud. Fantasia Druck: Schloß Dätzingen 1969.
Pütz, R. M.: Maltherapie. 2 Bde. (hier Bd. 1). Bertelsmann: Bielefeld 1981.
Ramachandran, V. S.: Eine kurze Reise durch Geist und Gehirn. Rowohlt: Reinbek 2005.
Ramachandran, V. S., Blakeslee, S.: Die blinde Frau, die sehen kann. Rowohlt: Reinbek 2002.
Ramachandran, V. S. u. D. Rogers-R.: Kunst ist, wenn das Gehirn ›Aha!‹ sagt. In: Gehirn & Geist, 3, 2008, 24–26.
Rappold, G.: Schizophrenie-Patienten: Genveränderungen beeinflussen Nervenzellen. Presseverlautbarung der Abteilung Molekulare Humangengetik Universitätsklinikum Heidelberg. 09.01.2015. In: https://idw-online.de/de/news619849 (abger. am 11.07.2016).
Ratey, J.: Das menschliche Gehirn. Eine Gebrauchsanweisung. Piper: München 2003.
Rech, P.: L'art pour l'autre: Methodik der psychoanalytischen Kunsttherapie. Claus Richter Verlag: Köln 1990.
Rech, P.: Schizophrenie als Selbsterfahrung. In: Kunst & Therapie, 1–2, 1999, 38–48.
Reck, C.: Zur Bedeutung der postpartalen Depression für die kindliche Entwicklung und die Mutter-Kind-Beziehung, In: Fuchs, Th., Berger, M.: Affektive Störungen. Klinik – Therapie – Perspektiven. Schattauer: Stuttgart 2013, S. 121–128.
Reich, W.: Wohin führt die Nackterziehung? In: Zeitschrift für psychoanalytische Pädagogik 2/3 (1928) 44–50.
Reid Melody, J., Yakeley, J.: Psychodynamische Psychotherapie der Antisozialen Persönlichkeitsstörung. In: Clarkin, J. F., Fonagy, P., Gabbard, G. O.: Psychodynamische Psychotherapie der Persönlichkeitsstörungen. Schattauer: Stuttgart 2013, 305–330.

Reinicke, H.: Revolt im bürgerlichen Erbe: Gebrauchswert und Mikrologie. Verlag Andreas Achenbach: Gießen/Lollar 1975.
Reiter, A.: ›Kunsttherapie‹ – eine neue psychotherapeutische Methode? In: Kunst & Therapie 3 (1983) 11–25.
Reiter, A.: Psychoanalytischer Beitrag zur Gestaltungstherapie. In: Kurz, H. (Hg.) 1986, S. 9–57.
Reki, B.: Philosophie der Kultur – Kultur des Philosophierens. Ernst Cassirer im 20. und 21. Jahrhundert. Meiner: Hamburg 2012.
Rennert, H.: Die Merkmale schizophrener Bildnerei. Jena: G. Fischer 1962.
Rewald, J.: Geschichte des Impressionismus, Werke und Wirkung der Künstler einer bedeutenden Epoche. Zürich 1957.
Richter, H.-G.: Geschichte der Kunstdidaktik. Pädagogischer Verlag Schwann: Düsseldorf 1981.
Richter, H.-G.: Die Kinderzeichnung: Entwicklung – Interpretation – Ästhetik. Schwann Verlag: Düsseldorf 1987.
Richter-Reichenbach, K.-S.: Identität und ästhetisches Handeln. Beltz: Weinheim 1992.
Richter-Reichenbach, K.-S.: Ästhetisch-künstlerische Identitätsarbeit aus der Sicht ›Pädagogischer Kunsttherapie‹ und Kunstdidaktik. In: Müller, M., Kluwe, S. (Hg.): Identitätsentwürfe in der Kunst-Kommunikation. De Gruyter: Göttingen 2012 (S. 205–218).
Rie Shibuya: Die Metamorphose des Krankheitsbegriffs bei Schelling. In: Zeitschrift für Religions- und Geistesgeschichte, Vol. 55, No. 4 (2003), 312–334.
Riedesser, P., Fischer, G.: Lehrbuch der Psychotraumatologie. München 1998.
Roediger, E.: Praxis der Schematherapie. Schattauer: Stuttgart 2009.
Roediger, E.: Schematherapie. Vorlesungsreihe der Abt. für Psychosomatische Medizin und Psychotherapie Freiburg, 2. 2. 2011. Vgl. www.schematherapie-roediger.de. Freiburg 2011 (a).
Roediger, E.: Raus aus den Lebensfallen! Das Schematherapie-Patientenbuch. Junfermann: Paderborn 2011 (b).
Rössler, W., Matter, B.: Kunst- und Ausdruckstherapien. Ein Handbuch für die psychiatrische und psychosoziale Praxis. Kohlhammer: Stuttgart 2013.
Rötzer, F.: Vom Sein ins Sehen flüchten: Arthur Schopenhauer zum 200. Geburtstag. In: Kunstforum 4 (1988) 241 f.
Rorty, R.: Freud und die moralische Reflexion. In: Solidarität oder Objektivität? Drei Philosophische Essays. Reclam: Stuttgart 1988.
Rosenkranz, K.: Ästhetik des Häßlichen. Verlage der Gbr. Bornträger: Königsberg 1853/1968; neu ediert bei Reclam: Leipzig 2007.
Roth, G.: Fühlen, Denken. Handeln. Wie das Gehirn unser Verhalten steuert. Suhrkamp: Frankfurt/M. 2001.
Rotzler, W.: Objekt-Kunst. Verlag M. DuMont Schauberg: Köln 1972.
Rousseau, J. J.: Emile oder über die Erziehung. 2 Bde. (übers. v. Sckommodau). Reclam: Leipzig o. J.
Rousseau, J. J.: Émile oder über die Erziehung (1962). Hg. v. Th. Rutt. Ferdinand Schöningh: Paderborn 1971.
Rousseau, J. J.: Julie oder die neue Héloise. Carl Hanser: München 1978.
Rousseau, J. J.: Schriften (hg. v. H. Ritter). Carl Hanser: München 1978.

Rubin, J. H. (Hg.): Richtungen und Ansätze der Kunsttherapie: Theorie und Praxis. Gerardi Verlag für Kunsttherapie: Karlsruhe 1991.
Ruhs, A.: Die Schrift der Seele: Einführung in die Psychoanalyse nach Jacques Lacan. In: Psyche 10 (1980) 885–909.
Ruhs, A.: Seele und Simulacrum. In: Ruhs, A. u. a.: Das unbewußte Sehen (1989), S. 200 ff.
Ruhs, A. – Riff, E. – Schlemmer, G. (Hg.): Das unbewußte Sehen: Texte zur Psychoanalyse. Film. Kino. Löcker Verlag: Berlin 1989.
Ruskin, J.: Menschen untereinander. Karl Robert Lange-Wiesche Verlag: Königstein o. J.
Rutschky, K. (Hg.): Schwarze Pädagogik: Quellen zur Naturgeschichte der bürgerlichen Erziehung. Ullstein Taschenbuch Verlag: Frankfurt/M. 1977.
Sacks, O.: Migräne. Rowohlt: Reinbek 1996.
Sartre, J.-P.: Das Imaginäre. Phänomenologische Psychologie der Einbildungskraft. Rowohlt: Reinbek 1971.
Sartre, J.-P.: Die Transzendenz des Ego: Philosophische Essays 1931–1939 (Kap.: Skizze einer Theorie der Emotionen). Rowohlt: Reinbek: 1982.
Schacter, Daniel L.: Wir sind Erinnerung. Gedächtnis und Persönlichkeit. Rowohlt: Reinbek 2001.
Schäfer, H.: Bilder für den neuen Anfang: Malerei der Fünfziger Jahre. Fernsehfilm NDR: Hamburg 1986.
Schapp, W.: Beiträge zur Phänomenologie der Wahrnehmung (1910). B. Heymann Verlag: Wiesbaden 1976.
Schapp, W.: Philosophie der Geschichten. V. Klostermann: Frankfurt/M. 1981.
Schattmayer, Kl.; Schrode, H.; Veen, Br. van (Hg.): Gestaltungstherapie in der psychotherapeutischen Klinik. Verlag Deutscher Arbeitskreis Gestaltungstherapie: Stuttgart 1989.
Scheff, Th. J.: Explosion der Gefühle: Über die kulturelle und therapeutische Bedeutung kathartischen Erlebens. Beltz: Weinheim 1983.
Scheibe, W.: Die Reformpädagogische Bewegung 1900–1932: Eine einführende Darstellung. Beltz: Weinheim 1976.
Scherer, S.: Autismus: Genetische Störungen in Glutamat-Neuronen. In: aerzteblatt.de, 20. 02. 2007, S. 145 (abgerufen am 17. 08. 2015); vgl. Bild der Wissenschaft 11, 2007, 38.
Scherer, S.: Abb. »Gestörte Verbindung«, Bild der Wissenschaft 11, 2007, 38.
Schiebler, R.: Die Kunsttheorie René Magrittes. Carl Hanser Verlag: München 1981.
Schiebler, R.: Wahnsinn und Genie – Und andere Artikel zwischen Kunst und Wissenschaft. Chr. Belser AG: Stuttgart 1984.
Schiller, Fr.: Über Kunst und Wirklichkeit: Schriften und Briefe zur Ästhetik (hg. v. Cl. Träger). Reclam: Leipzig 1975.
Schilling, J.: Aktionskunst: Identität von Kunst und Leben? Verlag C. J. Bucher: Frankfurt/M. 1978.
Schilpp, P. A. (Hg.): Ernst Cassirer. Stuttgart 1949.
Schlaffer, H.: Klassik und Romantik: 1770–1830. Alfred Kröner Verlag: Stuttgart 1986.

Schmalenbach, W.: Kurt Schwitters. Köln 1967.

Schmeer, G.: Heilende Bäume: Baum-Bilder in der psychotherapeutischen Praxis. J. Pfeiffer: München 1990.

Schmid, Gabriele: Raumzeitliche Wahrnehmung und Hirnphysiologie. In: www.gabrieleschmid.de/diss/III.31.html (abgerufen am: 29.10.2015). 1999.

Schmidbauer, M.: Der gitterlose Käfig. Wie unser Gehirn die Realität erschafft. Springer: Wien 2004.

Schmidbauer, M.: Der Nerventurm; Eine neurologische Zeitreise. Springer: Wien 2005.

Schmidt, Georg: Umgang mit Kunst. Anita Moppert-Schmidt: Basel 1976.

Schmidt, J.: Klage. Überlegungen zur Linderung reflexiven Leidens. Mohr-Siebeck: Tübingen 2011.

Schmidt-Knaebel, S.: Schizophrene Sprache in Monolog und Dialog. Buske: Hamburg, 1983.

Schmiedebach, W.: Wilhelm Griesinger: Ein umstrittener Psychiater. In: Clair, J., u. a. (Hg.): Wunderblock. Wien 1989, S. 265 f.

Schmied-Kowarzik, W. u. Benner, D.: Prolegomena zur Grundlegung der Pädagogik. 2 Bde. A. Henn Verlag: Ratingen 1967.

Schmiga, G.: Arno Stern: Begründer des Closlieu – Videoarbeit: Stuttgart 1991.

Schnackenburg, B. u. Bojescul, W.: Kunst der sechziger Jahre in der Neuen Galerie Kassel. Thiele & Schwarz: Kassel 1982.

Schopenhauer, A.: Die Welt als Wille und Vorstellung. Erster Band, 1819. Zweite, vermehrte Auflage 1844. Dritte, verbesserte und beträchtlich vermehrte Auflage. Brockhaus: Leipzig 1859.

Schopenhauer, A.: Handschriftl. Nachlaß. Hg. Eduard Grisebach. Bd. II: Vorlesungen und Abhandlungen, Kapitel 6, Dritter Theil, Metaphysik des Schönen. Philipp Reclam: Leipzig 1896.

Schott, H., Medizingeschichte(n): Medizin und Literatur – Jean-Martin Charcot. In: Dtsch Aerztebl 2006; 103(34–35): A-2254 / B-1955 / C-1889).

Schott, H.: Fluidum – Suggestion – Übertragung: Zum Verhältnis von Mesmerismus, Hypnose und Psychoanalyse. In: Clair, J. u. a.: Wunderblock, 1989, S. 85 f.

Schmid, Gabriele: Raumzeitliche Wahrnehmung und Hirnphysiologie. In: www.gabrieleschmid.de/diss/III.31.html (abgerufen am: 29.10.2015). 1999.

Schottenloher, G.: Das therapeutische Potential spontanen bildnerischen Gestaltens unter besonderer Berücksichtigung körpertherapeutischer Methoden. Hartung-Gorre Verlag: Konstanz 1989.

Schröder, J. (Hg.): Mammut: März Texte 1 &2. 1969–1984. März Verlag: Herbstein 1984.

Schuffenhauer, H.: Johann Gottlieb Fichte. Pahl-Rugenstein: Köln 1985.

Schultheis, K.: Leiblichkeit. Kultur-Erziehung. Zur Theorie der elementaren Erziehung. Deutscher Studien Verlag: Weinheim 1998.

Schulze, R.: Aus der Werkstatt der experimentellen Psychologie und Pädagogik (1909). R. Voigtländer Verlag: 3. Aufl. Leipzig 1913.

Schumacher, Fr.: Die Sprache der Kunst. Deutsche Verlags-Anstalt: Stuttgart 1942.

Segalen, V.: Paul Gauguin in seiner nächsten Umgebung. Qumran: Frankfurt/M. 1982.
Segantini, Gottardo: Giovanni Segantini. Mit 16 mehrfarbigen und 48 einfarbigen Tafeln und 99 Bildern im Text. Rascher: Zürich 1949.
Seitter, W.: Das Spiegelstadium. In: Fischer, G. u. a. (Hg.): Die Erfindung der Gegenwart. Daedalus Verlag: Wien 1990, S. 281 f.
Sello, G.: Einleitung zu: Grandville. Das gesamte Werk. 2 Bde., Rogner u. Bernhard, München 1969.
Sennett, R.: Verfall und Ende des öffentlichen Lebens: Die Tyrannei der Intimität. S. Fischer Verlag: Frankfurt/M. 1983.
Sinapius, P.: »Wie es ist, eine Farbe zu sein?« Über Kunst und Liebe, das Schweigen und die Gegenwart. Frank & Timme: Berlin 2013.
Sinapius, P. und Smit, P. (2010). Bildwahrnehmung als performative Praxis. Ein Anstoß für den Umgang mit Bildern in der Kunsttherapie. In: P. Sinapius, Wendlandt-Baumeister, M., Niemann, A., Bolle, R. (Hg.): Bildtheorie und Bildpraxis in der Kunsttherapie (S. 13–26). Frankfurt am Main: Peter Lang 2010.
Singer, W.: Hirnentwicklung und Umwelt. In: Gehirn und Kognition. 50–66. Spektrum der Wissenschaft, Heidelberg 1990.
Singer, W., Engel, C.: Neuronale Grundlagen der Gestaltwahrnehmung. In: Spektrum der Wissenschaft. Dossier: Kopf oder Computer, 1997, S. 66–73.
Skiera, E.: Reformpädagogik in Geschichte und Gegenwart: Eine kritische Einführung. Oldenbourg Wissenschaftsverlag: München 2010.
Sohm, H.: happening & fluxus. koelnischer kunstverein: Köln 1970.
Sonntag, M.: ›Lebenskraft‹: Die Biologie vor 1859. In: Clair, J. u. a. (Hg.): Wunderblock. Wien 1989, S. 543 f.
Sorell, W.: Knaurs Buch vom Tanz: Der Tanz durch die Jahrhunderte. Droemersche Verlagsanstalt Th. Knaur Nachf.: München 1969.
Spector, J. J.: Freud und die Ästhetik: Psychoanalyse, Literatur und Kunst. Kindler: München 1973.
Spranger, E.: Lebensformen. Geisteswissenschaftliche Psychologie und Ethik der Persönlichkeit. 2., völlig neu bearbeitete und erweiterte Auflage. Niemeyer: Halle/ Saale 1921.
Spreti, F. v., Martius, Ph., Förstl H. (Hg.): Kunsttherapie bei psychischen Störungen (2005). Elsevier Urban & Fischer 2. A.: München 2012.
Starobinski, J.: Die Erfindung der Freiheit: 1700–1789. Skira: Genf 1964.
Starobinski, J.: Besessenheit und Exorzismus: Drei Figuren der Umnachtung. Ullstein Taschenbuch Verlag: Frankfurt/M. 1978.
Steffen, D.: Design als Produktsprache: Der Offenbacher Ansatz in Theorie und Praxis. Form GmbH Verlag: Frankfurt/M. 2000.
Steiner, R.: Wandtafelwerk R. Steiners. In: Gesamtausgabe. Rudolf Steiner Nachlassverwaltung/H. W. Zbinden (Hg.); 8. A. Bd. 23:. Rudolf Steiner Verlag: Dornach 1995.
Stern, A.: Wie man Kinderbilder nicht betrachten soll. ZS Verlag: Gütersloh 2012.
Stern, D.: Motherhood Constellation. A unified view of parent-infant psychotherapy. Basic Books: London 1995.

Stern, D.: Selbstempfindung und Rekonstruktion. In: Trautmann-Voigt, S., Voigt, B. (Hg.): Bewegte Augenblicke im Leben eines Säuglings – und welche therapeutische Konsequenzen? Claus Richter: Köln, 1996, S. 17–30.

Stern, D.: Ausdrucksformen der Vitalität. Die Erforschung dynamischen Erlebens in Psychotherapie, Entwicklungspsychologie und den Künsten. Brandes & Apsel: Frankfurt/M. 2011.

Stündel, D.: Phantastik bei Lewis Carroll: Realität und Mechanismus. In: Thomsen, Chr. W. u. Fischer, J. M. (Hg.): Phantastik in Literatur und Kunst. Wissenschaftliche Buchgesellschaft: Darmstadt 1980.

Sydenham, Th. Dissertation sur la petite vérole, in: Médecine pratique (übers. von Jault). Paris.

Szeemann, H.: Monte Veritá: Berg der Wahrheit – Lokale Anthropologie als Beitrag zur Wiedererkennung einer neuzeitlichen sakralen Topographie. Electa Editrice: Venedig 1978.

Szeemann, H.: Individuelle Mythologien. Merve Verlag: Berlin 1985.

Tardieu, J.: Mein imaginäres Museum. Frankfurt/M. 1965.

Tenon, J. R. (1788): Mémoires sur les hôpitaux de Paris. Paris.

Textor, M. R. (1999): Lew Wygotski – entdeckt für die Kindergartenpädagogik. In: *klein & groß*, Heft 11/12, 36–40.

Thadden, E. v.: Gute Nachricht: *Der Kapitalismus ist am Ende*, sagt Paul Mason. *Eine neue Ära beginnt!* In: DIE ZEIT 16, 07.04.2016, 43–44.

Theunissen, G.: Ästhetische Erziehung bei Verhaltensauffälligen. Peter D. Lang: Frankfurt/M. 1980.

Theunissen, G.: Wege aus der Hospitalisierung: Ästhetische Erziehung mit schwerstbehinderten Erwachsenen. Psychiatrie-Verlag: Bonn 1989.

Theunissen, G.: Heilpädagogik im Umbruch: Über Bildung, Erziehung und Therapie bei geistiger Behinderung. Lambertus: Freiburg 1991.

Theunissen, G.: Außenseiter-Kunst. Außergewöhnliche Bildnereien von Menschen mit intellektuellen und psychischen Behinderungen. Klinkhardt: Bad Heilbrunn 2008.

Theunissen, G., Großwendt, U. (Hg.): Kreativität von Menschen mit geistigen und mehrfachen Behinderungen. Klinkhardt: Bad Heilbrunn 2006.

Theunissen, G.: Menschen im Autismus-Spektrum. Verstehen, annehmen, unterstützen. Ein Lehrbuch für die Praxis. Kohlhammer: Stuttgart 2014.

Thomä, H.: Über die Unspezifität psychosomatischer Erkrankungen am Beispiel einer Neurodermitis mit zwanzigjähriger Katamnese. In: Psyche 7 (1980), 589–624.

Thomas, R. M. u. Feldmann, B.: Die Entwicklung des Kindes. Beltz: Weinheim 1986.

Uexküll, Th. v., Geigges, W., Plassmann, R. (Hg.): Integrierte Medizin. Modell und Klinische Praxis. Schattauer: Stuttgart 2002.

Uhlhaas, P. J., Roux, F., Singer, W., Haenschel, C., Sireteanu, R. and Rodriguez, E.: Neural synchrony during human development reflects late maturation and restructuring of functional networks in humans. In: PNAS, Advanced Online Publication May 28, 2009.

Vidyasagar, T. R., Eysel, U. T. (2015): Origins of feature selectivities and maps in the mammalian primary visual cortex. Trends in Neurosciences, DOI: 10.1016/j.tins.2015.06.003

Vignoli, T.: Mythus und Wissenschaft. Brockhaus: Leipzig 1880.

Volk, C.: Entwurf eines entwicklungsorientierten psychodynamischen Therapieansatzes für früh traumatisierte Kinder. Diss. Humboldt-Universität. Berlin 2010.

Volkelt, J.: System der Ästhetik. 2 Bde. (hier: Bd. 1). Beck'sche Verlagsbuchhandlung: München 1905.

Wagner; J.: Pädagogische Wertlehre: Untersuchungen und zur Lehre vom pädagogischen Wert als Grundlage der Kulturpädagogik. Leipzig, 1924.

Wagner, M. u. a. (Hg.): Funkkolleg Moderne Kunst. 12 Bde. Beltz: Weinheim 1990.

Wagner, M. u. a. (Hg): Moderne Kunst: Das Kunkkolleg zum Verständnis der Gegenwartskunst. Rowohlt Taschenbuch Verlag: Reinbek 1991.

Wais, M.: Neuropsychologie für Ergotherapeuten: Grundlagen und Behandlung. Verlag Modernes Lernen: Dortmund 1987.

Waldenfels, B.: Vorwort zum H. Maldineys Buch »Verstehen«. Turia + Kant: Wien 2006.

Wallner, Edmund: Vierhundert Sujets zu lebenden Bildern. 2 Bde. Bartholomäus: Erfurt 1876–81.

Watkins, G. J.: Ego-States, Theorie und Therapie. Carl Auer: Heidelberg 2003.

Watzlawick, P., Weakland, J. H.: Interaktion. Huber: Bern 1980.

Weber, S. M.: Rückkehr zu Freud: Jacques Lacans Entstellung der Psychoanalyse. Ullstein Verlag: Frankfurt/M. 1978.

Weininger, O.: Geschlecht und Charakter (1903). 19. A. Wilh. Braumüller Univ. Verlag: Wien 1920.

Weissberg, L.: Mut und Möglichkeit. Freud liest Theodor Lipps. In: Gelber, Hesse, Jütte, 2009, S. 159f.; Gelber, M. H., Hessing, J., Jütte, R., (Hg.): Integration und Ausgrenzung. Studien zur deutsch-jüdischen Literatur- und Kulturgeschichte von der Frühen Neuzeit bis zur Gegenwart – Festschrift für Hans Otto Horch zum 65. Geburtstag. Walter de Gruyter: Göttingen 2009.

Weiss, B., Wehrmann, T.: Die Leiden am Sitz der Seele. In: GEO-WISSEN 48, 2013, 92–103.

Wellendorf, E.: Psychoanalytische Kunsttherapie. In: Petzold, H. u. Orth, I. (Hg.): Die neuen Kreativitätstherapien. Bd. 1. Paderborn 1990, S. 301–316.

Welsch, W.: Unsere postmoderne Moderne. Beltz: Weinheim 1987.

Wendlandt-Baumeister, M.: »Woher regnen die Bilder?« In: Sinapius, P., Wendlandt-Baumeister, M., Niemann, A., Bolle, R. (Hg.): Bildtheorie und Bildpraxis in der Kunsttherapie. S. 24–40. Peter Lang: Frankfurt/M. 2010.

Wiesing, L.: Die Sichtbarkeit des Bildes. Geschichte und Perspektiven der formalen Ästhetik. Reinbek bei Hamburg: Rowohlt Taschenbuch Verlag 1997.

Willmann, O. u. Fritzsch, Th. (Hg.): Johann Friedrich Herbarts Pädagogische Schriften.Verlag von A. W. Zickfeldt: Leipzig 1913.

Winter, G.: Paul Gauguin. Jakobs Kampf mit dem Engel. Frankfurt/M: Insel 1992.

Winther, F. H.: Körperbildung als Kunst und Pflicht. Delphin-Verlag: München 1919.

Wittmann, B.: Zeichnen im Dunklen. Physiologie einer Kulturtechnik. In: Linien. Ästhetische und epistemische Dimensionen der Zeichnung. Hg. von Werner Busch, Oliver Jehle und Carolin Meister. Wilhelm Fink Verlag: München 2005.

Wittkower, R.: Die Interpretation visueller Symbole in der visuellen Kunst (1955). In: Kaemmerling, E.: Bildende Kunst als Zeichensystem. Ikonographie und Ikonologie. S. 226–256. Dumont: Köln 1979.

Wölfflin, H.: Kunstgeschichtliche Grundbegriffe: Das Problem der Stilentwicklung in der neueren Kunst (1915). 15. A. Basel, 1976.

Worringer, W.: Abstraktion und Einfühlung: Ein Beitrag zur Stilpsychologie. München: 1908/1976.

Wolfart, K. Ch.: Mesmerismus oder System der Wechselwirkungen, Theorie und Anwendung des thierischen Magnetismus als die Allgemeine Heilkunde zur Erhaltung des Menschen. Berlin 1814.

Wygotski, L. S.: Psychologie der Kunst. Verlag der Kunst: Dresden 1976.

Wygotski, L. S.: Ausgewählte Schriften. Band 2: Arbeiten zur psychischen Entwicklung der Persönlichkeit. Pahl-Rugenstein: Köln 1987.

Wolfart, K. Chr.: Mesmerismus oder System der Wechselwirkungen, Theorie und Anwendung des thierischen Magnetismus als die allgemeine Heilkunde zur Erhaltung des Menschen. Nicolai: Berlin 1814.

Wolfart, K. Chr.: Erläuterungen zum Mesmerismus. Nicolai: Berlin 1815.

Zehder-Segantini, Bianca (Hg. u. Bearb.): Giovanni Segantinis Schriften und Briefe. Klinkhardt & Biermann: Leipzig o. J. (1912).

Zimmermann, Johann Georg (1763/64): Von der Erfahrung in der Arzneykunst (Übersetzung von 1800, Paris; französ.: Traité de l'Expérience). Orell Gessner Füsslin: Zürich.

Zünd, M.: Über Kunst, Besessenheit und Therapie: Ein Streifzug durch ethnologische Theorien. In: Forum für Kunsttherapie 2 (1990) 12–23.

10. Abbildungsverzeichnis

Abb. 1: Grünewald, Matthias: Isenheimer Altar. Musée d'Unterlinden, Colmar. https://de.wikipedia.org/wiki/Datei:Grunewald_Isenheim1.jpg (03.08.2016).
Abb. 2: Hölscher, Thomas: Bild und Exzeß. Näherungen zu Goya. München: Matthes & Seitz Verlag, 1988. Abb. 39.
Abb. 3: Gailer, Jacob Eberhard: Neuer Orbis Pictus für die Jugend. Reutlingen: Verlag der lithographischen Anstalt und Verlagsbuchhandlung, 1835. Abb. 312.
Abb. 4: Lichtenberg, G. C.: Handlungen des Lebens. Erklärungen zu 72 Monatskupfern von Daniel Chodowiecki. Stuttgart: Deutsche Verlags-Anstalt, 1971. S. 54–55.
Abb. 5: Géricault, Théodore: Floß der Medusa, 1818/19. Musée du Louvre. https://de.wikipedia.org/wiki/Das_Flo%C3%9F_der_Me dusa (03.08.2016).
Abb. 6: Berger, Daniel nach Chodowiecki, Daniel: Werther, nach: »Die Leiden des jungen Werther«, Kupferstich. https://upload.wiki media.org/wikipedia/commons/c/c6/WertherAusDieLeiden DesJungenWerthersZeichnungChodowiecki.jpg (23.08.2016).
Abb. 7: Basedow, J. B.: Elementarwerk, Band 3. Fritzsch, Theodor (Hg.), Leipzig: Verlagsbuchhandlung, 1909. Zeichnung von Daniel Chodowiecki.
Abb. 8: Lichtenberg, G. C./Chodowiecki, Daniel: Der Fortgang der Tugend und des Lasters. Daniel Chodowieckis Monatskupfer zum Göttinger Taschenkalender mit Erklärungen G. C. Lichtenbergs 1778–1783. Berlin: Buchverlag der Morgen, 1977. https://upload.wiki media.org/wikipedia/commons/7/78/ Daniel_Chodowiecki_Freuden _des_Werther.jpg (23.08.2016).
Abb. 9: Lichtenberg, G. C.: Handlungen des Lebens. Erklärungen zu 72 Monatskupfern von Daniel Chodowiecki. Stuttgart: Deutsche Verlags-Anstalt, 1971. S. 50.
Abb. 10: Lammel, Gisold (Hg.): Daniel Chodowiecki. Berlin: Eulenspiegel Verlag, 1987. S. 47.
Abb. 11: Rutschky, Katharina (Hg.): Schwarze Pädagogik. Quellen zur Naturgeschichte der bürgerlichen Erziehung. Frankfur/Berlin/Wien: Ullstein, 1977. S. 556.
Abb. 12: Chodowiecki, Daniel: Vermehrung der Erfahrenheit durch den Trieb, allerlei zu versuchen. Kupferstich. https://commons.wiki media.org/wiki/File: Chodowiecki_Basedow_Tafel_12_d.jpg (08.08. 2016).
Abb. 13: Carus, Carl Gustav: Balkonzimmer mit Ausblick auf den Golf von Neapel, 1829. Berlin: Staatliche Museen zu Berlin, Preußischer Kulturbesitz, Na-

tionalgalerie. https://upload.wikimedia.org/wiki pedia/commons/4/46/1829_Carus_Balkonzim mer_mit_Ausblick_anagoria.JPG (18.08.2016).

Abb. 14: Basedow, J. B.: Elementarwerk, Band 3. Fritzsch, Theodor (Hg.), Leipzig: Verlagsbuchhandlung, 1909. Zeichnung von Daniel Chodowiecki, Vergnügen der Kinder. https://commons.wikimedia.org/wiki/Elementarwerk,_Kupfersammlung#/media/File:Chodowiecki_Basedow_Tafel_5_b.jpg (08.08.2016).

Abb. 15a–c: Basedow, J. B.: Elementarwerk, Band 3. Fritzsch, Theodor (Hg.), Leipzig: Verlagsbuchhandlung, 1909. Zeichnung von Daniel Chodowiecki, Vergnügen der Kinder. 15a: https://commons.wikimedia.org/wiki/File:Chodowiecki_Basedow_Tafel_5_a.jpg (08.08.2016); 15b: https://commons.wikimedia.org/wiki/File:Cho dowiecki_Basedow_Tafel_5_d.jpg (08.08.2016); 15c: https://commons.wikimedia.org/wiki/File:Chodowiecki_Basedow_Tafel_6_c.jpg (08.08.2016).

Abb. 16: Könneker, Marie-Luise: Kinderschaukel 1. Ein Lesebuch zur Geschichte der Kindheit in Deutschland 1745–1860. Darmstadt/Neuwied: Hermann Luchterhand Verlag, 1976. S. 139.

Abb. 17: Rutschky, Katharina (Hg.): Schwarze Pädagogik. Quellen zur Naturgeschichte der bürgerlichen Erziehung. Frankfurt/Berlin/Wien: Ullstein, 1977. S. 472.

Abb. 18: Preissler, Johann Justin/ Preissler, Johann Daniel: Die durch Theorie erfundene Practic, Oder Gründlich verfaßte Reguln, deren man sich als einer Anleitung zu berühmter Künstlere Zeichen-Werken bestens bedienen kan (…) [sic]. 4. Teil. Nürnberg: Akademie Nürnberg, 1768. Lightning Source UK Ltd., Milton Keynes UK.

Abb. 19a–d: Schulze, Rudolf: Aus der Werkstatt der experimentellen Psychologie und Pädagogik. Leipzig: R. Voigtländer Verlag, 1909. 19a: S. 197. 19b: S. 94. 19c: S. 102. 19d: S. 131.

Abb. 20: Schulze, Rudolf: Aus der Werkstatt der experimentellen Psychologie und Pädagogik. Leipzig: R. Voigtländer Verlag, 1909. S. 314.

Abb. 21: Schulze, Rudolf: Aus der Werkstatt der experimentellen Psychologie und Pädagogik. Leipzig: R. Voigtländer Verlag, 1909. S. 295.

Abb. 22: Vom Autor modifiziertes Schema nach »Piagets genetische Erkenntnisse und die kognitive Entwicklung des Kindes«- Kapitel 5, in: Thomas, R. Murray/Feldmann, Birgitt: Die Entwicklung des Kindes. Weinheim/Basel: Beltz, 1986. S. 136–137.

Abb. 23: Fichtner, Gerhard: Psychiatrie zur Zeit Hölderlins: Ausstellung anläßlich der 63. Jahrestagung der Deutschen Gesellschaft für Geschichte der Medizin, der Naturwissenschaften und Technik in Tübingen. Tübingen: Universitätsbibliothek, 1980. S. 26.

Abb. 24: Hofmann, Werner: Goya. Vom Himmel durch die Welt zur Hölle. München: C. H. Beck, 2003. S. 87.

Abb. 25: Esquirol, J. E. D.: Von den Geisteskranken. Bern/Stuttgart: Verlag Hans Huber, 1968. S. 71.

Abb. 26a,b: Hogart, Wiliam: A Rake's Progress. 26a: Der Werdegang eines Wüstlings: https://upload.wikimedia.org/wikipedia/commons/0/05/William_Hogarth_-_A_Rake%27s_Progress_-_Plate_3_-_The_Tavern_Scene.jpg

(08. 08. 2016); 26b: Endstation Irrenhaus: https://upload.wikimedia.org/wikipedia/commons/6/62/William_Hogarth_-_A_Rake%27s_Progress_-_Plate_8_-_In_The_Madhouse.jpg (08. 08. 2016).
Abb. 27: Kaulbach, Wilhelm: Das Narrenhaus, in: Lehmann, Evelyn/ Riemer, Elke: Die Kaulbachs. Eine Künstlerfamilie aus Arolsen. Bad Arolsen, 1978. S. 86.
Abb. 28: Mayor, Hyatt: Goya – 67 drawings. New York: The Metropolitan Museum of Art, 1974. S. 67.
Abb. 29: Klinik Lippstadt, 1900. Mit freundlicher Erlaubnis der Betriebsleitung der LWL-Kliniken Lippstadt, Dr. Josef Leßmann, 2015.
Abb. 30: Andersch, Norbert: Matrix mentaler Funktionsräume, in: Symbolische Form und psychische Erkrankung. Würzburg: Königshausen & Neumann, 2014. S. 119 f.
Abb. 31: Dr. Bleuler, E.: Lehrbuch der Psychiatrie. Berlin: Verlag von Julius Springer, 1930. S. 301.
Abb. 32: Schema des Autors.
Abb. 33: Schema des Autors in Anlehnung an Ayres, Anna Jean: Bausteine der kindlichen Entwicklung: sensorische Integration verstehen und anwenden; Berlin: Springer Verlag, 1984.
Abb. 34: Schema des Autors in Anlehnung an Singer, Wolf/Engel, Andreas K.: Neuronale Grundlagen der Gestaltwahrnehmung, in: Spektrum der Wissenschaft 4, 1997. S. 69. Bild Franz Marc, Katze: https://upload.wikimedia.org/wikipedia/commons/7/76/Franz_Marc_013.jpg (13. 08. 2016). Bild Gehirn-MRT: https://de.wikipedia.org/wiki/Humanbiologie#/media/File:MRI_head_side.jpg (03. 08. 2016).
Abb. 35: Schema des Autors in Anlehnung an Llinás, Rodolfo/Churchland, Patricia S.: The Mind-Brain Continuum. Sensory Process. Cambridge, Massachussetts/London: Massachusetts Institute of Technologie, A Bradford Book, MIT Press, 1996. Bild des Gehirns: https://commons.wikimedia.org/wiki/File:Brain_midsagital_view.png (13. 08. 2016).
Abb. 36: Private Bilder von Projekt des Autors.
Abb. 37a,b: Private Bilder von Projekt des Autors.
Abb. 38: Schema des Autors.
Abb. 39: Private Bilder von Projekt des Autors.
Abb. 40: Schema des Autors in Anlehnung an Markowitsch, Hans J./Welzer, Harald: Das autobiographische Gedächtnis: hirnorganische Grundlagen und biosoziale Entwicklung. Stuttgart: Klett-Cotta, 2005; Perry, Bruce D./Szalavitz, Maia: Der Junge, der wie ein Hund gehalten wurde: was traumatisierte Kinder uns über Leid, Liebe und Heilung lehren können; aus der Praxis eines Kinderpsychiaters. München: Kösel Verlag, 2008. Bild Gehirn-MRT: https://de.wikipedia.org/wiki/Humanbiologie#/media/File:MRI_head_side.jpg (08. 08. 2016).
Abb. 41: Schema des Autors. nach Kelley et al.: Journal of Neuroscience 14:785, 2002; J. Bauer: Selbststeuerung. Die Wiederentdeckung des freien Willens, 2015, S. 47 und 209. München: Blessing. Bild des Gehirns: https://commons.wikimedia.org/wiki/File:Human_brain.jpg (13. 08. 2016)
Abb. 42: Private Bilder von Projekt des Autors.

Abb. 43: Schema des Autors in Anlehnung an Bäuml, Josef: Psychosen aus dem schizophrenen Formenkreis: ein Ratgeber für Patienten und Angehörige; mit 42 Tabellen. Berlin /Heidelberg/New York/London/Paris/Tokyo/Hong Kong/ Barcelona/Budapest: Springer, 1994. S. 3.

Abb. 44: Schema des Autors in Anlehnung an Ciompi, Luc: Affektlogik. Über die Struktur der Psyche und ihre Entwicklung; ein Beitrag zur Schizophrenieforschung. Stuttgart: Klett-Cotta, 1992.

Abb. 45: Schema des Autors.

Abb. 46: Schema des Autors in Anlehnung an Singer, Wolf: Verschaltungen legen uns fest. Wir sollten aufhören, von Freiheit zu sprechen. in: Geyer, Christian (Hg.): Hirnforschung und Willensfreiheit. Zur Deutung der neuesten Experimente. Frankfurt: Suhrkamp, 2004; J. Bauer: Selbststeuerung. Die Wiederentdeckung des freien Willens, München, 2015. S. 47 und 209. Bild des Gehirns: https://de.wikipedia.org/wiki/Humanbiologie#/media/File:MRI_head_side.jpg (08.08.2016).

Abb. 47: Grandville: Planetenbrücke, in: Un autre Monde. Entwürfe einer anderen Welt: https://upload.wikimedia.org/wikipedia/commons/6/6f/Grandville-large.gif (03.08.2016).

Abb. 48: Schema nach Masson, Jeffrey Moussaieff (Hg.): Briefe an Wilhelm Fließ: 1887–1904/Sigmund Freud. 1887–1904 / Sigmund Freud. Frankfurt am Main: Fischer, 1999. Zeichnung vom 25.05. 1897.

Abb. 49: Schema des Autors in Anlehnung an Jung, Carl Gustav: Analytische Psychologie. Nach Aufzeichnungen des Seminars 1925 von William McGuire. Solothurn: Walter Verlag, 1995.

Abb. 50: Schema des Autors in Anlehnung an Stern, Daniel: Motherhood Constellation. A unified view of parent-infant psychotherapy. Basic Books: London: Basic Books, 1995.

Abb. 51: Schema des Autors in Anlehnung an Stern, Daniel: Ausdrucksformen der Vitalität: die Erforschung dynamischen Erlebens in Psychotherapie, Entwicklungspsychologie und den Künsten. Frankfurt am Main: Brandes & Apsel, 2011. S. 83ff.

Abb. 52: Grandville: D'un Pantin et d'une Étoile, in: Un autre Monde. Entwürfe einer anderen Welt: http://gallica.bnf.fr/ark:/12148/bpt6k101975j/f121.image (23.08.2016). S. 98.

Abb. 53: Schema des Autors in Anlehnung an Hülshoff, Th: Das Gehirn. Funktionen und Funktionseinbußen. Bern: Huber, 1996. S. 133. Bild der Rose: https://commons.wikimedia.org/wiki/File:Red_rose.jpg?uselang=de (13.08.2016).

Abb. 54: Bayer, Joseph: Der Deutsche, was er war, und was er ist, Fastnachtsspiel, in: Heinz, Werner: Der Lithograph Joseph Bayer und seine Zeit (1820–1879). Bilder aus Ravensburg, Weingarten und dem südlichen Oberschwaben. Eppe/ Bergatreute, 1993. https://commons.wikimedia.org/wiki/File:Fastnachtsspiel_Der_Deutsche_1848-03-05_Altdorf-Weingarten.jpg (23.08.2016).

Abb. 55: Carroll, Lewis: Alice im Wunderland. Illustriert von John Tenniel. Frankfurt am Main: Insel, 1973. S. 24. https://upload.wikimedia.org/wikipedia/commons/8/8d/De_Alice%27s_Abenteuer_im_Wunderland_Carroll_pic_03.jpg (23.08.2016).

Abb. 56: Robert-Fleury, Toni: Philippe Pinel à la Salpêtrière. https://upload.wikimedia.org/wikipedia/commons/1/12/Philippe_Pinel_%C3%A0_la_Salp%C3%AAtri%C3%A8re.jpg (23.08. 2016).
Abb. 57: Pelvicdouche, in: Maines, Rachel P. Maines: The Technology of Orgasm: »Hysteria«, the Vibrator, and Women's Sexual Satisfaction. Baltimore: The Johns Hopkins University Press, 1999. https://en.wikipedia.org/wiki/Erotic_massage#/media/File:Pelvicdouche.jpg (08.08.2016).
Abb. 58: Didi-Hubermann, Georges: Erfindung der Hysterie. München: Wilhelm Fink Verlag, 1997. S. 210.
Abb. 59: Barber, Stephen: The Last Words of Antonin Artaud, Artaud Terminal Curses, in: Vertigo Volume 3, Issue 8, Winter 2008. https://www.closeupfilmcentre.com/index.php/download_file/view_inline/4028/ (08.08.2016).
Abb. 60: Bergh, Richard: Hypnosesitzung, 1887. Nationalmuseum Stockholm. https://upload.wikimedia.org/wikipedia/commons/7/7e/Hypnotisk_seans_av_Richar_Bergh_1887.jpg (19.08.2016).
Abb. 61: Eric Kandel: Das Zeitalter der Erkenntnis. Die Erforschung des Unbewussten in Kunst, Geist und Gehirn von der Wiener Moderne bis heute. München: Siedler Verlag, 2012. S. 81 oben.
Abb. 62: Schema des Autors. Bild der Anatomie von Laskowski: Anatomie normale du corps humain. Illustration von Sigismond Balicki, 1894. https://upload.wikimedia.org/wikipedia/commons/2/23/Laskowski_Anatomie_normale_08.jpg?uselang=de (23.08.2016).
Abb. 63: Schema des Autors in Anlehnung an Cornaglia, Carlos: Körperliche Symptome bei affektiven Störungen – Kapitel 10, in: Fuchs, Thomas/Berger, Mathias: Affektive Störungen. Klinik – Therapie – Perspektiven. Stuttgart: Schattauer, 2013. S. 90.
Abb. 64: Schema des Autors in Anlehnung an Alexander, Franz: Psychosomatische Medizin. Berlin: De Gruyter, 1951. Siehe auch: Präsentation von Hefti Dr. med., René: Wenn die Seele unter Druck kommt – psychosoziale Aspekte der arteriellen Hypertonie, 2012. http://slideplayer.org/slide/892440/ (23.08. 2016).
Abb. 65a,b: Private Bilder von Projekt des Autors und G. Schönenborn, Freiburg i. Br.
Abb. 66: Füssli, Johann Heinrich: Der Nachtmahr, 1782. Frankfurt: Freies Deutsches Hochstift, Goethehaus. https://de.wikipedia.org/wiki/Schwarze_Romantik#/media/File:Johann_Heinrich_F%C3%BCssli_053.jpg (08.08.2016).
Abb. 67: Böcklin, Arnold: Die Toteninsel. Dritte Version, 1883. Nationalgalerie der Staatlichen Museen zu Berlin – Preußischer Kulturbesitz. https://de.wikipedia.org/wiki/Die_Toteninsel#/media/File:Arnold_B%C3%B6cklin_-_Die_Toteninsel_III_%28Alte_Nationalgalerie,_Berlin%29.jpg (08.08.2016).
Abb. 68: René Huyghe: Gaugin. München: Südwest Verlag, 1977. S. 18.